问道临证

——卢秉久医案医论集

卢秉久　张　艳　郑佳连◎主编

全国百佳图书出版单位

中国中医药出版社

·北京·

图书在版编目（CIP）数据

问道临证：卢秉久医案医论集 / 卢秉久，张艳，郑佳连
主编 . -- 北京：中国中医药出版社，2024.8
ISBN 978-7-5132-8538-4

Ⅰ.①问… Ⅱ.①卢… ②张… ③郑… Ⅲ.①肝病辨
证—临床医学—经验—中国—现代 Ⅳ.① R256.4

中国国家版本馆 CIP 数据核字 (2023) 第 208133 号

中国中医药出版社出版

北京经济技术开发区科创十三街 31 号院二区 8 号楼
邮政编码　100176
传真　010-64405721
北京盛通印刷股份有限公司印刷
各地新华书店经销

开本 710×1000　1/16　印张 33.5　字数 599 千字
2024 年 8 月第 1 版　2024 年 8 月第 1 次印刷
书号　ISBN 978－7－5132－8538－4

定价　126.00 元
网址　www.cptcm.com

服 务 热 线　010-64405510
购 书 热 线　010-89535836
维 权 打 假　010-64405753

微信服务号　zgzyycbs
微商城网址　https://kdt.im/LIdUGr
官 方 微 博　http://e.weibo.com/cptcm
天猫旗舰店网址　https://zgzyycbs.tmall.com

《问道临证——卢秉久医案医论集》
编 委 会

格物致知，止于至善

　　时逢盛世，国医复兴，师门蓬勃，枝繁叶茂。大凡开山二十余载，门列三百余人。吾欣慰之余，常自省己身：吾本愚钝，才疏学浅，忝列岐黄杏坛，深恐误己误人。

　　余生六十余载，回首前路，光风霁月有之，阴霾蔽天亦有之；历经风雨，砥砺荆途，峰回路转，柳暗花明。幸遇同道，相约百年，志在悬壶济世，授业解惑。

　　勤温岐黄四十年，稍有心得；追随仲景三十五载，略悟精义。问道先师渐省临证法门，沟通病患方晓身心并重。病机有寒热虚实，药性以升降沉浮；仁心仁术当以格物致知，以道驭术方能止于至善。

　　喜见门人弟子青出于蓝，仍求博极医源、精勤不倦，余虽已过耳顺，敢不倾情尽力乎？！

2024 年 2 月

仁医·人师

　　医道本于岐黄，师道始于孔圣。孔孟以降，为师者，传道授业解惑也；求学者，承道习业问学也。《国语》有云："民性于三，事之如一。父生之，师教之，君食之；非父不生，非食不长，非教不知。"父生子则人脉生，师教徒则文脉成：师徒者，可比父子也。

　　先生悬壶四十余载，入则勤求古训，博采众方；出则仁心济世，妙手回春。古人云：经师易得，人师难求。先生生性随和，蔼蔼然有道君子也；诲人不倦，谆谆然益友良师也；临证通变，飒飒然如武侯将兵；手不释卷，孜孜然若含英咀华。先生坐堂曲察病情，取喻设譬动中肯綮，言则娓娓道来，情真意切；书则笔笔精到，入木三分。

　　海宁王静安有境界一说，窃以为医者初以学识立身，再以经验立言，后以境界立德。医之学识者，艺也；医之经验者，意也；医之境界者，易也。《诗》有："高山仰止，景行行止。"先生之德行，吾辈虽不能至，然心向往之。

后学门人任鹏拜书于绛霄馆

2024年2月

▶▶▶ 目 录 ◀◀◀

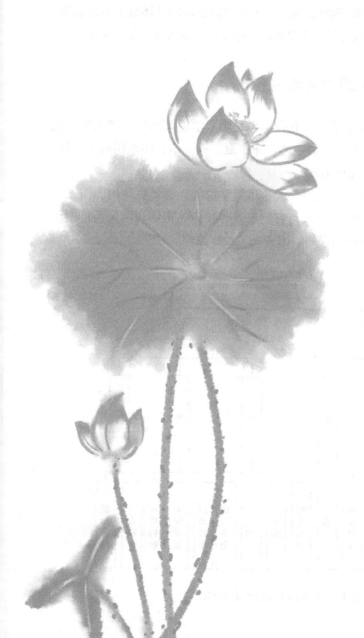

师古不泥，融会贯通

第一部分

中医的整体观与三焦的再认识

整体观与辨证论治是中医学的灵魂。三焦概念的引入使整体观由脏腑表里、脏与脏、腑与腑、脏腑与四肢百骸的简单关联、结合，达到系统融合与完善。

一、整体观因三焦的引入而完善

阴阳学说是中医学的理论基石，五行学说是阴阳学说阐释自然和人体变化规律的具体应用。即阳生阴长——春、木、东，夏、火、南；阳杀阴藏——秋、金、西，冬、水、北，中土化生万物。

藏象学说、气血津液学说、经络学说、运气学说等，都是在运用阴阳五行理论，从不同侧面、不同角度阐述人与自然、人与社会的密切和谐关系；阐释人体的生理功能，病因病机及相应的临床表现、治疗原则。

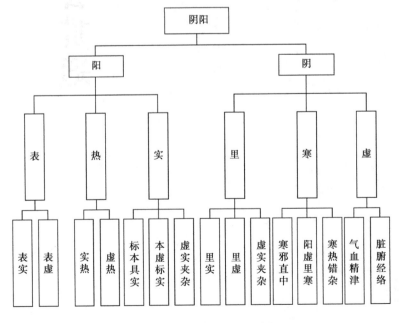

图 1　从阴阳角度阐释病机

　　从图 1 可以看出，中医学整体观在阴阳的框架下，联系得并不紧密。而心包与三焦概念的引入才使整体观更加完善、系统。心包是君主心的信使，君主的指令要通过心包这一信使首先传达到上焦相傅之官，然后，由相傅之官传达到中焦将军之官、中正之官，之后仓廪之官、州都之官、作强之官。其间，根据需要把不同的精微物质运送到九窍、肌肤行使功能。这是一个由上而下（上焦至下焦）、由里及表的工作模式，这是一个从中央到地方的一种工作模式。同样，地方的工作成果、遇到的问题也会逐步集中到将军、相傅乃至君主。中央与地方的沟通途径就是经络、血脉、三焦、腠理，正是三焦与腠理融入整体观念，才使我们对太阳病证有了新的认识。

二、太阳病的再认识

　　有关"太阳"的概念，张介宾："阳中之阳，故曰太阳。"王冰注释"阳气盛大，故曰太阳"，说明"太阳"即重阳，亦即阳盛之极。"太阳之上，寒水为之"说明"太阳"亦包含阳盛之极、阳阴转换之意。"阳气者，若天与日，失其所则折寿而不张。"《伤寒论》以外感病为主，其中太阳病篇占全书 1/3 还多；而麻黄汤证、桂枝汤证是全篇的主题，桂枝汤更是贯穿了太阳病篇的始终。

　　太阳病按其发热恶寒、无汗有汗、汗多汗少相应制定了麻黄汤、桂枝汤、桂枝二麻黄一汤、桂枝麻黄各半汤。

　　若伴咳喘者，桂枝加厚朴杏子汤；伴关节痛者，桂枝芍药知母汤；小便不利者，五苓散；腹中痛，消化不良者，小建中汤；气逆上冲者，桂枝加桂汤。观太阳病篇经方，桂枝十居其九，可见桂枝是太阳病方药的灵魂。究其原因，桂枝能通心阳，温通血脉而主上焦；健脾阳，化湿祛痰而主中焦；温肾阳，化气行水而主下焦。并且桂枝沟通上下，透达表里，布散卫阳，解肌发表。由桂枝的作用也使我们联想到中医整体观念对中医辨证施治的指导意义。

三、太阳病与腠理、三焦、肾、膀胱的关系

　　初读仲景《伤寒杂病论》太阳病篇，总感觉麻黄汤、桂枝汤其发汗或解肌或调和营卫，都是为了开鬼门、驱邪外出而已，只是力宏、力缓之别。近重读《黄帝内经》有云："肾合三焦膀胱，三焦膀胱者，腠理毫毛其应。"又《金匮要略·脏腑经络先后病脉证并治第一》："腠者，是三焦通会元真之处，为气血所注；理者，是皮肤脏腑之纹理也。"且三焦为六腑之一，必然具备泄而不藏、实

而不能满的特性。故细品原文，肾、膀胱、三焦、腠理和元气必有内在联系。

首先，"腠者，是三焦通会元真之处，为血气所注"，腠的左边为"月"，又称之为太阴之精或土精；右边的"奏"包含演奏、奏效及古代大臣给皇帝上奏等意。从字的结构看，腠并非简单指表皮，同时应包含或者说更重要的是指具有功能的肌肉。"腠"又分肌腠、皮腠，进一步说明腠不仅分布在皮肤表面，也覆盖于肌肉之中。"理者，皮肤脏腑之纹理也"意思是说"理"不仅分布于体表，还广泛分布于脏腑表面或黏膜、上皮。中医经典中多腠理并称、合用，"腠"侧重体现的是功能，"理"更多的是体现表观。三焦与腠理之间必有经络、血脉等为运输通道。由此我们就非常容易理解一个外邪侵袭的太阳表证，为什么会有恶寒发热，有汗或无汗，汗多、汗少（表证），咳嗽或喘（肺系：腠理分布于肺、支气管黏膜），肌肉（脾：腠理分布于肌肉）或关节疼痛（肝肾：腠理分布于关节），或腹痛，或消化不良（脾、胃、大小肠：腠理分布于胃、肠黏膜）等不同表现。同时也可以理解治疗太阳中风的桂枝汤稍作剂量调整就可以治疗奔豚证（桂枝加桂汤）、腹痛（小建中汤）。稍作加减就可以治疗咳喘（桂枝加厚朴杏子汤）、血痹虚劳（黄芪桂枝五物汤）等。

其次，肾与膀胱相表里，元真即元气，来源于肾中所藏精气与水谷精微之气。膀胱乃州都之腑，与肾之阳气共同行使机体水液的蒸腾气化功能，行使地气升为云、天气降为雨和太阳经水系循环的功能。太阳经为人体最长的经脉，贯通上下，巡行于背部阳脉之海——督脉两侧，与肺所宣发的卫气共同行使司腠理开合的功能。

三焦为水液和元气的通道，元气要想由三焦到达腠理必须通过六经或血脉，这个过程还需要脾的升清、肺的宣发和肺主宗气、肺朝百脉方可实现。而且，肺所宣发的卫气具有温分肉、肥腠理功能，所以称肺主皮毛，司腠理开阖。

由此可见，感受外邪后机体是如何驱邪外出的呢？首先，患麻黄汤证的人身体较为强壮，腠理致密，因闭门留寇，故以麻、杏之宣通增加肺之宣发、朝百脉功能，使元气或卫气增量加速输送到腠理以驱邪外出；加上甘草补中、桂枝补益中气（《神农本草经》，下文简称《本经》）而通阳，亦可助力元气、卫气以驱邪外出。

其次，体弱、正气不足之人，感受风（寒）邪，腠理不固，营阴、津液外泄，正气耗散，当然就会出现自汗、恶风等症状。

桂枝汤恰恰具备补益中气、温阳通脉的功能，桂枝作为主药具有通心阳、补脾阳、温肾阳和通经脉的功效。桂枝、生姜与甘草辛甘化阳，芍药、大枣与甘草酸甘化阴，能补益阴阳的不足。生姜、大枣、甘草入中焦，亦能助气血生化之源，维持阴阳化生源泉不竭。同时桂枝与芍药等量配伍，一辛一酸，一散一敛，一开一合，调和营卫气机；生姜协桂枝助卫气而散邪气，大枣配芍药和营阴而养血气，生姜配大枣共奏温中州而益脾胃之效，生姜配炙甘草辛甘化阳以增温散之力。诸药相伍，外调营卫，内和脾胃，温通敛散，扶正祛邪，从而达到腠理疏密适中、三焦经脉通畅、元真气血调和的功效。

四、三焦、腠理有交通内外、调畅气机的作用

《素问·阴阳应象大论》曰："六经为川，肠胃为海，九窍为水注之气。"六经当然既指经络，也包含血脉。肠胃理应包括三焦，胃为水谷之海，脾、胃、大小肠既是气血生化之源，也是水液、元气运行的通道，同时大肠还是糟粕排泄的通道及出口。肾为水之主，肺为水之上源。九窍既有眼、耳、鼻、舌、前后二阴，也应包括腠理。有学者提出汗孔为人体的第二肺脏，这与中医学认为腠理开阖不仅仅调节汗液、协调营卫，还与调节气机、气血、元真运行密切相关。所以，三焦、腠理功能正常，川、海、九窍的气机升降出入才会正常，机体的生、长、化、收、藏才会正常。

由此，也容易理解《素问·脏气法时论》"肾苦燥，急食辛以润之，开腠理，致津液，通气也"，即通过采用辛润的方法开腠理、畅三焦、调理气机升降出入，使内外之气相通，津液运行正常而达到治疗肾燥的目的。

五、祛湿邪、畅三焦、通阳气

湿邪致病在临床极为常见，可以由外感暑湿、湿热、湿温、寒湿，也可以由脾肾等功能失调而产生水湿内停。湿性为阴邪，重着黏滞，易阻闭经络，困阻阳气。随湿邪停聚的部位不同，临床表现的病与证、症亦不同。停聚上焦多见痰喘、胸痹；停聚中焦可见黄疸、痞满、痰饮腹泻等；停聚下焦则多见气化不利、湿郁化热等引起的尿频、热、涩、痛及带下等。祛湿之法，《黄帝内经》云："开鬼门，洁净府，去宛陈莝。"此即发汗，利小便，通大便之意。根据湿邪停聚的部位不同可以配伍活血通脉、芳香化湿之品，其目的就是疏通三焦气机、血脉，调节腠理开阖，给湿邪以出路，解放阳气。

当湿邪袭表，腠理（皮腠、肌腠）郁闭，经络、血脉瘀滞，出现关节疼痛、无汗、脉浮紧，可用麻黄加术汤开腠理之闭，畅三焦之郁。

当风水侵袭，表现为关节疼痛、恶风、身重而酸等，可选用越婢汤、麻黄

附子汤温通辛散的开鬼门、调腠理、畅经络之法治之。

若皮水，四肢肿，水在皮肤中，当以防己茯苓汤治之。

若身重、汗出、恶风、脉浮时，以防己黄芪汤收、利结合，从而使腠理开合协调有度，洁净府而利下焦。

湿郁营卫，黄汗、发热、身肿、汗出而渴、脉沉，当以调和营卫兼泄郁热之法，治以芪芍桂酒汤。

湿邪停滞三焦（包括经络、血脉、腠理），治以藿香正气散、五加减正气散。

六、交通内外，醒神开窍

根据"腠者，是三焦通会元真之处，为气血所注；理者，是皮肤脏腑之纹理也""肾合三焦膀胱，三焦膀胱者，腠理毫毛其应""肾苦燥，急食辛以润之，开腠理，致津液，通气也"之义，可知腠理当为皮肤、脏腑交通内外之重要通道，对于一些脏腑病证，可通过开腠理而使机体内外气机通达。如《古今录验》续命汤治风痱之身体不能自收持、口不能言、冒昧不知痛处或拘急不得转侧，药用麻黄、桂枝、人参、干姜、石膏、当归各3两，杏仁40枚，川芎1两5钱，甘草3两，上九味，以水一斗，煮取四升，温服一升。汗出则愈，不汗更服。风痱当为中经络和中脏腑并见之证，用续命汤开表里之闭，使气机升降复位，则元真自通畅。

《金匮要略·杂疗方》中的还魂汤救猝死客忤者，药用麻黄3两、甘草1两、杏仁25粒。《备急千金要方》之还魂汤（金匮还魂汤加桂心）为麻黄3两、桂心2两、甘草1两、杏仁70粒，除治疗猝死外，并能治疗"诸奄忽气绝，无复觉，或已无脉，口噤拗不开"。《千金方衍义》评曰《伤寒论》"太阳例"麻黄汤，以桂心易桂枝，入肝，以招其魂；麻黄入肺，以通其魄；杏仁入络，以降其逆；甘草入腑，以缓其暴，暴逆散而魂魄安矣。此当为腠理闭塞，内外气机不能交通所致，以还魂汤开内外腠理，气机一通，患者立即苏醒。

由此可知，麻、桂二方具有发腠理、畅三焦、通元气、调气机、疏通六经之川、运行肠胃之海的功效，这充分体现了中医学的整体观和辨证观。

"六经为川，肠胃为海"理论治疗
代谢相关脂肪性肝病

代谢相关脂肪性肝病是由遗传易感、环境因素及代谢紊乱之间相互作用形成的复杂性疾病，发病率逐年上升。目前西医对其发病机制的观点主要为"多次打击"学说等，胰岛素抵抗、脂质过氧化等首先导致了单纯脂肪变，当肝脏遭遇炎症、坏死后，氧化应激导致了炎症等，形成多次打击。中医学可将其归为"肥气""胁痛""肝癖""积聚"等。卢秉久教授遵循整体观念，通过与自然界"取类比象"，加之体悟经典，验之于临床，形成了独特的"川海理论"，临床用于治疗脂肪肝每获良效。

一、"六经为川，肠胃为海"

六经为川，终日乾乾，以通为用，六经即为"经络"，经络是人体气、血、精、津、液运行的通道，阴阳经交汇出入，内联五脏六腑，外络肢节诸窍，九窍通内外，使机体与自然界形成一个整体。十二经脉的衔接有序，内络脏腑，外合输荥，升降相因，出入交合，六经连接经脉、通行气血、布散津液、濡养四肢，作为气血与糟粕运行的通道，六经之职恰如河流一样滋润大地（脏腑、肢节、诸窍），其运行既补足了沿途水源（津液），冲刷污浊（病邪、糟粕），最终归入大海（肠胃），终日不停，以通为用。

肠胃为气血化生之海、津液输布之海、糟粕传化之海、扶正培本之海，众川所归，利泽万物，"肠胃"即为大肠、小肠和脾胃。一方面，"肠胃"有受纳水谷、传化精微糟粕、禀受病邪之责，此为众川所归，"肠胃"像大海一样受纳饮食水谷，传化精微及糟粕，禀受从皮毛内传而来的邪气等。另一方面，"肠胃"还有生化气血、输布津液之能，此为利泽万物，"肠胃"如同大海一样，在肾阳（太阳）的蒸腾气化和推动下，能通过六经（海陆循环）将气、血、津液（水）源源不断地输布脏腑、肢节、诸窍（大地），从而利泽万物。

从中医学"象"思维层面来认知人体，认为气血循于六经之川而流注胃肠之海，循注周身；川海富含氧气流通而不腐，万物居其中而富有活力。人体九窍的激活赖清阳通达气机，化气以推动九窍水液代谢，水之气充盈上七窍，水之行充盈下二窍，此乃水液代谢之标，而精气、水气经由九窍经络贯注胃肠，阳气助力激活，则胃肠受纳、腐熟水谷，提供动力源泉，水谷精气上达下注九窍，又助阳气通利九窍，故"胃肠"乃水液代谢之根，且阳气是人体生命活动的源动力，是激活胃肠，借九窍经络运行气血、津液，畅达川海的关键。

二、川海理论与代谢相关脂肪性肝病的病机联系

生理上，一方面六经输送糟粕排入肠道，如同河流冲刷污浊入海；另一方面，肠胃属土，长养万物，化生气血，通过六经输布濡养全身，如同海水蒸发通过雨雪形式返归河流，更新河水，滋养土壤。病理上，一方面，"阳明主土，万物所归，无所复传"，六经病皆可传入阳明，如同海纳百川并净化河水入海带来的废物；另一方面，脾胃受损，气血津液生化乏源可致六经失于濡养而发病。代谢相关脂肪性肝病病机为痰湿中阻，气机阻滞（砂石聚集停滞，川海运行不利）；肝郁脾虚，水饮内停，困遏阳气（川河淤泥、砂石阻塞，不能流通）；痰瘀互结，阳虚阳瘀（动力不足，川海停滞不前）。代谢相关脂肪性肝病主要病理因素包括湿、痰、瘀。

《管子》云："五害之属，水最为大。"举凡水之为害，多为河道淤塞而成洪旱，或乏源无以成江河，应于人身亦然。当六经通利功能受损，"肠胃"受纳、传化、受邪、生化、输布功能障碍，便会引起种种气血津液代谢障碍的病理变化，则产生湿、痰、浊、瘀等病理产物，瘀阻于经络则气机不利，瘀阻于脏腑则成积伤脏，进而形成正反馈调节，又加剧六经与"肠胃"的功能障碍，这一病理过程贯穿于代谢相关脂肪性肝病始终。

1. 川行不利，气机不利，聚湿生痰成浊

"肠胃"有运化水谷、输布气血津液之责，而其中尤以脾脏为枢纽，以肝脏为关键。代谢相关脂肪性肝病或因宿体脾虚痰盛，或因过食肥甘厚味，或因好逸恶劳，或因情志不畅，或兼而有之，以上病因多责之于肝脾二脏，以致肝失疏泄，脾失健运，气机不利，生痰聚湿，水谷之精不归正化而成浊。痰、湿、浊之于"六经"便犹如泥沙之于河道。痰、湿、浊中阻，困阻脾土，土壅而木郁，致气机不利，复又聚湿生痰成浊，如此循环往复，成为代谢相关脂肪性肝病病机。

2. 河道淤塞，滞浊成瘀，成积伤脏损脉

代谢相关脂肪性肝病的发展，如《脉因证治》所云："津液稠黏，为痰为

饮，积久渗入脉中，血为之浊。"因气机不利，痰、湿、浊等病理产物积滞于经脉中，致血行不畅，血脉瘀阻而成瘀。又"或痰积流注于血，与血相搏"，痰、湿、浊、瘀作为病理产物，相互胶结而成为新的致病因素。而此时的六经便如淤塞的河流一般，"湍流不畅则不达于枝河，枝河之水不达于三江，三江之水不达于大海。故遇旱则赤地千里，遇水则一望汪洋，而农田为之害"。或旱或涝，伤及的是河道及其灌溉的农田，应于人身则伤及六经及其滋养的脏腑、关节、诸窍。水谷之精与津液气血不循常道，不归正化则为痰、湿、浊、瘀，蓄积于脏腑则成积伤脏，形成代谢相关脂肪性肝病等；蓄积于脉道则成积伤脉，使脉道不利，甚者瘀阻不通，如高脂血症等。代谢相关脂肪性肝病被认为是心血管疾病的独立风险因素，也是代谢综合征的肝脏表现，是全身多系统疾病的一部分，这也体现了"川海理论"的整体观念。

3. 干涸无源，肾阳亏虚，无以温煦气化

邪恋日久伤正，脾胃先虚，日久后天无以养先天，故累及肾脏。而肾阳为诸阳之本，机体脏腑功能的正常运行有赖于肾阳的激发和推动，肾阳之于人体便有如太阳之于天地。设若肾阳不足，则蒸腾气化无权，水湿停聚于下，不独如此，"五脏之阳气，非此不能发"。而"胃得命门而受纳，脾得命门而转输，大肠得命门而传导，小肠得命门而布化"，若肾阳不足，则"肠胃"受纳、传化、生化、输布功能一应无以推转，所谓六经之川便是干涸无源之态势。譬之天之无日，世间无雨而昆仑无雪，则长江干涸无源矣。

三、基于川海理论的代谢相关脂肪性肝病治疗

卢秉久教授以"法天纪""用地理""避灾害"为纲领，依据代谢相关脂肪性肝病的形成过程形成了"川海理论"，"川海理论"在脂代谢异常治疗中有重要意义。由于砂石停积日久，如沟渠壅遏，淤浊臭秽，无所不有，应用下法。再对河底河壁的淤泥进行疏通，即疏肝活血之法，若不疏通，而欲澄治已壅之水而使之清，绝无是理。最后补益中焦之海，加强其功能，增强动力。即"澄源""洁流""复旧"三法，用以管理及治疗代谢相关脂肪性肝病，具体包括饮食与运动管理、利湿通阳、通腑泄浊、活血化瘀、健脾益气、疏肝解郁及温肾助阳等。

1. 澄源

"善治水利者，必溯其源流。"所谓澄源即是从源头上切断痰、湿、浊、瘀的来源。经络、血脉中之瘀如不及时清除，就像河里的淤泥一样逐渐加重，仅仅

增加水流量或改善水质是改变不了现状的。而脏腑、肌肉中的膏脂来源于经络、血液，经络、血液中的瘀滞来源于肠胃，肠胃中的积滞来源于饮食。此外，情志因素、气候因素、环境因素等对瘀滞的形成皆有影响。所以，治疗中必须以逆疾病形成的途径，进行分层疏理才有可能取得理想的疗效。

卢秉久教授强调，代谢相关脂肪性肝病患者首先需要调节饮食结构，日常以果蔬及五谷为主，如白菜、芹菜、木耳、丝瓜等，同时减少动物油脂等肥甘厚腻的摄入，盖因"湿从内生者，必其人膏粱酒体过度"，又"饮食自倍，肠胃乃伤"。目前国际上亦推崇通过调整饮食结构来达到管理代谢相关脂肪性肝病的目的，其中地中海饮食是代谢相关脂肪性肝病最推荐的饮食模式，即以单纯不饱和脂肪酸与饱和脂肪酸的高比例为特征的植物性饮食，总脂肪占每日能量消耗的 30% ～ 40%。同时，中医药食同源的理念亦与"澄源"之法相符，即基于"川海理论"，针对性地选用一些药食同源的食材制定饮食处方，可从饮食源头上疏肝健脾、祛湿通络，减少湿、痰、浊、瘀等病理产物的产生。卢秉久教授常用的代茶饮处方：橘皮 10g，白豆蔻 5g，佩兰叶 5g，荷叶 10g。其次，情绪管理也尤为重要，情志舒畅则肝气条达，有助于协调周身气机的升降出入，从而减少湿、痰、浊、瘀等内生病邪的生成。概而言之，若能"恬淡虚无，真气从之"，则经络气血运行从容，痰浊无所化生。

2. 洁流

"善为川者，决之使道。"擅长治理河流的人，会从排除阻塞物入手，使水道流通，治病也是同理。所谓"洁流"，便是"去菀陈莝""开鬼门，洁净府"。开通祛邪之路，以通祛滞，畅通气血，复生精气，恢复机体生理功能。传统观点认为此为治疗水肿病的经典原则，而卢秉久教授认为，读用经典，倘使观点符契医理与临床，不必拘泥于原本章句，大可灵活运用于种种其他情景。其中"去宛陈莝"乃指祛除瘀积的痰湿、水饮、瘀血等邪气，而"开鬼门，洁净府"则是指打开祛除邪气的门户，祛除停留于"府"的有形邪气，"府"不仅包括膀胱，还包括胃肠、血脉、三焦等。"肠胃"有禀受邪气的职责，脏腑经络的邪气可通过"肠胃"的门户排出体外。由此引申出洁流的中医治则：利湿通阳、通腑泄浊、活血祛瘀，临证则各有偏重。

洁流之法中，卢秉久教授尤重通腑泄浊的下法，认为不论燥屎内结，还是湿邪瘀滞皆可用下法，先清肠胃之海的积滞。但是，泻下药之清肠胃之海，只是清理肠胃内的积滞物，而难以清除肠胃壁中的瘀血，必须继泻下之后行活血、淡渗、健脾、行气等，以疏通经络血脉的瘀滞，短时间内可使用黄芪 20g，大黄 5g，山楂 15g，红曲 6g。临床常用组方为陈皮、法半夏、厚朴、大黄、黄连、黄柏、紫苏梗、麸炒苍术、麸炒白术、桂枝、人参、附子、竹茹。而对于气机不利、痰湿阻滞明显的患者，卢秉久教授则偏重洁流之利湿通阳法，从而利湿祛痰、温通阳气。此法的关窍在于利湿与通阳相互为用，盖因"阳之气，以天地之疾风名之"，阳气流动则为风，风行气动则体内的湿气才能消除，湿邪祛除则阳气流动愈发通畅。临床常用组方：太子参、麸炒白术、麸炒苍术、茯苓、泽泻、薏苡仁、陈皮、车前子、柴胡、赤芍、生黄芪、桂枝、竹茹。对于经脉瘀阻甚或胸痹、中风的患者，卢秉久教授则偏重洁流之活血祛瘀法，以行气血、化瘀浊，临床常用柴胡、枳实、赤芍、川芎、红花、地龙、鸡血藤、生黄芪、当归、红曲、制大黄、桃仁、土鳖虫组方。

3. 复旧

复旧的关键在于恢复脾胃的受纳和运化功能，脾胃是升降水谷精气、灌溉脏腑经络、营养四肢百骸的核心枢纽，脾胃一旦损伤，大肠、小肠得不到营气、血液的滋养，代谢废物不能及时排出，则会产生种种变端。正所谓："内伤脾胃，百病由生。"脾胃之气是机体脏腑阴阳环周变化的枢轴和动力，共同调节人体气机的升、降、出、入。胃为水谷之海，胃肠均位于腹气街，气街四海内外通达，运行经络，共同构成一个统一的整体。复旧法在平调其气，气得其平，痰源以绝。注重通阳气，消痞满，化瘀浊。

"束水攻沙"则"海不浚而辟，河不挑而深"。中华民族治理黄河的经验累积至明朝，已不再满足于以人力疏浚河道为主的治理方法，开始尝试借助天地之力，蓄积水流，倍其流速，以冲刷河道，使川海恢复本来面目。而治疗代谢相关脂肪性肝病的"复旧"亦同此理，即恢复脏腑、经络的正常功能，使水谷之精归于正化，使气血津液的代谢归于正常，使病邪能正常地通过二便排出体外。而个中关键有二：其一则是恢复"肠胃"的受纳、运化、传化及受邪功能；其二则是恢复六经周流不息、以通为用的功能状态，由此引申出"复旧"的治疗三法，即健脾益气、疏肝解郁及温肾助阳，方用参苓白术散、胃苓散、柴胡疏肝散、右归丸等加减。与此同时，基于"复旧"的治法，卢秉久教授还强调增加运动的重要性，认为运动是促进机体经络气机运行，振奋阳气的源动力。当然，运动还能使心情愉悦，肝气疏畅，间接促进脾胃功能的恢复。

基于上述病机及治疗三法，卢秉久教授认为脂代谢异常的治疗重点在于"通""利"二字。"通"即六经通畅，通经络、通血脉、通六腑、通阳气。其中又以通阳气为主，所谓："阳气者，若天与日，失其所则折寿而不彰。"失其所的主要原因为湿困，阳气不能温煦、气化、推动、散表。"利"即利湿邪，经脉通，湿邪去，病自愈。因此，代谢相关脂肪性肝病治疗的关键就是祛除湿邪，解放阳气，达到通的目的。"川海理论"治疗代谢相关脂肪性肝病的核心也是"通法"。

卢秉久教授提出的"川海理论"是在取类比象的认知模式和天人合一的整体观念下形成的中医理论体系，不仅关注于代谢相关脂肪性肝病本身，同样也囊括其相关疾病，这是对代谢相关脂肪性肝病中医病机理论及治法的创新。"川海理论"出于取法天地的《黄帝内经》，又从我国数千年的疾患与水患治理经验中汲取养分，最终在临床实践中得到验证，值得应用推广。

气机理论是中医学的精髓

一、气机的概念

　　气的运动称为气机，是自然界一切事物发生、发展、变化的根源。气化活动是通过气机升降出入运动而体现出来的。人体的气处于不断的运动之中，它流行于全身各脏腑、经络等组织器官，无处不到，时刻推动和激发着人体的各种生理活动。气是人体生命的物质基础，其运动变化也是人体生命的规律。

二、气运动的意义

　　人体整个生命活动都离不开气的升降出入运动。同时，人与自然之间的联系和适应，亦与气的升降出入运动密切相关，气的升降出入运动一旦停息，也就意味着生命活动的终止。

　　气的生成来源于人体之气，源于先天之精所化生的先天之气（元气）、水谷之精所化生的水谷之气和自然界的清气。肾为生气之根，脾胃为生气之源，肺为气之主。气是人体内活力很强、运行不息的极精微物质，是构成人体和维持人体生命活动的基本物质之一。气，是中国古代哲学中最重要、最基本的范畴，是标志物质存在的基本概念，是世界的本原。气是一切客观的具有运动性的存在；其泛义是指不论物质现象抑或精神现象，一切现象均称之为气。中医学用气作为自然观来解释天地万物的起源和自然界一切事物的存在和运动状态时，如"形气相感而化生万物"（《素问·天元纪大论》），"天地合气，命之曰人"（《素问·宝命全形论》）。气是物质与功能的辩证统一。气是构成人体和维持人体生命活动的最基本物质，气为运行不息、极其细微的物质。

三、气的运动化生万物

　　气是一种极细微的物质，是构成世界万物的本原，是构成宇宙的本始物质。天地合气，万物自生。人是整个世界的特殊组成部分，是天地自然的产物。人禀气而生，含气而长。人之一生，一气而已。中医学基于气是宇宙的本原这一基本观点，认为世界是物质的世界，气是世界的本原，是宇宙的本始物质，是构成天地万物的基本元素。

四、气的运动与人的生成密切相关

"气交之中，人之居也。"人居于气交之中，气交是天地阴阳二气相交汇的地方。"天地气交，万物华实。"（《素问·阴阳应象大论》）万物由气而成，人也不例外。"人以天地之气生，四时之法成。"（《素问·宝命全形论》）人的形体由气而成，人的精神意识思维活动也是由机体所产生的一种特殊的气（神气）的活动，故曰："气者，精神之根蒂也。"（《脾胃论·卷下》）形以气充，神依气存，气纳则神存。形与神皆根源于气。形与神俱，方能尽终天年。

五、气的运动作为天地万物相互感应的中介

气化是由阴阳二气相互作用（交感相应）而化生万物的过程。气是构成天地万物的本原物质，气具有感应性，因此，天地万物以气为中介物质而相互影响、相互作用、密切联系。中医学基于气的相互感应思想，认为自然界和人类、自然界的各种事物和现象，人体的五脏六腑与生理功能，以及生命物质与精神活动之间，虽然千差万别，但不是彼此孤立毫无联系的，而是相互影响、相互作用、密切联系的，在差异中具有统一性，遵循共同的规律，是一个统一的有机整体。

六、气的运动规律

脏腑之气的运动规律体现为：脏腑生理活动的特性，亦表现为脏腑之气运动的不同趋势。以五脏而分述之，则心、肺位置在上，在上者宜降；肝、肾位置在下，在下者宜升；脾胃位置居中，通连上下，为升降转输的枢纽。以六腑而论之，以降为顺。脏腑气化功能升降正常，出入有序，方能维持"清阳出上窍，浊阴出下窍；清阳发腠理，浊阴走五脏；清阳实四肢，浊阴归六腑"的正常生理活动，使机体与外界环境不断进行新陈代谢，从而维持机体内部脏腑经络系统的相对平衡及机体与周围环境的动态平衡。总之，人体之气遍布全身，脏腑经络、四肢百骸，无处不到，以维持人体的正常生命活动，所以说："人之生死由乎气。"

七、气运动失常的表现形式

气运动失常主要表现为气滞、气逆、气陷、气脱、气闭等。运动是气的存在形式及故有属性。《黄帝内经》称气的运动为"变"与"化"，"物生谓之化，物极谓之变"，"物之生，从乎化；物之极，由乎变。变化之相薄，成败之所由也"（《素问·六微旨大论》）。自然界一切事物的变化，不论是植物的生育繁衍，还是无生命物体的生化聚散，天地万物的生成、发展和变更、凋亡，无不根源于气的运动。"气始而生化，气散而有形，气布而蕃育，气终而象变，其致一也。"（《素问·五常政大论》）升降出入是人体气化运动的基本形式，人体脏腑经络是其运动的主要场所，脏腑经络的各种生理活动则是气化运动的具体表现。如饮食物在体内的消化、吸收、转输；气、血、精、津液的化生与转化；代谢物的产生和排泄，无不都是升降出入的气化作用的体现。故曰："阴阳之所以升降者，气也；气脉之所以流行者，亦气也，营卫之气所以运转者，气也；五脏六腑之所以相养想生成者，亦气也。"（《仁斋直指方》）

八、五脏六腑皆赖气的运动

气贵于和，又喜宣通。故曰："气之不得行也，如水之流，如日月之行不休。"（《灵枢·脉度》）所以，气之为病，主要是气机升降出入失调，诸如气上（逆）、气下（陷）、气耗（虚）、气滞（结）、气闭（收）、气脱、气泄、气乱等。"正以气之为用，无所不至，一有不调则无所不病，故其外有六气之候，在内则为六气之乱。而凡病之为虚为实，为寒为热，至其病变，莫可名状，欲求其本，则止一气足以尽之矣。盖气有不凋之处，即病本所在之处也。"（《景岳全书·诸气》）因此，一切疾病的发生发展都与气的生成和运行失常有关。

九、人体通过气的运动维持气的生理功能

（一）推动与调控作用

人体生长发育及生殖功能的稳定、脏腑经络功能的协调、精气津液的生成及运行输布有序，既有赖于阳气的推动、激发等促进作用，又离不开阴气的宁静、抑制等调控作用，是阴阳二气推动与调控作用相反相成的结果。例如元气

又称"原气""真气"，是人体最基本、最重要的气，是人体生命活动的原动力。元气主要由肾藏的先天之精而化生，又依赖脾胃化生的水谷之精充养。元气藏于肾中，实即为肾气，以三焦为通道，流布全身，内而五脏六腑，外而肌肤腠理，无所不至。元气的生理功能：一是推动和调节人体的生长发育和生殖功能，二是推动和调控各脏腑、经络、形体、官窍的生理活动。例如宗气，宗气是由谷气与自然界清气相结合而积聚于胸中之气，属后天之气范畴。宗气积聚于胸中，通过上出息道，贯注心脉及沿三焦下行的方式而布散全身。宗气的主要功能：走息道而司呼吸；贯心脉而行气血；宗气作为后天之气，对先天之气有重要的资助作用。

（二）温煦与凉润作用

气的温煦作用，具体体现在温煦机体以维持恒定体温；温煦周身各脏腑组织，以维持其生理活动；维持血和津液等液态物质的正常运行。如果气的温煦作用失常，可出现体温偏低、畏寒、四肢欠温，或脏腑经络功能低下，或血和津液运行迟缓等病理变化。例如营气，营气是行于脉中、富有营养作用的气，又称"荣气""营阴"。营气主要由水谷精微中的精华部分所化生。营气分布于血脉之中，成为血液的组成部分，循脉上下，营运于全身。营气的整理功能：化生血液和营养全身。

（三）防御与中介作用

气有护卫肌表、抗御外邪的作用。气的防御作用，一方面防御外邪的入侵，另一方面还可以驱邪外出。《素问·刺法论》说："正气存内，邪不可干。"固摄作用，是指气对血、津液、精等液态物质具有固护、统摄和控制作用，以防止其异常流失。中介作用，指气能感应传导信息以维持机体的整体联系。人体各种生命信息的感应传递，以及内外环境各种信息的交流和感应，均以气为中介物质而完成。例如卫气，卫气是行于脉外、具有护卫作用的气。卫气与营气相对而言，又称"卫阳"。卫气亦由水谷精微所化生，但其特性为活力特强，流动很迅速。卫气运行于脉外，不受脉道约束，运行于皮肤、分肉之间，"熏于肓膜，散于胸腹"。（《素问·痹论》）卫气的生理功能：护卫肌表，防御外邪入侵；温养脏腑、肌肉、皮毛；调节、控制腠理开阖，控制汗液的正常排泄，以维持体温的相对恒定。

十、气的运动与血、精、津液的关系

（一）气的运动对血的作用

1. 生成血液　气的运动变化是血液生成的动力。从摄入的饮食物转化成水谷精微，从水谷精微转化为营气和津液，从营气和津液转化成赤色的血，其中每一个转化过程都离不开气的运动变化，而气的运动变化又是通过脏腑的功能活动表现出来的。气的运动变化能力旺盛，则脏腑功能活动旺盛，生化血液的功能亦强；气的运动变化能力减弱，则脏腑功能活动衰退，生化血液的功能亦弱。气旺则血充，气虚则血少。故在临床治疗血虚疾患时，常配合补气药。

2. 推动血液　气的运动变化是血液循行的动力。气的运动可以直接推动血液，气之正常运动对保证血液的运行有着重要意义。总之，气行则血行，气止则血止，气有一息之不运，则血有一息不行，所以临床上治疗血行失常，常以调气为上，调血次之。如气虚不能行血则补气行血；气滞血瘀则行气活血；气逆吐血则降气止血。

3. 固摄血液　气的运动正常就能固摄血液正常循行于脉管之中而不逸于脉外。临床上常应用补气摄血之法，从而达到止血的目的。

（二）气的运动对精的作用

精包括先天之精和后天之精。精依气生，气化为精。精之生成源于气，精之生理功能赖于气之推动和激发。如肾精之秘藏，赖元气固护。气正常运动则气聚而精盈，气机失常则气弱而精失。

（三）气的运动对津液的作用

气的运动对津液的作用表现为气运生津、行津、摄津三个方面。

1. 气运生津　气的运动是津液生成和输布的基础和动力。津液源于水谷精气，而水谷精气赖脾胃之腐熟运化而生成。气的运动，推动和激发脾胃的功能活动，使其运化正常，津液充足。由此可见，津液的生成离不开气的运动，气机正常则津充，气机失常则津亏。

2. 气运行津　气的运动变化是津液输布和排泄的动力。气的升降出入运动作用于脏腑，表现为脾、肺、肾、肝等脏腑在升降运动的过程中完成津液在体内的输布和排泄。当气的升降运动异常时，津液输布和排泄也随之受阻。反之，由于某种原因，使津液的输布和排泄受阻而发生停聚时，则气的升降出入运动亦随之而不利。由气虚、气滞而导致的津液停滞，称作气不行水；由津液停聚而导致的气机不利，称作水停气滞。两者互为因果，可形成内生水湿、痰饮，甚则水肿等病理变化。这是在临床上治疗水肿行气与利水法常常并用的理论依据之一。

3. 气运摄津 气机正常则气的固摄作用正常，控制着津液的排泄。体内的津液在气的固摄作用控制下维持着一定的量。若气的固摄作用减弱，则体内津液经汗、尿等途径丢失，出现多汗、漏汗、多尿、遗尿的病理现象，临床治疗时应注意补气摄津。故气机正常对气的生理功能的表达至关重要。

十一、指导疾病的诊断

气的运动离不开时间和空间。在病理状态下，气的运动失常也是在一定的时间、空间运行的。这种时空观具体反映病变有表里、脏腑、经络等部位之分，病变过程有发生、发展、转归等阶段之别。证是病理状态下气运动的时空性的集中体现。"有诸内必形诸外。"人体之气的运动失常必然通过脏腑经络的功能失调而表现出来。这种气失调所反映出来的人体形与神的异常现象，就是确定诊断的客观依据。

（一）分析四诊资料

中医学用气的运动来分析望、闻、问、切四诊资料，审神色声音，观形体顺逆，察五脏病形，以知人体真气虚实。换言之，人体真气的盛衰可以从神色、形态、脉象等表现出来，如精神萎靡、倦怠乏力、形体肥胖等为气虚的征象。望神和切脉在四诊中尤为重要。"血气者，人之神。""神者，水谷之精气。"气能生形，有气才能有形，形健则神旺，形羸则神衰。根据气、形、神的关系，可知脏腑经络之气的功能正常或失调，如形体壮实、精神充足、目精有神、神清气爽，是有神的表现，意味着真气未伤，脏腑功能正常，纵然有病，其病也轻，预后较好。

脉为血气之神，邪正之鉴。血气盛者脉必盛，血气衰者脉必衰。脉正则无病，脉乖则有病。寸口为脉之大会。气口成寸，以决生死。脉以胃气为本，有胃气则生，无胃气则死。

（二）辨别疾病证候

气机失调是基本病机之一，气机失调所表现出来的证候，如气虚证、气逆证、气陷证等则属于基本证候。在此基础之上，根据气机失调所在脏腑又可进一步确定某一脏腑气机失调的具体证候。如，同为气逆证，而咳喘甚、喘不得卧、呼多吸少等为肺气上逆证，甚则肾不纳气（肺肾之气上逆）证的表现。总之，从一般到特殊，从整体到局部，气上、气下、气结、气乱、气泄、气耗等，皆是气机失调的具体表现。

总之，气的运动贯通于天地万物之中，具有可入性、渗透性和感应性。未聚之气稀微而无形体，可以和一切有形、无形之气相互作用和相互转化，能够衍生和接纳有形之物，成为天地万物之间的中介，把天地万物联系成为一个有机整体。

卢秉久教授治疗黄疸经验总结

卢秉久教授结合现代临床研究，从《伤寒杂病论》方中灵活化裁，适当配伍加减，效如桴鼓。《伤寒论》太阳病、阳明病等条文及《金匮要略·黄疸病脉证并治第十五》认为黄疸形成的主要病因是湿、热、瘀、寒；病位主要在太阳、阳明；在治疗方面，主要采用发汗、利小便、通大便、活血化瘀、温化寒湿等方法。其代表方剂一直为后世医家广泛应用，屡见卓效。卢教授认为黄疸复杂多变主要是湿、热、寒、瘀，且多种病因交结，治疗上主利小便、通泄大便、发汗、温化寒湿、活血化瘀等，临证常以仲景经方为基础，根据兼证灵活加减，收效甚佳。就仲景对黄疸病辨证治法进行归纳可以看出，瘀与湿贯穿黄疸发生、发展的始终；而活血、祛湿法则为治疗黄疸病的关键。

一、论病机总以湿、瘀为纲

（一）黄家所得，从湿得之，无湿不作黄

黄疸的形成，必有湿邪作祟，或困阻脾阳，或壅遏气机，或与热邪互结，日久，其湿或从热化，或从寒化，仲景将其概括为：黄家所得，从湿得之（《金匮要略·黄疸病脉证并治第十五》）；寒湿在里，不解故也（《伤寒论》259 条）。仲景在论述黄疸的其他条文中，虽未明言湿邪为患，而从身无汗、腹满、其腹胀如水状、小便不利等症状及诸病黄家，但利其小便，茵陈五苓散主之，治法、方药中已充分表达湿邪为患。仲景将其病机概括为寸口脉浮而缓，浮则为风，缓则为痹，痹非中风，四肢苦烦，脾色必黄，瘀热以行（《金匮要略·黄疸病脉证并治第十五》）。该条文言简意赅，不仅指出了黄疸病的主要病变脏腑，还指出了湿热痹郁脾胃气机，邪热瘀结于血，导致湿热发黄的病机。

（二）脾色必黄，瘀热以行

在此句中仲景指出黄疸病发生的一个重要病机便是瘀。一个"瘀"字，便见黄疸发于血分。仲景这种瘀热致黄的思想在《伤寒论》和《金匮要略》中多

条条文中得到体现，如"阳明病，发热汗出者，此为热越，不能发黄也，但头汗出，身无汗，齐颈而还，小便不利，渴饮水浆者，此为瘀热在里，身必发黄，茵陈蒿汤主之"（《伤寒论》236 条）；"伤寒身黄发热，栀子柏皮汤主之"（《伤寒论》261 条）；"伤寒瘀热在里，身必黄，麻黄连翘赤小豆汤主之"（《伤寒论》262 条）。以上条文均描述湿热致黄，其中 236 条和 262 条条文中均明确指出瘀热在里。故湿热入血，影响血分可致黄。

二、论治法当以祛湿活血为要

仲景治疗黄疸随证立法，制方灵活，但总以祛湿与活血为要。祛湿之法，有汗、吐、下之分；活血之法则随证施之。在发病过程中虽有湿郁化热，或热郁生湿（如热郁太阳、阳明，水湿不得宣散、排泄），而取夫诸病在脏，欲攻之，当随其所得而攻之。《金匮要略·脏腑经络先后病脉证第一》："瘀行湿邪去则热无所依而易除。"

（一）诸病黄家，但利其小便

仲景治疗黄疸特别重视给湿邪以出路。"诸病黄家，但利其小便"（《金匮要略·黄疸病脉证并治第十五》），强调祛湿的重要性并说明祛湿的法则。从仲景治疗黄疸的方药分析，其祛湿之法可谓汗、吐、下兼备。湿邪偏于表者，以汗法为主。"伤寒瘀热在里，身必黄，麻黄连翘赤小豆汤主之。"（《伤寒论》262 条）

（二）活血化瘀，湿邪易除

东汉时期瘀与郁相通，瘀热在里，身必发黄和脾色必黄，瘀热以行之瘀是邪热郁闭；而硝石矾石散证、抵当汤证之瘀则为瘀血内停。对于黄疸而言，瘀的原因或为外邪郁闭，或为湿热瘀阻，或为瘀血阻络，终致经络不畅，血脉瘀滞，气机失调，水湿停滞不去。故仲景治疗黄疸诸方中多加入活血化瘀药物。大黄是仲景喜用治疗黄疸之品，如茵陈汤、抵当汤、栀子大黄汤、大黄硝石汤均有大黄。

三、遵循古法，临证化裁

（一）清泄郁热，分利退黄

《伤寒论》236 条：阳明病……但头汗出，身无汗，齐颈而还，小便不利，渴引水浆者，此为瘀热在里，身必发黄，茵陈汤主之。此因热不能越、湿不得泄，湿遏热伏，郁蒸于肝胆所致。《金匮要略·黄疸病脉证并治第十五》：谷疸之为病，寒热不食，食即头眩，心胸不安，久久发黄，为谷疸，茵陈蒿汤主之。此为病邪外感，饮食内伤，导致脾胃运化失常，湿热内蕴，酿成黄疸。仲景并用茵陈蒿汤治疗，可为异病同治的典范。方中茵陈清热利湿退黄，大黄清泄瘀热，二者合用则使湿热之邪由二便而去；再以栀子清热利湿以导湿热下行，如此前后分消，退黄最速。正如方后注所说：小便当利，尿如皂荚汁状，色正赤，一宿腹减，黄从小便去也。老师曾用茵陈汤加味治疗急性黄疸性肝炎数十例，多获良效。男性患者，36 岁，急性甲型黄疸性肝炎 10 余天，住院治疗谷丙转氨酶下降而胆红素明显上升。自觉乏力，胁痛，腹胀，食少纳呆，便溏，小便短赤，舌红，苔黄腻，脉滑数。此为湿热阻滞中焦，壅遏肝胆气机所致。故拟清泄郁热、分利退黄，兼以行气活血，意在调畅气血，使湿邪易去。用茵陈蒿汤加陈皮 15g，香附、赤芍、桃仁各 20g，红花 10g，6 剂，黄疸明显消退。继以此方加减半月而愈。

（二）宣泄郁热，利湿退黄

《伤寒论》262 条：伤寒瘀热在里，身必黄，麻黄连翘赤小豆汤主之。本条之发黄，乃湿热偏表所致。邪气偏于表，故可因其病位用汗法，使湿邪从肌表而出。仲景以麻黄、杏仁、生姜发汗解表，使湿热从肌表而出；以连翘解湿热之毒；赤小豆清湿热、利小便，使邪从下出；甘草、大枣调药和中。诸药共奏解表散热利湿之功。笔者曾用麻黄连翘赤小豆汤加减治疗原发性胆汁性肝硬化 1 例，幸获良效。患者，女，46 岁，病史 2 年，曾在北京某医院经肝穿诊断为原发性胆汁性肝硬化。来诊时乏力倦怠，食少纳呆，腹胀便溏，午后发热，微恶风寒，面黄晦黯，皮肤干燥，舌质黯淡，苔黄而润，脉弦滑。总胆红素 346mmol/L，直接胆红素 192mmol/L，谷丙转氨酶 122IU/L，谷草转氨酶 248IU/L，碱性磷酸酶 463IU/L，转肽酶 366IU/L，抗平滑肌抗体及抗线粒体抗体阳性。中医证属湿邪内蕴，气血瘀滞，营卫不和所致。予麻黄连翘赤小豆汤加桃仁、白术、苍术、赤芍各 20g，桂枝 15g，红花、制大黄各 10g 等，连服 15 剂，黄疸明显下降，继以此方加减治疗 3 个月肝功基本恢复正常。

（三）清热燥湿，解毒退黄

《伤寒论》261 条：伤寒身黄，发热，栀子柏皮汤主之。本条突出强调发热乃热毒炽盛、湿热郁遏不得宣泄所致。由于热重于湿，仲景治以清解里热为主，兼以燥湿，方用栀子柏皮汤。栀子苦寒泄热，治郁热结气，泄三焦之湿，使湿热从小便而出；黄柏清热燥湿，治五脏肠胃热结发黄。湿热由内、下而消，而黄自退。患者，女，32 岁，急性甲型黄疸性肝炎，经保肝治疗 4 周，谷丙转氨酶、谷草转氨酶等恢复正常，黄疸持续在 200mmol/L 以上，乏力倦怠，食少纳呆，腹胀便溏，舌红苔黄腻，脉滑数。此为湿热壅遏，熏蒸肝胆所致，予栀子柏皮汤加茵陈 50g，黄芩 20g，白豆蔻、木香、草果、陈皮各 15g 等，连服 9 剂，黄疸尽退而愈。

（四）活血破瘀，泄热退黄

《伤寒论》125 条：大阳病身黄，脉沉结，少腹硬……小便自利，其人如狂者，血证谛也。本条之发黄，是因热与血结，瘀热熏蒸，肝胆疏泄失常而致。仲景采用清热活血之法，方用抵当汤。以水蛭、虻虫直入血络，破血逐瘀；以桃仁活血化瘀；大黄泄热下瘀。血活热消，而黄亦退。患者，男，58 岁，慢性乙型肝炎、肝硬化，目睛黄染，面色黎黑，脾大，舌暗红，苔黄，脉细。证属热与瘀血互结，瘀热熏蒸，肝胆疏泄失常所致。予抵当汤加三七 10g，海螵蛸 30g，藕节、路路通各 20g，12 剂，黄疸明显减退。继以此方加减治疗两个月，黄疸尽退，肝功其他指标恢复正常而愈。

（五）活血祛瘀，化湿退黄

《金匮要略·黄疸病脉证并治第十五》：黄家日晡所发热，而反恶寒，此为女劳得之。膀胱急，少腹满，身尽黄，额上黑，足下热，因作黑疸。其腹胀如水状，大便必黑，时溏，此女劳之病，非水也，腹满者难治，用硝矾散主之。方中硝石即火硝，能入血分而消瘀。矾石能入气分有化湿利水之功效。因两石有伤胃的弊端，故用大麦面护胃，以减轻其副作用。患者，女，41 岁，原发性胆汁性肝硬化 6 年，身目黄染，面色黎黑，闭经已 1 年，舌暗红有瘀斑，脉细涩。予硝石矾石散加桃仁 20g，红花 10g，桂枝、陈皮各 15g，鸡内金 20g，酒大黄 5g，路路通 20g，15 剂。黄疸稍减，继以此方加减治疗 3 个月余，黄疸渐退而愈。

（六）清宣通便，泄热退黄

《金匮要略·黄疸病脉证并治第十五》：酒黄疸，心中懊憹，或热痛，栀子大黄汤主之。酒疸的病机为湿热蕴于中焦，上蒸于心，故心中懊憹；湿热阻滞，气机不利，不通则痛，故心中热痛。治用栀子大黄汤清心除烦。方中栀子、豆豉清热除烦，大黄、枳实除积泄热。患者，男，酒精性肝病年余，3天前醉酒后出现黄疸，燥热心烦，口干，3日未便，尿黄，舌红，苔黄，脉滑数，予栀子大黄汤加枳椇子30g，葛花15g，苍术、草果、桃仁、泽兰各20g，红花10g等，12剂。黄疸尽退，继续以此方加减调理月余，肝功恢复正常而愈。

（七）调和营卫，发汗退黄

《金匮要略·黄疸病脉证并治第十五》：诸病黄家，但利其小便；假令脉浮，当以汗解之，宜桂枝加黄芪汤主之。利小便本是治疗黄疸的常规方法，但是在黄疸初期，有恶寒发热、脉浮、自汗之表证，乃当汗解，宜用桂枝汤调和营卫以解表，加黄芪扶正托邪。笔者曾治疗一女性黄汗患者，汗黄染衣，发热，微恶风寒，周身酸楚，舌淡红，苔薄黄，脉浮。外邪郁表，营卫失调，气机郁滞所致。治以调和营卫、发汗退黄，予桂枝加黄芪汤原方，6剂而愈。

（八）利水祛湿，清热退黄

《金匮要略·黄疸病脉证并治第十五》：黄疸病，茵陈五苓散主之。文中未详述脉症，但以方推之应为湿热黄疸，湿重于热。湿热壅遏中焦脾胃，阻滞肝胆气机，胆汁不循常道而外溢，可见身黄如熏、食少脘闷、身重倦怠、小便不利等症，故以茵陈五苓散利水祛湿，清热退黄。方中茵陈苦寒，清热利湿退黄，五苓散淡渗化气利水。患者，女，36岁，慢性胆囊炎5年，1周前出现黄疸，伴胁痛，脘腹胀满，食少纳呆，小便不利，便溏，舌淡，苔白腻，脉滑。证属湿热内蕴、湿重于热，治以利水祛湿、清热退黄，予茵陈五苓散加黄芩、赤芍各20g，半夏、枳实各15g，9剂而愈。

（九）清热通便，祛湿退黄

《金匮要略·黄疸病脉证并治第十五》：黄疸腹满，小便不利而赤，自汗出，此为表和里实，当下之，宜大黄硝石汤。本条之黄疸为热盛里实所致。湿郁化热，膀胱气化不利则小便不利而赤；湿热壅遏中焦，熏蒸肝胆，故见黄疸腹满；里热蒸腾则自汗出。因无表证，里热成实，故宜攻下。方中栀子、黄柏清里泄热；大黄、硝石攻下瘀热。诸药合用，具有清热通便、祛湿退黄之功效。某女，急性黄疸性甲型肝炎，住院治疗月余，谷丙转氨酶已恢复正常，黄疸仍居高不降，大便干燥，小便深黄，舌红，苔黄燥，脉滑数。此为湿热郁结于里所致，治宜清热通便、祛湿退黄，以大黄硝石汤加茵陈 50g，桃仁 20g，6 剂，黄疸指数明显降低，以此加减调治两周而愈。

（十）温阳健脾，化湿退黄

《伤寒论》259 条：伤寒发汗已，身目为黄。所以然者，以寒湿在里，不解故也。以为不可下也，于寒湿中求之。阴黄，多因平素寒湿困脾，汗之益虚，寒湿更盛，寒湿中阻影响肝胆疏泄而致。仲景未拟方药，但指出了基本治法，即于寒湿中求之，宜温中化湿，寒湿除则黄自愈。《医学心悟》所载的茵陈术附汤即宗温中化湿之法而拟。卢教授治疗一女性患者，硬化性胆管炎 10 余年，身目黄染而晦暗，乏力倦怠，食少便溏，舌暗淡，苔白滑，脉濡。立温中化湿兼活血化瘀之法，以茵陈术附汤加丹参 30g，桃仁 20g，三七、红花、桂枝各 10g 等加减治疗 3 个月，黄疸降至正常，自觉症状明显好转。黄疸病，病机复杂多变，即使在同一患者病程的不同阶段，其表现也不尽相同。仲景所拟治黄大法，仅仅为后世提供了基本思路，临证病情千变万化，不可拘泥，需审慎推求，辨证论治，灵活应用。

卢教授善于化裁运用经方，常言临证用药贵在辨证准确，选方用药时不可拘泥于一方一证，要根据病情随证加减。临证治疗黄疸病时常以祛湿之法，以"在表者汗之，在下在里者二便分消之"为基础。随证应用活血法时，注意调护脾胃，保持气机调畅。

论"脾色必黄，瘀热以行"

黄疸是以身黄、目黄、小便黄为主要临床表现的疾病，作为病名始于岐黄，而善于仲景。仲景有关黄疸的辨治，内容翔实可依，其不仅在《伤寒论》中有散在的讨论，在《金匮要略》中更有专篇讨论。《金匮要略·黄疸病脉证并治第十五》："寸口脉浮而缓，浮则为风，缓则为痹，痹非中风，四肢苦烦，脾色必黄，瘀热以行。"不仅指出了黄疸病的主要病变脏腑，还指出湿热闭郁脾胃气机、邪热"瘀"结于血为导致湿热发黄的病机，对黄疸的辨治既定脏腑，又辨气血，对临床实践有重要的指导意义。因此在黄疸的论治中，针对黄疸的病机，无论阴黄、阳黄、急黄，治疗宜佐以凉血活血之法，才会有更好的收效。

一、历代沿革

历代医家对"脾色必黄，瘀热以行"论述较多，隋代巢元方《诸病源候论》曰："凡诸疸病，皆以饮食过度，醉酒劳伤，脾胃有瘀热所致……""血瘀在里，则时体伴热而发黄。"《本草正义》中指出："黄疸本属热证，治宜清热逐瘀。"《张氏医通》有"黄疸皆病血也""诸黄虽多湿热，然经脉之病，无不瘀血阻滞也"的论述。《临证指南医案》里提到"阳黄之作，湿从火化，瘀热在里，胆热液泄"，"气血不行则发黄"的黄疸病机，《医学心悟·伤寒兼证》云："瘀血发黄，亦湿热所致。瘀血与积热熏蒸，故见黄色也。"唐容川在《金匮要略浅注补正》云："瘀热以行，一瘀字便见黄皆发于血分。凡气分之热，不得称瘀。"陆渊雷在论及黄疸时也说："黄疸之成因，必因胆汁混入血液循环所致……若因病原体传染，瘀字又暗含郁滞之意，胆汁郁滞，入于血液循环，以发生黄疸，谓之瘀热以行。"近代著名肝病专家关幼波先生提出："湿热仅仅留在气分，甚至弥漫上中下三焦，虽有恶心、纳呆、腹胀、身重胁痛、乏力，甚至发热等症，但一般不会出现黄疸，只有湿热瘀阻入于血分，才会出现黄疸。"

二、湿邪是黄疸发病的病因

《素问·阴阳应象大论》从五行配属的角度指出"其在天为湿，在地为土，在体为肉，在脏为脾，在色为黄"。《金匮要略·黄疸病脉证并治第十五》指出："黄家所得，从湿得之。"尤怡认为："风得湿而变热，湿应脾而内行，是以四肢不疼而苦烦，脾脏瘀热而色黄。"《金匮要略》注家丹波元简曰："今浮为风，缓为痹，非外证之中风，乃风热蓄于脾土。脾主四肢，故四肢苦烦，瘀热行于外，则发黄也。"《金匮要略》"风"可作"热"理解。黄疸的发生多因湿邪为患，湿为阴邪，其性黏滞，易阻碍气机，从脏腑看归于肝胆，肝胆失疏，胆汁外溢所致。

湿邪是黄疸的首要病因，因此治疗黄疸首先要祛湿，"诸病黄家，但利其小便"，仲景提出了利小便、发汗、攻下等几种祛湿的方法。仲景常用茵陈蒿清热利湿；栀子清三焦而利水道；五苓散化气行水；发汗法，仲景多用麻黄连翘赤小豆汤解表发汗以泄黄；攻下法，仲景善用大黄泄热通便，枳实除积泄热。吴鞠通曰："湿热相合，徒清热则湿不退，徒祛湿则热愈炽。"所以临床祛除湿邪，首先，应注意不可过用汗法、下法、润法，这也正是遵照吴鞠通"湿热三禁"——"汗之则神昏耳聋，甚则目瞑不欲言；下之则洞泻；润之则病深不解"之理。因湿邪黏滞，汗法必取微汗，方能缓缓祛之。《伤寒论》第114条曰："太阳病中风，以火劫发汗，邪风被火热，血气流溢，失其常度。两阳相熏灼，其身发黄，阳甚则欲衄，阴虚小便难……"正是因为过用汗法导致的黄疸急症，病情危重。"苦寒通下"，但是湿热内蕴兼表邪者，以及湿甚热轻之湿热黄疸均不可过早使用下法，因为苦寒药物在清热的同时易损伤脾胃阳气，反增寒湿，导致胃气上逆。润法可补阴清热，但滋阴之品与湿邪同类相求，过用润法会加重体内湿阻的程度，而且早期因湿邪为患，津不上布出现的午后身热、口渴等症状并非阴虚，若误投熟地黄、麦冬之类滋润腻补药物则会滋腻助湿。

三、瘀是黄疸发病的关键病机

《金匮要略》言"黄家所得从湿得之""湿热交蒸，民当病瘅"，黄疸病乃湿热之邪为患，病湿热者表现繁多，但并非所有湿热者均会发黄，肝病专家关幼波云："如果湿热瘀阻于气分，并不一定出现黄疸，只有湿热瘀阻于血分，才能产生黄疸。"卢教授认为湿入血分是黄疸之因，瘀血是黄疸之本。湿热之邪困阻脾胃，致中州健运失司，熏蒸痹阻，瘀结血分，进发黄疸。"脾色必黄，瘀热以行"指出黄疸病发生的重要病机是瘀，《金匮要略浅注补正》曰："一个瘀字，便见黄疸发于血分，凡气分之热不得称瘀……脾为太阴湿土，土统血，热陷血分，脾湿郁遏乃发为发黄……故必血分湿热乃发也。"仲景瘀血致黄的思想在《伤寒论》《金匮要略》均得到体现。《伤寒论》236条云："阳明病，发热汗出者，此为热越，不能发黄也，但头汗出，身无汗，齐颈而还，小便不利，渴引水浆者，此为瘀热在里，身必发黄，茵陈蒿汤主之。"261条："伤寒身黄发热，栀子柏皮汤主之。"262条："伤寒瘀热在里，身必黄，麻黄连翘赤小豆汤主之。"条文均描述的是湿热致黄。在《伤寒论》中除湿热致黄外，还有其他的原因也可致黄，如火逆发黄、瘀血发黄、寒湿发黄，均有瘀热在里之机。《伤寒论》125条曰："太阳病，身黄，脉沉结，少腹硬……小便自利者，其人如狂，血证谛也，抵当汤主之。"124条曰："太阳病六七日……其人发狂者，以热在下焦，少腹当硬满，小便自利者，下血乃愈。所以然者，以太阳随经，瘀热在里故也，抵当汤主之。"反复指出"瘀热在里"是发黄的重要病机。

治疗黄疸必须方证互参，以方测证。仲景治黄活血的思想在其用药中得到充分体现，如治疗阳黄的茵陈蒿汤、栀子柏皮汤、大黄硝石汤。方中均中大黄、栀子。《本经》曰大黄"下瘀血，血闭寒热，破癥瘕积聚，留饮宿食，安和五脏"。《本草纲目》曰大黄"下痢赤白，里急腹痛，小便淋沥，湿热燥结，潮热谵语，黄疸，诸火疮"。故大黄不仅能荡涤肠胃、推陈致新，而且能够活血化瘀、破癥瘕积聚，为治疗湿热黄疸主药之一。栀子，《本经》言其主胃中热气；《本草经衍义补遗》言栀子"泻三焦火，清胃脘血"；《本草纲目》谓其治"吐血，血瘀下血，血淋，损伤瘀血"。大黄、栀子配伍，活血清热，荡涤肠胃，引邪下行，由二便而去。在麻黄连翘赤小豆中，赤小豆即《本经》曰："主下水，排痈肿脓血。"《药性论》曰："清热毒痈肿，散恶血不尽。"《伤寒论条辨》曰："小豆……行湿以退热，祛瘀散黄之领袖也。"故方中用赤小豆既清热利湿又行血散瘀。在《金匮要略》用硝石矾石散治女劳疸有瘀血者，其中对硝石，《药性论》曰："破血、破积、散坚结，治腹胀。"《本经》曰："主五脏积热……推陈致新，除邪气。"硝石入血分而消坚，阴黄亦有活血化瘀之必要，寒湿发黄与血亦有关。黄疸的治疗要从治血入手，在清热祛湿的基础上，加用活血药物。

四、"脾色必黄，瘀热以行"是湿热黄疸病因病机的高度概括

《素问·六元正纪大论》观察记载了时令气候的变化可以导致黄疸，如

"溽暑至，大雨时行，寒热互至"及"溽暑湿热相搏"等，认为湿热和黄疸的发病有关。而湿热之邪日久不去，深入血分，热邪灼阴耗血，湿邪有形而阻碍气血的运行，导致形成瘀血，湿热与血瘀杂合为病，从而形成黄疸，故曰："脾色必黄，瘀热以行。"

仲景在《伤寒论》第236条谓："阳明病，发热、汗出者，此为热越，不能发黄也。但头汗出，身无汗，齐颈而还，小便不利，渴引水浆者，此为瘀热在里，身必发黄，茵陈蒿汤主之。"钱天来《伤寒溯源集·阳明中篇》解释此条原文说："此又详言发黄与不发黄，皆由汗之有无，小便利与不利，以反复互明前义也。然此条又当与太阳中风脉浮动数之末证参看，谓邪气虽在太阳，误下则邪陷入里，湿热即可入胃郁蒸而发黄，非有阳明太阳之别也。言邪在阳明而发热汗出，乃其本证。若此者，为热邪已经随汗发越于外，虽或另有他证，然必不能发黄也。若但头汗出，则阳邪独盛于上，身无汗，则热邪不得外泄。齐颈而还者，三阳之经络皆上至头，三阴之经络皆至颈而还，足见邪热固闭，阴阳离异，营卫不行，腠理不通也。邪热炽盛而三焦不运，气化不行，故小便不利，水湿不得下泻，且胃热枯燥而渴饮水浆，则水湿又从上入，其湿蒸郁热，瘀蓄在里，故身必发黄。其湿热之邪，急宜攘逐，故以茵陈蒿汤主之。"茵陈蒿汤是治疗湿热发黄的代表方剂，可见其也有化瘀之功。"瘀热"在《伤寒杂病论》中凡四见，分别见于《伤寒论》第124条太阳蓄血的抵当汤证（124条未提及发黄，但第125条的抵当汤证有发黄的记载）、第236条的茵陈蒿汤证、第262条的麻黄连翘赤小豆汤证及《金匮要略·黄疸病脉证并治第十五》第1条原文，所出现之处皆论及黄疸，除了《伤寒论》第124条所述为蓄血发黄外，其余皆与湿热发黄有关，可见瘀热与湿热黄疸的关系甚为密切。关幼波指出："如果湿热瘀阻于气分，并不一定出现黄疸，只有湿热瘀阻于血分，才能产生黄疸。"

五、黄疸的病变脏腑与脾胃密切相关

《素问·阴阳应象大论》从五行配属的角度指出，"其在天为湿，在地为土，在体为肉，在脏为脾，在色为黄"。《金匮要略·黄疸病脉证并治第十五》指出："黄家所得，从湿得之。"黄疸的发生多因湿邪为患，湿为阴邪，其性黏滞，易阻碍气机，从脏腑看归于肝胆，肝胆失疏，胆汁外溢所致。但黄疸的病变脏腑与脾胃密切相关，《杂症会心录》曰："内伤之阳黄，热湿郁在胃也，而其源本在脾虚，内伤之阴黄，寒湿蓄在胃也，而其源本在肾虚。"素体脾胃虚弱或饮食、劳倦、思虑，损伤脾胃，致脾运不健而生湿，湿邪蕴阻于血分而发黄，故曰："脾色必黄。"仲景黄疸病变在脾胃的思想从其诊察疾病和处方用药中都可得到体现，如通过诊脾胃的趺阳脉来辨别黄疸的病变属性，"趺阳脉紧而数，数则为热，热则消谷"；其辨脾胃，而"紧则为寒，食则为满"则指病在脾。胃热脾湿，湿热相互熏蒸而致发黄，仲景《金匮要略·黄疸病脉证并治第十五》分述谷疸、酒疸、女劳疸的病因病机也体现这种思想，如谷疸的病因为胃热脾湿；酒疸的发生因嗜酒过度，湿热蕴于中焦而发黄；女劳疸的发生与脾胃也有密切联系。《金匮要略心典》曰："尺脉浮为伤肾者，风伤肾也，趺阳脉紧为伤脾者，寒伤脾也，肾得风而生热，脾得寒而生湿，又黄病之原也。"故黄疸的病位与脾胃有密切的关系。在临床上黄疸病早期多以湿热或寒湿困脾，致中州失运为主要矛盾，脾失健运主要表现为纳呆便溏、神倦乏力、厌食油腻、恶心呕吐、脘胀食后尤甚等，由于湿邪重浊黏滞难于速去，因此其留恋脾胃的阶段也较长，脾失健运的表现多可贯穿本病始终，部分患者在黄疸病后期。由于病中寒湿邪气太盛或阳黄过用苦寒清利之品，或素体脾弱等因素，还可以出现形瘦神疲、气短懒言、两目无神、唇淡舌淡、脉细弱等脾虚之症，故脾气是否健运，决定着黄疸的发生与否。

《素问·经脉别论》曰："饮入于胃，游溢精气，上输于脾，脾气散精，上归于肺，通调水道，下输膀胱。"故脾气健则水谷得运，湿无以生。仲景辨证黄疸重视脾胃，从治疗用药上也可得到反映。《金匮要略》所论黄疸，不论是阴黄还是阳黄，皆责之于湿伤脾胃，在治疗中所用的茵陈蒿汤、茵陈五苓散及后世的茵陈术附汤都是从太阴脾或阳明胃论治。故在临床治疗黄疸应及时注意顾护和恢复正常的脾运，则能祛除湿邪，移施药力，恢复正气，病可早日向愈，预后则良。

六、黄疸的治疗

1.清泄郁热分利退黄

《伤寒论》236条："阳明病，但头汗出，身无汗，齐颈而还，小便不利，渴引水浆者，此为瘀热在里，身必发黄，茵陈汤主之"。此因热不能越、湿不得泄、湿遏热伏，郁蒸于肝胆所致。《金匮要略·黄疸病脉证并治第十五》："谷疸之为病，寒热不食，食即头眩，心胸不安，久久发黄为谷疸，茵陈汤主之。"此为病邪外感，饮食内伤，导致脾胃运化失常，湿热内蕴，酿成黄疸。仲景并用茵陈蒿汤治疗，可为异病同治的典范。方中茵陈清热利湿退黄，大黄清泄瘀热，二者合用则使湿热之邪由二便而去；再以栀子清热利湿以导湿热下行，如此前后分消，退黄最速。

2. 宣泄郁热利湿退黄

《伤寒论》262 条："伤寒瘀热在里，身必发黄，麻黄连翘赤小豆汤主之。"本条之发黄，乃湿热郁壅偏表所致。邪气偏于表，故可因其病位用汗法，使湿邪从肌表而出。仲景以麻黄、杏仁、生姜发汗解表，使湿热从肌表而出；以连翘解湿热之毒；赤小豆清湿热、利小便，使邪从下出；甘草、大枣调药和中。诸药共奏解表散热利湿之功。

3. 清热燥湿解毒退黄

《伤寒论》261 条："伤寒身黄发热，栀子柏皮汤主之。"本条突出"发热"，乃热毒炽盛、湿热郁遏不得宣泄所致。由于热重于湿，仲景治以清解里热为主兼以燥湿。方用栀子柏皮汤：栀子苦寒泄热，治郁热结气，泄三焦之湿，使湿热从小便而出；黄柏清热燥湿，治五脏肠胃热结发黄。湿热由内、由下而消，而黄自退。

4. 活血破瘀泄热退黄

《伤寒论》125 条："太阳病身黄，脉沉结，少腹硬……小便自利，其人如狂者，血证谛也。"本条之发黄是因热与血结，瘀遏熏蒸，肝胆疏泄失常而致。仲景采用清热活血之法，方用抵当汤。以水蛭、虻虫直入血络，破血逐瘀；以桃仁活血化瘀；大黄泄热下瘀。血活热消，而黄亦退。

5. 活血祛瘀化湿退黄

《金匮要略·黄疸病脉证并治第十五》："黄家日晡所发热，而反恶寒，此为女劳得之。膀胱急，少腹满，身尽黄，额上黑，足下热，因作黑疸。其腹胀如水状，大便必黑，时溏，此女劳之病，非水也，腹满者难治，用硝矾散主之。"方中硝石即火硝，能入血分而消瘀；矾石能入气分有化湿利水之功效。因两石有伤胃的弊端，故用大麦面护胃，以减轻其副作用。

6. 清宣通便泄热退黄

《金匮要略·黄疸病脉证并治第十五》："酒黄疸，心中懊憹或热痛，栀子大黄汤主之。"酒疸的病机，为湿热蕴于中焦，上蒸于心，故心中懊憹；湿热阻滞，气机不利，不通则痛，故心中热痛。治用栀子大黄汤清心除烦。方中栀子、豆豉清热除烦，大黄、枳实除积泻热。

7. 调和营卫发汗退黄

《金匮要略·黄疸病脉证并治第十五》："诸病黄家，但利其小便；假令脉浮，当以汗解之，宜桂枝加黄芪汤主之。"利小便本是治疗黄疸的常规方法，但在黄疸初期，有恶寒发热、脉浮自汗之表证，乃当汗解，宜用桂枝汤调和营卫以解表，加黄芪扶正托邪。

8. 利水祛湿清热退黄

《金匮要略·黄疸病脉证并治第十五》："黄疸病，茵陈五苓散主之。"文中未详述脉症，但以方推之应为湿热黄疸，湿重于热。湿热壅遏中焦脾胃，阻滞肝胆气机，胆汁不循常道而外溢，可见身黄如熏、食少脘闷、身重倦怠、小便不利等症，故以茵陈五苓散利水祛湿，清热退黄。方中茵陈苦寒，清热利湿退黄，五苓散淡渗化气利水。

9. 清热通便祛湿退黄

《金匮要略·黄疸病脉证并治第十五》："黄疸腹满，小便不利而赤，自汗出，此为表和里实，当下之，宜大黄硝石汤。"本条之黄疸为热盛里实所致。湿郁化热，膀胱气化不利则小便不利而赤；湿热壅遏中焦，熏蒸肝胆，故见黄疸腹满；里热蒸腾则自汗出。因无表证，里热成实，故宜攻下。方中栀子、黄柏清里泄热；大黄、硝石攻下瘀热。诸药合用，具有清热通便、祛湿退黄之功效。

10. 温阳健脾化湿退黄

《伤寒论》259 条："伤寒发汗已，身目为黄。所以然者，以寒湿在里不解故也。以为不可下也，于寒湿中求之。"阴黄，多因平素寒湿困脾，汗之益虚，寒湿更盛，寒湿中阻影响肝胆疏泄而致。仲景未拟方药，但指出了基本治法，即于"寒湿中求之"，宜温中化湿，寒湿除则黄自愈。

肝胆脾胃辨证一体论

人体以脏腑为中心，肝、胆与脾、胃又是五脏六腑中的两大部分。它们共居中位，具有消化、吸收并输布水谷精微及化生血液的功能。因此，古人云："脾胃为后天之本，乃气血生化之源。"肝、胆"主一身之气机"。可见肝、胆与脾、胃在人体中的作用是举足轻重的。卢教授通过对肝、胆、脾、胃的生理、病理认识及多年临床实践的总结，受心脑同治、肺脾同治及心肝同治的启发，认为肝、胆与脾、胃在解剖位置上是不可分割的，在生理功能上是相互为用、相互协调、相辅相成的，在病理上是相互影响的，在临床治疗上是统一的。

一、肝胆与脾胃的解剖位置

从生理解剖位置上看，肝、胆紧临膈下，与脾、胃相依，是不可分割的。在中医学的基础理论中，脾、胃属中焦已然成为定论，而肝胆是属中焦，还是属下焦，一直为历代医家所争，《黄帝内经》的脉法和晋代王叔和的《脉经》均认为肝应左关而属于中焦。如《灵枢·营卫生会》说："中焦，此所受气者，泌糟泊，蒸津液，化其精微，上注于肺脉，乃化而为血，以奉生身，莫贵于此。"《灵枢·决气》说："中焦受气取汁，变化而赤是谓血。"《灵枢·营卫生会》将中焦的生理特点概括为"中焦如沤"，生动地描述了肝、胆、脾、胃在消化水饮食物方面的生理过程。但明清温病学以三焦作为辨证纲领后，将外感热病后期出现的一系列动风病证归属于下焦。众所周知，人体的五脏系统是一个相对完整的体系，肝、心、脾、肺、肾之间具有密切的关系。卢教授反复温习有关理论，认为肝、胆理应归于中焦，与脾、胃同居一室，共同发挥着疏理气机升降、协调气血运化的生理功能，也正因为如此，脾、胃与肝、胆之间存在着密切的相关性。

肝、胆主人身之疏泄，为气机之总司，而脾、胃为人体气机升降的关键，肝木与脾土相依相联，共同完成气机的升降运动；肝主藏血，而脾主运化，为气血生化之源，二者在其生理功能方面具有一致性，在一定程度上反映了肝、胆与脾、胃之间的相关性。正因为脾、胃与肝、胆同居中州，脾胃与肝胆之间便具有了息息相关、相辅相成的关系，同时也奠定了脾胃系统疾病与肝胆系统疾病在临床论治中的同一性，根据中医辨证施治理论可以相应地遣方用药，则会获得满意的疗效。

二、肝胆与脾胃的生理功能

肝、胆与脾、胃在生理功能上相互为用、相互协调、相辅相成。

（一）疏泄与运化相互为用

肝主疏泄，调畅气机，协调脾胃升降，并疏利胆汁，输于肠道，促进脾胃对饮食的消化及精微物的吸收和输布功能。脾气健旺，运化正常，水谷精微充足，气血生化有源，肝得以濡养而使肝气冲和调达，有利于肝疏泄功能的发挥。总之，肝木疏土，促其运化，脾土营木，利其疏泄，二者相互为用。

（二）藏血与统血相互协调

肝藏血，调节血量；脾生血，统摄血液。脾气健旺，生血有源，统血有权，使肝有新藏，肝血充足，藏泻有度，血量得以正常的调节，共同维持人体的血液正常运行。

（三）升降出入相辅相成

气以"升降出入"为基本运动形式，是生命活动的根本。气的升降在脏腑经络之间无处不在，肝、胆与脾、胃同居中焦，肝主疏泄，具有主升、主动的生理特点，司一身之气机的升降出入，脾胃为气机升降之枢纽，肝气条达，气机通畅，升降适度，出入有节，有助于脾胃之气的升降，从而促使脾胃的运化功能；脾胃之气的升降正常，又有利于肝的疏泄，二者相辅相成。

肝的功能在很大程度上是通过脾胃的升降活动来体现的。气机的升降出入正常，则人体气血运行正常，身体健康；气机逆乱，则气血运行失常，以致各种疾病发生，这就是疾病发生的主要病理机制之一，无论是脾胃病，还是肝胆病，多表现为气机升降的异常，二者在气机升降异常的病理变化上又多是相互影响的，在临证中常见胸胁、胃脘胀满疼痛，食欲不振，呕恶或呃逆上气，或口苦、反酸，脉弦等症状，大多认为属肝胃不和或肝脾不调等。

肝气条达则气机通畅，升降适度，出入有节；若肝失条达则气机紊乱，升降无度，出入失节，以致发生多种病变。《素问·六微旨大论》曰："气之升降，天地之更用也……故高下相召，升降相因，而变作矣。"又曰："非出入则无以生长壮老已，非升降则无以生长化收藏……四者之有，而贵常守，反常则灾害至矣。"此即是气机升降失常的发病学之理论机制。肝、胆、脾、胃病变的气机升降机制之部位首推脾与胃，脾与胃同居中州，可认为是气机升降之枢纽。如黄坤所曰："脾为已土以太阴而主升，胃为戊土以阳明而主降，升降之权则在阴阳之交，是谓中气……中气旺则胃降而善纳，脾升而善磨水谷，腐熟精气，所以无病。脾升则肾肝亦升，故水木不郁，胃降则心肺亦降，故金火不炽，火降则水不下寒，水升则火不上热。"卢教授对此理论亦深得要领，每遇此类证候，多是从脾胃升降功能失常考虑辨治，每获良效。

三、肝胆与脾胃的病理相关

肝胆与脾胃在生理上息息相关，具有相似的功能特性，因此在临床上我们经常可以观察到肝胆与脾胃健则同健、损则俱损的病证。

1. 木郁乘土（即肝木横克脾土）

情志不舒，肝失疏泄，气机郁滞，横克脾土，脾失健运而致肝脾不和证，临床可见胁痛胸闷、善太息、腹胀、肠鸣、泄泻；或肝气犯胃，胃失和降导致肝胃不和，出现胁肋、脘腹胀满疼痛，嗳气，呃逆，反酸，嘈杂等。

2. 土壅木郁

饮食不节或劳伤太过损伤脾气，脾失健运，土反侮木，而致土壅木郁，肝失疏泄，亦可出现肝脾不和之证。脾虚生湿，湿热郁滞肝胆而形成的黄疸，以及肝胆郁滞、胆腑郁热形成的胆囊炎、胆汁反流形成的反流性胃炎、胆汁郁积日久形成的胆结石等，均反映出肝、胆与脾、胃同病。

脾胃与肝胆，除了在部位、病机方面具有一致性外，在病理方面亦有许多相似之处。如气滞、湿热、瘀血及阴虚等，均可出现在脾胃或肝胆疾病之中，表现出相应的临床症状。由此而言，脾胃与肝胆在病理变化上具有相通之处，因此也决定了其在临床辨证施治、造方用药上的互通性。

肝为风木之脏，主疏泄；脾为湿土之脏，主运化。肝、脾两脏相互协调制约，则人体气机调畅，消化吸收功能旺盛。若肝郁气滞，木郁乘土，影响及脾，导致脾失健运；或脾虚湿蕴影响肝之疏泄，以致气机郁滞，从而形成肝脾不调之证，其病理机制正如《四圣心源》所说："盖厥阴肝木生于肾水而长于脾土，若土温和则肝木发荣，木静而风恬；水寒土湿不能生长木气，则木郁而风生，木以发达为性，已土湿陷，抑遏乙木发达之气，生意不遂，故郁怒而克脾土。"这说明了肝、脾两脏在病理变化上的相互影响关系。

胆、胃为腑，二者在生理病理上密切相关。胃为水谷之海，主受纳、腐熟水谷，通过脾的运化化生精微，以营养周身。胆主藏精汁，注入肠中有促进饮食物消化的作用，而胆附于肝，其所藏之"精汁"受之于"肝之余气"，故胆所藏精汁（胆汁）的分泌与排泄有赖于肝的正常疏泄，若肝胆疏泄失常，胆汁的分泌与排泄就会受阻，从而影响脾胃的受纳、腐熟、运化精微（消化）功能。又胆、胃之气均以和降为顺，如失和降则发生病变。《四圣心源》说："凡上热之证，皆甲木之不降……相火本自下行，其不下行而逆升者，由于戊土之不降，戊土与辛金同主降敛，土降而金敛之，相火所以下潜也；戊土不降，辛金逆行，收气失政，故相火上炎。"《素问·至真要大论》曰："少阳之胜，热客于胃，烦心心痛，目赤欲呕，呕酸善饥，耳痛溺赤，善惊谵妄，暴热消烁……少腹痛，下利赤白。"此即说因热邪客于胃腑，引起少阳胆经发病，导致了一组胆经病变的临床症状。《素问·气厥论》亦认为"胃移热于胆，亦曰食亦"，前言甲木（肝胆）之不降，此言"热客于胃，移热于胆"，二者从不同角度阐述了胆与胃之间在病理变化上的相互关系。

四、肝胆与脾胃的治疗统一

针对肝胆、脾胃病的共同病机，结合古今医家的有关认识和经验，卢教授认为在人体的脏腑辨治中，除心脑可以同治之外，脾胃和肝胆亦可同治，主要体现在其治法和用药上，如清热解毒法、行气消滞法、清热除湿法、活血止痛法及益气养阴法等，用药皆有异曲同工之处。

（一）古有肝胆与脾胃病同治论点

如《金匮要略·脏腑经络先后病脉证第一》云："见肝之病，知肝传脾，当先实脾。"《沈氏尊生书·胃痛》说："胃痛，邪干胃脘病也……唯肝气相乘为尤甚，以木性暴，且正克也。"亦云："治肝可以安胃。"《素问·六元正纪大论》曰："木郁之发，民病胃脘当心而痛。"亦云："治胃病不理气非其治也。"

（二）临床已有大量肝脾同治的成方

如治疗肝脾不和之热厥证的四逆散，治疗肝郁血虚之名方逍遥散，治疗肝郁脾虚、肝脾不和之腹痛泄泻的痛泻要方，治疗肝脾郁结所致郁证的越鞠丸，以及治疗胆热犯胃之少阳证的小柴胡汤等，不胜枚举。

（三）肝脾同治的常用方法

1. 调理肝脾法（即抑木扶土法）

疏肝理气以助脾健运，适宜于肝郁乘脾之肝脾不和证。平肝和胃法：平肝利胆以抑胃逆之气，适宜于肝气犯胃，胃气上逆之肝胃不和证。培土制水法：健脾益气，抑制肝之腹水，适宜于脾虚不运，水湿泛滥之肝腹水（臌胀）。调养肝脾法：养阴柔肝助脾之统摄，适宜于肝血不足，藏血无力，脾气虚弱，统摄无权之"藏统失司"所致的各种病证。健脾利湿：以利肝胆湿热，治疗"共症"；益气活血以软肝脾，治疗肝脾肿大等，均是此型的肝脾同治。

2. 清热解毒法

清热解毒法既可用于急慢性浅表性胃炎，也可以用于急慢性肝炎之中，常用药物有栀子、黄芩、黄连、黄柏、金银花、蒲公英及白花蛇舌草等，方如黄连解毒汤等。

3. 行气消滞法

行气消滞法既可用于慢性胃炎、慢性肝炎，也可用于萎缩性胃炎及早期肝硬化，这些疾病均属于中医脾胃、肝胆病的范畴，常用药物有川楝子、柴胡、枳壳、木香、香橼、佛手、青皮、九香虫等，方如柴胡疏肝散等。

4. 清热除湿法

清热除湿法大多用于胆汁反流性胃炎、胆囊炎及黄疸性肝炎，常用药物有茵陈、苍术、半夏、郁金、砂仁、薏苡仁、佩兰、白豆蔻、车前草及金钱草等，方如三妙汤、甘露消毒丹等。

5. 活血止痛法

活血止痛法多用于消化性溃疡、肝脾肿大及肝胆肿瘤等病中，常用药物有丹参、当归、延胡索、三棱、莪术、乳香、没药、桃仁、红花、水蛭及三七等，方如活络效灵丹、失笑散等。

6. 益气养阴法

益气养阴法主要用于脾胃、肝胆病的后期，如慢性萎缩性胃炎、肠上皮化生、肝硬化及肝脾肿大等，常用药物有黄芪、石斛、枸杞子、玉竹、生地黄、首乌、龟甲、麦冬、山药及百合等，方如一贯煎、百合地黄汤等。

（四）肝胆与脾胃病变可通用的中药

清热利湿之黄芩、黄连、黄柏、栀子、蒲公英、白花蛇舌草等，适宜用于急慢性胃炎、肝炎。行气消滞之川楝子、柴胡、枳壳、木香、佛手、青皮，用于慢性胃炎、萎缩性胃炎及慢性肝炎、早期肝硬化。清热除湿之苍术、半夏、郁金、砂仁、薏苡仁、佩兰、白豆蔻、车前草、金钱草等，适用于反流性胃炎、胆囊炎、急性黄疸性肝炎等。活血止痛之丹参、红花、没药、当归、延胡索、三棱、莪术、桃仁、红花、三七等，用于消化性溃疡、肝脾肿大、肝胆肿瘤等。益气养阴之黄芪、何首乌、石斛、枸杞子、玉竹、生地黄、龟甲、麦冬、山药、百合等，用于肝脾同病的慢性萎缩性胃炎、肠上皮化生、肝硬化、肝脾肿大等。卢教授常用药物有黄芪、柴胡、羌活等。

1. 黄芪

黄芪禀春升少阳之气：是李东垣用来补脾胃最重要的药物之一，《内外伤辨惑论》中说："脾胃一虚，肺气先绝，故用黄芪以益皮毛而闭腠理，不令自汗，损其元气。"卢教授常用黄芪补脾胃、益肺气，主要运用的就是黄芪清轻之性。故而叶天士在《本草经解》中认为黄芪"禀天春升少阳之气，入足少阳胆经，手少阳三焦经"，所以卢教授用黄芪主要原因还是顾护少阳升清之气，而胆作为"清净之府"，黄芪的使用能很好地改善人体的浑浊之气。

黄芪入肝补虚助调达：黄芪入肝的认识一直以来都不被重视，黄芪除风在《本经》记载为"主大风者"，肝主风，故而黄芪入肝早有记载。直至近代张锡纯才有所论及，《医学衷中参西录》认为"肝属木而应春令，其气温而性喜条达，黄芪之性温而上升，以之补肝原有同气相求之妙用"。卢教授自临证以来，凡遇肝气虚弱不能条达，用一切补肝之药皆不效，重用黄芪为主，而稍佐以理气之品，服之覆被即见效验，彼谓肝虚无补法者，原非见道之言也。

大家认为黄芪补肺、补脾，其实从肝胆的角度和少阳之气、升浮之气的角度加以理解，黄芪的运用可以得到更为广泛的运用。

2. 柴胡

柴胡有升阳之用：卢教授常用的临床方剂中，发现"组方选药有50味，药物选用次数为升麻、柴胡11次，当归、黄芪10次，羌活、独活9次"，柴胡与升麻的运用频率比黄芪还高，可见卢教授对升麻与柴胡的重视。在《内伤外感辨惑论》中，李东垣指出"胃中清气在下，必加升麻、柴胡以引之，引黄芪、人参、甘草甘温之气味上升，能补卫气之散解，而实其表也；又缓带脉之缩急。二味苦平，味之薄者，阴中之阳，引清气上升也。气乱于胸中，为清浊相干，用去白陈皮以理之，又能助阳气上升，以散滞气，助诸甘辛为用"，柴胡的使用在李东垣的《脾胃论》体系中，充当着非常重要的升阳作用。

柴胡有调气机之效：柴胡能够疏肝理气是业界的共识，正是因为柴胡可以疏肝理气，而气机的调节与肝胆密切相关，所以柴胡在很多时候都是调节气机必不可少的要药。《本草经解》认为"五脏六腑也，脏腑共十二经。凡十一脏皆取决于胆。柴胡轻清，升达胆气，胆气条达，则十一脏从之宣化。故心腹肠胃中，凡有结气皆能散之也"，所以柴胡在运用的过程中，一个很重要的作用就是调节气机。柴胡不独能升阳，还能调节气机，这也是《本经》所谓的"推陈致新"疗效的保障。

3. 羌活

羌活有升阳之用：中医学认为"凡头痛多用风药者，以颠顶之上，唯风药可到也"，所以很多情况下的寒湿之气、风寒之气在表，都会用一些风药加以治疗，其中羌活就是非常好的祛风药，羌活的作用就是升阳，也有"搜肝风"的效果。

羌活有除湿之效：羌活为祛风药，祛风药都有一个共同特性——可以祛风除湿，所以羌活在引药上颠顶之际，还具有非常强的除湿作用。李东垣在多个方剂中都运用了以羌活为代表的风药，达到"升阳散火"的效果。

不管是以黄芪为君药补脾胃，还是用柴胡、升麻及羌活等升浮之品，卢教授在处方时使用频次较高的药物一般都是轻浮之品，具有升浮的功效。这不仅有利于我们从不同的角度认识脾胃理论，更有利于为我们研究脾、胃、肝、胆疾病开辟新的视角。

综上所述，卢教授简要地从解剖位置、气机升降、病因病机及病证相移等方面论述了脾胃与肝胆之间的密切关系，由此认为，脾胃疾病与肝胆疾病在临床上有许多共同之处，立法、遣方和用药均有相同或相似之处，总体上可以同治，在用药遣方上皆有异曲同工之处。

论治痰三法

　　痰饮是体内水液代谢障碍，输布、运化失常，流于脏腑、官窍、经络等部位而形成的一类病证总称。广义痰饮包括痰、悬、支、溢四饮，概指水液代谢障碍所致病证；狭义痰饮指四饮之一的痰饮。痰与饮广义上相互涵盖，狭义上各有特点又可相互转化，且常同时存在，密不可分，故常以痰饮并作，本章所述"治痰三法"乃广义痰饮而言。痰饮既可是致病因素，也可是病理产物或临床表现，还可是疾病过程中的病机概括，具有升降流行、致病广泛、变化多端等特点，所致病证涉及临床各科，包括多种疑难杂病，治疗素来棘手。卢秉久教授对痰饮致病十分重视，溯源古籍，博采众家理法，巧用经方本草。

　　对于痰证认识，卢老上承《黄帝内经》阐述痰饮之病因病机，即"饮入于胃，游溢精气，上输于脾。脾气散精，上归于肺，通调水道，下输膀胱。水精四布，五经并行，合于四时五脏阴阳，揆度以为常也"；下采众芳，认同张介宾《景岳全书》之"夫痰即水也，其本在肾，其标在脾。在肾者，以水不归原，水泛为痰；在脾者，以食饮不化，土不制水也"和"五脏之病，虽俱能生痰，然无不由乎脾肾"思想，明确五脏皆能生痰，尤以肺、脾、肾三脏为要。同时重视张仲景《金匮要略》中提出的四饮分类，根据病证部位遣方用药，以"病痰饮者，当以温药和之"为治疗原则。又深得东垣之学，强调气机升降之重要性，融汇《济生方》"人之气道贵乎顺，顺则津液流通，决无痰饮之患"和《丹溪心法》"痰夹瘀血，遂成窠囊"之理论，治痰先治气，调气机，畅血行。从上述理论基础出发，结合多年临床经验，承其师王氏之衣钵，运用"治痰三法"，无论痰饮喘咳或内伤杂病，均收效显著。

一、贮肺之痰须速除

　　《证治汇补·痰证》云："脾为生痰之源，肺为贮痰之器。"肺为清虚之脏，外邪易从皮毛、口鼻而入犯肺为病，其他脏腑病变亦常累及于肺。肺以其宣发肃降作用输布水液，若其宣降失司，则水液将聚而为痰，贮存于肺，见咳嗽、咳痰等症；痰贮日久，可变见喘证、肺胀等疾；痰伏于肺，复感邪气，易生哮鸣。因此，痰滞于肺可为多种肺系疾患之先导。肺居五脏最高处，为"水之上源"，其宣发失职，津液不能外达，可见无汗、水肿等；肃降失职，津液不能下行，可见小便不利等。而痰饮这一病理产物一旦形成，又可作为致病因素，导致脏腑功能失调，变生多种病证，如痰注于筋骨经络，见瘰疬痰核、肢体麻木、屈伸不利；痰阻于心，见胸闷、心悸；痰迷心窍，见神昏、癫狂；痰阻清阳，见眩晕、头痛；痰停于胃，见痞满、呕吐等。因此，贮肺之痰须速除。

（一）宣肺化痰

肺失宣肃，痰阻于肺，必以开宣壅滞的肺气为首要，故以宣肺化痰为领。此法适应证为外感或久病复感外邪而致咳嗽、咳痰，痰色白或见泡沫，或有发热恶寒、流涕等症，舌淡红，苔薄白或黄，脉浮或滑。常用桑叶、菊花、前胡、杏仁、紫苏、枇杷叶、甘草等，主乎轻浮，疏通肺络，微辛则开，微苦则降，勿用重浊厚味之品，应注重肺叶娇嫩之生理特点。另外，由于辛味入肺经，加之外邪以风寒为多见，故常采用辛温发散之品以驱外邪。

（二）清热化痰

《医方集解》曰："气有余则为火，液有余则为痰，故治痰者必先降其火。"是故痰火常互结，治宜清热降火化痰。适应证为久病积痰化热者而见咳痰黄稠、胸闷气短、面赤、咽干、舌红苔黄、脉滑数者。常用药为黄芩、知母、黄连、竹茹、栀子等。卢老认为痰热恋肺者，可直投苦寒清热化痰之品以除痰热，即"热者寒之"之意，避免痰热壅滞气血，或热盛伤阴等进一步变证。此外，痰热互结亦可上蒙清窍，中灼肺胃，可据病证部位巧取药物，如连翘泻心火，黄芩泻肺火，黄连泻胃火，柴胡、青黛泻肝火，知母泻肾火，亦可配合天竺黄、瓜蒌等清热化痰。运用清热之法时需注意"毋过于凉润，以伤中州，稍用脾药，以生肺金"。

（三）温化痰饮

《金匮要略》云："病痰饮者，当以温药和之。"饮为阴邪，得寒则凝，得温则行。《血证论》云："阳气不足，则水泛为痰也。"《素问·至真要大论》云："诸病水液，澄澈清冷，皆属于寒。"故遵循"寒者热之"原则，"温化"乃治疗痰饮之基本原则。此"温"既指使用温性药物，但以"温和"为度，不可过热伤阴，又指"温通"，在温性药中加入行、消、开、导之品，给痰饮以出路；此"和"告诫医家应以"平和"为度，温药勿过热，中病即止，以达脏腑阴阳平衡为宜。适应证为咳痰清稀，量多色白，形寒肢冷，经久不愈，伴见咳喘气短，不能平卧，舌淡，苔白腻，脉沉滑。常用药为桂枝、茯苓、干姜、细辛、五味子、半夏等，其中尤以桂枝温通经脉、助阳化气之功效为典范。方剂多选小青龙汤、苓桂术甘汤、苓甘五味姜辛半夏汤，温散在肺之痰饮寒邪，则气有所主，宣降得力，津液流畅，痰饮自消。

二、见痰休治痰，生痰之源乃根本

卢教授云："见痰之病，休只治痰。"痰饮之为病，生于脾，本于肾，贮于肺。脾失健运，水谷精微不得输布；肾失开阖，无以气化行水；肺失宣肃，治节无权，均可致水湿停聚，凝而为痰。故应四诊合参，辨其生痰之因，遣方用药，生痰之源乃根本。

（一）强肺法

强肺法指通过加强肺脏自身功能，使邪不可干，痰饮不能留伏。肺主气，司呼吸，其功能协调，则全身气机通畅，气、血、水流行正常；肺主行水，其宣发肃降作用可推动和调节全身水液输布，《素问》称作"通调水道"。肺又为"华盖"，故肺脏自身功能正常，则可抵御外邪，保护五脏，进而充分发挥宣发、肃降作用，布散脾脏传输之水谷精微，濡养脏腑，下输浊液于肾与膀胱，排出体外。肺气虚弱，则上述功能失调，水液代谢与运行障碍，留而为饮，聚而为痰，贮于肺，易感受、触冒风邪，出现咳嗽、咳痰、气短、乏力、舌红、苔白、脉浮滑等症，常用黄芪、白术、党参、防风等顾护肺卫。又因肺为娇脏，易受邪气，邪灼肺液，易伤肺阴，故此时不可过用辛燥之品，当保肺以滋其津液，投以麦冬、贝母之品，滋阴止咳则肺经之痰自消。

（二）健脾法

健脾法指增强脾脏功能，水湿健运，痰无以生。《素问·至真要大论》曰："诸湿肿满，皆属于脾。"王纶《明医杂著·风症》曰："盖即津液之在周身，津液生于脾，水谷所乘，浊者为痰，故痰生于脾也。"李中梓《医宗必读·痰饮》曰："脾为生痰之源……脾复健运之常，而痰自化矣。"这些均表明脾乃痰饮内生之根本。卢老治痰常以脾胃为中心，注重中焦运化之根本作用，强调"治痰不理脾，失其治也"。脾胃同居中焦，脾主运化，脾主生清，喜燥恶湿，其功能正常则水谷、水液输布正常；胃主受纳、腐熟，胃主降浊，喜润恶燥，为脾之运化提供前提。脾胃经脉络属，表里配合，纳运相助，升降相因，燥湿相济，共同完成饮食的消化、吸收与输布，同为后天之本、气血生化之源。故脾胃虚损，运化失司，升降失调则易致水湿中阻而内停为患，进而凝聚成痰。可见纳呆、脘痞、腹胀、腹泻、呃逆、呕吐、苔白腻、脉弦滑等症。卢老尤其重视中焦枢纽之运转，强调"健脾气，实脾土，燥脾湿"乃治痰之根本，通过健脾燥湿之法令津液得行，无湿留着，痰无以生。善用党参、白术、莲子、山药之品，四君子、六君子、香砂六君子等健脾益气为基础。但勿滋补壅塞，闭门留寇，首推木香、佩兰、荷叶等芳香醒脾，以及二陈汤、平胃散等剂燥湿化痰。再据不同痰证特点加减化裁，如湿痰者，用苍术、白术；热痰者，投竹茹、黄连；食积成痰者，加焦三仙等；水湿较甚者，以淡渗利水、祛湿除痰，如大腹皮、茯苓、薏苡仁、车前子、泽泻、泽兰之品，以及五苓散、猪苓汤、苓桂术甘汤等剂。

（三）助肾法

助肾法指通过温助肾阳、滋助肾阴之法增强肾脏功能，防止水泛为痰。《素问·逆调论》云："肾者水脏，主津液。"人体一身的水液代谢全赖肾的主司和调节，若肾脏功能异常，痰饮则可伺机而生，故肾亦为生痰之源，治宜温肾化气，气化则水行，水行则痰自消矣。此肾阳虚者见咳痰伴腰酸、形寒肢冷、精神不振或五更泄泻，舌淡苔白，脉沉迟而尺脉无力；肾阴虚者见咳痰伴腰膝酸软、眩晕耳鸣、失眠健忘、眼干口燥、五心烦热，舌红少苔，脉细数。阳虚者常用附子、肉桂、补骨脂、菟丝子、覆盆子、淫羊藿等"益火之源"；阴虚者用熟地、山茱萸、枸杞子、龟甲、泽泻、黄柏等"壮水之主"。常用方剂为肾气丸、真武汤、六味地黄丸、五子衍宗丸等。卢老谓：痰饮其标在肺，其制在脾，其本在肾，肾主水液而司开阖，内寄元阴元阳，若其功能失调，不仅自身开阖失司，气化不利，水贮为痰，而且可影响肺脾，加重痰饮，因此助肾法乃治痰之本法，以温肾化气为主，使肾气充沛，阴阳相济，水充而痰自化，火足而痰自宁，不治痰而痰不生。

此肺、脾、肾三脏之痰虽各有治法，然痰饮所成多由其相兼为病，实证之痰多起于肺脾，治当祛邪为主，亦可泻其子脏，但需顾护先后天之本。虚损之痰多起于脾肾，固本培元的同时可根据五行生克规律确立治则治法，如脾虚不能制湿，肾虚不能制水，治宜益火补土或培土制水；若水涸津伤，当金水相生；肺脾两虚，当培土生金。如是脏腑调和，阴阳平度，饮食水谷化精、化液，以奉周身，何以有痰。

三、气顺痰自消，血行湿易祛

（一）理气法

《丹溪心法》云："善治者，不治痰以治气，气顺则一身津液亦随之顺矣。"故治痰须先理气，治其根本，杜绝生痰之源头，使新痰不生；已成之痰，可因气畅而输化，故治痰以理气为贵。此法所言理气含义有二：其一指在祛痰剂中酌加理气之品，以调畅气机；其二指重视调理肺、脾、肾、三焦、膀胱的气化功能。

1. 祛痰剂中酌加理气之品

《万病回春·痰饮》云："治痰者，兼治气，气顺则痰利。"丹溪治痰明确提出"顺气为先，分导治之"的治法，《素问·举痛论》曰："百病生于气。"人体气机的条畅有赖于肝主疏泄和肺主气司呼吸功能的正常。肝为风木之脏，喜条达而恶抑郁，郁则气机不畅，一可直接影响肺主治节、通调水道的功能，导致津液的输布代谢失常；二来肝气乘脾可致脾失健运，水津不化，聚湿生痰。可见咳痰随情绪波动诱发，伴脘胁胀痛、嗳气纳差、烦躁易怒等气郁、气逆之症。故常佐柴胡、香附、枳实、厚朴、佛手、木香、苏子等理气之品，或以祛痰剂合用四逆散疏肝健脾、燥湿化痰，收效良好。需注意的是顺气不可太过，恐伤于脾，反致痰湿愈多；易不可一味行气祛痰，当气虚者补之，气逆者平之，气滞者行之，气结者散之，气血冲和，痰无以生。

2. 调理脏腑气化功能

《杏轩医案续录》曰："气可化水。"《类经》云："元气足则运化有常，水道自利，所以为水母。"即言肺、脾、肾、三焦、膀胱等脏腑气化功能正常才能完善津液的生成、输布与排泄，则痰无以生，故除肺、脾、肾三脏，三焦、膀胱的气化运行功能亦需重视。膀胱为州都之官，在肾阳的推动下，主气化水液，排出尿液，膀胱气化无力，浊阴弥漫而为痰饮。故常以五苓散温化膀胱水液，使气化有权，水湿有出路；又取吴氏《温病条辨》三仁汤，宣上、畅中、渗下通利三焦，清利湿热。

（二）活血法

《灵枢·百病始生》云："湿气不行，凝血蕴里而不散，津液涩渗，着而不去，而积皆成矣。""汁沫与血相搏抟，则并合凝聚不得散，而积成矣。"首次阐述了痰和瘀兼夹致病的过程；至元代，朱丹溪明确提出"痰瘀互结"的观点；近代邓铁涛先生指出"痰是瘀的初期阶段，瘀是痰浊的进一步发展"。生理状态下津液与血可在气化作用下相互转化；病理状态下，气化失常，痰瘀相互搏结，可见癥积包块、疼痛，胸闷痰多，神志异常，肌肤麻木，舌质暗或有瘀斑瘀点，舌苔厚腻，脉弦涩或沉涩等。此时配伍山楂、丹参、赤芍、川芎、桃仁、红花、大黄等活血之品以散瘀滞，应"血行湿易祛"之意。卢老常谓"血滞成瘀，津滞成痰，津血同源，痰瘀共治"，每于祛湿剂中少佐活血之品可增祛湿之效。

卢老"治痰三法"是在归纳总结前人经验基础上提出的，强调肺、脾、肾三脏乃痰饮之本，尤以脾胃为中心的"治病求本"的原则；同时又需结合"痰"之特点，审清病位、病因、病性，或汗或下，或消或补，或清或温，再佐之行气活血之法，标本兼职，灵活变通。"痰饮"更是涉及肺系疾病、消化系统疾病、妇科疾病、甲状腺疾病、心脑血管病等多种西医学系统疾病，其在不同病种的发生、发展、预后也不尽相同，临证之时更应在整体观念的指导下，辨证与辨病相结合，知常达变，圆通诸法。

第二部分

专病专治，古今相合

代谢相关脂肪性肝病

一、疾病概述

代谢相关脂肪性肝病也就是之前所说的非酒精性脂肪性肝病，呈全球流行趋势，已经取代病毒性肝炎成为我国第一大慢性肝病，因其具有全身代谢紊乱和肝脏病理进展的双重危害，是当前肝病重点防治的新领域。其发生主要与现代人膳食热量过高、膳食结构不合理等不健康的饮食习惯及久坐少动等不健康生活习惯相关，病理表现为弥漫性肝细胞大泡性脂肪变，同时伴有超重和（或）肥胖、2型糖尿病、代谢功能障碍的临床特征，可逐渐进展为脂肪性肝炎、肝纤维化及肝硬化，甚至是肝细胞癌。生活方式干预对早期和轻度的脂肪肝有肯定效果，但当出现减重不良、肝酶异常、代谢紊乱时需要药物治疗，目前全球尚无针对性治疗的药物，从中医药中寻找脂肪肝治疗的有效办法成为迫切需求。

中医古籍中无确切的病名，据其临床表现，可归属于"肥气""积聚""痰浊""肝癖"范畴，是因嗜食肥甘厚味、劳逸失度、情志失调、他病传变等，导致肝失疏泄，脾失健运，痰、湿、瘀互结，壅滞肝络，体内肥浊之气过多地蓄积于肝脏，引起以胁肋胀痛为主要表现的病证。

二、疾病机制

（一）病理生理

正常人的肝内总脂肪量，约占肝重的5%，内含磷脂、甘油三酯、脂酸、胆固醇及胆固醇脂。脂肪量超过5%为轻度脂肪肝，超过10%为中度脂肪肝，超过25%为重度脂肪肝。脂肪肝患者，总脂量可达40%～50%，有些达60%以上，主要是甘油三酯及脂酸，而磷脂、胆固醇及胆固醇脂只少量增加。脂肪肝是一种多病因引起的脂肪在肝细胞内异常积累的病理状态。这种病理状态是肝脏对各种损伤产生的最常见反应。食物中脂肪经酶水解并与胆盐结合，由肠黏膜吸收，再与蛋白质、胆固醇和磷脂形成乳糜微粒，乳糜微粒进入肝脏后在肝窦库普弗细胞分解成甘油和脂酸，脂酸进入肝细胞后在线粒体内氧化、分解而释出能量；或酯化合成三酰甘油；或在内质网转化为磷脂及形成胆固醇酯。肝细胞内大部分的三酰甘油与载脂蛋白等形成极低密度脂蛋白（VLDL），并以此形式进入血液循环。

本病属于遗传 - 环境 - 代谢应激相关性肝病，与遗传易感性和胰岛素抵抗密切相关，"多重打击"学说可解释其复杂的发病机制。胰岛素抵抗是第一次打击的重要原因，肝细胞脂肪代谢异常，肝脏内脂肪沉积，尤其是脂肪酸和甘油三酯沉积是第一次打击的直接后果。在胰岛素抵抗的情况下，一方面游离脂肪酸（FFA）大量急剧的产生；另一方面肝脏对脂肪酸的 β - 氧化能力下降，合成或分泌极低密度脂蛋白的能力下降，脂肪在肝细胞沉积，由此可见胰岛素信号传导的改变和脂质代谢的失衡是脂肪肝形成的主要启动因素。第二次打击是脂肪变性向脂肪性肝炎转换的时期，其机制和过程尚不清楚，目前认为主要与脂质过氧化、细胞因子、膜受体、TNFα 受体家族配体被诱导激活有关。胰岛素的多重打击学说认为，初次打击主要是胰岛素抵抗，导致肝细胞脂质堆积，诱导脂肪变性的肝细胞对内、外源性损害因素的敏感性提高，并为脂质过氧化提供反应基质；二次打击主要为活性氧导致脂质过氧化损伤及其相关事件，引起脂肪性肝炎；脂肪性肝炎持续存在（炎症 - 坏死循环），细胞外基质合成大于降解，形成进展性肝纤维化。

（二）病因病机

卢教授认为代谢相关脂肪性肝病主要与饮食、劳逸、七情、禀赋等因素有关。现代人饥饱失常，过食油腻，脾失健运，湿浊内生，膏脂积聚，浊瘀壅滞经脉，气机不行，胃肠虚满失常，湿、痰、瘀不断积聚肝内；过劳损伤肾气，肾虚累及脾脏，使痰瘀凝聚中焦；过逸，气血不通，脾呆运化不行则生湿，经脉、胃肠不通，代谢失常，痰瘀蓄积肝脏；情志不舒，肝郁日久累及脾脏，脾胃功能失司，水谷纳化失职，清阳不升，浊阴弥漫，形成痰浊累及肝体。此外，肥人多痰，体质因素也是疾病的易感因素之一。总而言之，其病机主要是湿浊内积，致使经脉、肠胃壅滞不通，最终导致湿、痰、瘀等病理产物瘀阻停滞肝络。

1. 饮食不节，脾胃受损

饮食不节导致痰浊内生，乃因脾胃受损、纳运无力所致，《素问·痹论》曰："饮食自倍，肠胃乃伤。"过食膏粱，脾失健运，湿浊滋生，膏脂凝聚。脾升胃降的生理特性是人体气机升降的必要枢纽。脾为太阴湿土之脏，性喜温燥恶寒湿，得阳气温煦则水谷得化，反之一旦出现脾胃的运化功能异常，则全身气机失去调控，水谷精微聚而不化，日久聚生痰湿而化生变证。卢秉久教授认为脂肪肝患者首当其冲的应是控制饮食，以减少过高热量的摄入，以免伤及脾胃运化功能，根据自身营养状态合理调整膳食，适当配合日常有氧运动，逐渐减轻体重，达到逐步恢复脾胃运化功能的作用。

2. 情志失调，肝失疏泄

肝属将军之官，主升发，喜条达恶抑郁，其调畅气机的作用能促进气血津液的正常运行和转化。而情志活动又以气血为物质基础，肝藏血，主疏泄，能调畅气机，促进气血的正常运行，故能调畅情志。朱丹溪曰："气也，常则安，逆则祸，变则病，生痰动火……血液稽留，为积为聚。"《症因脉治·大便秘结论》云："诸气怫郁，则气壅于大肠，而大便乃结。"《金匮翼·胁痛统论》说："肝郁胁痛者，悲哀恼怒，郁伤肝气。"忧愁思虑，愤怒过度，情志不舒，肝气郁遏日久，脏腑失和，势必横逆乘脾，脾胃纳化失常，湿浊不化，水谷不化，清阳不生，浊邪弥漫胃肠，痰浊内生，形成脂肪肝。

3. 劳逸失度，痰瘀内生

饮食、劳倦皆能致痰凝气聚，过劳损伤肾脏，致肾气虚少，肾虚愈甚，波及于脾，痰浊、瘀血蕴聚中焦；或因过逸致气血不畅，脾胃呆滞，失于健运，湿浊内生，经络不通，痰瘀蓄积肝体，形成本病。

4. 禀赋不足，肥人多虚

"肥人多痰，乃气虚也，虚则气不能运化，故痰生之。"天地万物皆有形质，中医学认为体质因素可造成机体对某些疾病的易感性。

5. 病体未愈，渐次相传

胁痛责之肝胆，但可渐次相传心、肺、脾、胃，肝脾俱病，血气凝聚，痰瘀滋生，经脉凝滞，停滞肝脏，发为本病。

6. 虚实夹杂，脏腑失衡

人体是一个整体，在生理上各功能互相联系，在发生病变时也可互相影响。脾胃作为后天之本，有助于促进水谷精微的消化、吸收、布散、转输，气血生化有源，肝体得养，肝气条达，疏泄有利，达到土疏泄，苍气达。脾升胃降则全身气机运行有序。肝藏血，肾藏精，肝肾同源。若肝体失和，脾失健运，肾失气化，则津液的运化、输布、排泄发生异常，会导致湿浊留聚，阻滞气机，致脏腑气机升降出入失常，痰湿浊饮内生，瘀阻血脉，痰湿浊瘀积聚于肝而成脂肪肝。

三、临床表现

代谢相关脂肪性肝病的患者起病缓慢，病程长，早期没有明显的临床症状，很多时候是在做超声体检时偶然发现，有部分患者可出现一些非特异性症状，包括全身乏力、腹部胀满、肝区隐痛、右上腹不适或胀满感、食欲减退及其他消化道症状。发展到肝炎、肝硬化阶段，可出现黄疸、腹水、静脉曲张、脾大、下肢水肿等，甚至出现消化道出血（呕血、黑便）。极少数患者在肝硬化的基础上可以并发肝癌，出现肝区疼痛、肝区包块等。

四、疾病诊断

（一）西医诊断标准

肝活检组织学，或者影像学，或者血液生物标志物检查提示脂肪肝；同时合并超重/肥胖，或者2型糖尿病，或者存在代谢功能障碍（规定满足7项代谢心血管危险因素中两项及以上者为代谢功能障碍）。

1. 腰围，亚洲人男性/女性≥90cm/80cm。

2. 血压，≥130/85mmHg或特异性药物治疗。

3. 血浆甘油三酯，≥1.7mmol/L或特异性药物治疗。

4. 血浆HDL-胆固醇，男性＜1.0mmol/L，女性＜1.3mmol/L或特异性药物治疗。

5. 糖尿病前期，空腹血糖5.6～6.9mmol/L，或餐后2小时血糖7.8～11.1mmol/L，或糖化血红蛋白5.7%～6.4%。

6. 稳态模型评估-胰岛素抵抗指数≥2.3。

7. 血浆超敏C反应蛋白＞2mg/L。

肝脏彩超是目前诊断脂肪肝最常用的检查手段，其诊断标准如下。

1. 肝脏近场回声弥漫性增强（明亮肝），回声强于肾脏。

2. 肝内管道结构显示不清。

3. 肝脏远场回声逐渐衰减。

（二）中医诊断标准

中医学虽没有脂肪肝之病名，但在历代医籍中有类似本病的记载。《灵枢·卫气失常》指出人体内有"膏""脂""肉"，并依据形体的不同将人分为"脂人""膏人""肉人"。并描述各自特征：膏者，多气而皮纵缓，故能纵腹垂腴。肉者，身体容大。脂者，其身收小。张志聪《灵枢集注》云："中焦之气，蒸津液化，其精微溢于外则皮肉膏肥，余于内，则膏脂丰满。"张景岳《类经》亦云："精液和合而为膏，以填补骨空之中，则为脑为髓，为精为血。"由此可见，膏脂与西医学之脂类物质相类似，属精液之范畴，并可与津液其他成分相互转化，津从浊化为膏，凝则为脂。正常膏脂随血液运行五脏六腑、四肢百骸及脑髓，是人体的生理组成成分之一。脂肪肝是由于多种原因导致血中膏脂传输、利用、排泄异常，血中膏脂堆积，过多的膏脂浊化而成为湿浊、痰饮，浸淫脉道，使气血运行障碍，血瘀阻滞，而痰浊与血瘀同是机体脏腑功能失调的病理产物，最终形成肝经痰凝瘀滞，肝内脂肪淤积的病理变化。故中医诊断要在四诊合参的基础上重视望诊。首先观察腹部，脂肪肝患者大多腹部膨隆，腰臀比失衡，呈腹型肥胖，有些患者腹部的皮肤毛孔增粗，有黑棘皮病等现象。其次触摸腹部，感受腹部的紧张度和温度，脂肪肝患者大多腹部呈绷紧状态，按之顶手，如触鼓皮，初期结实而有弹性，随着病情加重硬度逐渐增加，弹性逐渐减少，多伴有肝区压痛。另外，可以通过观舌判断，舌质观病性，舌苔察病邪。临床中大多数脂肪肝患者舌苔比较厚腻，舌质水滑偏于痰湿，舌质暗偏于血瘀，舌质红偏于热，舌质淡偏于虚。同时舌下络脉的迂曲情况是判断瘀血轻重的指标，关系到活血化瘀药物使用的数量与剂量。舌苔白腻者多为痰浊中阻，舌苔黄厚腻者多为湿热蕴结。而脂肪肝患者的脉象大多弦滑，因其体内有痰故也，另有沉、濡、涩之脉，应当辨证论治。

五、疾病治疗

（一）西医治疗

1. 一般治疗

合并超重、肥胖及近期体重增加和"隐性肥胖"的脂肪肝患者，需要节制饮食、增加运动和修正不良行为，以减少体脂含量并防治肌少症。不管有无肥胖，患者一年内体重下降 3% ～ 5% 就能改善肝脂肪变，体重下降 7% ～ 10% 还可以使血清转氨酶降至正常水平。合并超重或肥胖的患者：适当控制膳食热量摄入，避免高脂肪、高胆固醇、高热量饮食，少吃动物内脏（如猪肝、猪脑、猪肾等）、油炸、油煎食品，建议每日减少 2092 ～ 4184 千焦（500 ～ 1000 千卡）热量；调整膳食结构，建议适量脂肪和碳水化合物的平衡膳食，限制含糖饮料、糕点和深加工精致食品，增加全谷类食物、ω-3脂肪酸及膳食纤维和水分的摄入；一日三餐定时适量，严格控制晚餐的热量和晚餐后进食行为。合理锻炼避免久坐少动，坚持大步、快步等中等量有氧运动，每次30～60分钟，每周5次；或者每天高强度有氧运动20分钟，每周3次，同时做8～10组阻抗训练，每周2次。避免加重肝损伤，避免极低热卡饮食减肥，避免使用可能有肝毒性的中西药物，慎用保健品，限制饮酒并避免过量饮酒，以及有效治疗睡眠呼吸暂停综合征、多囊卵巢综合征、甲状腺功能减退症、小肠细菌过度生长等可能加剧肝脏损害的并存疾病。此外，通过心理和行为干预治疗，改变脂肪肝患者和高危人群的不良生活习惯和嗜好，来达到预防和治疗脂肪肝的目的。

2. 对症治疗

当3～6个月的生活方式干预未能改善脂肪肝患者的代谢和心血管危险因素时，建议接受相关药物减肥、改善胰岛素抵抗、降血糖、降血压和调血脂，肝酶持续异常特别是疑似肝炎和肝纤维化时则需联合应用保肝抗炎药物。另外患者仍需改变不良生活方式，并避免选择可能会增加体重和代谢紊乱的药物。

针对代谢紊乱的药物——奥利司他：体质指数（BMI）≥ 30 kg/m² 的成人和BMI ≥ 27 kg/m² 伴有高血压病、2型糖尿病、血脂紊乱等并发症的成人，可以考虑应用奥利司他等药物减肥，但需警惕减肥药物的不良反应。

降压药：血管紧张素Ⅱ受体拮抗剂可以安全用于脂肪肝患者高血压病的降压治疗。

降脂药：①他汀类药物：除非患者有肝功能衰竭或肝硬化失代偿，他汀可安全用于降低患者血清低密度脂蛋白胆固醇（LDL-C）水平，以防治心血管事件。他汀使用过程中出现无症状性孤立性血清转氨酶增高，通常无需减量或停用他汀。②贝特类药物：对于血清甘油三酯＞5.6mmol/L患者，建议应用贝特类药物降低血脂和预防急性胰腺炎，但需警惕其肝脏毒性。

降糖药：①二甲双胍：尽管二甲双胍对脂肪肝并无治疗作用，但其可以改善胰岛素抵抗、降低血糖和辅助减肥，建议作为一线药物用于脂肪肝患者2型糖尿病的预防和治疗。②利拉鲁肽人胰高糖素样肽-1（GLP-1）类似物利拉鲁肽：不仅具备多重降糖机制，而且能够减肥和改善胰岛素抵抗，适用于肥胖的2型糖尿病患者的治疗。③吡格列酮：虽然可以改善血液生化学指标和肝脏组织学病变，但该药在中国患者中长期应用的疗效和安全性尚待明确，建议仅用于合并2型糖尿病的脂肪性肝炎患者的治疗。

针对肝脏损伤的药物治疗：改变生活方式就能减轻肝脏脂肪沉积，无需应用保肝抗炎药物。脂肪肝合并转氨酶升高等肝功能生化指标异常者，需要应用保肝抗炎药物治疗。用药选择至今尚无公认的保肝抗炎药物可推荐用于脂肪肝患者肝损伤的常规治疗，多烯磷脂酰胆碱、水飞蓟素（宾）、双环醇、甘草酸制剂、维生素 E 等的治疗效果有待进一步临床研究证实。目前尚未明确保肝抗炎药物治疗的最佳疗程，可合理选用上述 1～2 种药物，疗程通常需要 6～12 个月以上。至今尚无有效药物可推荐用于预防肝硬化和肝癌，阿司匹林、二甲双胍、他汀等对肝脏的有益作用仍需临床试验证实。

其他药物：目前研究表明，微生态制剂、细胞因子抑制剂、性激素等药物均可以不同程度减轻代谢相关脂肪性肝病患者肝脏炎症反应，从而保护肝功能，但是尚未形成成熟的治疗方案，其作用机制需进一步研究。

肝脏移植手术：脂肪肝相关终末期肝病和肝细胞癌患者可以考虑肝脏移植手术，肝脏移植总体生存率与其他病因肝脏移植相似。肝移植术后仍须有效控制体重和防治糖脂代谢紊乱，从而最大程度降低肝移植术后并发症发生率。

减肥手术又称代谢手术，不仅能最大程度地减肥和长期维持理想体重，而且可以有效控制代谢紊乱，甚至逆转 2 型糖尿病、代谢综合征及其相关脂肪性肝炎和肝纤维化。重度肥胖（BMI ≥ 37.5 kg/m^2）的 2 型糖尿病患者，以及中度肥胖（32.5 kg/m^2 ≤ BMI ≤ 37.4 kg/m^2）但保守治疗不能有效控制血糖的 2 型糖尿病患者都可考虑减肥手术。轻度肥胖（BMI27.5～32.4 kg/m^2）患者如果保守治疗不能有效控制代谢和心血管危险因素也可以考虑减肥手术。减肥手术不仅可以缓解包括纤维化在内的脂肪肝患者的肝组织学改变，而且可能降低心血管疾病死亡率和全因死亡率，但其改善肝脏相关并发症的作用尚未得到证实。目前尚无足够证据推荐减肥手术治疗脂肪肝，合并脂肪性肝炎或代偿期肝硬化不是肥胖症患者减肥手术的禁忌证。

（二）辨证论治

患者长时间嗜食肥甘，多逸少劳，导致血脉膏脂沉积，进而影响脏腑功能。正如《金匮要略·脏腑经络先后病脉证第一》中载："经络受邪，入脏腑，为内所因也。"经络通畅是机体正常的关键。经络气血的强弱关系到其相连的脏腑，经络堵塞不通，脏腑受累，气机不畅，血脉及肝脏膏脂积滞，形成脂肪肝。疾病谱包括肝炎、肝硬化等，临证之时要辨明疾病，针对不同阶段予以相应方案。同时需要分层梳理，血脉堵塞导致胃肠实而不满，注重疏通血脉，疏畅气机，以恢复胃肠的净化功能，以"除满""清瘀""复旧"为基本大法。其中"除满"是为了清洁胃肠，以缓消之品消痞满、畅气机，达到和肠胃之效，正如李梴曾说："肝病宜疏通大肠。"不论燥屎，还是湿、浊、瘀都可用下法。"清瘀"则是在"除满"的基础上运用活血、淡渗、行气等善行之品，以通胃肠、行气血、化瘀浊来达到疏通瘀堵之效。"复旧"则是运用补益脾胃、恢复脾升胃降功能之品以恢复脾胃的功能，脾胃为中焦枢纽，营养全身，脾胃一旦损伤，则清浊不分，留津液而痰生。故要调和气血，疏通经络，祛湿化浊，恢复脾胃功能，关键在于平调其气，以绝痰源。同时注重通阳气，叶天士云："欲去浊阴，急急通阳。"阳气通，经络顺，有助于浊邪的祛除。最后，临证时应在"除满""清瘀""复旧"作为基本治则的基础上，详辨其证，分证论治，如遇证型复杂者当梳理病机，逆病机发展而施治。

1. 湿浊内停型

主症：右胁肋胀满。

次症：①形体肥胖；②周身困重；③倦怠；④胸脘痞闷；⑤头晕；⑥恶心。

舌脉：舌淡红，苔白腻，脉弦滑。

证型确定：主症1项+次症2项，参考舌脉，即可诊断。

治则：祛湿化浊。

方药：藿香正气散（《太平惠民和剂局方》）加减。卢教授在治疗过程中常加入薏苡仁淡渗利湿、杏仁宣气利湿或加入焦三仙以助力脾胃健运功能的恢复，皆有利于湿邪的祛除，适合湿邪停聚中焦，困阻脾阳，气机不畅者。

2. 肝郁脾虚型

主症：右胁肋胀满或走窜作痛，每因烦恼郁怒诱发。

次症：①腹胀；②便溏；③腹痛欲泻；④乏力；⑤胸闷；⑥心烦；⑦口苦。

舌脉：舌淡边有齿痕，苔薄白或腻，脉弦或弦细。

证型确定：主症1项+次症2项，参考舌脉，即可诊断。

治则：疏肝健脾。

方药：小柴胡汤（《伤寒论》）或柴胡舒肝散（《医学统旨》）加减。卢教授在治疗过程中常加入厚朴、大腹皮理气消胀，宽中除满；茯苓、白术、生黄芪健脾生气，其意在于疏肝、健脾、燥湿、利水兼顾，正应"知肝传脾，当先实脾"之意。

3. 湿热蕴结型

主症：右胁肋胀痛。

次症：①恶心；②呕吐；③黄疸；④胸脘痞满；⑤周身困重；⑥纳呆。

舌脉：舌质红，苔黄腻，脉濡数或滑数。

证型确定：主症1项+次症2项，参考舌脉，即可诊断。

治则：清热化湿。

方药：三仁汤（《温病条辨》）合茵陈五苓散（《金匮要略》）加减。卢教授在治疗过程中常加入枳实、姜半夏、竹茹以行气、消痰热以止吐；加入车前子、苍术以除周身湿邪，给邪以出路。

4. 痰瘀互结型

主症：右胁下痞块或右胁肋刺痛。

次症：①纳呆；②胸脘痞闷；③面色晦暗。

舌脉：舌淡暗有瘀斑，苔腻，脉弦滑或涩。

证型确定：主症1项＋次症2项，参考舌脉，即可诊断。

治则：活血化瘀，祛痰散结。

方药：血府逐瘀汤（《医林改错》）合五苓散（《伤寒论》）加减。卢教授在治疗过程中常加入苍术、薏苡仁、车前子、佩兰、陈皮等祛痰湿之品，其意在于"病痰饮者，当以温药和之"，淡渗之品可利湿通阳，湿去阳复则病易愈，适合中阳不足，运化失司，或痰浊困扰上焦阳气、气机者，亦或是加入生黄芪，补益生气，气行血行，疏通经络；加入大黄泄下瘀积，通行肠腑，给湿邪以出路。

5. 脾肾阳虚型

主症：右胁下隐痛。

次症：①乏力；②腰膝酸软；③夜尿频多；④大便溏泄。

舌脉：舌淡，苔白，脉沉弱。

证型确定：主症1项＋次症2项，参考舌脉，即可诊断。

治则：补益脾肾。

方药：六君子汤（《医学正传》）合真武汤（《伤寒论》）加减。卢教授在治疗过程中常加入桂枝以利湿通阳，生黄芪补肺脾之气，行气利水；泽泻以泄肾浊，利水而不伤阴，车前子淡渗利小便以实大便，适合于脾肾两虚水泛之证。

另外，卢秉久教授行医近40年，临证之时多有思考，自拟泽明红山茶以防治脂肪肝，泽明红山茶由泽泻、山楂、红曲、决明子组成，其意在益气健脾、活血化瘀、利水祛湿，其效显著，适用于痰浊内积证的患者。

代谢相关脂肪性肝病病情轻、进展慢且治疗效果好，但是需要注意生活方式，注意节制饮食、增加运动及关注体重和腰围，并遵医嘱服药和定期检查，具体内容如下。

1. 健康饮食

根据患者的营养状态制定合理的膳食方案，存在热量、蛋白质缺乏性营养不良的患者应给予高热量，富含蛋白质、维生素和微量元素的饮食，少吃多餐且睡前加餐。体重超重、腹型肥胖的脂肪肝患者则应适当减少热量摄入，提倡低糖低脂饮食，一日三餐，定时限量，不喝含糖饮料，不吃深加工食品和夜宵，并根据血压、血糖、血脂、血液尿酸水平制定个体化的膳食方案。

2. 增加运动

脂肪肝患者应养成运动的好习惯，力争做到"能站不坐，能走不站，能快不慢，活动时间能长不短"，大步快走或骑自行车上下班是最好的锻炼方式，但应注意安全并避免过度劳累。戒烟限酒，少饮浓茶和咖啡，生活规律，避免熬夜。

3. 时时监测，定期检查

每日监测膳食是否过量，有无锻炼，身体有无不适。平时经常测量体重、腰围、血压，每隔 3 ～ 6 个月检查血糖、血脂、尿酸和肝功能等生化指标一次。每隔半年至 1 年通过腹部超声检查肝脏、胆囊、脾脏、胰腺和双肾，疑似肝硬化的患者需要定期通过检测甲胎蛋白和肝脏超声筛查肝癌，并通过胃镜筛查食管胃静脉曲张。同时，需定期评估心脑血管疾病发病风险。

六、病例举隅

病例 1

周某，男，32 岁。2022 年 6 月 15 日初诊。

［主诉］周身乏力 1 年，加重 3 天。

［现病史］患者 1 年前因周身乏力就诊于当地医院，肝胆脾彩超示脂肪肝（中度），未予重视。3 天前周身乏力症状加重，偶有右胁部闷胀不适，遂来就诊。现症见：周身倦怠乏力，皮肤、口唇稍晦暗，纳差，腹胀，食后加重，大便稀溏，小便量少，眠可，近期体重未减轻。

［既往史］1 年前发现血脂升高，曾短期口服他汀类药物治疗。

［查体］T 36.5℃，P 70 次 / 分，R 18 次 / 分，BP 125/80mmHg，神志清楚，一般状态可，体型肥胖，皮肤及巩膜无黄染，未见肝掌及蜘蛛痣，浅表淋巴结未触及肿大，心律齐，各瓣膜听诊区未闻及病理性杂音，双肺呼吸音清，未闻及干湿啰音，腹平软，无压痛、反跳痛及肌紧张，肝脾肋下未触及，肝区叩痛阴性，移动性浊音阴性，双下肢无水肿。舌质淡，暗滞，有齿痕，苔白稍腻，脉沉尺弱。

［辅助检查］肝功能示：ALT 84U/L，AST 42U/L；血脂：CHOL 5.88mmol/L，TG 2.95mmol/L；彩超：肝内回声细密、远场回声增强（中度脂肪肝）。

［诊断］中医诊断：肝癖（脾肾阳虚证）。

　　　　西医诊断：代谢相关脂肪性肝病。

［处方］泽泻15g，白芍15g，生黄芪20g，茯苓20g，桂枝15g，白术10g，苍术10g，附子6g，生姜15g。

10剂，每日1剂，水煎之，分2次口服。

二诊：2022年7月2日。

患者乏力及右胁不适症状减轻，大便稍成形，日两次。舌淡红，苔白，脉沉。复查彩超示：脂肪肝。肝功能示：ALT 37U/L，AST 22U/L。

［处方］上方加车前子20g，红花10g，川芎10g。

15剂，每日1剂，水煎之，分2次口服。

三诊：2022年8月4日。

患者自觉无明显不适，复查彩超示：轻度脂肪肝。

【按语】本案患者属于脾肾阳虚，脾为后天之本，气血生化之源，其运化功能减低则会导致饮食入胃后不能及时被运化，表现为食后胃胀。患者虽形体肥胖，但形盛而气虚，实为脾气虚弱，湿邪内盛之象。胃肠中湿浊痰瘀阻滞，脾土壅盛，横逆犯木，肝气不畅则内郁扰及肝络，故胁肋偶有不适。同样脾为燥湿之脏，痰湿久困则阳气必虚，脾阳久虚累及肾阳。肾为水脏司开阖，能排泄尿液出溺窍，亦能蒸腾清津上达，二者功能均有赖于肾阴、肾阳协调，肾阳不足则温煦无能，气化无力，故见小便短少，结合诸症及舌脉，辨为脾肾两虚、阳虚水泛之证，治宜温阳化饮。首诊方中茯苓、桂枝、白术、生姜运中阳以振奋脾阳，附子温肾火以助阳化气，此乃仲景真武汤加减，治疗阳虚水泛。同时配伍桂枝以通阳气，利湿邪；生黄芪以补肺脾之气，行气利水；泽泻以泄肾浊，利水而不伤阴。诸药相配，水饮去则愈。患者二诊湿邪已除过半，但胁痛仍未痊愈，考虑其气滞日久、肝络失和，予川芎、红花以行气调血、活络止痛，车前子助前方利湿之力，利小便以实大便。

病例2

韩某，女，35岁。2022年9月4日初诊。

［主诉］脂肪肝病史10年余，上腹胀闷1个月。

［现病史］患者10年前体检发现脂肪肝，未系统治疗。1个月前无明显诱因出现上腹胀闷不适，持续不解，遂来就诊。现症见：上腹胀闷不适，随情绪变化而加重，晨起恶心干呕，口腔异味，周身倦怠，偶有口苦，口干，大便2～3日一行，食刺激物后易腹泻。

［查体］T 36.5℃，P 70次/分，R 18次/分，BP 110/70mmHg，神志清楚，

一般状态可，体型中等，皮肤及巩膜无黄染，未见肝掌及蜘蛛痣，浅表淋巴结未触及肿大，心律齐，各瓣膜听诊区未闻及病理性杂音，双肺呼吸音清，未闻及干湿啰音，腹平软，无压痛、反跳痛及肌紧张，肝脾肋下未触及，肝区叩痛阴性，移动性浊音阴性，双下肢无水肿。舌质暗滞，边有齿痕，苔白腻，脉弦滑。

［辅助检查］肝功能示：ALT 97U/L，AST 64U/L；血脂：TG 2.11mmol/L；彩超：轻度脂肪肝。

［诊断］中医诊断：肝癖（肝郁脾虚证）。

　　　　西医诊断：代谢相关脂肪性肝病。

［处方］柴胡15g，黄芩6g，人参10g，姜半夏10g，陈皮15g，厚朴20g，白术20g，茯苓20g，生黄芪20g，泽泻10g。

10剂，每日1剂，水煎服，分2次口服。

二诊：2022年9月20日。

患者自述上腹胀闷感明显减轻，晨起干呕、口苦等症状好转。舌淡红，苔白稍腻，脉稍弦。复查肝功均未见异常，彩超示轻度脂肪肝。

［处方］上方加白豆蔻6g，大腹皮15g，山楂15g。

15剂，每日1剂，水煎之，分2次口服。

三诊：2022年10月15日。

患者诸症皆除，嘱清淡饮食、加强运动。

【按语】本案患者有口苦、咽干、心烦喜呕、胁下痞硬的症状，此症与少阳病条文相和，而其腹胀与情绪相关，证属肝郁脾虚。另外，患者大便2～3日一行，也可知其不仅涉及肝还与脾密切相关。中焦如衡，肝、脾气机应保持动态的平衡，肝脾均以气机顺畅为宜，而脾胃虚则肝木必郁塞不通，治此病，应辨其本。卢教授常教诲学生，脂肪肝实为"病脾害肝"之病，其病机根本在于脾气虚弱滞涩不能行，肝气输泄不及则肝络失和，以脾为先病而肝后病，故治疗上应健运脾气而行木气。因而在投小柴胡汤治其本的基础上，使用陈皮、厚朴行气消胀，宽中除满；茯苓、白术、生黄芪健脾生气，三者合用，健脾、燥湿、利水兼顾，正应"知肝传脾，当先实脾"之意。

病例3

田某，男，53岁。2023年1月19日初诊。

［主诉］发现脂肪肝5年，右上腹胀痛半年。

［现病史］患者5年前因胰腺炎发作，于当地医院彩超发现中度脂肪肝，未系统治疗。半年来自觉右上腹胀痛，头晕，遂来就诊。现症见：右上腹胀闷不适，偶有疼痛，自觉周身困重，头面、四肢稍浮肿，晨起关节活动不利，平

素怕冷，恶风，动则汗出，纳差，口黏，小便不利，大便溏，每日 2～3 次。

［既往史］高血脂病史 9 年，未用药治疗；高血压病史 8 年，血压最高 150/90mmHg，现口服硝苯地平，血压控制可。

［查体］T 36.5℃，P 70 次/分，R 18 次/分，BP 120/85mmHg，神志清楚，一般状态可，体型偏胖，皮肤及巩膜无黄染，未见肝掌及蜘蛛痣，浅表淋巴结未触及肿大，心律齐，各瓣膜听诊区未闻及病理性杂音，双肺呼吸音清，未闻及干湿啰音，腹平软，无压痛、反跳痛及肌紧张，肝脾肋下未触及，肝区叩痛阴性，移动性浊音阴性，双下肢无水肿。舌淡胖，有齿痕，苔白，脉浮滑。

［辅助检查］肝功能示：ALT 38U/L，AST 20U/L；血脂：TG 19.29mmol/L，CHOL 5.66mmol/L，HDL-C 0.51mmol/L，LDL-C 0.96mmol/L；RF 未见异常；彩超示：中重度脂肪肝。

［诊断］中医诊断：肝癖（风水相搏证）。

西医诊断：代谢相关脂肪性肝病。

［处方］生黄芪 30g，防己 15g，白术 15g，防风 15g，茯苓 20g，泽泻 20g，红花 10g，红曲 6g，川芎 10g，荷叶 10g。

14 剂，每日 1 剂，水煎服，分 2 次口服。

二诊：2023 年 2 月 20 日。

患者面部、四肢浮肿消失，上腹部胀闷减轻，怕冷、恶风减轻，汗出明显减少，大便仍稀溏，每日 1 次。舌淡红，苔白，有齿痕，脉弦滑。复查：肝功未见异常；血脂：TG 9.33mmol/L，CHOL 5.11mmol/L；彩超提示中度脂肪肝。

［处方］上方去防己，加山楂 15g，桂枝 20g，决明子 15g。

21 剂，每日 1 剂，水煎之，分 2 次口服。

三诊：2023 年 4 月 1 日。

患者不适症状基本消失，复查血脂 TG 3.10mmol/L，彩超示轻度脂肪肝。患者继续服药治疗以巩固疗效。

【按语】本案患者的症状虽未与脂肪肝常见症状相合，但卢教授据其症状分析发现，此与《金匮要略》中"脉浮身重，汗出恶风者"风水证机相合，故以防己黄芪汤为基础。方中黄芪固表止汗；防风、防己祛风除邪；白术、茯苓健脾利水；川芎、红花活血通络、利水道；泽泻、红曲、荷叶化湿浊。诸药合用，共奏益气健脾、利湿化浊之功。该患者首诊甘油三酯水平极高，因此，方中运用的山楂、红曲、泽泻为卢教授经验用药，可最大效能发挥降脂作用，将二诊、三诊过程中复查结果予以对比，证实防己黄芪汤配伍山楂、红曲、泽泻降脂疗效显著。

病例 4

刘某，男，66 岁。2022 年 9 月 7 日初诊。

［主诉］脂肪肝病史 10 余年，右胁胀痛 1 个月。

［现病史］患者 10 余年前体检发现脂肪肝，未进行系统治疗。1 个月前因争吵出现右胁肋胀痛，间断发作，平素易怒，偶有胃脘不适，以食后为重，遂来就诊。现症见：右胁胀闷不适，纳差，食后胃胀，偶有头晕，大便溏，每日两次，小便可。

［既往史］2011 年发现高脂血症，未用药治疗。

［查体］T 36.3℃，P 80 次 / 分，R 18 次 / 分，BP 130/85mmHg，神志清楚，一般状态可，体型胖，皮肤及巩膜无黄染，未见肝掌及蜘蛛痣，浅表淋巴结未触及肿大，心律齐，各瓣膜听诊区未闻及病理性杂音，双肺呼吸音清，未闻及干湿啰音，腹平软，无压痛、反跳痛及肌紧张，肝脾肋下未触及，肝区叩痛阴性，移动性浊音阴性，双下肢无水肿。舌质暗，舌体胖，齿痕，苔黄稍腻，脉沉滑。

［辅助检查］肝功能示：ALT 58U/L，AST 37U/L，TBIL 22.9μmol/L，IBIL 16.1μmol/L；血脂：TG 1.88mmol/L，HDL–C 1.1mmol/L；彩超示：脂肪肝。

［诊断］中医诊断：肝癖（肝郁脾虚兼痰瘀互结证）。

　　　　西医诊断：代谢相关脂肪性肝病。

［处方］人参 10g，生黄芪 20g，当归 15g，丹参 15g，白术 10g，苍术 10g，茯苓 20g，白芍 20g，桂枝 10g，白豆蔻 10g，陈皮 15g，厚朴 15g，柴胡 10g，香附 10g，海螵蛸 30g，鸡内金 15g，荷叶 20g。

14 剂，每日 1 剂，水煎之，分 2 次口服。

另服代茶饮：泽泻 15g，荷叶 6g，山楂 20g，红曲 5g。28 剂，每日 1 剂，分 2 次口服。

二诊：2022 年 11 月 27 日。

患者胁痛减轻，纳增，偶有心慌，饥饿时头晕。舌淡，有齿痕，苔白，脉沉细。

［处方］上方去生黄芪、苍术、白豆蔻、厚朴、荷叶，加炙黄芪 20g，山药 20g，大枣 20g，女贞子 20g，菟丝子 20g，熟地黄 20g。

14 剂，每日 1 剂，水煎之，分 2 次口服。

三诊：2023 年 2 月 1 日。

患者不适症状消失，复查肝功、血脂未见异常，彩超未提示脂肪肝。

【按语】本案患者素有情志不舒，肝失疏泄日久，气机不畅；肝郁乘脾，脾失健运，痰浊内生，发为此病，兼见肝气不舒，脾胃失和之临床表现。气滞、湿阻日久，血行不畅，故又有血瘀之征象。卢教授在治此类疾病中强调调气化湿、活血祛瘀之重要性，首方依此而成，继之善用廉、便之代茶饮巩固治疗。选用活血消食之山楂、红曲，配合淡渗之泽泻利水给痰湿以出路，兼以坚阴补肾之不足。二诊之时湿邪渐去，而患者年老，可见脾肾不足，故去祛湿降浊之药，加用补益脾肾之品，安先后天之根本，扶正祛邪。

病例5

赵某，女，36岁。2022年9月8日初诊。

［主诉］发现轻度脂肪肝4年。

［现病史］患者4年前体检时发现轻度脂肪肝，无其他不适，近半年体重增加7kg，出现食后胃胀不适症状，胃肠镜均无异常，为求系统治疗来诊。现症见平素易怒，厌食油腻，食欲可，二便调，夜寐可。

［查体］T 36.1℃，P 75次/分，R 18次/分，BP 132/82mmHg，神志清楚，一般状态可，体型肥胖，皮肤及巩膜无黄染，未见肝掌及蜘蛛痣，浅表淋巴结未触及肿大，心律齐，各瓣膜听诊区未闻及病理性杂音，双肺呼吸音清，未闻及干湿啰音，腹平软，无压痛、反跳痛及肌紧张，肝脾肋下未触及，肝区叩痛阴性，移动性浊音阴性，双下肢无水肿。舌淡红，苔白，脉弦。

［诊断］中医诊断：肝癖（痰浊内积证）。

　　　　西医诊断：代谢相关脂肪性肝病。

［处方］陈皮15g，大腹皮20g，茯苓20g，桂枝20g，法半夏15g，厚朴20g，大黄5g，黄连10g，荷叶10g，红曲6g，苍术20g，柴胡10g，党参20g。

10剂，每日1剂，水煎之，分2次口服。

二诊： 2022年9月26日。

患者胃胀不适减轻，但白天自汗出，自觉腹部热，便次增加，每日3～4次，不成形。舌质红，暗滞，苔白腻，脉沉弦。

［处方］上方去桂枝，加金樱子20g，山药20g，车前子30g。

28剂，每日1剂，水煎之，分2次口服。

三诊： 2022年11月5日。

患者不适症状消失，彩超未提示脂肪肝。

【按语】 本案患者素情绪易怒，气机不畅，肝郁乘脾，脾失健运，痰浊内生，发为此病，故患者出现食后胃胀不适的症状。该患者形体肥胖，近半年体重增加较多，故在治疗时主要洁净六腑瘀积及疏通经脉，首方依此而成，以大黄、荷叶、红曲化痰浊瘀脂，再佐以祛湿、行气、疏肝之品，分层论治，另患者平素情绪易怒，加以黄连以清火。二诊之时胃胀不适减轻，而患者自汗出，腹中热，故去辛温助热的桂枝，加用补益脾肾之品，安先后天之根本，扶正祛邪，因其便次增加故加入车前子利小便以实大便，又可渗湿以祛痰湿。

▶▶ 参考文献

［1］Takaki A, Kawai D, Yamamoto K. Multiple hits, including oxidative stress, as pathogenesis and treatment target in non-alcoholic steatohepatitis（NASH）［J］. Int J Mol Sci, 2013, 14（10）: 20704-20728.

［2］倪燕君，刘厚钰. 非酒精性脂肪肝诊治进展［J］. 中国临床医学，2004，11（6）: 942-944.

［3］池肇春. 非酒精性脂肪性肝病发病机制研究进展与现状［J］. 世界华人消化杂志，2017，25（8）: 670-683.

［4］刘勤，牛春燕. 由"二次打击"到"多重打击"：发病机制的演变带给非酒精性脂肪性肝病的治疗启示［J］. 世界华人消化杂志，2019，27（19）: 1171-1178.

［5］Gastaldelli A.Insulin resistance and reduced metabolic flexibility : cause or consequence of NAFLD?［J］. Clin Sci（Lond），2017，131（22）: 2701-2704.

［6］范建高，曾民德. 脂肪性肝病（第2版）［M］. 北京：人民卫生出版社，2013.

［7］中华医学会肝病学分会脂肪肝和酒精性肝病学组，中国医师协会脂肪性肝病专家委员会. 非酒精性脂肪性肝病防治指南（2018）［J］. 实用肝脏病杂志，2018，21: 177-186.

［8］Liu M, Shah VH. New Prospects for Medical Management of Acute Alcoholic Hepatitis［J］. Clin Liver Dis（Hoboken），2019，103 : 45-56.

［9］张伟，卢秉久，张艳，等. 从"六经为川，肠胃为海"探讨代谢相关性脂肪性肝病的辨治思路［J］. 辽宁中医药大学学报，2022，11: 67-70.

［10］孙竞然，卢秉久. 卢秉久经方调治非酒精性脂肪肝经验及验案3则［J］. 湖北中医杂志，2020，42（5）: 18-21.

［11］张声生，李军祥. 非酒精性脂肪性肝病中医诊疗专家共识意见（2017）［J］. 临床肝胆病杂志，2017，（12）: 2270-2274.

［12］薛芮，范建高. 代谢相关脂肪性肝病新定义的国际专家共识简介［J］. 临床肝胆病杂志，2020，（6）: 1224-1227.

急性病毒性肝炎

一、疾病概述

急性病毒性肝炎是由多种肝炎病毒引起的，以肝脏急性损害为主要病变的一组全身性传染病。其传染性强，传播途径复杂，流行面广，我国发病率高。常见症状有黄疸、胁痛、腹胀、乏力等。目前已确定的肝炎病毒主要有六型，即甲型肝炎病毒（HAV）、乙型肝炎病毒（HBV）、丙型肝炎病毒（HCV）、丁型肝炎病毒（HDV）、戊型肝炎病毒（HEV）、庚型肝炎病毒（HGV）。主要传播途径有患者排泄物、食物、水源、血液及制品、乳汁等。甲型肝炎以儿童发病率高，乙型肝炎以青壮年发病率高。

急性病毒性肝炎属中医学"黄疸""胁痛""肝热病"等范畴，多数预后良好。"黄疸"以白睛、皮肤黏膜、小便发黄为特征的一组症状。多因外感湿热、疫毒，内伤酒食，或脾虚湿困，血瘀气滞等所致。一般按病之新久、缓急与黄色的明暗等分为阳黄与阴黄。黄疸为肝胆病变的常见症状，胰腺的病变、大量血液损害、稻瘟病等亦可出现黄疸。凡以黄疸为主要表现的疾病，可归纳为黄疸病类。"胁痛"是以一侧或两侧胁肋部位疼痛或胀满不舒为主要表现的病证。多因情志不遂、饮食不节、跌仆损伤、久病体虚等因素导致肝气郁结，肝失条达；瘀血停滞，痹阻胁络；湿热蕴结，肝失疏泄；肝阴不足，络脉失养等诸多病机变化，最终导致胁痛发生。"肝热病"是湿热疫毒之邪侵及中焦，郁蒸肝胆，肝失疏泄，脾失健运而成。以腹胀纳差，恶心厌油，右胁疼痛，肝肿大，或有黄疸为主要表现的疫病类疾病。卢教授认为，阳黄为肝脏常见病，"黄家所得，从湿得之"，"湿热盛者则发黄……是由阳明热盛致发黄者也"，为热盛湿从，胶结为患，蒸溢皮肤而致阳黄。"瘀"乃发病关键，湿与瘀停，气机亦不畅，病位多在脾胃，和肝、胆等脏腑有关。治疗阳黄常以祛湿清热、活血祛瘀为主，辅以利小便，兼以行气；遣方用药多以仲景经方为本，随症加减，师古人之法，不拘泥于其方；师古人之方而不拘泥于其药也。随着现今社会结构的变化，人类体质也随生活规律、饮食习惯、医疗保健条件等因素而改变着。

二、疾病机制

（一）病理生理

肝炎病毒侵入人体后，首先侵犯肝细胞，在肝细胞内复制繁殖，从肝细胞中逸出，在血液内释放肝炎病毒的抗原物质攻击肝细胞，引起肝细胞充血、水肿、坏死，肝脏肿大，肝细胞气球样变和嗜酸性变，形成点、灶状坏死，汇管区炎症细胞浸润，坏死区肝细胞增生，网状支架和胆小管结构正常。黄疸型病变较非黄疸型重，有明显的肝细胞内胆汁淤积。急性病毒性肝炎如出现碎屑状坏死，提示极可能转为慢性。甲型和戊型肝炎，在汇管区可见较多的浆细胞；乙型肝炎汇管区炎症不明显；丙型肝炎有滤泡样淋巴细胞聚集和较明显的脂肪变性。

1. 甲型肝炎

病毒在肝细胞内复制的过程中仅引起肝细胞轻微损害，在机体出现一系列免疫应答后，肝脏出现明显病变，表现为肝细胞坏死和炎症反应。HAV 通过被机体的免疫反应所清除，因此，一般不发展为慢性肝炎、肝硬化或病毒携带状态。

2. 乙型肝炎

病毒感染肝细胞并在其中复制，一般认为并不直接引起肝细胞病变，但 HBV 基因整合于宿主的肝细胞染色体中，可能产生远期后果。乙型肝炎的肝细胞损伤主要是通过机体一系列免疫应答所造成，其中以细胞免疫为主。主要机制是表达在肝细胞膜上的 HBcAg 和肝特异性脂蛋白是主要的靶抗原，致敏 T 淋巴细胞的细胞毒效应。而抗体依赖的细胞毒作用及淋巴因子、单核因子等的综合效应也十分重要，尤其在慢性活动型肝炎的病理损伤机制中，而特异性 T 辅助性细胞在持续性损伤中起重要作用。循环中的某些免疫复合物可沉积于小血管基底膜，关节腔内及各脏器的小血管壁，而引起皮疹、关节炎、肾小球肾炎、结节性多发性动脉炎等肝外病变。受染肝细胞被破坏及 HBV 被保护性抗体所清除可导致感染终止。机体免疫反应的强弱及免疫调节机制是否正常与乙型肝炎临床类型及转归有密切关系。

（1）在免疫应答和免疫调节机能正常的机体，受染肝细胞被效应细胞攻击而破坏，使感染终止，临床表现为经过顺利的急性病毒性肝炎，且由于病毒数量的多寡及毒力强弱所致肝细胞受损的程度不同而表现为急性黄疸型或急性无黄疸型肝炎。若机体针对 HBV 的特异性体液免疫及细胞免疫功能严惩缺损或呈免疫耐受或免疫麻痹，受染肝细胞未遭受免疫性损伤或仅轻微损伤，病毒未能清除，则表现为无症状慢性带毒者。

（2）若机体免疫功能低下，病毒未得到彻底清除，肝细胞不断受到轻度损害，则表现为慢性迁延型肝炎、慢性活动型肝炎。慢性活动型肝炎的发病机制较复杂，不能充分清除循环中及受染肝细胞内的病毒，病毒持续在肝细胞内复制，使肝细胞不断受到免疫损伤，且由于抑制性 T 细胞的数量或功能不足，以及肝细胞代谢失常所致肝内形成的免疫调节分子发生质与量改变，导致免疫调节功能紊乱，以致 T-B 细胞之间及 T 细胞各亚群之间的协调功能失常，自身抗体产生增多，通过抗体依赖细胞毒效应或抗体介导补体依赖的细胞溶解作用，造成自身免疫性肝损伤；或大量抗原 - 抗体复合物的形成，导致肝细胞和其他器官更严重持久的损害。

（3）重型肝炎的病理的损伤机制主要是由于特异性免疫反应增强，自身免疫反应明显，通过肝内免疫复合物反应和抗体依赖细胞毒作用造成肝细胞大块坏死。近年来认为内毒素血症所致肿瘤坏死因子 - α 大量释出，引起局部微循环障碍，可导致肝脏急性出血性坏死及大块坏死；且发现自由基变化对肝损伤及肝性脑病等的发生有关。

3. 对丁型肝炎的动物实验研究

表明 HDV 与 HBV 重叠感染导致 HDV 大量复制，明显多于 HDV 与 HBV 联合感染者。HDV 对肝细胞具有直接致病性，乙型肝炎伴有 HDV 感染，尤其以二者重叠感染者，肝细胞损伤明显加重。各型病毒性肝炎之间无交叉免疫。HDV 与 HBV 联合感染或重叠感染可加重病情，易发展为慢性肝炎及重型肝炎，尤以 HDV 重叠感染于慢性乙型肝炎者。HAV 或 HBV 重叠感染也使病情加重，甚至可发展为重型肝炎。

（二）病因病机

本病是由于感受湿热毒邪，蕴结中焦，脾胃运化失常，湿热熏蒸肝胆，不能泄越，以致肝失疏泄，胆汁外溢；或湿阻中焦，脾失健运，胃失和降。黄疸在《黄帝内经》记载："溺黄赤安卧者，黄疸。已食如饥者，胃疸。目黄者，曰黄疸。"主要与阳明脾胃有关。元·罗天益《卫生宝鉴》根据黄疸症状将其分为阴证、阳证。《金匮要略》指出："黄家所得，从湿得之。"《伤寒明理论》云："湿热盛者则发黄……是由阳明热盛致发黄者也。""至于热盛之黄，必身黄如橘子色，甚者勃勃出染着衣，正黄如柏汁，是其正黄色也。"《临证指南医案·疸》说："阳黄之作，湿从火化，瘀热在里，胆热液泄。"可见阳黄病机为热盛湿从，胶结为患，蒸溢皮肤而致阳黄。卢教授认为本病属于急性黄疸的范畴，邪气主要是湿邪、热邪、疫毒为主，黄疸的发生可由外感引起，亦可由内而生，外感可由饮食不洁引起，由他人处感染得之，内生常因素体有湿热毒邪在内，又正气不足，肝胆疏泄失常，脾胃运化不利综合导致伏邪发病，病位主要在肝胆，但由于毒邪的轻重常常表现出有不同的症状，湿重、热重各有偏盛，湿热虽生，必因"瘀"而发，"瘀"多由外邪、湿热、瘀血而致经络不畅，血脉瘀滞，气机失调，水湿停滞而不易离去。所以急性黄疸病机与湿邪有关，并以湿热互结为多，然而"瘀"是黄疸发病的关键，因湿与瘀停，气机亦不得畅达。进而可知病位多在脾胃，和肝、胆等脏腑有关。因五脏六腑之整体观，邪气分窜行走的部位不同，亦会出现不同的脏腑病证，肝失疏泄，胆液不循常道，随血泛溢，外溢肌肤则皮肤发黄，胆汁上注眼目则目黄，下流膀胱则小便黄，若毒邪攻心，则陷于心包，出现危重的证候。肝病易传脾，故脾胃的症状会很明显，诸如恶心、呕吐、腹胀等症，阳黄黄疸往往病情较为急迫，湿热毒邪壅盛，更易发生其他脏腑的传变。所以更好地准确鉴别哪种邪气为盛，是为辨证论治打下良好的基础。

三、临床表现

急性病毒性肝炎包括急性黄疸型肝炎和急性无黄疸型肝炎，各型病毒均可引起。

1. 急性黄疸型肝炎

（1）黄疸前期：甲、戊型肝炎起病较急，约80%患者有发热，伴畏寒。乙、丙、丁型肝炎起病相对较缓，仅少数有发热。主要症状有全身乏力、食欲减退、恶心、呕吐、厌油、腹胀、便秘或腹泻、肝区痛、尿色加深等，肝功能改变主要为丙氨酸氨基转移酶（ALT）、天冬氨酸氨基转移酶（AST）升高，本期持续 5～7 天。

（2）黄疸期：约一周后，尿黄加深，继而巩膜和皮肤出现黄疸，1～3 周内黄疸达高峰。部分患者可有一过性粪色变浅、皮肤瘙痒、心动徐缓等梗阻性黄疸表现。肝大，质软，边缘锐利，肝区有压痛及叩痛。部分病例有轻度脾大。肝功能检查 ALT 和胆红素升高，尿胆红素阳性，本期持续 2～6 周。

2. 急性无黄疸型肝炎

急性无黄疸型肝炎除无黄疸外，其他临床表现与急性黄疸型肝炎相似。发病率远高于黄疸型，约占急性病毒性肝炎总人数的 70%～90%。无黄疸型通常起病较缓慢，一般症状较轻，大多不发热，主要表现为全身乏力、食欲下降、恶心、腹胀、肝区痛、肝大、有轻压痛及叩痛等。恢复较快，病程多在3个月内。不少病例并无明显症状，仅在普查时被发现。

黄疸的症状从中医上来讲主要是身黄、目黄、小便黄。患者皮肤从上到下都会出现橘皮样黄染，巩膜发黄，并伴随着皮肤瘙痒，小便黄，重者小便呈浓茶样，有时会有陶土色大便。还会伴随一系列消化道的症状，如乏力、腹胀、厌食、厌油腻、便秘、腹泻等。《景岳全书》云："其症必有身热，有烦渴，或躁扰不宁，或消谷善饥，或小水热痛赤涩，或大便秘结，其脉必洪滑有力。"可见黄疸多有身目俱黄，黄色鲜明，发热口渴，或见头身困重，胸脘痞满；或见右肋不舒，牵引背痛；或见神昏谵语，烦躁抽搐；或见心中懊侬；或见腹部胀满不舒，恶心呕吐，小便短少黄赤，大便秘结，舌苔多黄腻，脉弦数。卢教授认为黄疸的首要临床表现应为目睛之黄，其次以消化道症状为主要表现，虽目黄为主要表现，但急性黄疸的初期类似于感冒，有发热、头身痛、乏力，继则出现厌油、恶心，乃至呕吐，尿黄而量少，大便干或色浅。也有一部分非典型病例，仅有右上腹不适、乏力，进食量少，其他症状不明显。因黄疸的主要病邪为湿邪，而湿邪最易阻碍脾胃，且脾胃又是整体人体中轴的枢纽所在，食不得纳，浊不得泄，气机又被郁滞，从而也会出现周身乏力等症状，在观察症状的同时尤其要问清既往史及家族史，为临床症状的鉴别提供更便利的依据。除了湿邪之外，另一个重要的邪气为热邪，亦有很多患者会出现高热恶寒等症状，若患者平素体质偏弱，则症状更重，包括黄染、乏力、胃肠道的症状，甚至会出现神昏等危重之症，个别患者会出现皮肤的瘙痒症状。

四、疾病诊断

（一）西医诊断

急性病毒性肝炎起病较急，常有畏寒、发热、乏力、食欲缺乏、恶心、呕吐等急性感染症状，肝大，质偏软，ALT显著升高。

1. 急性黄疸型肝炎

血清胆红素＞17.1μmol/L，尿胆红素阳性。黄疸型肝炎可有黄疸前期、黄疸期、恢复期三期经过，病程不超过6个月。

急性黄疸根据性质不同又分以下3种。

（1）急性溶血性黄疸：可有寒战、发热、头痛、呕吐、血红蛋白尿，严重时可有急性肾衰竭。

（2）肝细胞性黄疸：尿色加深，伴有肝功能减退的表现如腹痛、腹胀、乏力、食欲减退、恶心、呕吐、腹泻等。

（3）胆汁淤积性黄疸：粪色变浅或白陶土色，伴有胆盐血症的表现如皮肤瘙痒、心动过缓、脂肪消化不良和脂溶性维生素吸收不良而致出血倾向、脂肪泻和夜盲症等。

2. 急性无黄疸型肝炎

症状及肝功损害均较轻，必须对流行病学资料、症状、体征及化检检查进行综合分析。

（1）流行病学资料：半年内有否与确诊的病毒性肝炎患者密切接触史，尤其是家族中有无肝炎患者有重要参考价值；半年内有无接受输血或血制品史，或消毒不严格的注射史或针刺史；有无水源、食物污染史等。

（2）症状：近期内出现的持续数日以上的、无其他原因可解释的乏力、食欲减退、厌油、腹胀、便溏和肝区痛等。

（3）体征：近期内肝脏肿大且有触痛、叩击痛，可伴脾脏轻度肿大。

（4）理化检查：主要为 ALT 活力增高，病原学检查阳性。凡化验阳性，且其他 3 项中有 2 项阳性，或化验与症状或化验与体征明显阳性，且能排除其他疾病者，可诊断为急性无黄疸型肝炎。

（二）中医诊断

1. 目黄、皮肤黄、小便黄，其中以目睛黄染为重要特征。

2. 常伴食欲减退、恶心呕吐、胁痛腹胀等症状。

3. 常有外感湿热疫毒，内伤酒食不节，或有胁痛、癥积等病史。

卢教授诊断急性黄疸也是以目睛黄染、全身皮肤黄染为主要诊断依据，且要根据有无发热、乏力及明显的胃肠道症状等表现来综合判断患者的病邪属性、湿热的偏盛、腑气是否畅通、患者体质强弱等情况。中医用药一般不需要确切地知道患者属于哪种肝炎的损伤，而是根据四诊合参，整体辨证来确定本次发病的属性，这也是中医药治疗急性黄疸的优势所在。急性黄疸大多数都表现为湿热较重，临床表现以鲜明的黄染为主要特点，而湿邪又是主要的病理基础，所以会有口中黏腻、大便不爽，或者大便比较黏腻，纳差，舌苔厚腻，身体困重、乏力等表现；也有一部分患者本就偏于阳虚，或者年老体弱，病性除了黄疸的表现之外，还会出现阳虚的表现，如畏寒、形寒肢冷、大便溏薄等。亦有因情志因素导致黄疸，会出现胁肋胀痛、胸闷不舒、善太息、情志抑郁等表现。

所以虽然黄疸病属唯一，但症状却是有着诸多的变化，因此对于急性黄疸的诊断也要结合以上的诸多原因去综合考虑，以便为后续的治疗提供可靠的依据。

五、疾病治疗

（一）西医治疗

急性病毒性肝炎一般为自限性，多可完全康复，以一般治疗及对症支持治疗为主。

1. 一般治疗

急性期应进行隔离，症状明显及有黄疸者应卧床休息，恢复期可逐渐增加活动量，但要避免过劳，避免饮酒和应用损害肝脏药物，辅以药物对症及恢复肝功能，药物不宜太多，以免加重肝脏负担。一般不采用抗病毒治疗，急性丙型肝炎则例外，只要检查 HCV-RNA 阳性，尽快开始抗病毒治疗可治愈。饮食宜清淡易消化，适当补充维生素，蛋白质摄入争取达到每日 1 ～ 1.5g/kg，热量不足者应静脉补充葡萄糖。适当的高蛋白、高热量、高维生素有利于肝脏修复，不必过分强调高营养，以防发生脂肪肝。

2. 对症治疗

急性病毒性肝炎要通过护肝、降酶、退黄等治疗，保护肝功能，消除黄疸。若肝损害比较严重，发展成为急性重型肝炎，则需要补充白蛋白或输注血浆等。抗病毒治疗因甲肝和戊肝为自限性疾病，可无须抗病毒治疗，乙肝和丙肝则需监测核酸定量，必要时行抗病毒治疗。急性丙型肝炎容易转为慢性，早期应用抗病毒药可减少转慢率，可选用干扰素，疗程 24 周，或同时加用利巴韦林治疗。一般肝功能正常的患者 1 ～ 3 个月后可恢复工作。

（二）辨证论治

时下对于急性黄疸的治疗大法为祛湿利小便，健脾疏肝利胆。故《金匮要略》有"诸病黄家，但利其小便"之训。并应依湿从热化、寒化的不同，分别施以清热利湿和温中化湿之法；急黄则在清热利湿基础上，合用解毒凉血开窍之法；黄疸久病应注意扶助正气，如滋补脾肾、健脾益气等。急性黄疸属于阳黄和急黄的范畴，常常分型和治法分以下几种。

1. 湿热兼表

除黄染的症状之外兼杂恶寒发热、头身重痛等表证，一般应用麻黄连翘赤小豆汤合甘露消毒丹治疗。

2. 热重于湿

出现壮热之热象盛的症状，治疗以茵陈蒿汤加减。

3. 湿重于热

热象不明显，常有头重身困、嗜卧乏力、纳呆便溏、厌食油腻等湿重的表现，治疗以茵陈四苓汤加减。

4. 胆腑郁热

胁痛口苦、便秘症状明显，治疗以大柴胡汤加减。

5. 疫毒发黄

起病急骤，黄疸深，壮热，甚至出现神昏表现，治疗以千金犀角散加减。若热毒炽盛，湿热蒙蔽心神，急用安宫牛黄丸。

卢教授认为，急性病毒性肝炎属于黄疸中的阳黄，因外感湿热疫毒，内伤饮食劳倦综合而致，湿热壅盛，致使脾胃失常，肝气郁滞，疏泄失常，从而导致胆汁不循常道，外溢肌肤，下注膀胱，而发为身目黄染，并伴随各种发热、恶心、呕吐、腹胀等症状，治疗以利湿清热为主，根据实际病情判断湿与热的轻重，随症加减用药。卢教授治疗阳黄常以祛湿清热、活血祛瘀为主，辅以利小便，兼以行气；遣方用药多以仲景经方为本，以茵陈、栀子、大黄、白术、赤芍、陈皮、金钱草、苍术、厚朴、木香、茯苓为基础方。伴瘙痒者加防风、荆芥、苦参祛风燥湿止痒；伴胁肋疼痛加柴胡、郁金、延胡索疏理肝气止痛；若伴砂石阻滞，加鸡内金、威灵仙利胆化石；伴恶心呕吐，加橘皮、竹茹、半夏和胃止呕；热盛，加滑石、生甘草、金银花、连翘；一些携带病毒者，常加苦参、白花蛇舌草抑制病毒。正所谓临证需师古人之法而不拘泥于其方，师古人之方而不拘泥于其药也。临床急性黄疸每每掺杂其他症状，辨证需抓其主症。一些病毒性肝炎、自身免疫性肝病、药物性肝病常常会发生急性黄疸，卢教授常言异病同治，正在于此，不同症状相同方药，即同病异治。

1. 湿热壅盛证

主症：身目皆黄，黄色鲜明，发热明显，口干口苦。

次症：腹胀满闷，恶心呕吐，小便黄赤，大便秘结。

舌脉：舌苔黄腻，脉象弦数。

治则：清热通腑，利湿退黄。

方药：茵陈蒿汤加减。若热势较重，卢教授常加入龙胆草、黄连、竹茹等药物，来增加清热之效；若湿浊更胜，则加入藿香、白术、苍术、厚朴、半夏、泽泻、茯苓、猪苓、桂枝等药物，来增加祛湿之效，并同时根据实际症状进行药味和药量的加减。

2. 毒蕴胆腑证

主症：身目皆黄，黄色鲜明，上腹、右胁胀闷疼痛。

次症：寒热往来，口苦咽干，恶心呕吐，大便秘结。

舌脉：舌红苔黄，脉弦滑数。

治则：疏肝泄热，利胆退黄。

方药：大柴胡汤加减。卢教授在治疗过程中常加入茵陈、虎杖、郁金、金钱草、金银花等药物，来增加退黄之效。若患者病情较重，甚至出现神昏谵语、抽搐等症，卢教授在治疗过程中常加入水牛角、石膏、钩藤、血余炭、侧柏炭等药物。

六、病例举隅

病例 1

冯某，女，44 岁。2014 年 6 月 16 日初诊。

[主诉] 发热伴目睛黄染 1 周。

[现病史] 患者 1 周前无明显诱因出现发热，体温最高 38℃，伴目睛黄染，未用药治疗；近 3 天目睛黄染加重，遂来就诊。现症见：目黄，身黄，小便黄，疲乏无力，恶心呕吐，厌油，腹胀便秘，纳差。

[既往史] 否认慢性病史。

[查体] 巩膜、皮肤黄染鲜明，肝区叩痛。舌苔黄腻，脉弦数。

[辅助检查] 甲肝 IgM 抗体（＋），乙丙戊均阴性；肝功能示：ALT 1040U/L，AST 1987U/L，TBIL 177μmol/L，DBIL 138μmol/L。

[诊断] 中医诊断：黄疸（湿热壅盛证）。

西医诊断：急性甲型病毒性肝炎。

[处方] ①5% GS 250mL＋复方甘草酸苷 80mL＋门冬氨酸钾镁 10mL，每日 1 次静点。

②5% GS 100mL＋还原性谷胱甘肽 1.8g，每日 1 次静点。

③茵陈 60g，栀子 15g，大黄 6g，白术 15g，苍术 15g，陈皮 15g，连翘 15g，赤芍 10g，桃仁 20g，牡丹皮 20g。

7 剂，每日 1 剂，水煎，分 2 次口服。

二诊：2014 年 6 月 23 日。

患者用药后诸症有所改善，大便通畅，食欲有恢复。舌红，苔黄，脉弦数。

［处方］上述静脉用药续滴一周，中药原方续服。

三诊：2014 年 6 月 30 日。

患者身目黄染已消退，大便通畅，全身已无乏力症状，食欲基本恢复，复查肝功能示：ALT 52U/L，AST 24U/L。

［处方］香砂养胃丸调补胃肠以巩固疗效。

【按语】本案是典型的急性甲型肝炎，运用复方甘草酸苷来抗肝炎，改善肝功能，减少肝损伤；门冬氨酸钾镁辅助治疗，调节酸碱平衡，补充离子。中医证型为湿热壅盛证，卢教授运用茵陈蒿汤加减进行治疗。《伤寒论》指出："瘀热在里，身必发黄，茵陈蒿汤主之。"茵栀黄三药清热利湿以清湿热以通腑，峻下湿热毒邪；苍术、陈皮健脾祛湿，连翘增加解毒之效；赤芍、桃仁、牡丹皮活血化瘀。诸药合用，加强清热利湿、利胆退黄、活血祛瘀之功效。使用活血化瘀药在肝炎治疗中的运用，主要是基于疫毒之邪易伤其脉络，伤脉者必伤血络，血络受损则血分容易瘀积。疫毒瘀积，唯有活血逐血才能破其性，攻其坚，所以在临床治疗肝炎多兼用活血的药物。后期邪气退尽，采用中成药香砂养胃丸来温补脾胃，使中焦稳固，利于康复，"见肝之病，知肝传脾，当先实脾"。肝病实脾已成当代治疗肝病之必用措施，脾的运化功能健旺，有赖于肝的疏泄功能正常，即"土和木达"。肝又有赖于脾化生水谷精微的滋养，才得以发挥正常功能，此所谓"木赖土培"，总之，肝与脾关系十分密切，要注重同时调理治疗。甲型肝炎只有急性发作，不会发展成慢性，故治疗用药要迅速，急下湿热毒邪，则病去正可复。甲型肝炎为自限性疾病，且病情较急，虽病情危重者少，但治疗应及时，防止变成重型肝炎，痊愈之后更应注意饮食习惯，清淡饮食，生冷饮食亦应格外注意。

病例 2

王某，男，30 岁。2018 年 3 月 30 日初诊。

［主诉］目黄、身黄、小便黄 1 周。

［现病史］患者 1 周前无明显诱因出现目黄、身黄、小便黄，起初未予重视，近来黄染逐渐加重，遂来诊。现症见：目黄、身黄、小便黄，乏力，恶心呕吐，纳差腹胀，无发热。

［既往史］否认慢性病史。

［查体］巩膜、皮肤黄染鲜明，肝区叩痛，舌苔黄腻，脉弦数。

［辅助检查］戊肝 IgM 抗体阳性，ALT 709U/L，AST 236IU/L，TBIL 39.03μmol/L，DBIL 29.66μmol/L。

[诊断] 中医诊断：黄疸（湿热壅盛证）。

西医诊断：急性戊型病毒性肝炎。

[处方] ① 5% GS250mL+ 复方甘草酸苷 80mL+ 门冬氨酸钾镁 10mL，每日 1 次静点。

② 5% GS100mL+ 还原性谷胱甘肽 1.8g，每日 1 次静点。

③茵陈 60g，栀子 15g，大黄 6g。7 剂，每日 1 剂，水煎，分 2 次口服。

二诊：2018 年 4 月 11 日。

患者用药后身目黄染颜色明显改善，恶心、呕吐明显缓解，仍有身体困重乏力症状，舌红，苔腻，脉弦。复查肝功：ALT 110U/L，AST 66U/L。

[处方] 上方去栀子、大黄，茵陈改为 15g，加陈皮 10g，泽泻 15g，苍术 15g，生黄芪 20g，桂枝 15g，茯苓 15g，太子参 10g。

18 剂，每日 1 剂，水煎，分 2 次口服。

后电话随访，诸症已无，复查肝功正常。

【按语】本案属于急性戊肝，卢教授运用还原型谷胱甘肽、复方甘草酸苷注射液来抑制肝炎，改善肝功能，减少肝损伤。中医证型为湿热壅盛证，来诊时病情较急，急用茵陈蒿汤原方进行治疗，同上述甲肝类似，使湿热毒邪从大便而出，急病急去，迅速扫荡贼寇。二诊时湿热毒邪大部分已祛除，但仍有身体困重、乏力之湿重气虚表现，故卢教授去掉峻猛之栀子、大黄，茵陈减轻剂量，同时增加健脾祛湿之陈皮、苍术、泽泻、茯苓，以及健脾补气之生黄芪、太子参，整体祛邪的同时兼顾正气，从而使余邪尽去，正气得复，患者得以痊愈。因中医无各种肝炎的分类，治疗上遵循辨证论治，无论甲肝、戊肝都是以黄疸为主要表现，以湿热毒邪为主要病理基础，若症状类似则异病同治，祛湿解毒热，而后随着急性症状基本消退之后，去掉峻猛之药，酌加理气祛湿健脾诸药来进行后期的调补，使急性病毒性肝炎由重减轻，继而由轻逐渐痊愈。

病例 3

陈某，男，36 岁，工人。2019 年 3 月 6 日初诊。

[主诉] 目黄、身黄、小便黄 3 天。

[现病史] 患者平素有慢性乙肝病史，3 天前因劳累过度，突然出现目黄、身黄、小便黄，并伴有高热，测体温 38.5℃，为求系统治疗来诊。现症见：目黄、身黄、小便黄，疲乏无力，恶心厌油，不思饮食，大便干结。

[既往史] 慢性乙型病毒性肝炎病史 10 年，无糖尿病、高血压等慢性病史。

[家族史] 父亲、姑姑皆有慢性乙型病毒性肝炎病史。

［查体］巩膜、皮肤黄染鲜明，肝区叩触痛。舌苔黄腻，脉象弦数。

［辅助检查］HBV-DNA 7.11E+05IU/mL；肝功能示：ALT 1520U/L，AST 950U/L，TBIL 119.60μmol/L，DBIL 97.70μmol/L，IBIL 21.10μmol/L。

［诊断］中医诊断：黄疸（湿热壅盛证）。

西医诊断：急性乙型病毒性肝炎。

［处方］① 5% GS 250mL+ 复方甘草酸苷 80mL+ 门冬氨酸钾镁 10mL，每日 1 次静点。

② 5% GS 100mL+ 还原性谷胱甘肽 1.8g，每日 1 次静点。

③恩替卡韦 0.5mg，每日 1 次口服。

④茵陈 60g，栀子 15g，大黄 6g，赤芍 20g，连翘 20g，陈皮 15g，厚朴 20g，鸡内金 20g，白术 15g，太子参 20g。

7 剂，每日 1 剂，水煎，分 2 次口服。

二诊：2019 年 3 月 13 日。

患者用药后身目黄染较前改善，大便通畅，食欲好转，复查肝功能示：ALT 181U/L，AST 120U/L。

［处方］上方加黄芪 20g，丹参 15g。

7 剂，每日 1 剂，水煎，分 2 次口服。

三诊：2019 年 3 月 20 日。

患者身目黄染已消退，大便通畅，食欲基本恢复，复查肝功能未见异常。

［处方］上方去茵陈、栀子、大黄、赤芍、连翘，加炙甘草 10g。

7 剂，每日 1 剂，水煎，分 2 次口服。

后电话随访，已经痊愈，继续服用恩替卡韦抗病毒治疗。

【按语】本案是慢性乙型病毒性肝炎急性发作，卢教授运用还原型谷胱甘肽、复方甘草酸苷注射液来改善肝功能，减少肝损伤，门冬氨酸钾镁辅助治疗，调节酸碱平衡，补充离子。中医证型为湿热壅盛证，卢教授运用茵陈蒿汤加减进行治疗，茵、栀、黄三药清热利湿以清湿热且通腑，使湿热毒邪从大便而出；酌加理气之陈皮、厚朴，增加祛湿热的效果；同时鸡内金、白术、太子参以固中土，健脾补气的同时防止峻烈之药伤及脾胃，服用两周之后，黄疸消退，减去峻烈之药，仅用健脾理气之药来进行最后的调补。卢教授治疗急性黄疸在于对其病机的把握，对其病因的准确判断，运用祛湿清热、活血祛瘀方法治疗阳黄，在祛湿的基础上辅以清热，在活血的基础上加以祛瘀，往往又酌加利小便及疏肝理气之品，令病邪速去，正气易归，临床上经常收到较好疗效。

▶▶ **参考文献:**

[1] 杨绍基.传染病学［M］.北京：人民卫生出版社，2000.

[2] 中华医学会传染病与寄生虫病分会、肝病学分会.病毒性肝炎防治方案 ［J］.中华肝脏病杂志，2000，8（6）：324-329.

[3] 周浪，卢秉久.卢秉久教授治疗阳黄［J］.实用中医内科杂志，2012，26 （16）：3-4.

[4] 韦刚，林青，黄琼瑶，等.急性黄疸型肝炎的发病机制及中西医治疗进展 ［J］.内蒙古中医药，2022，41（12）：159-161.

酒精性肝病

一、疾病概述

酒精性肝病是由于长期大量饮酒导致的肝脏疾病。初期通常表现为单纯性脂肪肝，进而可发展成酒精性肝炎、肝纤维化和肝硬化，严重酗酒时可诱发肝细胞广泛坏死，甚至肝功能衰竭。近年来随着我国经济的快速发展，社会压力的不断增加，酒精消耗量日益增加，导致我国酒精性肝病事件的发生率不但居高不下还呈现显著上升趋势。过量饮酒已成为我国一个不容忽视的医学及社会问题，它不仅危害社会治安而且严重影响身体健康。

酒精性肝病在中医学中虽没有明确的病名，但在中国历代古籍中，对长期嗜酒的危害性已有一定的认识，通过对相似疾病病因、病机及临床表现的阐述，可将其归于"酒癖""酒疸""酒鼓"等范畴。《圣济总录·卷第七十三·酒癖》载："论曰胃弱之人，因饮酒过多，酒性辛热，善渴而引饮，遇气道否塞，酒与饮俱不化，停在胁肋，结聚成癖，其状按之有形，或按之有声，胁下弦急胀满，或致痛闷，肌瘦不能食，但因酒得之，故谓之酒癖。"张仲景首次提出"酒疸"一词及确切的治疗手段，《金匮要略·黄疸病脉证并治》云："心中懊侬而热，不能食，食欲吐，名曰酒疸……栀子大黄汤主之。"此外，《三因极一病证方论·酒疸证治》中指出，五疸唯酒疸变证最多。《景岳全书》首次提出酒鼓的病名，并指出其预后较差，为"诸鼓之中，则尤以酒鼓为最危难治之证"。《诸病源候论·癖病诸候》首倡酒癖之病名："夫酒癖者，因大饮酒后……其状胁下弦急而痛。"

二、疾病机制

（一）发病机制

酒精性肝病的发病机制目前尚未明确，主要与乙醇代谢、肠道菌群失调、内毒素血症及炎症反应相关，且机制之间相互作用。

1. 乙醇代谢

（1）乙醛的毒性作用：当人体摄入大量酒精后，肝脏无法正常代谢而在体内蓄积，过多的乙醇则可直接损伤肝细胞。乙醇在肝脏内主要通过肝细胞胞浆中的乙醇脱氢酶、过氧化氢酶及细胞色素 P450-2E1 氧化形成乙醛，破坏肝细胞的微管结构，造成微管功能障碍，影响营养物质的运输。同时，乙醛可以与多种蛋白质和 DNA 反应，形成具有细胞毒性的乙醛蛋白加合物，加速谷胱甘肽耗竭和线粒体损伤，影响其氧化代谢，直接生成毒性作用。此外，乙醛还可刺激肝星状细胞中的转化生长因子 - β 信号转导，从而引起肝细胞的损伤。

（2）乙醇代谢引起的氧化应激：乙醇代谢过程中产生氧化应激是导致酒精性肝病的一个重要原因。乙醛可转化为乙酸，在转化为乙酰辅酶 A 这一过程中有多种酶类参与，其中包括细胞色素 P450-2E1，其可促进生成大量活性氧自由基和活性氮自由基，当活性氧自由基生成量超过抗氧化系统清除的限度时，抗氧化剂的水平或活性下降，活性氧自由基在体内水平上升，即引起氧化应激，此时释放细胞因子，造成细胞内膜结构破坏，从而导致肝脏氧化应激损伤，诱发脂肪肝的形成。酒精诱导氧化应激会损伤肝细胞线粒体，减少 ATP 产生，干扰脂肪酸 β 氧化，ATP 生成减少，并导致甘油三酯在肝脏沉积；亦可通过调控线粒体的凋亡信号分子 Bcl-2，Bax，Caspase 等表达，诱导细胞凋亡。

2. 肠道菌群失调

近年来多项研究表明，许多慢性疾病的发生都与肠道菌群失调密切相关。其在酒精性肝病的发生发展过程中也扮演重要角色。研究发现，在长期滥用酒精的患者空肠中，各类细菌均呈现过度增长的现象。而有害菌的增多可以通过增加肠系膜淋巴结中 CD4+ T 细胞和肝脏 T 淋巴细胞，从而造成肝脏炎症诱发肝损伤。此外，酒精及其代谢物通过影响黏液层和紧密连接蛋白的表达，对肠屏障完整性产生直接的损害作用，加重肠道菌群失衡，最终导致肝脏炎症。

3. 内毒素血症

饮酒破坏肠道上皮屏障，导致肠道黏膜通透性升高，从而使进入肝脏的肠道源性脂多糖（Gut-derived lipopoly saccharide，LPS）即内毒素增多，LPS 可通过激活 TOLL 样受体 4、肝脏内的巨噬细胞，通过模式识别受体特异性激活，引起细胞下游免疫级联反应，激活转录因子如核因子 κB（NF-κB）和激活蛋白 -1，释放下游细胞因子，从而引发肝组织损伤及功能衰竭。此外，酒精还可以通过增加肠道细菌内毒素的产生破坏肠道屏障。

4. 炎症反应

LPS 和肠内具有促炎症作用的代谢物会通过血液循环进入肝脏，经 Toll 样受体 4/CD14 复合物、Toll 样受体 2 和 C 型凝集素样受体结合，通过 NF-κB 和 IL-6/STAT3 信号通路介导 Kupffer 细胞和外周血单个核细胞的活化，从而诱导细胞线粒体肿胀、破坏及细胞凋亡。此外，IL-1β 能通过上调肝细胞中的二酰甘油酰基转移酶 2 基因表达，促进脂质积累和脂肪酸合成，导致脂肪变性，激活肝星状细胞（HSC），产生细胞外基质，形成肝纤维化。

（二）病理生理过程

酒精性肝病病理学改变主要为大泡性或大泡性为主伴小泡性的混合性肝细胞脂肪变性。依据病变肝组织是否伴有炎症反应和纤维化，可分为单纯性脂肪肝、ASH、肝纤维化和肝硬化。ALD 的病理学诊断报告应包括肝脂肪变程度（F0 ～ 4）、炎症程度（G0 ～ 4）、肝纤维化分级（S0 ～ 4）。

1. 单纯性脂肪肝

依据肝细胞脂肪变性占所获取肝组织标本量的范围，分为 5 度（F0 ～ 4）：F0，< 5% 的肝细胞脂肪变性；F1，5% ～ 30% 的肝细胞脂肪变性；F2，31% ～ 50% 的肝细胞脂肪变性；F3，51% ～ 75% 的肝细胞脂肪变性；F4，> 75% 的肝细胞脂肪变性。

2. ASH、肝纤维化

ASH 的脂肪肝程度与单纯性脂肪肝一致，分为 5 度（F0 ～ 4）。依据炎症程度，分为 5 级（G0 ～ 4）：G0，无炎症；G1，腺泡 3 带呈现少数气球样肝细胞，腺泡内散在个别点灶状坏死和中央静脉周围炎；G2，腺泡 3 带明显气球样肝细胞，腺泡内点灶状坏死增多，出现 Mallory 小体，门管区轻至中度炎症；G3，腺泡 3 带广泛气球样肝细胞，腺泡内点灶状坏死明显，出现 Mallory 小体和凋亡小体，门管区中度炎症和（或）门管区周围炎症；G4，融合性坏死和（或）桥接坏死。

依据纤维化范围和形态，肝纤维化分为 5 期（S0 ～ 4）：S0，无纤维化；S1，腺泡 3 带局灶性或广泛窦周 / 细胞周纤维化和中央静脉周围纤维化；S2，纤维化扩展至门管区，中央静脉周围硬化性玻璃样坏死，局灶性或广泛门管区星芒状纤维化；S3，腺泡内广泛纤维化，局灶性或广泛桥接纤维化；S4，肝硬化。

3. 肝硬化

肝小叶结构完全毁损，代之以假小叶形成和广泛纤维化，大体表现为小结节性肝硬化。根据纤维间隔是否有界面性肝炎，分为活动性和静止性肝硬化。

（三）病因病机

1. 病因

卢教授认为，本病的发生为内外因共同作用所致，外因即嗜酒过度，内因则为先天禀赋不足，脏腑受损。

（1）先天不足，无力抗邪：《世医得效方》曰："盖酒之为物，随人性量不同，有盈石而不醉，有濡唇而辄乱者。"发为酒精性肝病的内因为先天禀赋不足。《素问·五运行大论》曰："肾生髓，髓生肝。"肝藏血，肾藏精，精血相互资生，古医籍多称为"肝肾同源""乙癸同源"。《张氏医通》曰："气不耗，归精于肾而为精；精不泄，归精于肝而化清血。"即肾精化为肝血。肝主藏血，因先天禀赋不足导致肝血不足，日久则肝失濡养；精血同源，进而肾气精血渐衰，而致肝肾亏虚，日久亦可导致本病的发生。先天脾胃虚弱之人无力抵抗湿热之酒毒，终致脾胃损伤，运化失职，聚湿生痰，不能行后天之本之功，致气血生成不足，进而肝不能正常发挥其藏血功能，从而可发为本病。

（2）情志过极，责之肝脾：情志不舒责之于肝脾，思虑过度劳神伤脾，"思则气结"，中焦气机不畅，脾失健运，津液失于输布则聚久成痰。"怒则气上"，郁怒伤肝，肝失疏泄，气机郁滞，郁久化火灼津成痰。"气为血之帅"，气滞则血行不畅，脉络不利而致气滞血瘀；痰阻脉道，气血运行不利而致痰瘀交阻。日久"木郁克土""土壅木郁"遂发本病。

（3）纵酒无度，损伤脾胃：酒精性肝病的关键性外因为嗜酒。中医学认为酒毒性质有热毒、湿毒、瘀毒、水毒、痰毒等不同，并可兼夹合并，可直接导致肝胆湿热或肝气郁结。《本草新编》曰："酒，味苦甘辛，气大热，有毒。"《诸病源候论》曰："酒性有毒，而复大热，故毒热气渗溢经络，浸渍脏腑，而生诸病。"以上古籍均论证"酒"为大热有毒之品，入肝、脾、肾、肺、胃经，其气剽悍湿热之力不容小觑。故而纵酒无度损肝而伤脾胃，湿热内蕴气血失和致气滞血瘀，五脏六腑气血逆乱、阴阳失调而生诸病。

2. 病机

卢教授在辨病、辨证思想指导下，将本病分为酒痞、酒癖、酒鼓3个阶段。

（1）湿热内蕴"酒痞"阶段：《本草衍义补遗》曰："酒，《本草》止言其热而有毒，不言其湿热。湿中发热，近于相火。大醉后振寒战栗者可见矣。"饮酒日久湿热内生而困于脾，土壅木郁，气机升降失调，气血运行不畅则气滞血瘀，湿热之邪首责中焦或停于脘腹或阻于胁下痞气由生；肝脾受损致肝失疏泄脾失运化，脾与胃相表里，肝胃同病则痞气停积于胃，胃受纳腐熟水谷功能失调致腹内胀满；嗜酒过度，痞气滞于脘腹。

（2）气滞血瘀"酒癖"阶段：因患者嗜酒成性，或酒伤失治误治，"酒鼓"没出现腹水之前，都称之为酒癖。此时肝失疏泄而气滞血瘀，脾失运化而痰湿蕴结，均致脉道不通阻滞气血津液运行及输布。酒为大热有毒之品，湿热合邪如油裹面搏结于腹中，形成痞块停于胁下而致"酒癖"。

（3）正气亏虚"酒鼓"阶段：由于"酒伤""酒癖"后，仍酗酒不止，邪正相争日久或失治误治，正气亏虚气血失和，血行不畅则经脉不利致瘀血、痰浊、湿热相互搏结形成痞块停于胁下；瘀血痰湿日久不化，脾胃受损致气血亏虚，病久及肾，终致肝、脾、肾同病。肝伤则气滞血瘀，脾伤则痰湿蕴结，肾伤则水湿内停，致使三焦气化不利水液潴留，终致腹部日渐胀大。

三、临床表现

本病临床症状为非特异性，可无症状，或有右上腹及胁肋部胀痛、食欲不振、乏力、体重减轻、黄疸等；随着病情加重，可有肝硬化的表现，如蜘蛛痣、肝掌及谵妄等神经精神症状。还可以合并肝癌、门静脉高压、脾大、脾亢、食管胃底静脉曲张、腹水、肝性脑病、凝血障碍等临床表现。化验检查可有血清天门冬氨酸氨基转移酶和谷氨酸氨基转移酶的明显的升高，或者是总胆红素、凝血酶原时间、平均红细胞容积和缺糖转铁蛋白等指标升高，其中 AST 的比值常常＞2，GGT 可以明显增高，平均红细胞容积的升高为酒精性肝病的特点。

另外，影像学检查如彩超、CT、核磁，或者是肝脏的瞬时弹性成像可以有以下的改变：肝脏缩小，肝脏的外形呈锯齿样，肝裂增宽，门静脉、肠系膜上静脉增宽，或者有海绵样变性、脾大、食道胃底静脉，脾门可以像曲张的静脉团块，可有腹水、肝脏的再生结节或肝癌的表现。

四、疾病诊断

（一）西医诊断标准

1.有长期饮酒史，一般超过5年，折合乙醇量男性≥40 g/d，女性≥20 g/d；或2周内有大量饮酒史，折合乙醇量＞80 g/d。但应注意性别、遗传易感性等因素的影响。换算公式：乙醇量（g）＝饮酒量（mL）×乙醇含量（%）×0.8。

2.临床症状为非特异性，可无症状，或有右上腹胀痛、食欲不振、乏力、体重减轻、黄疸等；随着病情加重，可有神经精神症状、蜘蛛痣、肝掌等表现。

3.血清 AST、ALT、GGT、TBIL、PT、平均红细胞容积（MCV）和缺糖转铁蛋白（CDT）等指标升高。其中 AST/ALT > 2、GGT 升高、MCV 升高为酒精性肝病的特点，而 CDT 测定虽然较特异但临床未常规开展。禁酒后这些指标可明显下降，通常 4 周内基本恢复正常（但 GGT 恢复较慢），有助于诊断。

4.影像学有典型表现。

（1）肝脏成像技术：成像技术如超声、MRI 和 CT 可检测脂肪肝，帮助排除其他原因的慢性肝病，评估进展性肝病及其并发症，但对于识别 ALD 的特定病因方面没有作用。超声和 CT 影像学检查用于确定肝脏脂肪浸润的分布类型，粗略判断弥漫性脂肪肝的程度，提示是否存在肝硬化，但难以区分单纯性脂肪肝与脂肪性肝炎，且应注意弥漫性肝脏回声增强及 CT 密度值降低也可见于其他慢性肝病。临床实践中，超声可能被推荐为重度饮酒者脂肪变的筛查方法。MRI 和磁共振波谱是评估脂肪量的可靠工具，但其成本和可用性使其受到限制。

超声显像诊断：具备以下 3 项腹部超声表现中的 2 项者为弥漫性脂肪肝。①肝脏近场回声弥漫性增强，回声强于肾脏；②肝脏远场回声逐渐衰减；③肝内管道结构显示不清。

CT 诊断：弥漫性肝脏密度降低，肝/脾 CT 比值 ≤ 1.0。肝/脾 CT 比值可用于判断 ALD 的严重程度，0.7 < 肝/脾 CT 比值 ≤ 1.0 者为轻度，0.5 < 肝/脾 CT 比值 ≤ 0.7 者为中度，肝/脾 CT 比值 ≤ 0.5 者为重度。

（2）瞬时弹性成像：肝脏硬度测量（LSM）已经被证明是评估酒精性肝病患者肝纤维化的一个可靠的工具。在酒精性肝病患者中，肝脏硬度与纤维化程度有关，但受胆汁淤积、肝瘀血及酒精的影响，因此，应对酒精性肝病中 LSM 进行谨慎解释。

5.排除嗜肝病毒现症感染、药物和中毒性肝损伤、自身免疫性肝病等。

符合第 1 项者，排除其他原因的肝病，同时具有第 3、4 项者，可诊断为酒精性肝病。

符合酒精性肝病临床诊断标准者，其临床分型诊断如下：

（1）轻症酒精性肝病：肝生物化学指标、影像学和组织病理学检查结果基本正常或轻微异常。

（2）酒精性脂肪肝：影像学诊断符合脂肪肝标准，血清 ALT、AST 或 GGT

可轻微异常。

（3）酒精性肝炎：是短期内肝细胞大量坏死引起的一组临床病理综合征，可发生于有或无肝硬化的基础上，主要表现为血清 ALT、AST 或 GGT 升高，可有血清 TBIL 增高，可伴有发热、外周血中性粒细胞升高。重症酒精性肝炎是指酒精性肝炎患者出现肝功能衰竭的表现，如黄疸、凝血机制障碍、肝性脑病、急性肾功能衰竭、上消化道出血等，常伴有内毒素血症。

（4）酒精性肝纤维化：临床症状、体征、常规超声显像和 CT 检查常无特征性改变。未做肝活组织检查时，应结合饮酒史、瞬时弹性成像或 MRI、血清纤维化标志物（透明质酸、Ⅲ型胶原、Ⅳ型胶原、层粘连蛋白）、GGT、AST/ALT、AST/PLT、胆固醇、载脂蛋白 -A1、TBIL、$\alpha 2$ 巨球蛋白、铁蛋白、稳态模式胰岛素抵抗等改变，综合评估，做出诊断。

（5）酒精性肝硬化：有肝硬化的临床表现和血清生物化学指标、瞬时弹性成像及影像学的改变。

（二）中医诊断标准

1. 病名诊断

（1）臌胀：腹部膨隆，皮肤绷紧，叩之如鼓，有移动性浊音。或齿鼻衄血，或在颈胸壁等处出现红痣、血缕及手掌赤痕，或四肢瘦削、神疲乏力、纳少便溏，或高热烦躁、神昏谵语、皮肤出现瘀斑等症状。若嗳气、矢气则舒，腹部按之空空然，鼓之如鼓，多为气鼓；若腹部胀满膨大，或状如蛙腹，按之如囊裹水，多为水鼓；若腹部坚满，青筋显露，腹中积块痛如针刺，面、颈、胸部出现红缕赤痕，多为血鼓。

（2）积聚：腹胀腹痛，食欲不振，乏力，消化不良，腹部查体可触及腹部包块。

2. 证候诊断

（1）肝郁脾虚证：平素性急易怒，胸胁胀满，食少纳呆，恶心呕吐，乏力，大便溏泄，舌淡，苔白腻，脉弦。

（2）湿热蕴结证：腹大坚满，身目俱黄，皮肤瘙痒，烦热躁动不安，小便短少或无，大便干或黏腻不爽，舌红，苔黄厚腻，脉弦滑。

（3）气滞血瘀证：脘腹胀急，青筋暴露，胁下癥结痛如针刺，面色晦暗黧黑，或见赤丝血缕，胸脘痞闷，不欲饮食，大便色黑，舌质紫黯或有瘀斑，舌苔白腻，脉细涩。

（4）脾肾阳虚证：腹胀如鼓，肢体水肿，面色晦滞，畏寒肢冷，脘闷纳呆，恶心呕吐，便溏，小便短少，舌质淡，苔白而润，脉沉细。

（5）肝肾阴虚证：腹大胀满，青筋暴露，五心烦热，渴而不欲饮，小便短少，腰酸，耳鸣，舌红少苔，脉弦细数。

五、疾病治疗

（一）西医治疗

酒精性肝病治疗原则是：戒酒和营养支持，减轻酒精性肝病的严重程度，改善已存在的继发性营养不良和对症治疗酒精性肝硬化及其并发症。

1. 戒酒

完全戒酒是酒精性肝病最主要和最基本的治疗措施。戒酒可改善预后及肝损伤的组织学、降低门静脉压力、延缓纤维化进程、提高所有阶段酒精性肝病患者的生存率。主动戒酒比较困难者可给予巴氯芬口服。乙醇（酒精）依赖者戒酒过程中要及时预防和治疗乙醇（酒精）戒断综合征（可用安定类镇静治疗）。

2. 营养支持

酒精性肝病患者需良好的营养支持，应在戒酒的基础上提供高蛋白、低脂饮食，并注意补充维生素 B、维生素 C、维生素 K 及叶酸。酒精性肝硬化患者主要补充蛋白质热量的不足，重症酒精性肝炎患者应考虑夜间加餐（约700 kcal/d），以防止肌肉萎缩，增加骨骼肌容量。韦尼克脑病症状明显者及时补充 B 族维生素。

3. 药物治疗

（1）糖皮质激素可改善重症酒精性肝炎患者生存率。

（2）美他多辛可加速乙醇（酒精）从血清中清除，有助于改善乙醇（酒精）中毒症状、乙醇（酒精）依赖及行为异常，从而提高生存率。

（3）S-腺苷蛋氨酸治疗可以改善酒精性肝病患者的临床症状和血清生物化学指标。多烯磷脂酰胆碱对酒精性肝病患者可防止组织学恶化的趋势。甘草酸制剂、水飞蓟素类和还原型谷胱甘肽等药物有不同程度的抗氧化、抗炎、保护肝细胞膜及细胞器等作用，临床应用可改善肝生物化学指标。双环醇治疗也可改善酒精性肝损伤。但不宜同时应用多种抗炎保肝药物，以免加重肝脏负担及因药物间相互作用而引起不良反应。

（4）酒精性肝病患者肝脏常伴有肝纤维化的病理学改变，故应重视抗肝纤维化治疗。目前有多种抗肝纤维化中成药或方剂，如安络化纤丸、复方鳖甲软肝片等。

（5）积极处理酒精性肝硬化的并发症，如食管胃底静脉曲张破裂出血、自发性细菌性腹膜炎、肝性脑病和肝细胞癌等。

（6）严重酒精性肝硬化患者可考虑肝移植。早期的肝移植可以提高患者的生存率，但要求患者肝移植前戒酒 3～6 个月，并且无其他脏器的严重酒精性损伤。

（二）辨证论治

1. 湿热蕴结证

主症：①胁肋胀痛；②身目发黄。

次症：①纳呆呕恶，厌油腻；②口干、口苦；③小便短黄；④大便秘结或溏垢。

舌脉：①舌质红、苔黄腻；②脉弦滑或数。

证型确定：证候诊断具备主症 1 项＋次症 2 项，参考舌脉，即可诊断。

治则：清热化湿。

方药：茵陈蒿汤加减。

中医学将酒归属于湿热之品，过饮则湿热酒毒内蕴，影响脾运化水湿，脾失健运又会进一步导致内湿的生成；此外湿热之邪最易伤阴，阴虚内热又会助长湿热。此期患者多表现为口干口苦，胃脘胀满，反酸嗳气，小便短赤，大便黏腻，苔黄腻，脉滑数。而湿热蕴结中焦，熏蒸肝胆，胆汁泛溢，熏染身目亦可出现黄疸。

卢教授强调："湿邪贯穿酒精性肝病的全过程，而酒精性肝病初期又多合并热邪，湿热已成，当需及早应用清热利湿药，防微杜渐；若未及时治疗，湿热之邪入里传变，不但影响脾胃运化，还会损伤肝肾之阴，加快酒精性肝病的发展。"治疗上需注意两点，一是注意二便的通利，给邪以出路，助黄疸消退；二是用药切忌苦寒，苦寒药容易伤脾碍胃，阻滞气机，则湿热难除。临证处方常以茵陈蒿汤加减，酌加柴胡、黄芩、车前子、土茯苓、连翘、浙贝母、白花蛇舌草等药物，起到清热解毒利湿的作用，并配伍炙甘草，取仲景护胃调和诸药之法。此外，卢教授善用枳椇子与楮实子解除体内酒毒，并且在病情发展的不同阶段，侧重取用其不同功效，早期多用于醒脾解酒、利水消肿，后期正虚邪恋者，亦可滋补肝肾之阴。

2. 肝郁脾虚证

主症：①胁肋胀痛；②腹胀便溏。

次症：①纳呆食少；②身倦乏力；③面色萎黄。

舌脉：①舌苔白滑或白腻、边有齿痕；②脉弦滑或缓。

证型确定：证候诊断具备主症 1 项 + 次症 2 项，参考舌脉，即可诊断。

治则：调肝理脾。

方药：逍遥散加减。

卢教授认为，肝脾失调证多出现在各种原因所导致的肝硬化中。酒精性肝病日久，肝之疏泄失常，易致气郁，木郁克土，横逆犯脾；而脾虚运化失常，又常常影响肝的生理功能，致使肝脾失调，两者互为因果。此期患者多表现为胁肋疼痛，善太息，胃脘胀闷，食少乏力，大便溏结不调，舌淡苔薄白，脉弦而缓。

因此，卢教授在临床治疗过程中，本着"未病先防，既病防变"的原则，从"实脾"入手，常以逍遥散加减，酌加党参、炙黄芪、炒山药等增强补气健脾之力；佐海螵蛸、鸡内金、焦三仙顾护脾胃。卢教授强调，脾虚湿停，当须醒脾，故配伍苍术、厚朴、半夏等理脾醒脾；另少佐柴胡、枳实等理气调肝。诸药相合，中气健旺，肝气条达，充分印证了《金匮要略》"见肝之病，知肝传脾，当先实脾"的理论。

3. 痰瘀互结证

主症：①胁肋刺痛；②胁下痞块；③身倦乏力。

次症：①面色晦暗；②面、颈、胸、臂有丝状血痣；③口干不欲饮。

舌脉：①舌质紫暗或有瘀斑瘀点；②脉沉细涩或弦滑。

证型确定：证候诊断具备主症 1 项 + 次症 2 项，参考舌脉，即可诊断。

治则：理血化痰。

方药：桃红四物汤。

由于长期酗酒，失治误治，病情未得以控制，酒毒湿浊不化，肝失疏泄则气滞血瘀，脾失运化则痰湿蕴结，二者相互搏结，形成痞块，结于胁下。故患者大多表现为胁肋胀满刺痛，可触及痞块，按之略硬，面色晦暗，乏力，舌质暗，苔白腻，脉弦涩。

卢教授说："酒精性肝病程度与血瘀轻重密切相关，痰浊又常常合并瘀血，痰浊阻滞则血行不利，血脉瘀阻则痰凝不化，两者相互影响，故应及时清除体内痰浊、瘀血，截断其内耗之弊。"因此治疗上二者兼顾，在活血之中兼用化痰之药；又因脾胃为痰瘀所困，不能正常运化水谷精微，阻碍气血化生，故在活血的同时也应注重补血。临床治疗上常以桃红四物汤加减，配伍丹参、三七等化瘀生新而不伤正；酌加莪术破血行气消积，但不可长期服用且用量宜小，通常为 6～10g；佐半夏、陈皮、厚朴等化痰浊；浙贝母、鳖甲、牡蛎等软坚散结；方中另配伍地榆炭、藕节炭、侧柏炭等以防出血。卢教授又喜用大黄，取其活血、清血分湿热之功，还可予痰浊、瘀血以出路，防其内耗。诸药相合，配伍巧妙，临床效果显著。

4. 肝肾阴虚证

主症：①胁肋隐痛；②腰膝酸软；③目睛干涩。

次症：①五心烦热；②失眠多梦；③牙龈出血。

舌脉：①舌红或有裂纹，少苔或无苔；②脉弦细数。

证型确定：证候诊断具备主症 1 项＋次症 2 项，参考舌脉，即可诊断。

治则：滋阴柔肝。

方药：左归丸加减。

酒精性肝病病情迁延不愈，酒毒湿热留恋，后期损伤肝之阴血，日久必累及肾阴。卢教授认为："疾病进展到此期，肝、脾、肾三脏功能失调，从而导致水饮、痰浊、血瘀停滞不化，如果不及时加以治疗，则必然会加剧硬化的程度。"

卢教授说："肝肾之精血与酒精性肝病的转归预后有密切关联。"滋养肝肾不可过于滋腻，以碍脾胃运化，当以滋水涵木之法，常用山萸肉、枸杞子、旱莲草、女贞子、菟丝子等；佐以肉苁蓉、菟丝子等以阳中求阴；若肝肾之阴耗伤已甚，则可酌加熟地黄、生地黄、龟甲等，但用量宜小；疾病发展至此，久病耗伤阴液，常见明显的阴虚火旺之象，故加入生地黄、知母等清虚热之品；酒精性肝病患者后期又常有出血倾向，表现为齿衄、呕血、大便潜血等，卢教授常配伍侧柏炭、地榆炭、三七粉、阿胶等，加强止血之效。

5. 脾肾阳虚证

主症：①胁肋隐痛；②畏寒肢冷；③腹大胀满，形似蛙腹。

次症：①腰膝酸软；②便溏；③下肢浮肿。

舌脉：①舌质淡胖，或有齿痕，苔薄白润；②脉沉尺弱。

证型确定：证候诊断具备主症 1 项＋次症 2 项，参考舌脉，即可诊断。

治则：温补脾肾。

方药：实脾饮加减。

疾病迁延不愈，脾胃受累，气血生化乏源，正气不足，亦可损脾肾之阳。常可见胁肋胀满、周身乏力、腰膝僵冷、畏寒、纳差、便溏、小便短少、舌淡暗、齿痕、苔白稍腻、脉沉尺弱等脾肾两虚的表现。

脾肾两虚者当以培土制水为主，兼以温补肾阳，常以实脾饮加减。多用巴戟天、菟丝子、肉苁蓉等温补肾阳；健脾燥湿加陈皮、苍术、厚朴、大腹皮；另配伍车前子、泽泻利小便以实大便，加强利水之功效。

六、病例举隅

病例 1

赵某，男，54 岁。2022 年 3 月 1 日初诊。

[主诉] 右胁肋部隐痛 1 月余。

[现病史] 患者近 1 个月无明显诱因出现右胁肋隐痛，伴胃脘部胀闷，症状持续不缓解，遂来诊。现症见：右胁肋隐痛，胃胀，乏力，口苦，纳差，睡眠尚可，大便溏结不调，小便黄。

[个人史] 饮酒史 30 年，平均每日饮酒量 50g。

[查体] 一般状况良好，面色较暗，腹型肥胖，腹壁无静脉曲张，腹软，上腹部轻压痛，无反跳痛及肌紧张，全腹部未触及包块，肝脾肋下未触及，肝 - 颈静脉回流征阴性，移动性浊音（-），双侧肾区无叩击痛，双下肢无浮肿，生理反射正常，病理反射未引出。舌质暗，舌体胖大边有明显齿痕，苔白厚腻，脉弦滑。

[辅助检查] 肝功能示：TP 65.4g/L，TBA 21.4μmol/L，GGT 120U/L，ALT 49U/L，AST 41U/L。彩超肝胆脾胰腺示：中度脂肪肝。

[诊断] 中医诊断：酒癖（痰湿蕴脾、肝脾不调证）。

西医诊断：酒精性肝病。

[处方] 柴胡 10g，陈皮 15g，大腹皮 15g，茯苓 20g，泽泻 20g，山楂 20g，桂枝 20g，葛花 15g，黄芪 30g，苍术 15g，白术 15g，枳椇子 20g，车前子 20g，丹参 20g，赤芍 20g，红曲 1 袋。

10 剂，每日 1 剂，水煎，分 2 次口服。嘱患者戒酒。

二诊：2022 年 3 月 11 日。

患者右胁肋部疼痛缓解，脘腹痞闷不舒明显减轻，纳稍增，仍略有乏力。舌暗滞，苔白腻，脉沉细。肝功能示：TP 63 g/L，TBA 10.9μmol/L，GGT 112 U/L。

[处方] 上方去红曲、白术、桂枝，加白豆蔻 10g，佩兰 10g，荷叶 10g，厚朴 15g，竹茹 15g。

10 剂，每日 1 剂，水煎，分 2 次口服。

三诊：2022 年 3 月 21 日。

患者右胁肋部胀痛基本消失，偶有脘腹痞闷，纳可，大便成形。舌质红，暗滞，瘀斑，苔白，脉沉滑。彩超肝胆脾胰腺示：轻度脂肪肝；胆脾胰腺未见异常。肝功：GGT 57U/L。

［处方］上方去佩兰、白豆蔻、竹茹、山楂，加竹叶 10g，灯心草 10g，莲子心 5g，川芎 15g，红花 10g。

10 剂，每日 1 剂，水煎，分 2 次口服。

四诊：2022 年 3 月 31 日。

患者自感诸症不显，复查肝功能提示正常。

【按语】患者因长期纵酒，湿热内生，而困于脾，土壅木郁，湿热之邪责于中焦，发为酒癖。证属痰湿蕴脾、肝脾不调，治以疏肝健脾，利湿化浊。方中柴胡、陈皮疏肝解郁；黄芪、白术、苍术、茯苓健脾利湿，以顾护脾胃；桂枝发汗解肌，温通经脉；葛花解酒，护肝养胃，降糖降脂；枳椇子通利二便，善解酒毒，且可平息肝风，孙思邈曾高度评价枳椇子的解酒之力："园中生枳椇，家中无醉人。"大腹皮、车前子通利湿邪，使湿邪从小便而解；山楂可消食健胃、活血化瘀；山楂、泽泻、红曲配伍加强化浊降脂之功；丹参、赤芍活血化瘀，助祛湿邪。把握中医学整体观念，"邪气胜则实"，祛邪兼顾扶正，标本同治，病情由此缓解。

病例 2

张某，男，53 岁。2022 年 2 月 28 日初诊。

［主诉］右胁肋部疼痛 2 月余，加重 1 周。

［现病史］患者近 2 个月无明显诱因出现右胁肋疼痛，伴情志抑郁，未用药治疗；近 1 周胁肋疼痛加重，遂来诊。现症见：右胁肋疼痛，情绪低落，食少纳呆，偶有反酸，便溏，日 2～3 次，小便色黄，夜眠可。

［个人史］饮酒史 30 年，平均每日饮酒量 100g。

［查体］一般状况良好，肝病面容，腹部平坦，腹壁无静脉曲张，腹软，上腹部轻压痛，无反跳痛及肌紧张，全腹部未触及包块，肝脾肋下未触及，肝 - 颈静脉回流征阴性，移动性浊音（－），双侧肾区无叩击痛，双下肢无浮肿，生理反射正常，病理反射未引出。舌淡红稍暗，苔白腻，脉沉弦。

［辅助检查］肝功示：TBIL 46.1μmol/L，DBIL 19.9μmol/L，IBIL 26.2μmol/L，ALT 51U/L，AST 96U/L，GGT 120 U/L。彩超肝胆脾胰腺示：肝硬化改变，脾大（左肋下 3.2cm），门静脉内径 1.6cm。

[诊断] 中医诊断：酒癖（肝郁脾虚，瘀血阻滞证）。

            西医诊断：酒精性肝硬化（代偿期）。

[处方] 柴胡15g，丹参10g，郁金10g，延胡索10g，川楝子15g，莪术6g，陈皮15g，厚朴15g，党参20g，炒白术15g，茯苓20g，炙甘草10g，枳椇子20g，海螵蛸30g，煅牡蛎20g。

14剂，每日1剂，水煎，分2次口服。嘱患者戒酒。

二诊：2022年3月14日。

患者自述食欲好转，大便溏，日1～2次，但右胁仍不适。触诊：腹平软，有韧性，深吸气时右胁下可触到条索样物。舌淡红，齿痕，苔白稍腻，脉沉弦。

[处方] 上方去川楝子，加白芍20g，当归15g。

7剂，每日1剂，水煎，分2次口服。

三诊：2022年3月28日。

诸症基本好转，偶有右胁肋疼痛，舌淡红且边有齿痕，苔薄白，脉沉弦。理化检查：肝功基本恢复正常，对比之前肝胆脾彩超，肝硬化程度明显好转，门静脉内径1.25cm，脾稍大。

[处方] 上方去牡蛎、莪术，加赤芍20g，川芎10g。

21剂，每日1剂，水煎，分2次口服。嘱患者调畅情志，定期复查肝功、肝胆脾彩超，饮食上忌生冷硬辣，不可复饮酒。

【按语】此患者为酒精性肝硬化（代偿期），因长期饮酒，酒毒湿热困脾，健运失常，气血化源不足，肝气失于条达而血脉瘀阻。首诊处方中柴胡善疏达肝气，调畅气机；郁金味辛苦泄，既可行气活血止痛，又能清利肝胆湿热；丹参功善祛瘀生新，三药同用可奏疏肝行气、养血祛瘀之功，卢教授常将此药群用于肝病之气滞血瘀证；配合陈皮、厚朴以理脾醒脾；延胡索、川楝子、莪术共用，加强行气止痛之效；脾胃为人体气血阴阳的生化源泉，若脾胃安定，气血调和，则可不受肝脏之邪，且脾胃乃后天之本，脾胃健则人体气血充实条达，亦有利于肝脏的生理功能恢复，因此加入党参、茯苓、麸炒白术、甘草，助脾气健旺；枳椇子软坚消癥，醒脾解酒；另配伍海螵蛸、煅牡蛎共促抑酸止痛，顾护脾胃之效。因肝藏血，体阴而用阳，肝体要靠阴血濡养，肝无血养而失柔，肝病迁延不愈，病久耗伤气血，故二诊在前方的基础上加入白芍、当归，补益肝之阴血，养血柔肝而止痛；三诊加入赤芍、川芎使其瘀血得去，气血亏虚渐复。

病例3

于某，男，60岁。2022年4月27日初诊。

[主诉] 酒精性肝硬化病史5年，腹胀1个月。

［现病史］患者 5 年前因肝区不适就诊于当地医院，诊断为酒精性肝硬化；2 年前出现腹水，1 年前出现过呕血，于当地医院住院治疗好转后出院；1 个月前患者出现腹胀，持续不缓解，今为求中西医系统治疗来诊。现症见：右胁肋部胀闷不适，腹大如鼓，面黄而晦暗，下肢轻度浮肿，纳呆便溏，自觉口苦，睡眠欠佳。

［个人史］饮酒史 35 年，平均每日饮酒量 60g，现已戒酒。

［查体］一般状况欠佳，肝病面容，腹壁可见静脉曲张，腹部膨隆，上腹部轻压痛，无反跳痛及肌紧张，全腹部未触及包块，肝脾肋下未触及，移动性浊音（＋），双侧肾区无叩击痛，双下肢浮肿，生理反射正常，病理反射未引出。舌暗红、苔白腻，脉沉弦。

［辅助检查］肝功能示：ALT 58 U/L，AST 76 U/L，TBIL 60.2μmol/L，GGT 120 U/L。血常规示：WBC $4.07×10^9$/L，RBC $5.19×10^{12}$/L，PLT $85×10^9$/L。肝胆脾彩超示：肝硬化、脾大、腹水。

［诊断］中医诊断：酒鼓（脾肾阳虚，痰瘀交阻证）。

　　　　西医诊断：酒精性肝硬化（失代偿期）。

［处方］茵陈 50g，白术 20g，熟附子 9g，丹参 20g，三七 10g，阿胶 30g，藕节炭 30g，蒲黄炭 15g，陈皮 15g，腹皮 20g，茯苓 20g，桂枝 20g，车前子 20g，枳椇子 20g，海螵蛸 30g，鸡内金 15g。

14 剂，每日 1 剂，水煎，分 2 次口服。

二诊：2022 年 5 月 11 日。

患者腹水渐退，胁肋胀闷改善，饮食可，大便调，舌淡红、苔白腻，脉沉。

［处方］上方去腹皮、丹参、蒲黄炭，加苍术 15g，白豆蔻 10g，木香 15g，蒲黄 15g。

14 剂，每日 1 剂，水煎，分 2 次口服。

三诊：2022 年 5 月 25 日。

诸症缓解，肝功基本正常，续以扶正祛邪之法，随症加减治疗 3 个月后，彩超提示腹水已明显消退，肝硬化较前亦有改善。患者体质明显增强，此后仍坚持随诊，定期复查相关指标。

【按语】此患者阳气虚弱，湿困瘀阻为患，故卢教授以茵陈术附汤加减。方中茵陈利胆退黄；附子温阳泄浊；卢教授尝谓茯苓、桂枝二药配伍白术取其温阳利水之功，配伍丹参则取其活血化瘀之意，卢教授常以二者兼顾；陈皮、腹皮合用理气健脾利水；车前子利小便以实大便；鸡内金健脾消食；三七止血不留瘀，化痰不伤正；阿胶既能止血又能养血，三七、阿胶二药合用以活血养血止血；藕节炭、蒲黄炭以预防出血；卢教授认为血络阻滞日久，非草木之药可去，故选用海螵蛸搜络祛阻塞。卢教授强调肝郁血滞，气血不和乃水湿内停的根本原因，故治疗应注意活血行气以助利水。臌胀之为病，临床变化多端。须严格把握病机，准确辨证，做到攻补兼施，灵活用药，方可收到良好的疗效。

病例 4

陈某，男，43 岁。2022 年 5 月 20 日初诊。

[主诉] 右胁肋胀痛 4 个月，加重伴身目黄染 2 天。

[现病史] 患者近 4 个月无明显诱因出现右胁肋胀痛，自行口服柴胡舒肝丸，未见明显缓解；近 2 天胁肋疼痛加重，伴身目黄染，为求系统治疗来诊。现症见：右胁肋胀痛，身目黄染，腹胀、嗳气，饱食后易发作，口干口苦，乏力，纳呆，小便黄，大便干，睡眠欠佳。

[个人史] 饮酒史 10 余年，平均每日饮酒量 40g，近来应酬饮酒增多。

[查体] 一般状况尚可，身目黄染，腹壁无静脉曲张，腹型肥胖，肝区轻压痛，无反跳痛及肌紧张，全腹部未触及包块，肝脾肋下未触及，移动性浊音（－），双侧肾区无叩击痛，双下肢无浮肿，生理反射正常，病理反射未引出。舌暗红，苔黄厚腻，脉滑。

[辅助检查] 肝功能示：ALT 118U/L，AST 95U/L，TBIL 37.8μmol/L，DBIL 20.2μmol/L，GGT 140U/L，TG 3.5mmol/L，CHOL 6.5mmol/L；肝胆脾彩超示：中度脂肪肝、慢性胆囊炎。

[诊断] 中医诊断：酒癖（肝郁脾虚，湿热瘀阻）。

西医诊断：酒精性肝炎。

[处方] 茵陈 30g，柴胡 15g，枳壳 10g，党参 10g，法半夏 10g，茯苓 15g，丹参 15g，栀子 15g，大黄 5g，炒白术 15g，黄连 10g，竹茹 15g，炙甘草 5g。

14 剂，每日 1 剂，水煎，分 2 次口服。嘱戒酒及肥甘厚腻之品。

二诊：2022 年 6 月 6 日。

右胁肋胀痛及身目黄染减轻，仍偶有口干口苦，二便调。

[处方] 上方加苍术 15g，黄柏 10g，木香 15g。

14 剂，每日 1 剂，水煎，分 2 次口服。

三诊：2022 年 6 月 20 日。

右胁肋胀痛、身目黄染等诸症消失，食欲可，二便调，舌淡红，苔白微腻。复查肝功能恢复正常，CHOL 4.2mmol/L，TG 2.8mmol/L。彩超提示脂肪肝消失。

【按语】酒精性肝病临床上虚实相杂，因而在中医辨治时要谨守病机，明辨虚实。临床辨证需细心准确，以防湿热之邪入里传变，影响脾胃运化，损伤肝肾之阴，加快疾病的发展。治疗上仍以顾护脾胃为主，切忌用药过于苦寒。

病例 5

张某，男，49 岁。2022 年 8 月 4 日初诊。

［主诉］右胁肋部隐痛 1 个月余。

［现病史］患者 1 年前诊断为酒精性肝硬化，于当地医院口服中药治疗。近 1 个月患者出现右胁肋隐痛，伴乏力纳差，为求系统治疗来诊。现症见：右胁肋隐痛，乏力，纳差，腰酸腿沉，下肢轻度浮肿，偶有牙龈出血，失眠多梦，大便溏，1～2 次/日，小便黄。

［个人史］饮酒史 30 年，平均每日饮酒量 65g，现已戒酒。

［查体］一般状况可，肝病面容，腹平坦，腹壁轻度静脉曲张，腹软，上腹部轻压痛，无反跳痛及肌紧张，全腹部未触及包块，肋下可触及脾脏，肝-颈静脉回流征阴性，移动性浊音（-），双侧肾区无叩击痛，双下肢轻度浮肿，生理反射正常，病理反射未引出。舌淡红、苔白稍腻，脉沉弦。

［辅助检查］肝功能示：TBIL 31μmol/L，DBIL 13.7μmol/L，IBIL 17.3μmol/L，TBA 30.1μmol/L，GGT 135U/L，ALT 84U/L，AST 90U/L。血常规示：RBC 5.02×10^{12}/L，PLT 89×10^9/L。彩超肝胆脾胰腺示：肝表面不光滑，实质回声粗糙，胆囊壁增厚（0.5cm）；脾大（16.3×4.5cm）。

［诊断］中医诊断：酒鼓（肝肾亏虚，脾虚湿滞证）。

　　　　西医诊断：酒精性肝硬化。

［处方］人参 10g，黄芪 20g，茯苓 20g，当归 15g，白芍 15g，白术 15g，防风 15g，大腹皮 15g，鸡内金 15g，枳椇子 20g，焦三仙各 10g，车前子 20g，枸杞子 20g，熟地黄 20g，山药 20g，牛膝 20g。

14 剂，每日 1 剂，水煎，分 2 次口服。

二诊：2022 年 8 月 18 日。

患者右胁肋部疼痛及乏力缓解，食欲较前好转，仍偶有牙龈出血。舌淡，苔白，脉沉弦。

［处方］上方去熟地黄、防风，加海螵蛸 20g，地榆炭 20g，血余炭 20g。

14 剂，每日 1 剂，水煎，分 2 次口服。

三诊：2022 年 9 月 5 日。

患者右胁肋部疼痛消失，体力也较前明显增加，饮食如常，大便成形。舌淡红，苔白，脉沉。复查肝功基本正常，彩超肝胆脾胰腺示：肝硬化，脾大（15.1×4.3cm）。

［处方］上方加桂枝 10g。

14 剂，每日 1 剂，水煎，分 2 次口服。

患者至今仍坚持复诊，已无明显不适症状，脾大也较前改善。

【按语】本病例的治疗过程，卢教授抓住气虚湿滞的病理实质，调整肝脾肾三脏的实质损害带来的功能性障碍，以扶正为主是其特点，禁用克伐攻逐以免损伤正气。

▶▶ 参考文献

［1］酒精性肝病防治指南（2018）［J］.实用肝脏病杂志，2018，21（2）：170-176.

［2］刘岩，苏琳.酒精性肝病基层诊疗指南（2019）［J］.临床肝胆病杂志，2021，37（1）：36-40.

［3］赵芳，潘桂萍.酒精性肝硬化和肝炎后肝硬化的临床特点分析［J］.临床医药文献电子杂志，2019，6（58）：34-35.

［4］Themistoklis Kourkoumpetis and Gagan Sood.Pathogenesis of Alcoholic Liver Disease［J］.Clinics in Liver Disease，2019，23（1）：71-80.

［5］常彬霞，王华，邹正升，等.酒精性肝病的发病机理和新的治疗靶点［J］.临床肝胆病杂志，2014，30（2）：113-117.

［6］Elisabetta Ceni，Tommaso Mello，Andrea Galli. Pathogenesis of alcoholic liver disease：Role of oxidative metabolism［J］.World Journal of Gastroenterology，2014，20（47）：17756-17772.

［7］Helmut K. Seitz. The role of cytochrome P4502E1 in the pathogenesis of alcoholic liver disease and carcinogenesis［J］.Chemico-Biological Interactions，2020，316：108918.

［8］Craig McClain and Vatsalya Vatsalya and Matthew Cave. Role of Zinc in the Development/Progression of Alcoholic Liver Disease［J］.Current Treatment Options in Gastroenterology，2017，15（2）：285-295.

［9］夏婷，张瑾，姚佳慧，等.氧化应激在酒精性肝病中作用机制的研究进展［J］.中国药理学通报，2017，33（10）：1353-1356.

［10］邱萍，李相，孔德松，等.酒精性肝病发病机制研究的新进展［J］.中国药理学通报，2014，30（2）：160-163.

［11］王生，黄晓星，余鹏飞，等.肠道菌群失调与结肠癌发生发展之间关系的研究进展［J］.中国药理学通报，2014，30（8）：1045-1049.

［12］臧月，王生，刘楠，等.肠道菌群失调介导酒精性肝病发生发展的机制研

究进展［J］.中国药理学通报，2016，32（4）：451-455.

［13］Desh Raj et al. The gut-liver-kidney axis : Novel regulator of fatty liver associated chronic kidney disease［J］. Pharmacological Research, 2020, 152 : 104617.

［14］许蓬娟，蔡青，谭俊珍.酒精性肝病发生机制的研究进展［J］.海南医学，2021，32（12）：1600-1604.

［15］G. Xie, Wei Zhong, W. Jia. Chronic ethanol consumption alters mammalian gastrointestinal content metabolites［J］. Journal of proteome research, 2013, 12（7）：3297-3306.

［16］吕卉，盛吉芳.酒精性肝病与肠道菌群失调研究进展［J］.现代医药卫生，2019，35（2）：166-169.

［17］Jasmohan S. Bajaj, Genta Kakiyama, Derrick Zhao, et al. Continued Alcohol Misuse in Human Cirrhosis is Associated with an Impaired Gut-Liver Axis［J］. Alcoholism, clinical and experimental research, 2017, 41（11）：1857-1865.

［18］吴亚，李艳茹，杨寄镐，等.酒精性肝病发病机制研究现状［J］.临床肝胆病杂志，2020，36（12）：2822-2825.

［19］牟文玲，陈事如，吴振婷，等.通过LPS-TLR4/MD-2-TNF-α 信号通路探讨酒精性肝病发病机制［J］.中国卫生标准管理，2021，12（14）：129-131.

［20］Nina L. Gluchowski, Katlyn R Gabriel, Chandramohan Chitraju, et al. Hepatocyte Deletion of Triglyceride - Synthesis Enzyme Acyl CoA : Diacylglycerol Acyltransferase 2 Reduces Steatosis Without Increasing Inflammation or Fibrosis in Mice［J］. Hepatology, 2019, 70（6）：1972-1985.

［21］赵杰，齐永芬，鱼艳荣.氧化应激在肝纤维化发生发展中的作用［J］.临床肝胆病杂志，2019，35（9）：2067-2071.

［22］张慧珍，卢秉久.卢秉久辨治酒精性肝病经验［J］.长春中医药大学学报，2018，34（4）：692-695.

［23］陈亚男，卢秉久.卢秉久疏肝理脾辨治酒精性肝病经验［J］.湖南中医杂志，2018，34（1）：27-29.

［24］陈普照，卢秉久.卢秉久教授分期治疗酒精性肝硬化临床经验总结［J］.中医临床研究，2022，14（4）：83-85.

慢性乙型病毒性肝炎

一、疾病概述

慢性乙型肝炎（Chronic HepatitisB, CHB）是当前世界范围内严重威胁人类健康的传染病，具有常见性、多发性及难治性的特点。据世界卫生组织报道，全球约 20 亿人曾感染过 HBV，其中 3.5 亿人为慢性乙型病毒性肝炎感染者，每年约有 100 万人死于 HBV 感染所致的肝硬化、肝衰竭和肝癌。

本病属中医学"黄疸""胁痛""臌胀""癥瘕""积聚"等疾病的范畴。《素问·脏气法时论》云："肝病者，两胁下痛引少腹，令人善怒，虚则目眩昭无所见，耳无所闻，善恐如人将捕之。"《素问·玉机真脏论》曰："湿热相交，民当病瘅。"中医学对本病的认识除黄疸、胁痛等外，尚有肝着、肝积、虚劳等论述。

二、疾病机制

（一）病理生理

针对慢性 HBV 感染的研究进行了数十年，但其发病原因复杂，至今尚未完全阐明。前期研究表明，HBV 不直接作用于肝细胞，而是通过病毒引起的免疫应答致肝细胞损伤及炎症坏死。非特异性（固有）免疫应答在 HBV 感染初期发挥重要作用，它可以启动后续特异性（适应性）免疫应答，而 HBV 可依托自身 HBeAg、HBx 等多种蛋白质成分，干扰 Toll 样受体、维甲酸诱导基因 I 两种抗病毒信号转导途径，从而抑制非特异性免疫应答的强度。使得 CHB 患者常表现为外周血中髓样树突状细胞（myeloid dendritic cell，mDC）和浆样树突状细胞（plasmacytoid dendritic cell，pDC）频数降低，且 mDC 成熟障碍，pDC 产生干扰素 $-\alpha$ 能力明显降低，从而导致机体直接清除病毒和诱生 HBV 特异性 T 细胞的能力下降，不利于病毒清除。HBV 特异性免疫应答在清除 HBV 中起主要作用。主要组织相容性复合物（major histocompatibility complex，MHC）

Ⅰ类分子限制性的 CD8$^+$ 细胞毒性 T 淋巴细胞可诱导病毒感染肝细胞凋亡，也可通过分泌干扰素-γ，以非细胞溶解机制抑制肝细胞内的 HBV 基因表达和复制。慢性感染时，HBV 特异性 T 细胞易凋亡，产生细胞因子和增殖能力均显著降低，功能耗竭，可能是导致 HBV 持续感染的机制之一。目前认为血清和肝组织中存在大量 HBsAg，而 HBsAg 特异性细胞毒性 T 淋巴细胞数量缺乏和（或）功能不足，是导致慢性 HBV 感染者发生免疫耐受的重要原因。

（二）病因病机

卢教授认为慢性乙肝病程长，病变广泛，虚实错杂，临床表现不一，湿、热、毒、瘀（郁）、虚纵横交错，相伴而成。将本病病机可概括为"湿热邪毒内伏，肝郁血瘀，脾肾亏虚。其病位在肝、脾、肾，初起病位在肝脾，日久及肾，并可累及心、肺、胃肠等脏腑。在不同时期，不同患者的病理变化是不尽相同的。根据其临床表现的不同，把慢性乙肝分为早、中、晚三期。

1. 早期

在慢性乙肝早期，其病位主要在肝脾。一部分患者湿热之象表现较轻，由于疫毒之邪结于肝脾，导致肝脏疏泄功能失常，肝失所养，脾胃运化功能失常，不能受纳、腐熟水谷，转输水谷精微，临床表现肝郁脾虚之象突出，如胁肋疼痛、脘腹胀满、神疲乏力、纳差便溏等。另有一部分患者，湿热之象较为突出，湿热邪毒内盛，肝胆疏泄失常，脾胃升降失职，临床表现类似急性肝炎肝胆湿热型，如身目俱黄、胸脘痞满、恶心呕吐、厌油纳差、口干口苦、小便黄、大便或溏或结等症状，部分患者可有发热。

2. 中期

慢性肝炎初期以肝郁脾虚为主的患者，若治疗失当或病情持续发展，脾气更虚，气血乏源，日久可出现气血不足，脾气愈弱之象。脾胃虚弱，后天不能充养先天，日久必然导致肾虚，临床多表现为脾肾阳虚症状，如神倦怯寒、少气懒言、胁部隐痛、纳差、腹胀、腹部冷痛、肢冷或下肢浮肿、小便短少不利、大便溏泻等。另一部分以肝胆湿热为主要征象的患者，若治疗不当，过量使用苦寒温燥之剂，或过用攻、破之剂伤阴，均可致肝阴不足，日久累及于肾，形成肝肾阴虚之证，临床多表现右胁隐痛，头晕耳鸣，腰背酸痛，两目干涩，五心烦热，纳呆腹胀，男子遗精，女子经少经闭、月经先期等。总之，无论任何证型的慢性乙肝迁延不愈日久，均可累及于肾，故中医学有"穷必及肾"之说。

3. 晚期

多数慢性的乙肝患者经积极治疗是可以逐渐好转痊愈的，但也有一部分患者长期不愈，病情继续发展，中医学有"久病必瘀""病初气结在经，病久血伤入络"之说，因此气血失调也是贯穿于慢性乙肝病理过程中的重要一环。若此时病情较重，多为肝硬化的早期阶段，其病变部位除涉及肝、脾、肾三脏外，更以气血瘀阻为主要病理变化，临床呈现虚实错杂之象。如逐渐出现肝脾肿大，面色晦暗，肝区疼痛固定不移，舌紫暗，或有瘀点、瘀斑，脉弦涩等为气血瘀阻之征象。肝为刚脏，体阴而用阳，以血为体，以气为用。正常生理状况下，肝气疏泄功能正常，气血冲和调达，则气帅血行，血液循环流畅。而慢性乙肝患者，肝失疏泄，肝气郁滞，气滞则血行不畅，久而成瘀。木郁克土，初起可致脾胃升降功能失职，气机失常而致血行失常；日久脾胃虚弱，一方面脾气虚无力推动血行，另一方面气血不足，可出现血虚、血瘀。气滞、气虚和血虚均可导致血瘀。总之，慢性乙肝后期，各脏腑功能失调，导致气血瘀阻，水湿不化，病情如若继续发展，终可致气、血、水互结之臌胀。

三、临床表现

1. 早期

（1）肝胆湿热：此类患者病程多相对较短，或由急性乙肝迁延未愈，或一度好转又复发而来。其主要临床表现为身体困倦，或有低热，食少纳呆，右胁部疼痛，恶心厌油，口干口苦，身目俱黄，小便黄，大便或溏或结。

（2）肝郁脾虚：此类患者病程稍长，其临床症状较轻，主要临床表现为神疲乏力，情绪烦躁或抑郁，胁肋疼痛，或肝区不适，脘腹胀满，纳差便溏，嗳气口苦等。

2. 中期

（1）脾肾阳虚：主要临床表现为神倦怯寒，少气懒言，胁部隐痛，脘闷纳呆，腹胀，腹部冷痛，肢冷或下肢浮肿，小便短少不利，大便溏泻等。

（2）肝肾阴虚：主要临床表现为体倦乏力，右胁不适，或有隐痛，头晕耳鸣，腰背酸痛，两目干涩，五心烦热，纳呆腹胀，男子遗精，女子经少经闭、月经先期等。

3. 晚期

气血瘀阻：临床主要表现为肝区疼痛，固定不移，腹部胀满，伴乏力纳呆，面色晦暗，齿衄，鼻衄，妇女闭经等。

四、疾病诊断

西医诊断参照 2022 年《慢性乙型肝炎防治指南》及由中华医学会肝病学分会、中华医学会感染病分会共同发布的 2015 年《慢性乙型肝炎防治指南》，慢性乙型肝炎是指由乙型肝炎病毒持续感染引起的肝脏慢性炎症性疾病，表现为血清 HBsAg 阳性、HBeAg 阳性或阴性、HBV DNA 阳性、ALT 持续或反复升高，或肝组织学检查有肝炎病变。

五、疾病治疗

（一）西医治疗

1. 干扰素

干扰素治疗可分为长效干扰素和重组干扰素，干扰素是目前首选的抗病毒治疗药物，长效干扰素的半衰期长，药效持久，能有效清除毒素，药效长达一周。长效干扰素的药理机制是通过与细胞的干扰素受体结合，产生抗病毒蛋白细胞，从而阻止病毒继续复制来达到消灭病毒的作用，此药属于第二代干扰素，在抗病毒基础上还能保护人体免疫，提高肝脏的抗病毒能力，从而减轻病毒对肝组织的损害。而重组干扰素是通过与靶细胞受体结合来产生抗病毒蛋白，通过抑制病毒核酸转录来增强机体的病毒清除能力和抵抗能力，其不良反应少，但长期使用会产生药物依赖性。

2. 拉米夫定

拉米夫定在病毒感染细胞内会产生拉米夫定三磷酸盐，具有抑制乙肝病毒的作用，进入病毒细胞中，会阻断乙肝病毒的基因链，抑制其 DNA 的合成、复制，通过改变血清转氨酶的水平来阻止肝脏发生病变，降低患者发生肝癌的风险。拉米夫定以口服方式的药效更突出，其生物利用度高达 85%，在体内发挥完药效后经肾脏排泄出体外，此药不受肝肾功能异常患者的影响，大部分患者的耐受性较高，部分仅有轻微不良反应症状。

3. 恩替卡韦

恩替卡韦是乙肝患者常备药物之一，属于核苷类似物，此药有很强的抑制乙肝病毒复制的效应，初次使用的药效更明显，其耐药性低，抗病毒性强，口服吸收快，产生的副作用轻，对患者的血流动力影响小。长期治疗可改善乙型肝炎肝硬化患者的组织学病变，显著降低肝硬化并发症和肝细胞癌的发生率，降低肝脏相关和全因病死率。

4. 富马酸替诺福韦酯（TDF）

应用 TDF 治疗 CHB 患者的多中心临床研究结果显示，可强效抑制病毒复制，耐药发生率低。

5. 抗炎保肝药

（1）甘草酸制剂：能够阻止各种毒性物质导致的的血清肝酶指标变化；还具有类固醇样作用，且皮质激素不良反应不明显，可以通过对免疫性因子和炎症因子的控制起到抗炎的功效。

（2）水飞蓟素：有明显保护及稳定肝细胞膜作用，对四氯化碳引起的肝损害具有保护作用，并能增强细胞核仁内多聚酶 A 的活性，刺激细胞内的核糖体核糖核酸，促进有机蛋白质的合成。

（3）双环醇：能够起到减轻炎症损伤、保护肝细胞的作用。药理实验证明，双环醇能够借助抗氧化作用实现对膜分子、自由基二者的共价结合，从而发挥良好的抑制作用，维持患者体内肝细胞膜的稳定性。除此之外，双环醇能在一定程度上保护细胞核，减轻线粒体损伤，对机体内正常肝细胞的死亡产生缓解及抵抗作用，并且还能进一步减轻机体内肝细胞炎症的凋亡，实现肝细胞保护的功效。

（4）还原型谷胱甘肽：它能通过多种途径作用有效保护肝细胞。临床研究人员进行动物实验研究发现，补充 GSH 可以有效弱化氧应激，从而减轻活性氧对患者体内肿瘤坏死因子表达，增加 p65、核因子 –κB、Bel 的表达，降低 Caspase-3、Bax 蛋白的表达，对脂肪性肝炎病理性肝细胞死亡产生抑制作用。

（5）熊去氧胆酸：增加胆汁酸分泌，拮抗疏水性胆酸的细胞毒性作用，具有利胆和免疫调节作用。

（二）辨证论治

1. 肝郁脾虚证

主症：①胁肋胀痛；②腹胀便溏。

次症：①纳呆食少；②身倦乏力。

舌脉：①舌苔白滑或白腻，边有齿痕；②脉弦滑或缓。

证型确定：证候诊断具备主症 1 项 + 次症 2 项，参考舌脉，即可诊断。

治则：疏肝健脾。

方药：逍遥散和归脾汤加减。常用药有柴胡、白芍、当归、茯苓、白术、党参、黄芪、甘草、木香、三七、阿胶、白花蛇舌草、苦参、焦三仙等。取柴胡疏肝解郁，白芍、当归养血合营以柔肝，以上三者配伍则肝气得疏，肝血得补；茯苓、白术、党参、黄芪、甘草以补脾益气，健脾利湿；木香和胃理气，调理脾胃气机；配以三七、阿胶以养血活血；同时少量配伍清热解毒利湿之药，如白花蛇舌草、苦参等；焦三仙以健脾和胃，增进食欲。诸药配伍，以疏肝、健脾养血为主，兼有清余邪、化瘀血、和胃气之功。现代药理研究证实黄芪、白芍、白术、党参、当归、甘草等药能显著提高人体免疫功能。

2.肝胆湿热证

主症：①胁肋胀痛；②身目发黄。

次症：①纳呆呕恶，厌油腻；②口干口苦；③小便短黄；④大便秘结或溏垢。

舌脉：①舌质红，苔黄腻；②脉弦滑或数。

证型确定：证候诊断具备主症 1 项 + 次症 2 项，参考舌脉，即可诊断。

治则：清热化湿。

方药：茵陈蒿汤或甘露消毒丹加减。常用药物有茵陈、大黄、栀子、金钱草、龙胆草、虎杖、蒲公英、连翘、板蓝根、白花蛇舌草、黄芪、茯苓、太子参、陈皮、半夏、当归、白芍、柴胡、赤芍、三七、郁金、鸡内金、焦山楂等。茵陈、大黄、栀子配以金钱草、龙胆草、虎杖以清肝胆湿热；蒲公英、连翘、板蓝根、白花蛇舌草以祛除邪毒；黄芪、茯苓、太子参、陈皮扶助正气、健脾胃；当归、黄芪、白芍、柴胡以疏肝健脾、补气养血柔肝；赤芍、三七、郁金以活血化瘀，再配伍鸡内金、焦山楂以调和脾胃功能。诸药配合，共奏清热、利湿、养肝之效，同时兼有补气生血、活血、健脾和胃之功。

3.肝肾阴虚证

主症：①胁肋隐痛；②腰膝酸软；③目睛干涩。

次症：①五心烦热；②失眠多梦；③牙龈出血。

舌脉：①舌红或有裂纹，少苔或无苔；②脉弦细数。

证型确定：证候诊断具备主症 1 项 + 次症 2 项，参考舌脉，即可诊断。

治则：滋阴柔肝。

方药：一贯煎或二至丸加减。肝阴不足者常用一贯煎加减，肾阴不足者用二至丸加减。常用药有女贞子、枸杞子、墨旱莲、北沙参、熟地黄、山药、茯苓、甘草、太子参、黄芪、当归、麦冬、丹参、郁金、三七、龟甲、生山楂、虎杖、白花蛇舌草等。当归、枸杞子、女贞子、墨旱莲、熟地黄滋补肝肾之阴养血；丹参、郁金、三七、龟甲理气活血化瘀、软坚散结；山药、茯苓、甘草健脾祛湿而不伤阴；北沙参、麦冬养阴生津；虎杖、白花蛇舌草清除湿热伏邪；生山楂和胃消食。诸药合用，具有滋阴养肝补肾而不助湿，健脾理气而不燥湿伤阴，肝、脾、肾三脏兼顾，同时不忘调气血、清伏邪。另外，对于气阴两虚的患者，卢教授喜用太子参、黄芪，太子参甘淡不腻，最擅气阴双补，黄芪补气而升清，且二味配合为养阴之上品，有"阳生阴长"之作用。

4. 脾肾阳虚证

主症：①胁肋隐痛；②畏寒肢冷；③腹大胀满，形似蛙腹。

次症：①腰膝酸软；②便溏；③下肢浮肿。

舌脉：①舌质淡胖，或有齿痕，苔薄白润；②脉沉尺弱。

证型确定：证候诊断具备主症1项+次症2项，参考舌脉，即可诊断。

治则：温补脾肾。

方药：附子理中汤合金匮肾气丸加减。偏于脾阳虚的以附子理中丸为主方，偏于肾阳虚的以金匮肾气丸为主方。常用药有干姜、附子、桂枝、人参、白术、茯苓、炙甘草、白芍、郁金、牡丹皮、赤芍、三七、茵陈、栀子。干姜以温中焦脾阳；附子温补肾阳；桂枝微微生火以生肾气；人参、白术、茯苓、炙甘草等药配伍，共奏健脾益气祛湿之效，使温补药发挥作用且补而不腻。另外卢教授临床喜用白芍、郁金等以养血柔肝；牡丹皮、赤芍、三七以活血化瘀，改善微循环，回缩肝脾，升高白蛋白；茵陈、栀子以清利湿热。诸药合用共奏温补脾肾、柔肝之效，同时不忘理气养血，清除伏邪。

5. 气血瘀阻证

主症：①两胁刺痛；②胁下痞块。

次症：①面色晦暗，或见赤缕红丝；②口干不欲饮。

舌脉：①舌质紫暗或有瘀斑瘀点；②脉沉细涩或弦滑。

证型确定：证候诊断具备主症1项+次症2项，参考舌脉，即可诊断。

治则：理血化瘀。

方药：膈下逐瘀汤加减。常用药物有柴胡、郁金、黄芪、当归、桃仁、红花、丹参、三七、阿胶、白茅根、藕节炭、侧柏炭、白术、茯苓、焦山楂、鸡内金、龟甲、龙骨、牡蛎、大黄、茵陈、白花蛇舌草等。黄芪、当归配伍以补气养血，黄芪最大可用至100g；桃仁、红花、丹参、当归配伍以活血化瘀；三七、阿胶养血活血而不留瘀；白茅根、藕节炭、侧柏炭等凉血活血止血；龟甲、牡蛎等软坚散结；大黄、茵陈、白花蛇舌草祛除湿热伏邪。临床用大黄多喜酒制，取其活血化瘀之效；白术、茯苓、焦山楂、鸡内金以健脾祛湿和胃；柴胡、郁金疏肝理气以活血。诸药配合，共奏补气活血软坚之功，兼有扶正、祛邪、疏肝、健脾、养血之效。

六、病案举隅

病例1

刘某，男，42岁，工人。2020年10月8日初诊。

［主诉］右胁隐痛1个月。

［现病史］患者10年前体检时发现乙肝标志物（1、3、5）阳性，ALT 128IU/L，经保肝、抗病毒治疗，肝功能恢复正常。患者近1个月来右胁隐痛，为求系统治疗来诊。现症见：右胁隐痛，腹胀，乏力倦怠，食少纳呆，晨起恶心，厌油腻，大便溏，夜眠不实。

［查体］舌淡红，暗滞，苔白，脉弦。

［辅助检查］肝功能示：ALT 69U/L，AST 60U/L，TBIL 42μmol/L，ALP 128U/L，GGT 96U/L。肝胆脾彩超示：脂肪肝超声所见。

［诊断］中医诊断：胁痛（肝郁脾虚，气滞血瘀）。

西医诊断：慢性乙型病毒性肝炎。

［处方］柴胡15g，陈皮15g，木香15g，荔枝核20g，焦山楂20g，白术20g，当归20g，川芎15g，桃仁15g，茯苓20g，炙甘草15g，延胡索20g，荷叶10g，麦芽15g，栀子15g，五加皮15g。

7剂，每日1剂，水煎，分2次口服。

二诊：2020年10月16日。

右胁隐痛减轻，仍腹胀，食欲稍增，大便溏。舌淡红，苔白，脉弦。

［处方］上方去五加皮，加香附15g，郁金20g，佛手20g。

10剂，每日1剂，水煎，分2次口服。

三诊：2020年10月26日。

右胁痛明显减轻，腹胀基本缓解，偶有乏力倦怠，饮食可，夜眠欠佳。舌淡红，苔白，脉弦。

［处方］柴胡15g，陈皮15g，丹参30g，白术20g，黄芪50g，当归20g，赤芍15g，香附15g，川芎15g，五味子15g，焦山楂30g，延胡索20g，枸杞子20g，炙甘草30g，山药20g。

10剂，每日1剂，水煎，分2次口服。

四诊：2020年11月5日。

偶有乏力，其余无明显不适症状。舌淡红，苔白，脉弦。复查肝功，基本恢复正常。

［处方］上方加太子参 20g，菟丝子 20g，麦冬 20g。

14 剂，每日 1 剂，水煎，分 2 次口服。

【按语】慢性乙肝以其病情反复迁延，经久不愈为特点，在病程中，由于肝郁脾虚日久，必然导致气滞血瘀和水湿内停，且由于肝肾同源，脾为后天之本，肾为先天之本等关系，日久亦必兼见肾虚。所以既要抓住核心，又要兼顾诸多衍生之证，故选药要精。

病例 2

张某，男，65 岁。2020 年 4 月 28 日初诊。

［主诉］乙肝肝硬化病史 5 年，黑便 1 个月。

［现病史］患者 5 年前发现乙肝肝硬化，现应用恩替卡韦抗病毒治疗。1 个月前无明显诱因出现腹胀，排黑色软便，为求系统治疗来诊。现症见：腹胀，恶心，食少纳呆，乏力倦怠，排便色黑，质软，4～5 次 / 天，24 小时尿量 500mL 左右，近 1 个月体重减轻 5kg。

［查体］一般状况欠佳，肝病面容，可见肝掌及蜘蛛痣，腹部膨隆，上腹部轻压痛，无反跳痛及肌紧张，全腹部未触及包块，肋下可触及脾脏，肝 – 颈静脉回流征阴性，移动性浊音（–），双侧肾区无叩击痛，双下肢浮肿，生理反射正常，病理反射未引出。舌暗红，有瘀斑，苔白，脉弦涩。

［辅助检查］肝功能示：ALT 108U/L，AST 79U/L，ALP 170U/L，GGT 198U/L，TBIL 25μmol/L。肝胆脾彩超示：肝脏明显缩小，实质回声粗糙不均，表面不光滑，门静脉增宽，脾大，腹水。

［诊断］中医诊断：臌胀（正虚瘀结，水湿内停）。

西医诊断：慢性乙型病毒性肝炎；肝炎后肝硬化（失代偿期）。

［处方］柴胡 10g，郁金 15g，丹参 15g，酒大黄 5g，莪术 15g，茜草 20g，木香 20g，藕节炭 20g，路路通 20g，大腹皮 20g，陈皮 15g，茯苓 20g，海螵蛸 20g，鸡内金 20g。

7 剂，每日 1 剂，水煎，分 2 次口服。

二诊：2020 年 5 月 6 日。

右胁疼痛较前缓解，尿量稍增，24 小时尿量约 1000mL，仍乏力倦怠，食少纳呆，大便稀溏，日 2～3 次。舌暗红，苔白，脉沉细。

［处方］上方加黄芪 50g，当归 20g，桃仁 20g。

10 剂，每日 1 剂，水煎，分 2 次口服。

三诊：2020 年 5 月 17 日。

患者 24 小时尿量增至 1500mL，便溏日 2 次，腹胀减轻，右胁偶有隐痛。

舌暗红，苔白，脉沉细。

[处方]上方加三七 10g，阿胶 20g。

10 剂，每日 1 剂，水煎，分 2 次口服。

四诊：2020 年 5 月 27 日。

右胁痛及腹胀基本缓解，饮食正常，无黑便。舌暗红，苔白，脉沉细。复查肝功能无明显异常。

[处方]上方丹参加到 30g。

10 剂，每日 1 剂，水煎，分 2 次口服。

【按语】此患处方用药以行气化瘀为主，出血乃气滞血瘀阻络，血不循经所致，足量运用行气化瘀药，是取法于"祛瘀以生新""行气以活血"，而从根本上达到止血的目的。方中柴胡、郁金、丹参配伍，疏肝理气、活血止痛、养血解毒；五皮饮加减以逐水；再配以路路通、莪术、茜草、藕节炭、三七、酒大黄等破血、活血以增其效。

病例 3

徐某，男，68 岁。2020 年 6 月 14 日初诊。

[主诉]腹胀半年余。

[现病史]患者半年前无明显诱因出现腹胀，进食后加重，伴乏力、倦怠，就诊于当地医院行相关辅助检查，诊断为"乙肝肝硬化"，现应用恩替卡韦抗病毒治疗；因腹胀持续不解，为求系统治疗来诊。现症见：腹胀，乏力，倦怠，厌油腻，晨起恶心，便溏，夜眠多梦。

[查体]一般状况欠佳，肝病面容，可见肝掌及蜘蛛痣，腹部膨隆，上腹部轻压痛，无反跳痛及肌紧张，全腹部未触及包块，肋下可触及脾脏，肝－颈静脉回流征阴性，移动性浊音（－），双侧肾区无叩击痛，双下肢浮肿，生理反射正常，病理反射未引出。舌质淡红，暗滞，有齿痕，苔白滑，脉弦细。

[辅助检查]肝功能示：ALT 100U/L，AST 70U/L，GGT 162U/L。肝胆脾彩超示：肝脏稍大，实质回声粗糙不均，表面不光滑，门静脉增宽，脾大。

[诊断]中医诊断：臌胀（肝郁脾虚，湿邪内停）。

西医诊断：慢性乙型病毒性肝炎；肝炎后肝硬化（失代偿期）。

[处方]柴胡 15g，丹参 30g，郁金 20g，香附 15g，木香 15g，黄芪 30g，当归 20g，白术 20g，茯苓 20g，赤芍 20g，党参 20g，紫草 20g，焦山楂 15g，泽兰 20g，苍术 20g，陈皮 15g。

7 剂，每日 1 剂，水煎，分 2 次口服。

二诊：2020 年 6 月 21 日。

乏力、倦怠稍减轻，腹胀明显缓解，仍厌油腻，晨起恶心，便溏，食欲较前增加。舌淡红，暗滞，苔白，脉弦。

[处方] 上方加半夏 15g，枳壳 15g。

10 剂，每日 1 剂，水煎，分 2 次口服。

三诊：2020 年 7 月 2 日。

腹胀明显减轻，夜眠欠佳。舌淡红，苔白，脉弦。

[处方] 上方去紫草、枳壳、木香，加山药 20g，甘松 20g，远志 20g。

10 剂，每日 1 剂，水煎，分 2 次口服。

四诊：2020 年 7 月 12 日。

无明显不适症状，偶有乏力。舌淡红，苔白，脉弦。

[处方] 上方加太子参 15g。

7 剂，每日 1 剂，水煎，分 2 次口服。嘱患者保持情志舒畅，规律饮食，戒酒，以调理预后。

【按语】 该患亦属肝郁脾虚之证，但脾虚湿盛尤为明显。对此类患者，非醒脾之品其功难成，故用醒脾之陈皮、甘松。白术健脾化湿，如蒸笼雾化，鼓舞脾阳使湿邪蒸腾；苍术燥湿健脾，善使湿邪趋下从二便而出，使脾脱湿困之境。当湿邪渐去，则加重黄芪用量，扶正补肝，以收全功。

病例 4

李某，男，43 岁。2021 年 10 月 11 日初诊。

[主诉] 右胁胀痛 1 月余。

[现病史] 患者 3 年前体检时发现乙肝标志物（1、4、5）阳性，乙肝病毒载量较高，服用恩替卡韦抗病毒治疗至今。患者近 1 个月来右胁胀痛，纳差，为求系统治疗来诊。现症见：右胁部胀满疼痛，脘痞腹胀，纳差，乏力倦怠，面色萎黄，少气懒言，胸闷善太息，情绪低落，便溏，睡眠欠佳。

[体格检查] 舌淡红，苔白根黄腻，边有齿痕，脉弦。

[辅助检查] 肝功能示：ALT 62U/L，AST 50U/L。肝胆脾彩超示：肝脏弥漫性改变。

[诊断] 中医诊断：胁痛（肝郁脾虚，湿浊内蕴）。

西医诊断：慢性乙型肝炎。

[处方] 柴胡 15g，茯苓 20g，陈皮 20g，白芍 20g，当归 20g，白术 20g，黄芪 30g，炙甘草 15g，香附 15g，鸡内金 20g，郁金 20g，茵陈 30g，白花蛇舌草 30g。

7 剂，每日 1 剂，水煎，分 2 次口服。

二诊：2021 年 10 月 25 日。

患者右胁部疼痛减轻，但仍有腹胀，乏力倦怠，食欲好转，大便溏。舌淡红，苔白，边有齿痕，脉弦。

［处方］上方加佛手 20g。

14 剂，每日 1 剂，水煎之，分 2 次口服。

三诊：2021 年 11 月 9 日。

患者症状明显缓解，情志波动时仍有腹胀，饮食和二便正常，偶有乏力，易疲劳。舌淡红，苔白，边有齿痕，脉濡。复查肝功基本正常。

［处方］上方去茵陈，加太子参 20g。

14 剂，每日 1 剂，水煎，分 2 次口服。

【按语】本案患者辨证属肝郁脾虚证。肝郁日久，横克脾土，脾虚则运化失常，气血生化乏源，肝失濡养，二者互为因果。卢教授临床多以逍遥散加减，治疗上抓住肝郁脾虚这一主要矛盾，注意调畅肝脾气机，同时兼顾诸多衍生之证。

病例 5

于某，男，45 岁。2021 年 11 月 2 日初诊。

［主诉］肝区隐痛 1 月余。

［现病史］患者 10 年前体检发现 HBsAg 阳性，ALT 升高，予保肝治疗后肝功恢复正常。此后每因劳累导致转氨酶反复升高，迁延不愈。近 1 个月来自觉肝区隐痛，寐差，遂来我院就诊。现症见：右胁部隐痛，乏力，口燥咽干，两目干涩，头晕耳鸣，腰背酸痛，小便黄，大便干结，多梦。

［查体］舌质暗红，少苔，脉弦细。

［辅助检查］肝功能示：ALT 79U/L，AST 62U/L。肝胆脾彩超示：实质回声不均。

［诊断］中医诊断：胁痛（肝肾阴虚）。

　　　　　西医诊断：慢性乙型肝炎。

［处方］生地黄 20g，熟地黄 20g，枸杞子 20g，白芍 15g，当归 20g，麦冬 20g，太子参 15g，黄芪 20g，丹参 20g，郁金 15g，沙参 20g，酸枣仁 30g，川楝子 10g，女贞子 20g，旱莲草 20g。

14 剂，每日 1 剂，水煎之，分 2 次口服。

二诊：2021 年 11 月 16 日。

右胁部疼痛减轻，余症无明显变化。舌暗红，少苔，脉弦细。

［处方］上方加黄精 20g，菟丝子 20g，龟甲 10g。

14 剂，每日 1 剂，水煎，分 2 次口服。

三诊： 2021 年 11 月 30 日。

患者偶有右胁部疼痛，睡眠明显改善，两目干涩、口干等症状缓解，二便正常。舌暗红，少苔，脉细数。

[处方] 上方去熟地黄、川楝子，加焦山楂 20g，鸡内金 20g。

14 剂，每日 1 剂，水煎，分 2 次口服。

【按语】本案患者辨证属于慢性乙肝中期的肝肾阴虚证。肝藏血，肾藏精，精血互相资生，肝病日久，肝血亏虚，不能滋养肾精，必然导致肾精亏虚，临床多表现为肝肾阴虚之证。卢教授临床多用一贯煎合二至丸加减，然补肾非一朝一夕之功，盲目应用大量滋腻之品，欲速而不达，故吾师以补脾收功，健脾补肾，益气养阴，阳生而阴长，实为本案点睛之处。

黄　疸

一、疾病概述

　　黄疸是临床工作中的一种常见症状和体征，其发生原因复杂，可能是肝前性、肝细胞性或是胆管梗阻引起的。西医学认为黄疸作为一种高胆红素血症的临床表现，即血中胆红素浓度升高，使皮肤、黏膜及其他组织和体液发生黄染的现象。多见于病毒性肝炎、药物性肝炎、胆囊炎、胆结石、重症肝炎、肝硬化、肝癌、溶血性疾病、先天性疾病等病证。根据其发病机制分为溶血性黄疸、肝细胞性黄疸、胆汁淤积性黄疸、先天性黄疸等。

二、疾病机制

（一）病理生理

1. 溶血性黄疸

　　由于大量红细胞破坏，使非结合胆红素（unconjugated bilirubin，UCB）生成增多，超出肝细胞摄取、转化与排泄能力，导致 UCB 潴留。同时，肝细胞转化形成的结合胆红素（conjugated bilirubin，CB）增多，排入肠道的 CB 增加，从而引起尿胆原增多。

2. 肝细胞性黄疸

　　由于肝脏病变，对胆红素的摄取、转化和排泄功能减弱，血中 UCB 潴留，而未受损的肝细胞仍能将 UCB 转变成 CB。已形成的 CB，一部分经毛细胆管从胆道排泄，一部分已经受损或坏死的肝细胞返流入血；此外，CB 也可因肝内小胆管胆栓形成，使胆汁排泄受阻而反流进入血液循环，致血中 CB 增加而出现黄疸。从肠道吸收的尿胆原，因肝脏损伤致"肠－肝循环"减弱，使其经肝脏直接进入体循环，从肾脏排泄，故尿中尿胆原增多。

3. 胆汁淤积性黄疸

　　由于胆道梗阻，梗阻以上的胆管压力增高，胆管扩张，最终肝内小胆管及毛细胆管破裂，胆红素随胆汁直接进入血液循环，故血中 CB 增高。由于胆红素"肠–肝循环"被阻断，故尿胆原减少甚至消失。

4. 先天性非溶血性黄疸

先天性非溶血性黄疸主要包括 Gilbert 综合征、Rotor 综合征。前者有明显的家族背景，常染色体隐性遗传，由于结合胆红素在肝细胞内运转至毛细胆管排泄障碍逆流入血所致；后者多有家族史，好发于年轻人，多预后良好，区别是合并有肝脏摄取功能障碍，血中非结合胆红素也有升高。

（二）病因病机

黄疸的病因通常分为外感、内伤两个方面。夏秋季节暑湿当令，感受湿热邪气，或湿热夹时邪疫毒伤人可导致黄疸的发生。长期酗酒无度，或过食肥甘厚味，或饮食污染不洁，或饥饱失常，或恣食生冷，或劳倦太过，或病后脾阳受损，导致脾胃损伤；胁痛、癥积或其他疾病之后，瘀血阻滞，湿热残留，损伤肝脾；砂石、虫体阻滞胆道等亦均可导致黄疸的发生。然而随着现今社会结构的变化，人体体质也随生活规律、饮食习惯、医疗保健条件等因素而改变着，黄疸的病因不再拘泥于上述几点，卢教授认为如今药物品种繁杂，容易购买和服用，很容易造成药物性损伤，因此药物所伤也是其重要病因。

卢教授认为脾胃、肝胆为黄疸的病位，其中以脾胃为重。脾为土脏，喜燥恶湿，主运化。外湿侵袭或脾虚失运易生内湿，湿困脾，易伤阳，易化热，伤阳则气机阻，化热则湿热蕴。脾胃升降失常则肝气郁滞，胆汁疏泄失常而成疸。《四圣心源》中论述"其病起于湿土，成于风木"，可见脾胃为黄疸的最主要病位。脾胃生湿、生热阻气，湿不能发泄，则郁而生热；热无法宣畅，复与湿缠；湿热互结，阻滞气机，瘀阻脉络，久而久之更伤脾胃。

卢教授认为黄疸的病理因素主要为湿、热、寒、瘀。其病机总以"湿、瘀"为纲。无湿不作黄，卢教授认为黄疸的形成必有湿邪作祟。《黄帝内经》："溽暑湿热相搏，争于左之上，民病黄瘅而为胕肿。"指出湿热相争而病黄疸。《类证治裁》："阴黄系脾脏寒湿不运，与胆液浸淫，外渍肌肤，则发而为黄。"指出脾胃寒湿不运而黄。《诸病源候论》："脾胃有热，谷气郁蒸，因为热毒所加，故卒然发黄。"这指出湿热夹疫毒伤人。《金匮要略》："脾色必黄，瘀热以行。"指出湿热瘀阻血脉发为黄疸。由此可见，黄疸的发病虽复杂多变，湿邪始终贯穿其中，为纲为线。或感受外湿，由表入里；或饮食劳倦失常，脾胃损伤，湿浊内生；或病后续发，湿邪残留无湿不作黄，日久其湿或从热化，或从寒化，阻滞气机，困阻脾胃，阻塞肝胆发为黄疸。

《金匮要略》言："脾色必黄，瘀热以行。"卢教授就仲景对黄疸的辨证论治进行归纳总结指出"瘀"贯穿黄疸发病的始终。湿邪困阻气机，壅遏脾胃，或从热化，湿热胶结，气机不畅，日久深入血分，导致血脉瘀阻；或从寒化，寒湿伤脾，无力运化气血，导致血行瘀滞；或迁延日久，正气亏虚，耗气伤血，瘀滞脉道导致黄疸的发生。

三、临床表现

西医学认为黄疸可出现皮肤黏膜、泪液、汗液、乳汁、痰、心包积液、胸水、腹水、精液等黄染及尿、粪颜色的改变，其中以皮肤黏膜黄染最为突出、典型；可出现食欲减退、厌油腻、恶心、呕吐、上腹饱胀、腹痛、腹泻或便秘等消化道症状；可出现皮肤瘙痒、心动过缓、动脉压低、中枢神经刺激、脂肪泻、夜盲、肌无力、出血倾向等胆盐血症症状；可出现贫血、肝脾肿大、肝掌、蜘蛛痣等特殊表现。中医学认为黄疸以身黄、目黄、小便黄为主症，其中以目睛黄染为重要特征。初起可伴有恶寒、发热、脉浮等表证；病程中可出现脘腹胀满、饮食减少、恶心呕吐、倦怠乏力、大便溏薄或秘结等湿困中焦，脾胃失运的表现；可有胁肋疼痛、口干口苦、高热烦躁等肝胆瘀结的表现；可有神疲乏力、畏寒便溏、心悸气短或躁动不安、神昏谵语、皮下出血等表现。

四、疾病诊断

（一）西医诊断

血清总胆红素浓度升高，导致皮肤、黏膜及巩膜黄染称为黄疸。正常血中胆红素水平为 $1.7 \sim 17.1 \mu mol/L$，其中结合胆红素 $0 \sim 3.42 \mu mol/L$，非结合胆红素 $1.71 \sim 13.68 \mu mol/L$。血清总胆红素水平超过 $17.1 \mu mol/L$，称之为高胆红素血症；$17.1 \sim 34.2 \mu mol/L$，但无黄染出现，称为隐性黄疸或亚临床黄疸；超过 $34.2 \mu mol/L$ 时则可以出现皮肤、黏膜及巩膜黄染，称为显性黄疸。如临床上发现皮肤黄染，而血清胆红素水平正常，则为假性黄疸，常见于过量进食胡萝卜等食物。

（二）中医诊断

中医可通过其主症、兼症及病史进行诊断。目睛黄染、身黄、尿黄为主症，其中目睛黄染为首要症状。若身黄、尿黄而目无黄色则不属于黄疸。可伴有恶寒发热，或食欲不振、胃脘胀闷，或右上腹或右胁胀痛等类似感冒、胃脘痛或胁痛的症状。有饮食不洁或饮食不节史，肝炎患者接触史，或化学制剂、药物接触与应用史，或胆囊炎、胆石症与肝硬化等病史。

同时黄疸需要与萎黄、黄胖进行鉴别。萎黄主要表现为周身肌肤萎黄不泽，目睛及小便均不黄，常伴体倦乏力、头昏眼花、心悸气短、食欲不振，纳少便溏等症状，多由脾土虚弱，化生气血精微功能减弱，气血不足，肌肤失于濡养所致。黄胖主要表现为面色或全身肌肤淡黄虚浮，常伴面浮足肿、神疲乏力，但无目睛黄染，多由虫毒侵袭人体日久耗伤气血，脾气虚衰，脾失健运，湿浊内盛，外溢肌肤所致。

五、疾病治疗

（一）西医治疗

1. 一般治疗

引起黄疸的病因复杂多变，指导患者改善生活方式、调整饮食结构、保持情绪稳定，祛除可能与黄疸发病相关的因素，对症状的改善与健康恢复有着重要的作用。改善生活方式，养成健康的生活习惯，戒烟戒酒，规律作息，避免过度劳累和熬夜，减少体力消耗以降低肝脏负荷，增加肝血流量，有助于肝细胞的恢复；饮食上以易消化、高蛋白、高维生素、低脂肪的食物为宜，保证营养全面，饮食种类多样，减少便秘、消化道出血及肝昏迷的发生。部分患者病程长，迁延难愈，可能会出现一系列负面情绪，可予以一定的心理辅助治疗，使其保持情绪稳定，积极配合治疗。同时也要注意根据天气增减衣物，避免因感冒、肺炎、腹泻等导致细菌病毒侵犯肝脏，加重肝损害。

2. 对症治疗

（1）病因治疗

酒精性肝病的治疗最首要的是戒酒；对病毒性肝炎患者，如慢性乙肝，一般需核苷类类似物（恩替卡韦或替诺福韦酯）进行抗病毒治疗，丙型肝炎则需应用直接抗病毒药物抗病毒治疗，同时调节免疫，适当联用保肝药物，其他非嗜肝病毒（如巨细胞病毒、EB 病毒等）引起的黄疸型肝炎，应着重原发病加保肝、降酶、退黄治疗。肝硬化患者应针对其病因和并发症进行综合治疗；原发性肝癌造成的黄疸应内外科结合治疗；感染所致黄疸应积极抗感染治疗，祛除病菌，清除内毒素血症；药物所致的黄疸应立即停药，观察黄疸是否消退。

（2）药物治疗

①改善、保护肝功能类：还原性谷胱甘肽作为酶激动剂，可通过灭活氧自由基，保护肝细胞膜；促进红细胞膜优化，改善肝细胞氧供应；复方甘草酸苷具有抗炎、抗过敏、降转氨酶、免疫调节、预防纤维化等效应，使肝细胞凋亡受到抑制；门冬氨酸鸟氨酸可促进氨代谢，加速谷胱甘肽、谷氨酰胺生成，为组织细胞提供能量。这类药物具有抗氧化、解毒的作用，从而修复、再生损伤的肝细胞，降低转氨酶，促进肝细胞转化、摄取、排泄胆红素等。

②退黄类：多烯磷脂酰胆碱能直接影响肝细胞膜结构，恢复各类酶活力，改善肝功能，能促进肝组织再生，还可以进入胆汁，稳定胆汁功能从而退黄；腺苷蛋氨酸增加内源性解毒过程中硫基的合成，促进半胱氨酸、牛磺酸、谷胱甘肽和辅酶 A 的代谢，从而减少胆汁淤积，提高肝细胞处理胆红素的能力达到退黄的目的。

③改善循环类：常见的有前列地尔，可促进肝细胞膜的稳定，抑制自由基释放，从而对病变及痉挛血管起到靶向扩张的效果，有效改善微循环，促进黄疸消退。

④消炎利胆类：如强的松的免疫抑制与消炎抗过敏效果十分显著，能够有效通过扩散透入细胞核，与特殊细胞的受体有机结合，达到保护肝功能的目的。

⑤保肝利胆类：如熊去氧胆酸能够通过防止胆汁淤积和限制肝细胞损害，增加胆汁流量或降低磷脂或胆固醇的胆汁排泄来治疗黄疸。

（二）辨证论治

卢教授认为治疗黄疸始终要抓住"湿、瘀"这一病机关键。湿为黄疸发生的始动因素，其可与热互结，也可从寒化致寒湿黄疸。瘀为发病的关键因素，或外邪郁闭，或湿热瘀阻，或瘀血阻络，导致经络不畅，血脉瘀滞，气机失调，湿滞不去。因此，卢教授治疗黄疸以祛湿、活血为原则，以利小便、通大便、发汗、温化寒湿、活血化瘀等为治法。并将黄疸分为湿热并重、湿重于热、热重于湿、热结里实、寒湿发黄、湿热瘀血、湿热偏表、邪毒炽盛 8 个证型。具体辨证分型如下。

1. 湿热并重型

主症：①身目俱黄，黄色鲜明；②口渴欲饮，小便短赤而黄。

次症：①发热无汗或但头汗出；②心胸不安，食即头旋，恶心呕吐；③腹微满，大便不畅或秘结。

舌脉：舌质红，苔黄腻，脉滑数而有力。

证型确定：具备主症 2 项加次症 1 项，或主症第 1 项加次症 2 项。

治则：清泄郁热，分利退黄。

方药：茵陈蒿汤加减。方中茵陈最善清热利湿，为退黄要药；栀子清泻三焦湿热。茵、栀合用，使湿热从小便而去。大黄泄热逐瘀，荡涤胃肠瘀热，与茵陈相配，使瘀热从大便而解。三药合用，湿热之邪从二便分消，退黄之速最快。湿热之邪阻滞气机，气机不畅便易成瘀，瘀又可与湿热互结，更加难以消除，故卢教授临床常用此方治疗湿热黄疸兼有瘀热之象，临证常配伍赤芍、桃仁、丹皮加强活血化瘀之功。

2. 热重于湿型

主症：①身目俱黄，黄色鲜明；②心中懊憹而热痛。

次症：①身热口渴，心烦不宁，口苦；②不思饮食，食欲呕吐；③大便难，小便黄赤。

舌脉：舌质红，舌苔黄或黄腻，脉沉或兼数。

证型确定：具备主症 2 项加次症 1 项，或主症第 1 项加次症 2 项。

治则：清宣通便，泄热退黄。

方药：栀子大黄汤加减。方中栀子、豆豉清热除烦；大黄、枳实除积泄热。卢教授临床使用本方，常配伍茯苓、猪苓、滑石等渗湿之品。若黄疸明显，加茵陈；若腹胀满，加郁金、大腹皮、香附、川楝子；若恶心呕吐，加橘皮、竹茹；若热甚、苔黄厚者，加黄柏、黄芩；若兼心烦失眠、衄血者，加赤芍、牡丹皮。

卢教授认为热重于湿型，若"发热"突出，热毒炽盛，湿热郁遏不得宣泄，则用栀子柏皮汤清热燥湿，解毒退黄。方中栀子清热、利湿、解毒，既能泻三焦之火，亦能利三焦之湿，使湿热之邪从小便而出，可谓湿火同治，为君药；黄柏苦寒，有清热燥湿、泻火解毒之功，归肾、膀胱、大肠经，可使湿热邪毒从二便而出，为臣药，两者同用，共奏清热、燥湿、解毒之效。卢教授常配伍黄芩、穿心莲等加强其清热解毒之功。

3. 湿重于热型

主症：①身目俱黄，黄色不及前者鲜明；②头身困重，脘闷痞满，食欲减退。

次症：①腹胀，恶心呕吐；②小便短少或不利，便溏。

舌脉：舌苔厚腻微黄，脉濡数或濡缓。

证型确定：具备主症 2 项加次症 1 项，或主症第 1 项加次症 2 项。

治则：利水祛湿，清热退黄。

方药：茵陈五苓散加减。方中茵陈蒿清热利湿退黄，配以五苓散（白术、泽泻、猪苓、茯苓、桂枝）温阳化气、利湿行水，共同使湿热之邪从小便而走，且兼有健脾之效。茵陈五苓散利水祛湿同时兼顾脾胃，如《金匮要略》"见肝之病，知肝传脾，当先实脾"之理。而湿热之邪最易损伤脾胃，脾胃一升一降，脾胃之气升降协调，气机方能调畅，湿热之邪易于祛除。故卢教授在治疗过程中特别注意调护脾胃，常配伍鸡内金、焦三仙、白术、苍术等健脾化湿之品。

若湿热郁阻偏于肌表，卢教授常用麻黄连翘赤小豆汤加减以宣泄郁热，利湿退黄。《伤寒论》262条："伤寒瘀热在里，身必黄，麻黄连翘赤小豆汤主之。"言明其发黄为湿热之邪瘀阻，偏于肌表所致，故用汗法使湿热之邪从体表而出。方中麻黄、生姜发汗解表；连翘清热解毒；赤小豆清热祛湿利下；甘草、大枣调和诸药。诸药合用，共奏解表散热利湿之功。本方重在辨证"瘀热"之象，多配伍桃仁、红花、丹参、赤芍，加强化瘀之功。

4. 热结里实型

主症：①身目俱黄，黄色鲜明；②小便不利而赤。

次症：①腹部满胀疼痛，大便干结；②心下烦闷，口干渴欲饮。

舌脉：舌红苔黄，脉实。

证型确定：具备主症2项加次症1项，或主症第1项加次症2项。

治则：清热通便，祛湿退黄。

方药：大黄硝石汤加减。方中栀子、黄柏清里泻热；大黄、硝石攻下瘀热。诸药合用，具有清热通便、祛湿退黄之功效。卢教授在治疗过程中常加入陈皮、竹茹等止呕；郁金、川楝子等疏肝行气。

5. 寒湿发黄型

主症：①身目俱黄，黄色晦暗；②神疲畏寒，口淡不渴。

次症：①脘腹痞胀，纳谷减少；②大便不实。

舌脉：舌淡苔腻，脉濡缓或沉。

证型确定：具备主症2项加次症1项，或主症第1项加次症2项。

治则：温阳健脾，化湿退黄。

方药：茵陈术附汤加减。方中茵陈蒿清热利湿，最善退黄，以治黄疸之标；白术益气健脾燥湿；附子、干姜、肉桂共奏温中散寒，补火助阳；甘草调和诸药。卢教授在治疗过程中常加入车前子、茯苓、泽泻以祛湿、实大便；加入苍术、厚朴、半夏、陈皮以行气除胀；加入柴胡、香附、川楝子、延胡索，肝脾同治。

6. 湿热瘀血型

主症：黄疸反复不退。

次症：①手足心发热，傍晚尤甚；②小腹拘急，肝脾肿大；③小便不利，大便色黑，时作便溏；④牙龈出血。

舌脉：舌质紫斑，苔白腻，脉沉细涩。

证型确定：具备主症加次症 2 项。

治则：活血祛瘀，化湿退黄。

方药：硝石矾石散加减。方中硝石即火硝，能够入血分而消瘀；矾石能够入气分而胜湿利水。两药合用，消瘀逐湿。因两石有伤胃的弊端，故用大麦粥汁护胃，卢教授在治疗过程中常加入桃仁、红花、酒大黄增强其活血之效。

若强调热与血结，瘀遏熏蒸发黄，卢教授常用抵当汤加减活血破瘀，泄热退黄。本方以水蛭、虻虫直入血络，破血逐瘀；以桃仁活血化瘀；大黄泄热下瘀。使血活，热去，黄疸退。

7. 湿热偏表型

主症：①身目俱黄；②表虚恶风，发热恶寒。

次症：①周身酸楚；②自汗。

舌脉：舌淡红，苔薄白，脉浮。

证型确定：具备主症 2 项加次症 1 项。

治则：调和营卫，发汗退黄。

方药：桂枝加黄芪汤加减。湿在表者，当以汗法祛之，此方用桂枝汤调和营卫，以发汗解表，加黄芪扶正祛邪。卢教授曾用此方治疗一女性黄汗患者，症见汗黄染衣，发热，微恶风寒，周身酸楚，舌淡红，苔薄白，脉浮，辨证为外邪郁表，营卫失调，气机阻滞，予原方 6 剂即愈。可见只要辨证准确，经方的疗效是非常确切的。

8. 邪毒炽盛型

主症：①发病急骤，黄疸迅速加深，其色如金；②高热口渴。

次症：①皮肤瘙痒；②神昏谵语，烦躁抽搐；③衄血，便血，或肌肤瘀斑。

舌脉：舌质红绛，苔黄而燥，脉弦滑或数。

证型确定：具备主症 2 项加次症 1 项，或主症第 1 项加次症 2 项。

治则：清热解毒，凉血开窍。

方药：犀角散。本方由犀角（用水牛角代替）、黄连、升麻、栀子、茵陈组成。水牛角清热凉血解毒；黄连清热燥湿，泻火解毒；升麻清热解毒，发表透疹，升举阳气；茵陈清利湿热，利胆退黄；栀子清热泻火，通利三焦。诸药共奏解毒清热、凉血祛黄之功。卢教授常加入防风、荆芥、苦参以祛风燥湿止痒；柴胡、郁金、延胡索以疏理肝气止痛；鸡内金、威灵仙以利胆化石；橘皮、竹茹、半夏以和胃止呕；滑石、生甘草、金银花、连翘以清高热。

六、现代研究

（一）单味中药

1. 茵陈

茵陈作为治疗黄疸的首要中药，研究表明茵陈含有黄酮类、色酮类、有机酸类、萜类等成分，通过影响酸辅酶 A、谷胱甘肽、不饱和脂肪酸、肝内初级胆汁酸的生物合成来治疗黄疸。刘玉萍等对茵陈的药理作用进行归纳总结，指出茵陈通过增强胆囊收缩，促进胆汁分泌，增加胆汁酸、胆红素排泄来发挥利胆作用而退黄。

2. 赤芍

汪承柏教授治黄疸善用赤芍，点明赤芍苦寒，可凉血活血、泄肝行滞。研究表明赤芍可通过抗氧化，抑制炎性因子，降低肝脏总一氧化氮合酶、诱导型一氧化氮合酶的活性及一氧化氮的量，阻断一氧化氮对肝脏的损伤作用来保肝退黄。

3. 丹参

高卉等进行梗阻性黄疸大鼠肾损伤作用的实验研究，表明丹参可改善梗阻性黄疸患者的微循环并保护其肾功能。丹参的现代研究在国内外广受关注，大量研究证明丹参的有效成分可以通过抗炎、抗纤维化、激活 PPARα、清除4-HNE 等保护肝细胞，减少肝损害，从而在黄疸的治疗中起到有效作用。

（二）中成药

1. 茵栀黄颗粒

茵栀黄颗粒含有茵陈、栀子、黄芩、金银花等，具有清热、利湿、退黄疸、保肝、利胆的作用。可用于急慢性病毒性肝炎所致黄疸及转氨酶升高，临床应用安全性高，副作用少。

2. 苦黄颗粒

苦黄颗粒由苦参、大黄、茵陈、柴胡、大青叶组成，现代药理学研究证明其具有利胆退黄、保肝抗炎、调控血脂的作用，可用于急慢性肝炎（包括病毒性肝炎、酒精性肝炎、非酒精性脂肪性肝病）湿热内蕴证的治疗。

3. 赤胆退黄颗粒

赤胆退黄颗粒凉血清肝，活血退黄。重用赤芍，凉血祛瘀，泻肝火，清胆热；辅以丹参，凉血活血，祛瘀生新；佐以葛根，升清降浊，调理气机。可用于淤胆型肝炎的治疗。

4. 当飞利肝宁片

当飞利肝宁片清利湿热，益肝退黄。用于黄疸、急性黄疸型肝炎、传染性肝炎、慢性肝炎之湿热证候。

（三）中医外治法

1. 针灸

针刺足三里、内庭、阳陵泉、太冲、胆俞等穴位来调理肝脾达到退黄的目的。恶心呕吐，配内关；便秘，配天枢；乏力，配气海。采用中脘穴配内关穴或中脘穴配足三里穴交替隔姜灸，或取双侧肝俞、足三里、太冲、三阴交进行灸法。对慢性病毒性肝炎、肝炎肝硬化伴高胆红素血症，均有较好疗效。

2. 中药灌肠

将生大黄、黄芩、黄连、黄柏、丹参、槐花等药物通过肛门直肠灌入结肠内，使其保留一段时间，减少胆红素的肠肝循环，增加肠黏膜对药液的吸收以提高疗效。

3. 脐火疗法

脐火之"脐"指的是神阙穴，为十二脉之根，在此处施治有振奋阳气、散寒祛湿、行气通络的功效。将黄芪、党参、茵陈、白术、附子等药物敷贴或热敷于患者脐部可扶阳化湿、行气活血，达到退黄的效果。

4. 药浴

茵陈 30g，栀子 9g，白头翁 20g，黄芩 10g，盐黄柏 10g，苦参 6g，生大黄 6g。浓煎之后将药材置入熏洗盆中，加入 40℃温水熏洗。药浴具有退黄疸、利湿热的功效。

七、病例举隅

病例 1

杨某，男，55 岁。2012 年 8 月 24 日初诊。

[主诉] 全身黄染 1 个月，加重 3 天。

［现病史］患者 1 个月前因胃痛服用维仙优出现身黄目黄。半个月前于当地医院就诊，诊断为"自身免疫性肝病"，予保肝、降酶、退黄治疗，症状无明显改善，遂来就诊。现症见：身黄，目黄，小便黄，乏力，纳可，便秘，夜眠差。

［既往史］否认慢性疾病史、手术史、输血史。

［个人史］否认吸烟饮酒史。

［查体］神志清楚，一般状态可，体型肥胖，皮肤及巩膜黄染，未见肝掌及蜘蛛痣，浅表淋巴结未触及肿大，心律齐，各瓣膜听诊区未闻及病理性杂音，双肺呼吸音清，未闻及干湿啰音，腹平软，无压痛、反跳痛及肌紧张，肝脾肋下未触及，肝区叩痛阴性，移动性浊音阴性，双下肢无水肿。舌淡红齿痕，苔白干，根腻，脉沉弱。

［辅助检查］抗核抗体：1:80。肝功能示：ALT 82U/L，AST 90U/L，ALP 129U/L，GGT 405U/L，TP 53.6g/L，ALB 29.6g/L，TBIL 62.6μmol/L，DBIL 33.1μmol/L。血常规：WBC 9.5×10^9/L。

［诊断］中医诊断：黄疸（湿热并重型）。

　　　　西医诊断：自身免疫性肝病。

［处方］茵陈 100g，栀子 20g，大黄 10g，白术 15g，苍术 15g，茯苓 20g，泽泻 20g，车前子 30g，丹参 20g，红花 10g，生甘草 30g，陈皮 15g，鸡内金 20g。

7 剂，每日 1 剂，水煎，分 2 次口服。

二诊：2012 年 8 月 31 日。

身黄、目黄减轻，乏力减轻，大便稍稀。舌淡红，偏红，苔白，脉沉。

［处方］上方去栀子，生甘草改炙甘草 30g，加白豆蔻 15g，生薏米 20g。

7 剂，每日 1 剂，水煎，分 2 次口服。

三诊：2012 年 9 月 10 日。

周身及目睛黄染明显减轻，乏力及夜眠好转，大便调。舌淡红，苔白，脉沉。

［辅助检查］肝功能示：ALT 52U/L，AST 76U/L，ALP 101U/L，GGT 284U/L，TP 59.3g/L，ALB 30.5g/L，TBIL 42.0μmol/L，DBIL 28.0μmol/L。

［处方］上方去车前子、泽泻，加当归 20g，杏仁 20g，厚朴 20g，大黄改为 5g。

7 剂，每日 1 剂，水煎，分 2 次口服。

【按语】上方酌情加减 2 个月，黄疸症状消失，肝功能逐渐恢复正常。此为热不得越，湿不得泄，湿遏热伏，郁蒸于肝胆所致之黄疸。湿热蕴结肠胃，气机阻滞，腑气不通而出现大便秘结。茵陈为治疗黄疸的要药，可清湿热、利胆退黄。现代药理学研究亦表明，茵陈可通过多成分调节生物标志物起到退黄作用。栀子清热泻火，通利三焦；大黄泻热逐瘀，利湿退黄；茵陈配栀子，可使湿热从小便而出；茵陈配大黄，可使瘀热从大便而解。苍术、白术健脾祛湿；茯苓、泽泻与车前子甘淡渗湿，通利水道；鸡内金与陈皮消食化积，理气健脾；炙甘草补脾益气，调和诸药。此方中卢教授也选用了活血化瘀之品丹参、红花，丹参凉血活血以祛瘀，红花活血化瘀，调理气血。

病例 2

朱某，女，38 岁。2012 年 4 月 25 日初诊。

[主诉] 巩膜黄染 6 年。

[现病史] 患者 6 年前因巩膜黄染，面黄晦暗无泽，小便如茶色就诊于当地医院，诊断为"胆汁淤积性肝硬化"，具体治疗不详。近来下肢浮肿，便溏，每日 2～3 行，口干口苦，遂来就诊。现症见：巩膜黄染，面黄晦暗无泽，小便如茶色，下肢浮肿，便溏，每日 2～3 行，纳可，夜眠可。

[既往史] 肝内胆管结石 10 余年，胆汁淤积性肝硬化 6 年。否认肝炎病史。

[个人史] 否认吸烟饮酒史。

[家族史] 具体不详。

[查体] 神志清楚，一般状态可，体型中等，皮肤及巩膜黄染，可见肝掌及蜘蛛痣，浅表淋巴结未触及肿大，心律齐，各瓣膜听诊区未闻及病理性杂音，双肺呼吸音清，未闻及干湿啰音，腹部膨隆，无压痛、反跳痛及肌紧张，肝脾肋下未触及，肝区叩痛阴性，移动性浊音阴性，双下肢水肿。舌淡红、苔白腻，脉沉弦。

[辅助检查] 肝功能示：TBIL 53.1μmol/L，ALT 73U/L，AST 143U/L；肝胆脾彩超示：肝硬化，脾大，腹水。

[诊断] 中医诊断：黄疸（寒湿发黄型）。

西医诊断：胆汁淤积性肝硬化。

[处方] 茵陈 100g，白术 20g，附子 9g，陈皮 15g，大腹皮 20g，茯苓 20g，桂枝 20g，车前子 20g，泽泻 20g，楮实子 20g，路路通 15g，三七 10g，阿胶 20g。

10 剂，每日 1 剂，水煎之，分 2 次口服。

二诊： 2012 年 5 月 10 日。

黄疸明显改善，下肢浮肿减轻，大便略溏。舌淡红，苔白腻，脉沉。

[处方] 上方去大腹皮、泽泻、楮实子、路路通、三七、阿胶，车前子改30g，加鸡内金 20g，赤芍 20g，炙黄芪 30g。

14 剂，每日 1 剂，水煎之，分 2 次口服。

三诊：2012 年 5 月 30 日。

黄疸及下肢浮肿已不明显，肝功能基本正常。

［处方］上方继续服用。

14 剂，每日 1 剂，水煎，分 2 次口服。

【按语】此为寒湿发黄型黄疸，卢教授以茵陈术附汤为底方，茵陈利胆退黄；附子、桂枝温阳化湿；路路通利水通络；白术、茯苓健脾除湿；车前子、陈皮、大腹皮行气利水；泽泻泄其有余，泽其不足；楮实子利水消肿，实大便；三七、阿胶补血活血止血，是祛瘀无出血之虞，适用于肝硬化所致之黄疸。诸药共同发挥温阳健脾、化湿退黄的作用。

病例 3

那某，男，54 岁。2020 年 11 月 2 日初诊。

［主诉］发现肝硬化腹水伴黄疸 2 个月。

［现病史］患者 2 个月前因腹胀就诊于当地医院住院治疗，予保肝、降酶、放腹水治疗，出院后予呋塞米、螺内酯 1∶3 早晚两次口服。近来黄疸加重，腹胀，为求系统治疗来诊。现症见：周身黄染，腹胀，乏力，纳可，眠可，便干，每日 1 ～ 2 次。

［既往史］否认慢性疾病史。

［个人史］吸烟史 30 年，10 支 / 日；饮酒史 30 年，每日 60g。

［家族史］否认。

［查体］神志清楚，一般状态可，体型肥胖，皮肤及巩膜黄染，可见肝掌及蜘蛛痣，浅表淋巴结未触及肿大，心律齐，各瓣膜听诊区未闻及病理性杂音，双肺呼吸音清，未闻及干湿啰音，腹部膨隆，轻压痛，无反跳痛及肌紧张，肝脾肋下未触及，肝区叩痛阴性，移动性浊音阴性，双下肢水肿。舌质红，苔白，暗滞，脉沉滑。

［辅助检查］肝功检查：ALT 50U/L，AST 58U/L，ALP 128U/L，CHE 2889U/L，TBIL 90μmol/L，DBIL 68μmol/L，IBIL 22μmol/L，GLOB 32.3g/L。

［诊断］中医诊断：黄疸（湿重于热型）。

西医诊断：酒精性肝硬化（失代偿期）。

［处方］陈皮 15g，大腹皮 15g，茯苓 20g，白术 10g，苍术 10g，车前子 20g，枳椇子 20g，楮实子 20g，路路通 15g，熟三七 2g，桂枝 15g，附子 9g，海螵蛸 30g，鸡内金 20g，焦三仙各 10g，地榆炭 20g，血余炭 15g，制大黄 5g，桃仁 10g。

21 剂，每日 1 剂，水煎，分 2 次口服。

二诊：2021 年 1 月 1 日。

黄疸，下肢浮肿减轻。舌淡红，暗滞，苔白，脉沉细。

［处方］上方去枳椇子、路路通、桂枝，加茵陈 50g，麻黄 5g，连翘 15g，桑白皮 15g。

21 剂，每日 1 剂，水煎，分 2 次口服。

三诊：2021 年 2 月 20 日。

黄疸及下肢浮肿症状好转，舌淡红，苔白腻，齿痕，脉沉细。

［处方］上方去麻黄，加熟地黄 20g，山药 20g。

21 剂，每日 1 剂，水煎，分 2 次口服。

【按语】此患者为肝硬化腹水合并黄疸，肝硬化腹水中医又名"臌胀""水蛊"，《素问·至真要大论》："诸湿肿满，皆属于脾。"肝郁日久，木郁土壅，脾失健运，脾阳虚弱，水湿内停为本病的病机关键，卢教授在治疗肝硬化腹水时，很少使用峻下逐水猛剂，因本病多为正虚邪实，扶正固本是其根本。故此方以陈皮、大腹皮、茯苓、车前子、枳椇子、楮实子、路路通健脾利水；以桂枝、附子温阳化气利水；白术、苍术运脾化湿；鸡内金、焦三仙及海螵蛸健脾行气助脾运；熟三七、地榆炭、血余炭、制大黄、桃仁搭配使用，活血止血。然此方化湿温阳健脾后，黄疸仍在，故二诊时加入茵陈、麻黄、连翘、桑白皮，以汗法配合茵陈退黄，使郁滞之湿自下、自肌表而出。三诊时黄疸及下肢水肿明显改善，去发汗之麻黄，加入补脾肾之品，扶正固本，使疗效巩固，诸症除。

病例 4

李某，男，33 岁。2011 年 10 月 15 日初诊。

［主诉］身目俱黄 5 天，发热 3 天。

［现病史］患者 5 天前无明显诱因出现黄疸，静脉滴注抗生素治疗，症状未见好转；3 天前开始发热，体温最高达 38.9℃，为求系统治疗来诊。现症见：皮肤黄色鲜明，巩膜黄染，发热，腹胀，小便色黄。

［查体］神志清楚，一般状态可，体型肥胖，皮肤及巩膜黄染，未见肝掌及蜘蛛痣，浅表淋巴结未触及肿大，心律齐，各瓣膜听诊区未闻及病理性杂音，双肺呼吸音清，未闻及干湿啰音，腹平软，轻压痛，无反跳痛及肌紧张，肝脾肋下未触及，肝区叩痛阴性，移动性浊音阴性，双下肢无水肿。舌红，苔黄腻，脉沉滑。

［辅助检查］肝功能示：ALT 411IU/L，AST 324IU/L，GGT 242IU/L，TBIL 114.2μmol/L，DBIL 80.3μmol/L；乙肝两对半示：HBsAg 阳性，HBcAb 阳性。

［诊断］中医诊断：黄疸（邪毒炽盛型）。

西医诊断：急性病毒性乙型肝炎。

［处方］茵陈120g，白术15g，苍术15g，陈皮15g，连翘20g，赤芍20g，桃仁20g，牡丹皮20g，紫草20g，大黄5g，滑石30g，生甘草10g，木通15g，水牛角15g。

7剂，每日1剂，水煎，分2次口服。

二诊：2011年11月1日。

体温已正常，但面黄仍鲜明，自觉瘙痒，小便色黄，舌红，苔黄，脉沉。

［处方］上方去滑石、水牛角，茵陈改100g，加苦参15g，防风20g。

14剂，每日1剂，水煎，分2次口服。

三诊：2011年11月20日。

症状消失，无明显不适，肝功已经基本恢复正常。嘱患者调节饮食结构，保持心情舒畅，定期复查肝功。

【按语】邪毒炽盛型黄疸黄色鲜艳，病情变化迅速，故治疗时需把握其病机，对其病因进行准确判断，继而遣方用药。卢教授在治疗时运用清热化湿、活血祛瘀的方法，在祛湿的基础上辅以清热，在活血的基础上加以祛瘀，往往又酌加利小便及疏肝理气之品，令病邪速去，正气易归。方中茵陈清肝、胆、脾、胃之湿热，是治脾胃湿热的专药；大黄清热祛瘀，使湿热从下而走，可清胆利湿退黄；连翘清热解毒，清心利尿；牡丹皮、紫草清热凉血，解毒；滑石、甘草组成六一散，滑石味淡体滑，清热利小便，使湿热从小便出，甘草清热和中，与滑石合成甘寒生津之用，使津液不伤；木通利尿通淋；水牛角清热、凉血定惊；苍术、白术、陈皮行气健脾祛湿；赤芍、桃仁活血祛瘀。此方合用，清热盛，祛实邪，活瘀血，兼以行气，使病邪速去。二诊时高热已去，面黄明显，故去滑石、水牛角，加大茵陈用量，增强祛黄之功效；加苦参、防风祛风燥湿止痒。三诊时患者诸症见好，继续服用此方以巩固药效。

病例5

张某，男，55岁。2021年9月6日初诊。

［主诉］肝门胆管癌伴黄疸3个月。

［现病史］患者3个月前因呕吐就诊于当地医院，CT提示肝门胆管癌，未系统治疗，近来黄疸加重，遂来诊。现症见：身黄，目黄，小便黄，下肢浮肿，身痒，口苦口干，乏力，纳差，大便灰白色。

［既往史］肝内胆管结石30余年，未治疗；糖尿病病史15年，现应用胰岛素治疗；酒精性肝硬化病史2年。

[个人史] 饮酒史 40 余年，每日饮酒量约 50g，现已戒酒。

[查体] 神志清楚，一般状态稍差，体型偏瘦，皮肤及巩膜黄染，浅表淋巴结未触及肿大，心律齐，各瓣膜听诊区未闻及病理性杂音，双肺呼吸音清，未闻及干湿啰音，腹平坦，轻压痛，无反跳痛及肌紧张，肝脾肋下未触及，肝区叩痛阴性，移动性浊音阴性，双下肢水肿。舌淡暗，苔白腻，脉沉滑。

[辅助检查] 肝功能示：GGT 217U/L，TP 84.3g/L，ALB 32.7g/L，GLOB 51.6g/L，A/G 0.63，TBIL 202μmol/L，DBIL 168μmol/L，IBIL 34μmol/L。查肿瘤标志物示：AFP 42.08ng/mL。全腹增强 CT 示：肝内占位性病变，伴肝内胆管局部扩张，肝门部、胰头稍大淋巴结影；肝硬化，脾大；肝周、盆腔积液。

[诊断] 中医诊断：黄疸（寒湿发黄型）。

　　　　西医诊断：肝门胆管癌。

[处方] 茵陈 50g，白术 20g，车前子 30g，海螵蛸 30g，地榆炭 20g，血余炭 15g，人参 10g，炙黄芪 20g，防风 15g，赤芍 60g，炙甘草 10g，附子 9g，鸡内金 20g，焦三仙各 10g。

7 剂，每日 1 剂，水煎之，分 2 次口服。

二诊：2021 年 9 月 16 日。

黄疸减轻，仍纳差，下肢浮肿。舌质暗，苔白腻，脉沉弦。

[处方] 上方去茵陈，炙黄芪改生黄芪，加麻黄 6g，桑白皮 15g，桂枝 15g，连翘 15g。

7 剂，每日 1 剂，水煎，分 2 次口服。

三诊：2021 年 9 月 23 日。

诸症减轻，周身疼痛。舌淡，苔白腻，脉沉弦。

[处方] 上方加制大黄 5g，桃仁 10g，土鳖虫 5g。

14 剂，每日 1 剂，水煎，分 2 次口服。

【按语】肝门胆管癌伴黄疸时，应消瘀散结、利胆退黄兼顾。同时还要顾护中州脾胃。肿瘤压迫导致胆汁排泄不畅，产生黄疸，而黄疸持续加深会导致肝功能的进一步破坏，肿瘤本身亦对肝脏的功能有所影响。故治疗时，茵陈清热利湿以治黄疸之标；白术益气健脾燥湿；附子补火助阳；黄芪、人参补气健脾升阳；海螵蛸、鸡内金、焦三仙健脾行气；地榆炭、血余炭活血止血，搭配赤芍化瘀，搭配防风取轻可去实之意，故可内可外，能上能下，舒畅一身气机。诸药共用，以期减轻疼痛，缓解症状。二诊加入麻黄、连翘、桂枝、黄芪，欲使湿邪从体表而出，增强祛湿之功。三诊加入大黄、桃仁、土鳖虫活血祛瘀通络，减轻周身之疼痛。三诊之后，随方加减，病情稳定。

▶▶ 参考文献

[1] 刘成海. 黄疸诊疗指南 [J]. 中国中医药现代远程教育, 2011, 9 (16): 118–120.

[2] 詹华奎. 诊断学基础 [M]. 上海: 上海科学技术出版社, 2019.

[3] 卢秉久. 张仲景治疗黄疸的思路及对后世的影响 [J]. 中华中医药学刊, 2008 (9): 1871–1872.

[4] 卢秉久, 吴百灵, 阎斌. 仲景治疗黄疸十法临床运用体会 [J]. 中医药学刊, 2005 (12): 2159–2160.

[5] 吴孟超, 李梦东. 实用肝病学 [M]. 北京: 人民卫生出版社, 2011.

[6] 邓维成. 黄疸的诊断与鉴别诊断 [M]. 北京: 人民卫生出版社, 2007.

[7] 陆伦根, 蔡晓波, 王建设, 等. 胆汁淤积性肝病管理指南 (2021) [J]. 临床肝胆病杂志, 2022, 38 (1): 62–69.

[8] 刘玉兰, 陈国栋. 黄疸诊断的临床思维 [J]. 中国实用内科杂志, 2009, 29 (12): 1077–1079.

[9] 张伯礼, 吴勉华. 中医内科学 [M]. 北京: 中国中医药出版社, 2017.

[10] 谭艳, 陈聪, 周聪, 等. 历代医家对黄疸病的认识 [J]. 中国中医急症, 2021, 30 (1): 149–151, 155.

[11] 吕永慧. 仲景论黄疸 [J]. 时珍国医国药, 2009, 20 (8): 2083–2084.

[12] 郑佳连, 卢秉久. 卢秉久教授辨治原发性胆汁性胆管炎用药经验与规律研究 [J]. 中西医结合肝病杂志, 2022, 32 (10): 916–919.

[13] 于澜, 郑佳连, 卢秉久. 基于温病理论分析卢秉久教授治疗重度脂肪肝组方规律 [J]. 浙江中医药大学学报, 2022, 46 (11): 1251–1260.

[14] 刘玉萍, 邱小玉, 刘烨, 等. 茵陈的药理作用研究进展 [J]. 中草药, 2019, 50 (9): 2235–2241.

[15] 朱云, 汪承柏. 汪承柏诊治黄疸思路与方法 [J]. 中医杂志, 2012, 53 (18): 1546–1547.

[16] 陆小华, 马骁, 王建, 等. 赤芍的化学成分和药理作用研究进展 [J]. 中草药, 2015, 46 (4): 595–602.

[17] 高卉, 阮明凤, 龙浩成. 丹参对梗阻性黄疸大鼠肾损伤作用的实验研究 [J]. 时珍国医国药, 2006 (12): 2489–2490.

[18] 钱倩宇, 应娜, 杨贞, 等. 丹参酮 II _A 通过激活 PPARα 减轻 4–HNE

诱导的肝细胞损伤的机制研究［J］.中国中药杂志，2019，44（9）：1862-1868.

［19］万新焕，王瑜亮，周长征，等.丹参化学成分及其药理作用研究进展［J］.中草药，2020，51（3）：788-798.

［20］马晓晶，杨健，马桂荣，等.中药丹参的现代化研究进展［J］.中国中药杂志，2022，47（19）：5131-5139.

［21］王炳然，张立平，彭龙.基于网络药理学探讨茵栀黄口服液治疗黄疸的作用机制研究［J］.世界中医药，2022，17（11）：1565-1571.

［22］陆云飞，陆伟，王雅俊，等.苦黄颗粒用于黄疸型病毒性肝炎的网状Meta分析及药物经济学评价［J］.中国药物经济学，2022，17（8）：5-10.

［23］韩晋，刘西秦，李庆虹.赤丹退黄颗粒［J］.中药新药与临床药理，2002（5）：319-320.

［24］李杰，徐春军，戚团结.当飞利肝宁胶囊联合茵芪肝复颗粒治疗慢性乙型肝炎的临床观察［J］.北京中医药，2013，32（12）：931-932.

［25］刘芳.中药保留灌肠在慢性重症肝炎治疗中的应用［J］.护理学杂志，2001（4）：228-229.

［26］韩捷，顾亚娇.脐火疗法治疗阴黄（乙肝肝硬化）15例［J］.中国针灸，2012，32（6）：490.

［27］费景兰.脐火疗法联合西医常规治疗黄疸23例［J］.中医研究，2013，26（5）：17-19.

［28］陈文智.中医治疗急性黄疸型病毒性肝炎临床观察［J］.中国中医急症，2012，21（7）：1165-1166.

［29］程井军，吴其恺，孙国杰.灸法治疗乙型肝炎肝硬化高胆红素血症的临床观察［J］.湖北中医杂志，2008（6）：2.

［30］刘春云，李俊义，雷华.隔姜灸法治疗慢性病毒性肝炎400例［J］.云南中医中药杂志，2011，32（6）：74.

肝纤维化

一、疾病概述

肝纤维化是指肝脏细胞外基质（即胶原、糖蛋白和蛋白多糖等）的弥漫性过度沉积与异常分布，是肝脏对慢性损伤的病理性修复反应，是各种慢性肝病（包括感染、脂肪代谢、化学毒物、自身免疫、胆汁淤积性及遗传代谢等病因导致的肝病）向肝硬化发展过程中的关键步骤和影响慢性肝病预后的重要环节（见表1）。因此，积极治疗肝纤维化，使之逆转或延缓发展，对提高患者生活质量，改善疾病预后，有着十分重要的意义。

肝纤维化是西医学概念，中医学中无此病名记载。根据其病因、临床表现，该病多归集在"积聚""胁痛""臌胀""癥瘕"等中医病名。研究表明，西医学的病因治疗有助于抑制甚至逆转肝纤维化，例如长期抗乙型肝炎病毒治疗，可以有效抑制病毒复制，逆转慢性乙型肝炎肝纤维化。但是，针对病因治疗抗肝纤维化疗效仍存在一定的局限性，并不能完全抑制炎症，而肝纤维化的机制一旦启动往往呈主动进展，因此针对纤维组织增生与降解的抗肝纤维化治疗十分必要，是慢性肝病的重要治疗措施。对于缺乏针对病因治疗的慢性肝病，抗肝纤维化治疗则更为重要。

表1　肝纤维化常见病因

感染性	慢性乙型肝炎	自身免疫性	自身免疫性肝炎
	慢性丙型肝炎	胆汁淤积性	原发性胆汁性胆管炎
	慢性丁型肝炎		原发性硬化性胆管炎
	血吸虫病		先天性胆道闭锁
脂肪代谢性	代谢相关脂肪性肝病		进行性肝内胆汁淤积
	酒精性肝病	遗传代谢性	肝豆状核变性（Wilson病）
化学毒物性	药物性肝损伤		血色病
	其他化学毒物所致的肝损伤		α1-抗胰蛋白酶缺乏症

二、疾病机制

（一）发病机制

肝纤维化是机体对各种病因引起的慢性肝损伤后一种损伤修复反应，表现为炎性细胞募集并诱发级联反应，肌成纤维细胞（MFB）激活和再生，细胞外基质（ECM）成分特别是胶原等过度形成和沉积。多种细胞和分子通过各种方式作用于肝纤维化的不同环节，最终导致 ECM 合成和降解不平衡，是各种原因引起的慢性肝病向肝硬化发展所共有的病理改变和必经途径。

1.MFB 的来源

MFB 是肝纤维化的 ECM 的主要来源细胞，ECM 的细胞来源见表 2。MFB 主要由以下 3 种前体细胞活化而来。

（1）肝星状细胞（HSC）：HSC 位于 Disse 间隙，是 MFB 的主要来源。HSC 在受到包括炎症在内的多重因素作用下可被激活，分泌大量 ECM，通过收缩、迁移等促进肝纤维化。

（2）骨髓中的间质细胞：多项研究证实，MFB 可由骨髓间充质干细胞分化而来。

（3）上皮-间质转化（EMT）：创伤愈合、组织重构和纤维化过程中可出现 EMT。在肝脏发育过程中，HSC 来自次间质层细胞，是发生部分 EMT 的上皮细胞。

表 2 细胞外基质细胞来源

细胞类型	所产生的细胞外基质
肌成纤维细胞	Ⅰ、Ⅲ、Ⅳ、Ⅴ型胶原，层连蛋白，腱生蛋白，副层连蛋白，蛋白多糖
血窦内皮细胞	Ⅳ型胶原，纤维连接蛋白，血小板反应蛋白
库普弗细胞	明胶酶/Ⅳ型胶原酶，TIMP
肝细胞	Ⅰ、Ⅲ、Ⅳ、Ⅴ、ⅩⅧ型胶原，纤维连接蛋白，VN，蛋白多糖

2.HSC 的激活机制

HSC 的激活是肝纤维化的关键阶段。在多重因素的刺激下，静息型的 HSC 转化为激活型，获得 MFB 表型，产生大量 ECM。HSC 的激活可分为 3 个阶段：①起始阶段：早期基因表达与表型变化；②持续阶段：分泌细胞因子及 ECM 阶段；③消退阶段：失活化和凋亡。

（1）起始阶段：最早表现为相关基因的表达与表型的变化。在 HSC 激活的初始阶段，肝细胞、库普弗细胞、肝窦内皮细胞及血小板等分泌多种细胞因子包括转化生长因子 β1（TGFβ1）、血小板衍生生长因子（PDGF）、表皮生长因子（EGF）等，通过旁分泌作用激活 HSC，促进肝纤维生成。

（2）持续阶段：在此阶段，HSC 获得一系列表型，即增殖性、收缩性、趋化性、纤维增生、纤维降解、视黄酸类丢失、释放细胞因子等。该阶段的 HSC 不仅继续受旁分泌途径的调控，而且能够通过自分泌效应维持和扩展其激活状态。其结果是 HSC 大量增殖、活化，并产生大量 ECM，而对 ECM 的降解相对或绝对不足，最终导致纤维化。

（3）失活化和凋亡阶段：近年发现，在纤维化阶段可逆转星状细胞。通过体内细胞谱系示踪技术发现 40% ～ 50% 的活化星状细胞可以回到静止状态，但对再次损伤刺激更敏感。而且，活化的星状细胞不能再分化为肝细胞或胆管细胞。

体外培养试验表明，静止的肝星状细胞不发生凋亡，肝星状细胞在活化的同时出现自发性凋亡。近年来，有关肝星状细胞凋亡分子机制的研究进展较快，现已证明有多种基因产物参与肝星状细胞凋亡过程。其中包括死亡受体家族如 Fas 与 FasL 系统、天冬氨酸特异性半胱氨酸蛋白酶（即 caspase 家族）、Bcl-2 调节蛋白家族等。人们通过对这些蛋白家族成员生化特性、生物功能及上游下游分子作用机制的深入研究，提出了肝星状细胞凋亡主要的两条信号转导通路：细胞凋亡的线粒体依赖性途径和死亡受体途径。两条通路的结果都是引发 caspase 家族的级联反应，最终表现为凋亡的发生。

3. 参与肝纤维化的免疫细胞及分泌的细胞因子

肝纤维化的过程与各种免疫细胞密切相关。参与肝纤维化的免疫细胞包括单核 - 巨噬细胞、树突细胞、淋巴细胞及 NK 细胞。肝脏内分泌的细胞因子有促进 ECM 合成的，如 PDGF、TGFβ1、白细胞介素等，也有抑制 ECM 合成的，如 IFNγ 等。

（二）病因病机

中医学原无此病名记载。根据肝纤维化（包括肝硬化）的病理变化和临床表现，用中医病名概括，多将其归集在"积聚""胁痛"等。这种认识数十年来在临床上得到普遍认同。

卢秉久教授认为，本病多由于外感湿热，内伤醇酒，羁留不去，再加情志不遂等因素，致肝脾肾功能失调，气血、津液搏结，以致气滞血瘀，津液涩滞，肝络瘀阻，其性质为本虚标实，虚瘀共存，肝脾不和，气滞血瘀。依患者病情不同还可有寒热转化、肝气郁结、脾运失调、湿热内蕴、寒凝积滞等不同病机的临床表现。

同时，基于本病与络病理论的密切联系，卢教授归纳了该病的络病病机，提出肝络病理论。一方面，肝络病理论是中医对肝纤维化的整体化认识：肝纤维化进程中，肝脏一体之肝络受损，必然累及肝主藏血、主疏泄的生理功能及肝络渗灌气血津液的生理功能，从而出现气滞、血瘀、津枯、失荣、成积等方面的异常。此外，肝络从肝经别出，凡肝经走行之处，均有肝络渗灌津液气血，不拘泥于肝体。因着肝经的走行，肝纤维化进程中，常可并见其他脏腑的病理改变。综合考量，肝纤维化的络病病机可归纳为肝络郁滞、肝络瘀阻、络损成积、络脉失养等。另一方面，肝纤维化的组织学病理改变是络病内涵的具象表述：肝纤维化的络病病机在组织学病理改变中主要表现为肝内微循环障碍，其形成机制与 ECM 的过量沉积、肝细胞损伤及肝血窦毛细血管化直接相关。将肝络与肝内微循环相对应，将肝纤维化的组织学病理改变视作络病内涵的具象表述，既符合中医学对微观气血津液流注的认识，也体现了现代医学对中医学的微观认知与具象转述。现代研究也趋于将络病研究定位于毛细血管等微循环的相关病变。

三、临床表现

肝纤维化患者的临床表现多为原发慢性肝病的临床表现，差异较大。常见的临床表现有疲倦乏力、食欲不振、大便异常、肝区不适或胀或痛、睡眠障碍、舌质暗红或暗淡、舌下静脉曲张、脉弦细等。肝硬化患者还可有面色晦暗、蜘蛛痣、肝掌、脾脏肿大、舌有瘀斑等体征。部分患者可无明显症状与体征，或可表现为伴同于原发慢性肝病的其他临床表现。

四、疾病诊断

肝纤维化并无特殊的临床症状和体征，因此其诊断主要靠组织病理学、血清标志物及影像学手段。

（一）肝脏组织病理学检查

肝活检组织病理学检查仍是诊断肝纤维化和肝硬化的"金标准"，1994 年国际慢性肝炎新的分级、分期标准建议将肝脏纤维增生作为病情分期的依据，与分级（主要是炎症、坏死的程度）分别评分。目前国际上常用的肝组织评分方法包括 Knodell、Scheuer、Ishak、Metavir、Chevallier 等系统。我国 1995 年和 2000 年病毒性肝炎防治方案也采用了相应的分级、分期标准，王泰龄教授改进了肝纤维化的半定量积分系统，在我国得到广泛应用（见表 3）。但肝活检技术也有一定的局限性。例如，难以避免取样误差（即一次取材不一定能反映整个肝脏的全貌），患者不愿接受多次肝脏穿刺因而不便于观察肝纤维化的动态变化或治疗效果。

表 3　慢性肝脏病肝纤维化分期分级标准（北京，1995 年）

炎症活动程度			纤维化程度	
分级	汇管区及周围	小叶内	分期	纤维化
G0	无炎症	无炎症	S0	无
G1	汇管区炎症	变性及少数坏死灶	S1	汇管区扩大，纤维化。
G2	轻度碎片状坏死	变性，点、灶状坏死或嗜酸小体。	S2	纤维间隔形成，小叶结构保留。
G3	中度碎片状坏死	变性、坏死重或见桥接坏死。	S3	纤维间隔伴小叶结构紊乱，无肝硬化。
G4	重度碎片状坏死	桥接坏死范围广，累及多个小叶，小叶结构失常（多小叶坏死）。	S4	早期肝硬化或肯定肝硬化

（二）肝纤维化的无创诊断

肝脏穿刺组织病理检查毕竟属于有创检查，人们一直致力于寻找无创指标来监测肝纤维化的发展过程和判断抗纤维化的疗效。近几年来欧洲肝病学会、亚太肝病学会和美国胃肠病学会相继更新无创诊断评价指南，对血清学标志物及肝脏弹性测定为代表的影像检查诊断肝纤维化和肝硬化给出了建议。此外，在 2015 年中国慢乙肝防治指南、丙肝防治指南和世界卫生组织相关指南中也首次提出了可以用无创方法评价纤维化的内容。血清学指标和影像学指标均可以帮助诊断或排除显著肝纤维化和肝硬化，二者联合应用能够提高诊断的准确性。

1. 血清学诊断指标

（1）直接血清学指标：Ⅲ型前胶原氨基端肽（PⅢNP）是研究得最早的肝纤维化血清学指标之一，它是Ⅲ型前胶原分泌到细胞外后被肽酶切下的 N 端肽或 C 端肽（proC3），反映肝脏纤维增生活跃。血清透明质酸（HA）一方面反映星状细胞对其合成增加，另一方面反映肝血窦毛细血管化、肝血窦内皮细胞受损伤导致肝脏对血清中的 HA 摄取和降解减少。血清层连蛋白是基底膜的主要成分，反映基底膜损伤引起的纤维化程度。血清Ⅳ胶原（CⅣ）及其羧基端肽（CⅣCP，NC1）和氨基端肽（CⅣNP，7S）：CⅣ在合成代谢过程中不需去除端肽而沉积于细胞外基质，故血中Ⅳ型胶原的含量升高可能反映了肝血窦基底膜的更新率加快。血清 CⅣCP 和 CⅣNP 亦与肝纤维化程度相关。因为Ⅳ型胶原在肝血窦、增生的胆管和界板周围基底膜沉积，故血中 CⅣCP 和 CⅣNP 升高反映了基底膜持续重建过程中的降解。在肝纤维化晚期纤维性胶原（Ⅰ、Ⅲ型胶原）增生不活跃时这些指标仍可升高。血清Ⅵ型胶原（CⅥ）分布于大的胶原纤维之间，分子层析实验证明血清中检测到的抗原为 CⅥ的降解产物，因而它是一项反映间质胶原降解的指标，若和反映间质胶原合成的指标 PⅢP 联合应用能更好地反映肝纤维增生和纤维分解的平衡情况。

（2）间接联合血清学指标：在常规血液及生化检查中，与肝纤维化相关好的指标包括血小板、AST、GGT、白蛋白、胆碱酯酶、α2-巨球蛋白、凝血指标中的凝血酶原活动度和 INR 等。通常年龄、性别和体重指数也会影响各类指标对纤维化的综合判断。在众多肝纤维化指标中，APRI 和 FIB-4 是较简单且广泛应用的纤维化指标。APRI 是基于 AST 和血小板的无创血清学指标，FIB-4 是基于 ALT、AST、血小板及年龄的无创血清学指标。由于其简单易行，多项肝纤维化指南推荐，在资源有限的国家和地区可将 APRI 和 FIB-4 用于显著肝纤维化和肝硬化的诊断。但也存在敏感性和特异性均不高的问题，一般仅用于初步判断和筛查。其他综合指标在表 4 中进行了较详细的概括。但需要注意的是，由于纤维化病因不同，而且由慢性肝炎、肝纤维化到肝硬化是一个动态变化过程，难以凭一次检查结果做出准确的诊断。联合应用多项指标和动态测定可能更有助于判断肝脏纤维变化趋势和治疗效果。

表 4　肝纤维化血清学诊断指标

较简单且广泛应用的纤维化指标

　AST/ 血小板比值（APRI）=AST（/ULN）/ 血小板（$\times 10^9$/L）$\times$100

　FB-4= 年龄（岁）$\times$AST（U/L）/ 血小板（$\times 10^9$/L）$\times$ALT（U/L）$^{1/2}$

HBV 纤维化指标

　Hui 评分 =3.148+0.167$\times$BMI+0.088$\times$ 胆红素 -0.151$\times$ 白蛋白 -0.019$\times$ 血小板

　Zeng 指数 = -13.995+3.220$\times$log（α2-巨球蛋白）+3.096$\times$log（年龄）+2.254$\times$log（GGT）+ 2.437$\times$log（透明质酸）

续表

HCV 纤维化指标

Fibrotest® 专利公式，指标包括 α2- 巨球蛋白、GGT、载脂蛋白 A1、结合珠蛋白、总胆红素、年龄及性别。

Forns 指数 =7.811–3.131×ln（血小板数）+0.781×ln（GGT）+3.467×ln（年龄）–0.014×（胆固醇）

FibroSpect Ⅱ® 专利公式，指标包括 α2- 巨球蛋白、透明质酸及 TIMP-1MP3=0.5903×log［PⅢP（ng/mL）］–0.1749×log［MMP-1（ng/mL）］

增强肝纤维化评分®（ELF）专利公式，指标包括年龄、透明质酸、MMP-3 及 TIMP-1。

纤维化可能性指数（FPI）=10.929+［1.827×ln（AST）］+（0.081× 年龄）+（0.768× 既往饮酒史）+（0.385×HOMA–IR）–（0.447× 胆固醇）

Hepascore® 专利公式，指标包括胆红素、GGT、透明质酸、α2- 巨球蛋白、年龄及性别。

Fibrometer® 专利公式，指标包括血小板数量、凝血酶原指数、AST、α2- 巨球蛋白、透明质酸、尿素及年龄。

NAFLD 纤维化指标

NAFLD 纤维化评分（NFS）= –1.675+0.037× 年龄（岁）+0.094×BMI（kg/m²）+1.13×IFG/糖尿病（有 =1，无 =0）+0.99×AST/ALT 比值 –0.013× 血小板数（×10⁹/L）–0.66× 白蛋白（g/dL）

BARD 评分（BMI ≥ 28kg/m²=1；AST/ALT 比值≥ 0.8=2；糖尿病 =1；评分≥ 2，进展期纤维化 OR 值 =17）

2. 影像学诊断

近年以瞬时弹性成像（TE）、声脉冲辐射弹性成像（ARFI）、剪切波弹性成像（2D-SWE）、磁共振弹性成像（MRE）等影像学检查为主的无创肝纤维化影像技术在肝纤维化诊断上有突破性进展。

（1）瞬时弹性成像（TE）：TE 测定是利用肝脏组织对低频超声剪切波反射而来的弹性数值，来评估肝脏的硬度，单位以千帕（kPa）表示。TE 可较准确评估肝纤维化程度，可使接近 80% 的慢性肝病患者得以准确诊断进展性肝纤维及肝硬化。而且 TE 值与纤维化临床预后相关，动态变化对于疾病评估、监测具有应用前景。但应注意的是，不同病因引起的肝纤维化 / 肝硬化诊断界值存在差异，原发性胆汁性胆管炎患者的诊断界值就明显高于病毒性肝炎（见表 5）。而且测定数值会受到炎症、胆红素升高、肝脏血流、肥胖、饮食等因素影响。近年新的技术又发现受控衰减指数（CAP）对脂肪程度的判断可帮助更准确诊断脂肪肝纤维化。单纯用 TE 诊断各级纤维化的假阳性率为 7.2% ～ 18.1%。CAP 对准确判断纤维化有较大帮助，可以避免高估 TE 值，因此建议在 NAFLD 患者中同时测定 TE 和 CAP。

表 5　TE 对不同病因肝纤维化的诊断界值（单位：kPa）

病因	显著性纤维化 MetavirF2 Ishak3	进展性纤维化 MetavirF3 Ishak4	肝硬化 MetavirF4 Ishak5-6
HBV	7.5～8.0		11.0～14.0
HCV	7.5～8.0		11.0～14.0
MAFLD		7.9	10.3
ALD		8.0	12.5
PBC/PSC	8.8	9.8～10.7	16.9～17.3

（2）ARFI、2D-SWE、MRE：与 TE 相似，ARFI、2D-SWE、MRE 3 种无创诊断技术亦可用于肝纤维化 / 肝硬化的评估，这几种诊断技术对不同肝纤维化 / 肝硬化分期诊断准确性、敏感性及特异性略有不同。

ARFI 可自主挑选合适的测量区域，测量失败率显著低于 TE，适用于腹水、肥胖患者，对肝硬化的诊断较肝纤维化敏感，预测显著肝纤维化、肝硬化的价值与 TE 相似。

2D-SWE 是将传统超声成像与实时可视化剪切波超声结合，诊断严重肝纤维化（≥ F3）的准确率高于 TE，尤其适用于肝硬化的诊断。

MRE 可定量检测肝组织力学特征，可检测全肝弹性值，诊断肝纤维化 / 肝硬化的准确性高于 TE，在肝纤维化分级中具有较高的诊断价值。但由于采用该技术检测肝弹性时所用时间较长，且成本较高，因此推广受到一定程度的限制，目前多用于临床研究。

五、疾病治疗

（一）西医治疗

抗纤维化治疗的目的是减轻纤维化的程度、延缓其进展，甚至逆转其病理过程。在以肝纤维化为关键词进行检索，截至 2023 年 5 月，分别有 373 项抗肝纤维化临床试验。根据其药物的靶点可分为 4 类：①针对原发病的治疗；②针对 HSC、纤维增生和降解的治疗；③针对保护肝细胞的治疗；④针对抑制炎症的治疗。针对原发病的治疗药物见于本书相应章节，其余 3 类在表 6 中根据药物作用靶点进行了总结。

表 6 正在进行临床抗肝纤维试验的药物及靶点

根据药物靶点分类		肝纤维化病因
针对 HSC 活化、纤维增生和降解的治疗		
血管紧张素拮抗剂	氯沙坦	HCV，NASH
	坎地沙坦	NAFLD，HCV，ALD
	ACE 抑制剂（莫昔普利）	PBC
PPARγ 级激动剂	吡格列酮	NASH，NAFLD，HCV
PPARα/δ 激动剂	elafifibranor（GFT505）	NASH，PBC
	GI262570	HCV
大麻素 CB1 受体激动剂	利莫那班（SR141716）	NAFLD
FXR 激动剂	奥贝胆酸（OCA）	PBC，PSC，NASH，NAFLD
TGF-β1 抗体	吡非尼酮	HCV
CTGF 抗体	FG-3019	HBV
LOX-L2 单抗	辛妥珠单抗（GS-6624）	NASH，肝硬化
针对保护肝细胞的治疗		
Pan-caspase 抑制剂	IDN6556	NAFLD，HCV，肝硬化，门静脉高压
ASK1 抑制剂	emricasan，GS-4997	NASH 肝硬化失代偿期
针对抑制炎症的治疗		
NOX/ROS 信号通路	抗氧化剂（维生素 E）	NAFLD
NOX1/NOX4 抑制剂	GKT137831	PBC
TNF-α 抑制剂	己酮可可碱	PBC，肝硬化
趋化因子受体 CCR2/5 拮抗剂	cenicriviroc	NASH，NAFLD
galectin-3 抑制剂	GR-MD-02	NASH
HMG-CoA 还原酶抑制剂	匹伐他汀	NAFLD
	辛伐他汀	肝硬化，门静脉高压

（二）辨证论治

基于肝络病理论，卢秉久教授认为肝纤维化具体辨证分型如下。

1. 肝络郁滞证

临床表现：络脉气机不畅，以气滞表现为主，常见胁肋疼痛，胸闷喜太息，情志抑郁易怒，或脘腹胀满，嗳气，反酸，干呕，脉弦。

治则：疏肝解郁，行气通络。

方药：以胁肋疼痛为主者，予柴胡疏肝散。佐郁金、延胡索等，疏肝解郁，理气通络；佐枸杞子、白芍、当归等，养血柔肝止痛。以脘腹胀满、嗳气为主者，予半夏泻心汤。佐以厚朴、桔梗、紫苏梗理气宽中；加用竹茹、栀子清热除烦；海螵蛸制酸止痛。

2.肝络瘀阻证

临床表现：肝络气机不畅，久则血伤入络，可并见血瘀与气滞表现，常见胁肋刺痛，痛有定处，大便异常。舌质暗红，舌下静脉曲张，脉弦细。

治则：活血行气，祛瘀通络。

方药：活血通络方。柴胡、木香、枳实、陈皮、三七、龟甲、丹参、莪术、桃仁、红花、丝瓜络、制大黄等。

3.络损成积证

临床表现：肝络之气、血、津、液运行不畅日久，痰、湿、瘀等病理产物积结于肝络及其所走行的脏腑，形成结节、积块，以血瘀、积证表现为主。可见胁肋隐痛或胁下痞块，面色晦暗，脘腹胀满，纳差便溏，神疲乏力，口干且苦，赤缕红丝等。舌质暗红，舌下静脉曲张，脉沉弦。

治则：益气活血，散结通络。

方药：扶正化纤通络方。柴胡、人参、丹参、川芎、郁金、麸炒白术、延胡索、莪术、三七、龟甲、川楝子、茯苓等。

4.络脉失养证

临床表现：素体正虚，络虚留邪，络脉渗濡灌注之职失司，络脉失养；或邪毒侵袭，伤及正气，肝络受损，常见络虚不荣、阴阳两虚的表现。可见疲倦乏力，食欲不振，胁肋隐痛，遇劳加重，腰膝酸软，口燥咽干，心中烦热，头晕目眩，失眠多梦，两目干涩。舌质红，苔薄白少津，脉弦细数。

治则：补肾养肝，益气通络。

方药：一贯煎与六味地黄丸。人参、生地黄、当归、沙参、麦冬、枸杞子、山药、山茱萸、丹皮、泽泻、茯苓等。

六、病例举隅

王某，男，56岁。2022年4月3日初诊。

[主诉]肝区胀闷不适1年，加重2周。

［现病史］患者 14 年前体检发现乙肝病毒标志物阳性，诊断为 CHB，口服恩替卡韦治疗至今。1 年前，患者无明显诱因出现肝区胀闷不适，经外院行 FibroScan 提示肝脏硬度 12.5kPa，病理诊断为乙型病毒性肝炎伴纤维化（G2，S3），予水飞蓟素胶囊治疗，症状无明显改善。近 2 周肝区胀闷不适加重来诊。

［查体］肝区轻度压痛，无叩击痛，倦怠乏力，纳差，大便秘结，2～3 日一行。舌质暗红，舌下络脉迂曲，苔白稍腻，脉沉弦。

［辅助检查］肝功能正常，肝脏超声回报肝实质回声粗糙不均，肝裂稍增宽。

［诊断］中医诊断：胁痛（络损成积证）。

西医诊断：慢性乙型病毒性肝炎；肝纤维化。

［处方］人参 10g，丹参 15g，三七 3g，柴胡 10g，郁金 10g，薄荷 3g，连翘 10g，川芎 10g，延胡索 10g，川楝子 10g，鸡内金 15g，炙甘草 10g。

15 剂，每日 1 剂，水煎，分 2 次口服。

二诊：2022 年 4 月 19 日。

服药后患者肝区疼痛明显减轻，仅在饥饿时偶感肝区不适。舌质红，苔白稍腻，脉沉细。

［处方］上方去川楝子、延胡索，加焦三仙各 10g。

20 剂，每日 1 剂，水煎，分 2 次口服。

三诊：2023 年 5 月 12 日。

服药后患者肝区无明显不适。舌质红，苔白，脉沉细。

［处方］上方去川芎、薄荷，加路路通 10g，丝瓜络 10g。

20 剂，每日 1 剂，水煎，分 2 次口服。

四诊：2023 年 6 月 5 日。

患者已无不适。舌质淡红，苔薄白，脉弦。当日肝脏超声仅回报肝脏实质回声略粗糙，为巩固其疗效以上方继服 21 付，煎服法同前。

【按语】年近花甲之人，阳气化生乏源，又因肝病日久，肝络失养，气虚则阴血瘀滞肝络，积聚成形，故见肝区胀闷疼痛。肾阳不足，气的温煦推动功能减弱，故见大便不利、秘结肠腑。舌质暗红，苔白稍腻，脉沉弦，为阳虚阴积、气虚血阻之象，其里虚而表实。故治以益气活血，散结通络。以扶正祛邪兼顾、益气活血并行的扶正化纤通络方加减治疗。以人参为补气之魁首，培补脾肺，益气以助行血；丹参、川芎活血化瘀；三七、郁金寒温并用，逐瘀通络；延胡索、川楝子疏肝行气止痛；薄荷、连翘芳香开泄，有提振诸药、调气和血之功；鸡内金、炙甘草补脾健运，使攻补不伤正。二诊时去川楝子、延胡索以防疏泄太过，加焦三仙意在理气助运。三诊时虑其肝气已条达，故去升散走窜之川芎、薄荷，以防耗气之虞，加路路通、丝瓜络取象比类，取其"通调"之意，通畅肝络。四诊时诸症皆除，故以前方续服，以观其变。

▶▶ 参考文献

[1] 中华医学会肝病学分会，中华医学会消化病学分会，中华医学会感染病学分会.肝纤维化诊断及治疗共识（2019 年）[J].中华肝脏病杂志，2019，27（9）：657–667.

[2] 徐列明，刘平，沈锡中，等.肝纤维化中西医结合诊疗指南（2019 年）[J].临床肝胆病杂志，2019，35（7）：1444–1449.

[3] 徐列明.《肝纤维化中西医结合诊疗指南（2019 年）》解读[J].上海中医药杂志，2020，54（3）：29–31，52.

[4] PAROLA M, PINZANI M. Liver fibrosis : Pathophysiology, pathogenetic targets and clinical issues [J]. Mol Aspects Med, 2019, 65 : 37–55.

[5] KISSELEVA T, CONG M, PAIK Y, et al. Myofibroblasts revert to an inactive phenotype during regression of liver fibrosis [J]. Proc Natl Acad Sci U S A, 2012, 109（24）: 9448–9453.

[6] 卢秉久，田霞，杨新莉.软肝冲剂对肝细胞影响及星状细胞活化机制的干预作用[J].中医药学刊，2006，（7）：1216–1218.

[7] 徐俊超，卢秉久.基于络病理论数据挖掘卢秉久教授治疗肝纤维化的组方规律[J].中西医结合肝病杂志，2022，32（12）：1136–1139.

[8] 吴以岭.络病学[M].北京：中国科学技术出版社，2004.

[9] 刘为民，姚乃礼.络病理论与肝纤维化关系探讨[J].中医杂志，2003（2）：85–87.

[10] 石军，郝菁华.肝脏微循环与慢性肝病[M].济南：山东科学技术出版社，2010.

[11] 徐光福.络病的内涵及其外延释义[J].中医药学刊，2005，（1）：96–98.

[12] SUN Y, ZHOU J, WANG L, et al. New classification of liver biopsy assessment for fibrosis in chronic hepatitis B patients before and after treatment [J]. Hepatology, 2017, 65（5）: 1438–1450.

[13] EASL–ALEH Clinical Practice Guidelines : Non–invasive tests for evaluation of liver disease severity and prognosis [J]. J Hepatol, 2015, 63（1）: 237–264.

［14］SHIHA G, IBRAHIM A, HELMY A, et al. Asian-Pacific Association for the Study of the Liver（APASL）consensus guidelines on invasive and non-invasive assessment of hepatic fibrosis : a 2016 update［J］. Hepatol Int, 2017, 11（1）: 1-30.

［15］LIM J K, FLAMM S L, SINGH S, et al. American Gastroenterological Association Institute Guideline on the Role of Elastography in the Evaluation of Liver Fibrosis［J］. Gastroenterology, 2017, 152（6）: 1536-1543.

［16］WAI C T, GREENSON J K, FONTANA R J, et al. A simple noninvasive index can predict both significant fibrosis and cirrhosis in patients with chronic hepatitis C［J］. Hepatology, 2003, 38（2）: 518-526.

［17］STERLING R K, LISSEN E, CLUMECK N, et al. Development of a simple noninvasive index to predict significant fibrosis in patients with HIV/HCV coinfection［J］. Hepatology, 2006, 43（6）: 1317-1325.

［18］HUI A Y, LIEW C T, GO M Y, et al. Quantitative assessment of fibrosis in liver biopsies from patients with chronic hepatitis B［J］.Liver Int, 2004, 24（6）: 611-618.

［19］ZENG M D, LU L G, MAO Y M, et al. Prediction of significant fibrosis in HBeAg-positive patients with chronic hepatitis B by a noninvasive model［J］. Hepatology, 2005, 42（6）: 1437-1445.

［20］IMBERT-BISMUT F, RATZIU V, PIERONI L, et al. Biochemical markers of liver fibrosis in patients with hepatitis C virus infection : a prospective study［J］. Lancet, 2001, 357（9262）: 1069-1075.

［21］RUGUERA M, BARRERA J M, AMPURDANÉS S, et al. Use of complementary and alternative medicine in patients with chronic hepatitis C［J］. Med Clin（Barc）, 2004, 122（9）: 334-335.

［22］POORDAD F F. FIBROSpect II : a potential noninvasive test to assess hepatic fibrosis［J］. Expert Rev Mol Diagn, 2004, 4（5）: 593-597.

［23］LEROY V, HILLERET M N, STURM N, et al. Prospective comparison of six non-invasive scores for the diagnosis of liver fibrosis in chronic hepatitis C［J］. J Hepatol, 2007, 46（5）: 775-782.

［24］LICHTINGHAGEN R, PIETSCH D, BANTEL H, et al. The Enhanced Liver Fibrosis（ELF）score : normal values, influence factors and proposed cut-off values［J］. J Hepatol, 2013, 59（2）: 236-242.

[25] OMERA M, CORPAS R, ROMERO GÓMEZ M. Insulin resistance as a non-invasive method for the assessment of fibrosis in patients with hepatitis C : a comparative study of biochemical methods [J]. Revista espanola de enfermedades digestivas : organo oficial de la Sociedad Espanola de Patologia Digestiva, 2006, 98 (3): 161–169.

[26] ADAMS L A, BULSARA M, ROSSI E, et al. Hepascore : an accurate validated predictor of liver fibrosis in chronic hepatitis C infection [J]. Clin Chem, 2005, 51 (10): 1867–1873.

[27] CALÈS P, OBERTI F, MICHALAK S, et al. A novel panel of blood markers to assess the degree of liver fibrosis [J]. Hepatology, 2005, 42 (6): 1373–1381.

[28] ANGULO P, HUI J M, MARCHESINI G, et al. The NAFLD fibrosis score : a noninvasive system that identifies liver fibrosis in patients with NAFLD [J]. Hepatology, 2007, 45 (4): 846–854.

[29] AMPUERO J, PAIS R, ALLER R, et al. Development and Validation of Hepamet Fibrosis Scoring System–A Simple, Noninvasive Test to Identify Patients With Nonalcoholic Fatty Liver Disease With Advanced Fibrosis [J]. Clin Gastroenterol Hepatol, 2020, 18 (1): 216–225.

肝硬化（代偿期）

一、疾病概述

　　肝硬化是各种慢性肝病进展至以肝脏弥漫性纤维化、假小叶形成、肝内外血管增殖为特征的病理阶段，代偿期无明显临床症状，失代偿期以门静脉高压和肝功能严重损伤为特征，患者常因并发腹水、消化道出血、脓毒症、肝性脑病、肝肾综合征和癌变等导致多脏器功能衰竭而死亡。

　　代偿期肝硬化属于中医学"积聚"范畴，积证是以腹内结块，或胀或痛，结块固定不移，痛有定处为主要临床特征的一类病证。聚证是以腹中结块，或痛或胀，聚散无常，痛无定处为主要临床特征的一类病证。

二、疾病机制

（一）病理生理

　　西医认为引起肝硬化的常见病因有：肝炎病毒感染（主要为乙型肝炎病毒和丙型肝炎病毒感染）、酒精性肝病、非酒精性脂肪性肝病、自身免疫性肝病（包括原发性胆汁性肝硬化、自身免疫性肝炎和原发性硬化性胆管炎等）、遗传代谢性疾病（主要包括肝豆状核变性、血色病、肝淀粉样变、遗传性高胆红素血症、a1-抗胰蛋白酶缺乏症、肝性卟啉病等）、药物或化学毒物（包括对乙酰氨基酚、抗结核药物、抗肿瘤化疗药物、部分中草药、抗风湿病药物、毒蕈、四氯化碳等）、寄生虫感染、循环障碍（布-加综合征）和不能明确病因的肝硬化。大多数肝硬化只有一个病因，也有多个病因同时作用，如 HBV、HCV 重叠感染，乙型肝炎或丙型肝炎的患者长期大量饮酒等。此外，在主要病因的基础上，一些协同因素可以促进肝硬化的发展，如肥胖、胰岛素抵抗、某些药物等。

　　肝硬化的形成是一种损伤后的修复反应，发生在慢性肝损伤的患者中。在各种致病因素作用下，肝脏经历慢性炎症、脂肪样变性、肝细胞减少、弥漫性纤维化及肝内外血管增殖，逐渐发展为肝硬化。在这一过程中，肝星状细胞（Hepatic stellate cells，HSCs）活化是中心环节，还包括了正常肝细胞外基质的降解，纤维瘢痕组织的聚集、血管扭曲变形及细胞因子的释放等。代偿期肝硬化无明显病理生理特征，失代偿期主要出现门静脉高压和肝功能减退两大类病理生理变化。

西医认为肝纤维化和代偿期肝硬化的发病机制为肝细胞受到损伤后，损伤区域被细胞外基质或纤维瘢痕组织包裹，如这一损伤修复过程持续反复发生，则纤维瘢痕组织越来越多，逐渐形成肝纤维化和肝硬化。肝脏受到炎症或其他损伤时，邻近的肝细胞、Kupffer 细胞、肝窦内皮细胞和血小板等通过旁分泌作用分泌多种细胞因子，如肿瘤坏死因子 α（TNFα）、转化生长因子 β（TGFβ）、胰岛素生长因子（IGF）等，激活肝星状细胞并可转化为增殖型肌成纤维细胞样细胞。激活的肝星状细胞一方面通过增生和分泌细胞外基质参与肝纤维化的形成和肝内结构的重建，另一方面通过细胞收缩使肝窦内压升高。此外，肝细胞受损时，细胞外基质（主要是 I、III、V、XI型胶原）含量明显增加且在基底膜和内膜下沉积。同时受组织基质金属蛋白酶抑制剂的负调控，抑制基质降解。增多的细胞外基质不能降解是肝纤维化、肝硬化形成和发展的主要因素，因此促进基质降解也是抗纤维化治疗的重要方向。当肝细胞反复坏死修复并持续存在时，I 型和 III 型胶原蛋白明显增多并沉着于小叶各处。随着窦状隙内胶原蛋白的不断沉积，内皮细胞窗孔明显减少，导致血液与肝细胞间物质交换障碍。初期增生的纤维组织虽形成小的条索，但尚未互相连接形成间隔即为肝纤维化。如继续进展，小叶中央区和门管区等处的纤维间隔将互相连接，使肝小叶结构和血液循环改建而形成肝硬化。

（二）病因病机

积证主要是由情志失调、饮食伤脾、感受外邪、病后体虚，或黄疸、疟疾等经久不愈，肝脾受损，脏腑失和，以致气滞、血瘀、痰凝于腹内，日久结为积块，而为积证。聚证主要是由情志失调、食滞痰阻等因素，致肝脾受损、脏腑失和、气机阻滞、气聚成结而成。

卢教授认为本病多由七情内伤，肝失条达；或饮食内伤，脾失健运；或黄疸迁延不愈而致。在病机方面应时刻关注肝、脾二脏的关系，因肝藏血，性喜条达而恶抑郁，主疏泄，调节气机之升降出入及血液之灌注流通。脾主运化，为气血生化之源，能升清降浊，运化水谷及代谢水液。肝脾两脏在功能上密切相关，在疾病发展变化过程中相互影响。肝之疏泄失调则致气机不畅，进而导致行血功能下降，终致气滞血瘀，同时妨碍脾之运化，导致水谷不化，湿停于内。脾失健运，水湿内停，亦可引起土壅木郁，肝失疏泄，最终导致肝脾同病，气滞湿阻，水停中洲。

三、临床表现

（一）西医临床表现

肝硬化代偿期大部分患者无症状或症状较轻，可有腹部不适、乏力、食欲减退、消化不良和腹泻等症状，多呈间歇性，常于劳累、精神紧张或伴随其他疾病而出现，休息及服用助消化的药物可缓解。患者营养状态尚可，肝脏是否肿大取决于不同类型的肝硬化，脾脏因门静脉高压常有轻中度肿大。肝功能检查正常或轻度异常。

（二）中医临床表现

积证：腹内结块，或胀或痛，结块固定不移，痛有定处为主要临床表现。
聚证：腹中结块，或痛或胀，聚散无常，痛无定处为主要临床表现。

四、疾病诊断

肝硬化的诊断需综合考虑病因、病史、临床表现、并发症、治疗过程、检验、影像学及组织学等检查。临床可分为代偿期、失代偿期、再代偿期及肝硬化逆转。

（一）西医诊断标准

代偿期肝硬化的诊断依据（下列 4 条之一）：

1. 组织学符合肝硬化诊断。

2. 内镜显示食管胃底静脉曲张或消化道异位静脉曲张，除外非肝硬化性门静脉高压。

3. B 超、LSM 或 CT 等影像学提示肝硬化或门静脉高压特征，如脾大、门静脉 ≥ 1.3 cm，LSM 测定符合不同病因的肝硬化诊断界值。

4. 无组织学、内镜或影像学检查者，以下检查指标异常提示存在肝硬化（需符合 4 条中 2 条）。

（1）PLT < $100×10^9$/L，且无其他原因可以解释。

（2）血清白蛋白< 35g/L，排除营养不良或肾脏疾病等其他原因。

（3）INR > 1.3 或 PT 延长（停用溶栓或抗凝药 7 天以上）。

（4）AST/PLT 比率指数（APRI）为成人 APRI 评分> 2。需注意降酶药物等因素对 APRI 的影响。

（二）中医诊断标准

1. 积证：①腹内结块，或胀或痛，触之有形，固定不移，以痛为主，痛有定处为临床特征。②常有情志抑郁，饮食不节，外邪侵袭，或黄疸、胁痛、虫毒、久疟、久泻、久痢、虚劳等病史。

2. 聚证：腹内结块，聚散无常，或痛或胀，以胀为主，痛无定处，时作时止为临床特征。

五、疾病治疗

肝硬化诊断明确后，应尽早开始综合治疗。重视病因治疗，必要时抗炎抗肝纤维化，积极防治并发症，随访中应动态评估病情。若药物治疗欠佳，可考虑胃镜、血液净化（人工肝）、介入治疗，符合指征者进行肝移植前准备。

（一）西医治疗

1. 病因治疗

病因治疗是肝硬化治疗的关键，只要存在可控制的病因，均应尽快开始病因治疗。

（1）HBV、HCV 所致的肝硬化抗病毒治疗可分别参考《慢性乙型肝炎防治指南（2022 年）》给予抗病毒治疗、NAs 治疗、干扰素 α 治疗等；参考《丙型肝炎防治指南（2019 年）》给予抗病毒治疗、DAAs 药物治疗、泛基因型方案、基因型特异性方案、含聚乙二醇干扰素 α 的方案等方法治疗。

（2）酒精性肝硬化治疗可参考《酒精性肝病防治指南（2018 年）》，给予戒酒、营养支持、药物治疗等。非酒精性脂肪性肝病的治疗可参考《非酒精性脂肪性肝病防治指南（2018 年）》，给予改变不良生活方式、针对 MetS 的药物治疗、减肥手术、肝脏移植手术等方法治疗。

（3）自身免疫性肝病所致肝硬化可分别参考《自身免疫性肝炎诊断和治疗共识（2015）》给予泼尼松（龙）和硫唑嘌呤联合治疗、泼尼松（龙）单药治疗等药物治疗；参考《原发性胆汁性肝硬化（又名原发性胆汁性胆管炎）诊断和治疗共识（2015）》给予 UDCA 治疗；参考《原发性硬化性胆管炎诊断和治疗专家共识（2015）》给予 UDCA 等治疗、内镜治疗、肝移植等方法治疗。IgG4 相关性胆管炎酌情应用免疫抑制剂、介入治疗或外科干预。

（4）肝豆状核变性（Wilson 病）肝硬化患者应避免食用富含铜的食物，如贝类、坚果、蘑菇和动物内脏。常用螯合剂为青霉胺，也可选曲恩汀。口服锌制剂（如醋酸锌、葡萄糖酸锌）等。

（5）血色病肝硬化应限制饮食中铁的摄入，减少铁的吸收，能耐受者可给予治疗性静脉放血，使血清铁蛋白浓度维持在 50 ~ 100ng/mL。避免输注红细胞。可应用铁螯合剂（如去铁胺或地拉罗司）治疗。

（6）药物及化学物质所致肝硬化治疗可参考 2015 年《药物性肝损伤诊治指南》给予停药、N- 乙酰半胱氨酸等药物治疗、肝移植治疗。

（7）血吸虫病肝硬化和华支睾吸虫病肝硬化存在活动性感染时均可首选吡喹酮治疗。

（8）其他原因所致肝硬化者，应尽力查明原因后针对病因进行具体治疗。如右心功能不全或缩窄性心包炎所致的肝淤血性肝硬化，应首先解除右心负荷过重因素；布加综合征等肝流出道梗阻时应解除梗阻。

2. 抗炎抗纤维化治疗

对某些疾病无法进行病因治疗，或充分病因治疗后肝脏炎症和（或）肝纤维化仍然存在或进展的患者，可考虑给予抗炎抗肝纤维化的治疗。

常用的抗炎保肝药物有甘草酸制剂、双环醇、多烯磷脂酰胆碱、水飞蓟素类、腺苷蛋氨酸、还原型谷胱甘肽等。这些药物可通过抑制炎症反应、解毒、免疫调节、清除活性氧和自由基、调节能量代谢、改善肝细胞膜稳定性、完整性及流动性等途径，达到减轻肝组织损害，促进肝细胞修复和再生，减轻肝内胆汁淤积，改善肝功能的目的。

在抗肝纤维化治疗中，目前尚无抗纤维化西药经过临床有效验证，中医中药发挥了重要作用。中医学认为肝纤维化基本病机是本虚标实，主要治疗原则有活血化瘀法、扶正补虚法和清热（解毒）利湿法等。目前常用的抗肝纤维化药物包括安络化纤丸、扶正化瘀胶囊、复方鳖甲软肝片等，在中医辨证基础上给予药物效果更佳，其方药组成均体现了扶正祛邪、标本兼治的原则。临床研究发现，在抗病毒治疗基础上加用这些药物治疗慢性乙型肝炎患者可进一步减轻肝纤维化。

（二）辨证论治

卢教授认为本病多由七情内伤，肝失条达；或饮食内伤，脾失健运；或黄疸迁延不愈而致。本病尤当注重后天之本脾胃的调养，扶正才能祛邪。其理论依据可以通过生理、病理两方面来解释。

生理方面为肝脾皆位于中焦，肝在五行属木，主疏泄，调畅气机，为刚脏，体阴而用阳，其性条达；脾在五行属土，主运化水谷精微，为气机升降之枢纽。具体关系为：①调畅气机：脾土得肝木条达之性，加以疏泄，方可疏泄有常，升降有序；脾土运化正常，气血生化旺盛，可滋养肝脏。②同生气血：血从后天之本脾胃中生，藏于肝，故脾之运化生血功能正常则肝血充足，肝体得以滋养，则刚强之性不会太过，进而疏泄条达功能得以正常运行。

病理方面主要为肝气过盛，即木盛，木盛则会克制脾土，脾脏运化水湿功能下降，则脾胃被水湿所碍，故百病由此而生。肝气瘀积在左胁，得不到疏散，胃气集聚，痞集在胃脘部，气机得不到疏利，郁滞日久，就会发生四肢拘挛不适，右胁或腹部之胀满不适等各种症状。

辨证论治应时刻关注肝、脾二脏的关系，具体辨证分型如下。

1. 肝郁脾虚证

临床表现：腹中气聚，攻窜胀痛，时聚时散，胁肋之间适或不适，常随情绪波动而起伏，食少纳呆，嗳气，便溏或泄泻，舌淡红，苔薄，脉弦或缓。

主症：①胁肋胀痛；②腹胀便溏。

次症：①腹中气聚、时聚时散；②食少纳呆、嗳气；③泄泻。

舌脉：舌淡红，苔薄，脉弦或缓。

证型确定：具备所有主症者即可确定为本证；具备主症1项和次症1项及以上者，即可确定为本证。

治则：疏肝理气，抑木扶土。

方药：柴胡疏肝散加减。茯苓利水渗湿、健脾，苍术燥湿健脾，白术补气健脾、燥湿利水，卢教授在治疗过程中常加入此三药，共奏健脾利湿之功效；同时加入党参补脾益肺，黄芪补气升阳、利水消肿，二药配伍注重气机之条达；又以陈皮理气健脾、燥湿化痰，厚朴燥湿、行气、消积，二药合用行湿除满。

2. 湿热蕴结证

临床表现：身目黄染，黄色鲜明，恶心或呕吐，口干苦或口臭，胁肋灼痛，脘闷，或纳呆，或腹胀；小便黄赤，大便秘结或黏滞不畅，舌红，苔黄腻，脉弦滑或滑数。

主症：①身目黄染，黄色鲜明；②胁肋灼痛，小便黄赤，大便秘结。

次症：①恶心或呕吐，口干苦或口臭；②脘闷，或纳呆，或腹胀；③大便黏滞不畅。

舌脉：舌红，苔黄腻，脉弦滑或滑数。

证型确定：具备所有主症者即可确定为本证；具备主症1项和次症1项及以上者，即可确定为本证。

治则：清热利湿，燥湿健脾。

方药：茵陈蒿汤合中满分消丸加减。卢教授在治疗过程中常加入枳实破气消积、化痰散痞，厚朴燥湿除满、行气消积，加入黄芩、黄连清热燥湿、泻火解毒，干姜温中散寒、回阳通脉，行辛开苦降、分理湿热之功效，加入半夏燥湿化痰、消痞散结，茯苓利水渗湿、健脾，白术补气健脾、燥湿利水，陈皮理气健脾、燥湿化痰，砂仁化湿开胃、温中止泻，太子参益气健脾、生津润肺，甘草补脾益气、清热解毒、调和诸药。诸药共行健脾渗湿、扶脾固本之功效，于分消解散法中兼补脾胃。另加泽泻利水渗湿、泄热，车前子清热利尿通淋、渗湿止泻，使湿热之邪从小便而走。

3. 肝肾阴虚证

临床表现：口干咽干，五心烦热，失眠多梦，腰痛或耳鸣，形体消瘦，盗汗，小便短少，男子遗精，女子月经失调，舌红少苔，脉细数。

主症：①五心烦热、失眠多梦；②形体消瘦、盗汗。

次症：①口干咽干；②腰痛或耳鸣；③小便短少，男子遗精，女子月经失调。

舌脉：舌红少苔，脉细数。

证型确定：具备所有主症者即可确定为本证；具备主症1项和次症1项及以上者，即可确定为本证。

治则：健脾祛湿，养肝补肾。

方药：一贯煎加减。卢教授在治疗过程中常用沙参滋补肝肾，麦冬养阴润肺、益胃生津，枸杞子滋补肝肾、益精明目，生地黄清热凉血、养阴生津，石斛益胃生津、滋阴清热，共奏滋养肝肾之功效；加入当归补血活血，川楝子疏肝泄热、行气止痛，共奏和血舒肝之功效；加入山药益气养阴、补脾肺肾，白术补气健脾、燥湿利水，白扁豆健脾化湿，茯苓利水渗湿、健脾，泽泻利水渗湿、泄热，土茯苓解毒、除湿。诸药共奏健脾渗湿助运化、防止补肝肾而滋生湿热之功效。

4.气滞血瘀证

临床表现：胁肋胀痛或刺痛，痛处不移，蜘蛛痣色暗，或腹部见红点赤缕，唇舌紫暗，肌肤甲错，面色晦暗，舌质紫暗，或有瘀斑瘀点，脉涩。

主症：①胁肋胀痛或刺痛，痛处不移；②面色晦暗，唇舌紫暗。

次症：①蜘蛛痣色暗或腹部见红点赤缕；②肌肤甲错。

舌脉：舌质紫暗，或有瘀斑瘀点，脉涩。

证型确定：具备所有主症者即可确定为本证；具备主症1项和次症1项及以上者，即可确定为本证。

治则：健脾养血，行气活血。

方药：膈下逐瘀汤合四君子汤加减。卢教授在治疗过程中常用党参补脾益肺，黄芪补气升阳、利水消肿，茯苓利水渗湿、健脾，苍术燥湿健脾，白术补气健脾、燥湿利水，诸药共奏健脾益气之功效；当归补血活血，川芎活血行气，赤芍清热凉血，丹参活血祛瘀，诸药共奏活血养血之功效；酌加桃仁活血祛瘀，红花活血通经、散瘀止痛，取其活血通络之功效；加入益母草活血调经、利尿消肿，泽兰活血调经、祛瘀、利水消肿，诸药共奏活血利水之功效；加入香附疏肝解郁、理气宽中、调经止痛，延胡索活血止痛、行气解郁，枳壳理气宽中、行滞消胀，诸药共奏行气止痛之功效，与前药配伍。

六、病例举隅

病例1

何某，女，57岁。2022年11月23日初诊。

[主诉]乙肝肝硬化病史1月余。

[现病史]患者1个月前因胁肋不适就诊于当地医院，行相关检查后，诊断为"乙肝肝硬化"，现口服恩替卡韦抗病毒治疗；近来胁肋不适加重，为求进一步治疗来诊。现症见：右胁肋不适，纳可，眠稍差，常夜间尿频，口干苦，无口腔溃疡，间断牙龈出血，无腹胀，偶有呃逆，反酸，大便溏，日行一次。

[既往史]否认慢性病史。

[个人史]否认吸烟饮酒史。

[家族史]否认家族遗传病史。

[查体]神志清楚，一般状态可，体型中等，皮肤及巩膜无黄染，未见肝掌及蜘蛛痣，浅表淋巴结未触及肿大，心律齐，各瓣膜听诊区未闻及病理性杂音，双肺呼吸音清，未闻及干湿啰音，腹平软，无压痛、反跳痛及肌紧张，肝

脾肋下未触及，肝区叩痛阴性，移动性浊音阴性，双下肢无水肿。舌淡红，苔白稍暗，脉滑无力。

［辅助检查］血常规：WBC 4.83×10⁹/L，HGB 133g/L，PLT 88×10⁹/L，%NE 44.5%。肝功能示：ALT 151.5U/L，AST 234.32U/L，TBA 29.9μmol/L，TBIL 55μmol/L，DBIL 31.4μmol/L，IBIL 23.63μmol/L，GLOB 61.36g/L，ALB 23.75g/L。心肌酶谱：CK-MB 54.51U/L。肿瘤标志物：AFP 66.6ng/mL，CEA 3.47ng/mL，CA125 26.1U/mL，CA199 157U/mL。肝、胆、脾彩超示：肝实质回声粗糙，胆囊多发结石1.3cm。CT示：考虑肝硬化可能性大；肝脏低密度灶，考虑小囊肿，肝脏钙化灶？肝内胆管结石；胆囊结石。

［诊断］中医诊断：胁痛（肝郁脾虚证）。

　　　　西医诊断：乙肝肝硬化（代偿期）。

［处方］陈皮10g，大腹皮10g，清半夏6g，厚朴12g，竹茹15g，黄连6g，大黄3g，海螵蛸30g，鸡内金15g，茯苓20g，炙甘草6g，太子参15g，丹参10g。

21剂，每日1剂，水煎，分2次口服。

二诊：2023年1月12日。

患者服药后无胃部不适，仍偶有牙龈出血。大便正常。小腿浮肿，站立过长后加重。舌质暗红，苔薄，脉沉弦。

［辅助检查］肝功能示：ALB 31.37g/L，GLOB 44.73g/L，A/G 0.7，PA 11.7mg/dL，CHE 3490U/L，TBIL 39μmol/L，DBIL 18.24μmol/L，IBIL 20.76μmol/L，TBA 48.6μmol/L，GGT 78U/L，ALT 28U/L，AST 66U/L。

［处方］上方去半夏、黄连、大腹皮，加茵陈20g，车前子20g。

21剂，每日1剂，水煎，分2次口服。

三诊：2023年2月16日。

患者服药后较前好转，腿部浮肿减轻。舌淡红，苔白，暗滞，脉沉滑。

［处方］上方去车前子，加黄连6g。

21剂，每日1剂，水煎，分2次口服。

【按语】《难经》提出"所以治未病者，见肝之病，则知肝当传之于脾，故先实其脾气"。肝脏受邪，多会首先侵犯脾胃，脾胃为滋生人体气血阴阳的源泉，若脾胃安定，既可不受肝脏之邪，又可抑制肝脏之疾，且脾胃乃后天之本，脾胃健则人体气血充盈，亦有利于肝系疾病的恢复。故欲调肝脏当先调节脾胃之升降功能，蕴养中宫之土，脾胃健则肝之木得以条达，诸症可愈。卢教授认为本证为肝之疏泄失调则致气机不畅，同时妨碍脾之运化，湿停于内。"气行则湿化",以调理气机为基本治则,化湿排浊为辅,在治疗过程中卢教授常采用疏肝理气为基本方加减化裁,同时兼化湿健脾之法。

病例 2

李某,女,68 岁。2021 年 9 月 6 日初诊。

[主诉]不明原因肝硬化 2 个月。

[现病史]患者 2 个月前因胁肋部疼痛就诊于当地医院,CT 提示肝硬化,具体原因不详,予保肝、对症治疗好转后出院;近来胁肋部疼痛不适,为求系统治疗来诊。现症见:胁肋灼痛,恶心,口干口苦,纳可,眠可,小便黄赤,便秘,每日 1 次,无黑便。病来无发热。

[既往史]否认慢性病史。

[个人史]否认吸烟饮酒史。

[家族史]否认家族遗传病史。

[查体]神志清楚,一般状态可,体型中等,皮肤及巩膜轻度黄染,未见肝掌及蜘蛛痣,浅表淋巴结未触及肿大,心律齐,各瓣膜听诊区未闻及病理性杂音,双肺呼吸音清,未闻及干湿啰音,腹平软,无压痛、反跳痛及肌紧张,肝脾肋下未触及,肝区叩痛阴性,移动性浊音阴性,双下肢无水肿。舌淡红,苔黄腻,脉沉滑。

[辅助检查]肝功能示:ALB 26.5g/L,GLOB 49.8g/L,A/G 0.5,PA 7.1mg/dL,CHE 2601U/L,TBIL 46.5μmol/L,DBIL 20.8μmol/L,IBIL 25.8μmol/L,TBA 28.3μmol/L,GGT 68U/L,AST 58U/L,ALT 28U/L。

[诊断]中医诊断:胁痛(湿热蕴结证)。

西医诊断:肝硬化(代偿期)。

[处方]陈皮 15g,大腹皮 15g,茯苓 20g,白术 15g,泽泻 20g,车前子 30g,楮实子 20g,茵陈 50g,赤芍 20g,连翘 20g,麻黄 5g,五味子 20g,桑枝 15g,炙甘草 10g。

10 剂,每日 1 剂,水煎,分 2 次口服。

二诊:2021 年 9 月 23 日。

患者服药后胁痛缓解,口干口苦减轻,大便暗黄色,偶有不成形,黏滞,下肢浮肿,舌质红,苔白稍腻,脉沉弦。

[处方]上方去茵陈、泽泻,加太子参 20g,熟三七粉 3g。

15 剂,每日 1 剂,水煎,分 2 次口服。

三诊:2021 年 10 月 18 日。

患者服药后上述症状均有所缓解,大便正常,舌质红,苔白腻,脉沉细。

［处方］上方去五味子、麻黄，加熟地黄 20g，当归 15g，生黄芪 20g，附子 9g。

21 剂，每日 1 剂，水煎，分 2 次口服。

【按语】卢教授认为本证发生机制为湿浊黏滞之邪，起病缓慢，缠绵难愈；湿邪阻滞气机，清阳不升，在中胸脘痞闷，胃纳不香，口干苦；与热邪相合，湿热交困则发热，热因湿阻而难解，湿受热蒸而使阳气更伤，阳气损伤，气化不利。在治疗过程中卢教授常采用清热利湿、燥湿健脾之法。

病例 3

王某，女，56 岁。2022 年 5 月 9 日初诊。

［主诉］胁肋疼痛 3 个月，加重 1 周。

［现病史］患者半年前无明显诱因出现乏力，腹胀，就诊于当地医院完善化验检查，提示 ALT 400U/L，HBV-DNA 1.03E+05IU/mL，诊断为乙型肝炎肝硬化，予易善复、复方甘草酸苷保肝，恩替卡韦抗病毒治疗；2 个月前复查 ALT 100U/L，HBV-DNA 1.18E+02IU/mL，近日肝功能反复异常，为求进一步治疗来诊。现症见：胁痛，乏力，腹胀与饮食有关，食多则腹胀明显，纳稍差，眠差，睡后易醒，小便黄，大便时干时稀，每日 1 次，偶有牙龈出血，心慌，心悸。

［既往史］患者 2 岁时患过黄疸型肝炎。否认其他慢性病史。

［个人史］否认吸烟饮酒史，47 岁绝经，白带多，色黄，下阴偶有瘙痒。

［家族史］母亲乙型肝炎病史。

［查体］神志清楚，一般状态可，体型中等，皮肤及巩膜无黄染，未见肝掌及蜘蛛痣，浅表淋巴结未触及肿大，心律齐，各瓣膜听诊区未闻及病理性杂音，双肺呼吸音清，未闻及干湿啰音，腹平软，无压痛、反跳痛及肌紧张，肝脾肋下未触及，肝区叩痛阴性，移动性浊音阴性，双下肢无水肿。舌淡红，暗滞，边有齿痕，脉沉细。

［辅助检查］肝功能示：ALT 70U/L，AST 90U/L，TP 6.47g/L，ALB 31.9g/L，TBIL 43.8μmol/L，DBIL 16.9μmol/L，TBA 288.2μmol/L。血常规：WBC 2.7×10⁹/L、NE 1.3×10⁹/L，RBC 2.70×10¹²/L，HGB 92g/L。AFP 14.7ng/mL。MRI：肝脏弥漫性病变，考虑肝硬化伴弥漫再生结节，ST 段 0.8cm，脾稍大，胆囊炎。

［诊断］中医诊断：胁痛（湿热蕴结证）。

西医诊断：乙肝肝硬化（代偿期）。

［处方］茵陈 30g，白术 20g，赤芍 20g，连翘 15g，太子参 20g，当归 15g，黄芪 20g，溪黄草 1 袋，水飞蓟 1 袋，炙甘草 10g，茯苓 20g，陈皮 15g，

大腹皮 15g。

14 剂，每日 1 剂，水煎，分 2 次口服。抗病毒药自备口服。

二诊：2022 年 6 月 1 日。

患者服药后腹胀明显好转，偶有牙龈出血，眠差，双下肢水肿，皮肤瘙痒，舌质暗，苔腻，脉沉细。

［辅助检查］肝功能示：ALT 75.6U/L，AST 88.4U/L，ALP 181U/L，TP 61.5g/L，ALB 31.6g/L，A/G 1.06，TBIL 33.8μmol/L，DBIL 13μmol/L，IBIL 20.8μmol/L，TBA 315.6μmol/L。血常规示：WBC 2.7×10^9/L，NE 1.3×10^9/L，RBC 2.7×10^{12}/L，HGB 95g/L，PLT 64×10^9/L。AFP 16.71ng/mL。

［处方］上方加枳实 10g，柴胡 10g，生龙骨 30g，生牡蛎 30g，厚朴 20g，桂枝 20g，车前子 30g，附子 9g。

28 剂，每日 1 剂，水煎，分 2 次口服。抗病毒药自备口服。

三诊：2022 年 7 月 19 日。

无明显不适，舌质偏红，暗滞，苔白，脉沉细。

［辅助检查］肝胆脾彩超示：肝右叶低回声，肝硬化？胆囊壁稍厚，脾静脉迂回增宽影响。肝功能示：ALT 49.1U/L，AST 52.1U/L，ALP 220U/L，GGT 53U/L，TBIL 25.7μmol/L，DBIL 6.4μmol/L，IBIL 19.3μmol/L，TBA 45.8μmol/L。血常规：WBC 3.2×10^9/L，NE 1.3×10^9/L，RBC 3.3×10^{12}/L，HGB 111g/L，HCT 33.1%，PLT 77×10^9/L。

［处方］陈皮 10g，清半夏 10g，厚朴 10g，木香 6g，黄连 6g，海螵蛸 20g，苍术 10g，鸡内金 12g，炙甘草 6g，干姜 3g。

14 剂，每日 1 剂，水煎，分 2 次口服。抗病毒药自备口服。

【按语】卢教授认为本证发生机制为脾胃虚弱，气血运行不畅，湿邪困阻，日久化热，与热邪相结合，其性趋下，下注肝经，则易产生本案中带下异常之症状。在治疗过程中卢教授常采用清热利湿、燥湿健脾之法。

病例 4

闫某，女，54 岁。2021 年 7 月 14 日初诊。

［主诉］右上腹疼痛 4 月余，加重 1 周。

［现病史］患者类风湿病史 6 年，2021 年 3 月因右上腹疼痛就诊于当地医院，发现肝功能异常，彩超提示肝硬化，诊断为"原发性胆汁性肝硬化"，目前口服优思弗治疗。近 1 周上腹疼痛加重，为求进一步治疗来诊。现症见：乏力，腹痛，痛处不移，晨僵，腰痛，下肢活动不利，口苦，纳差，眠差，梦多，大便不成形，每日 1 次。

［既往史］患者类风湿病史6年，双侧甲状腺结节半年，否认其他慢性病史。

［个人史］否认吸烟饮酒史。

［家族史］否认家族遗传病史。

［查体］神志清楚，一般状态可，体型中等，皮肤及巩膜无黄染，未见肝掌及蜘蛛痣，浅表淋巴结未触及肿大，心律齐，各瓣膜听诊区未闻及病理性杂音，双肺呼吸音清，未闻及干湿啰音，腹平软，无压痛、反跳痛及肌紧张，肝脾肋下未触及，肝区叩痛阴性，移动性浊音阴性，双下肢无水肿。舌暗，偏淡，苔白稍腻，脉滑。

［辅助检查］肝功能示：PA 0.163mg/dL，ALT 97U/L，AST 64U/L。甲功：TSH 4.969μIU/mL，TPOAB 180.3IU/mL，TGAB 16.16IU/mL。自身免疫抗体检查：ANA（+），AMA-M2（+）。肝胆脾彩超示：肝实质回声粗糙。

［诊断］中医诊断：腹痛（气滞血瘀证）。

西医诊断：原发性胆汁性肝硬化（代偿期）。

［处方］太子参20g，炙黄芪20g，当归15g，白芍20g，桂枝20g，赤芍20g，防风15g，制大黄5g，桃仁10g，土鳖虫5g，海螵蛸30g，鸡内金20g，陈皮15g，大腹皮15g，地榆炭20g，血余炭15g。

7剂，每日1剂，水煎，分2次口服。

二诊：2021年8月2日。

患者服药后乏力减轻，口不苦，腹胀，舌暗，苔白腻，脉弦滑。

［处方］上方加楮实子15g，路路通10g。

14剂，每日1剂，水煎，分2次口服。

三诊：2021年9月14日。

患者服药后上述症状好转，舌暗、苔白腻，脉沉滑。

［处方］上方去土鳖虫、桂枝、黄芪、大腹皮，加黄芪20g，厚朴10g，桂枝20g，玄参10g。

7剂，每日1剂，水煎，分2次口服。

【按语】《血证论》亦谓："气结则血凝。"气滞、血瘀互为因果，气滞导致血瘀，血瘀又加重气滞。卢教授认为本证机制为肝之疏泄失调则致气机不畅，进而导致行血功能下降，终致气滞血瘀。根据"气行则血行"原则，在治疗过程中卢教授常采用疏肝理气为基本方加减化裁，同时应用活血化瘀之法。

病例5

李某，女，69岁。2021年3月11日初诊。

［主诉］乙肝标志物阳性1年，发现肝硬化2周。

［现病史］患者 1 年前体检发现乙肝标志物阳性，口服恩替卡韦治疗，2 周前复查发现肝硬化，为求系统治疗来诊。现症见：胁痛，乏力，恶心，呃逆，纳差，食后即恶心，眠差，11 点入睡，1～2 小时即醒，口苦，小便正常，大便干，3～4 日 1 次，无黑便，无牙龈出血。

［既往史］否认其他慢性病史。

［查体］神志清楚，一般状态可，体型中等，皮肤及巩膜无黄染，未见肝掌及蜘蛛痣，浅表淋巴结未触及肿大，心律齐，各瓣膜听诊区未闻及病理性杂音，双肺呼吸音清，未闻及干湿啰音，腹平软，无压痛、反跳痛及肌紧张，肝脾肋下未触及，肝区叩痛阴性，移动性浊音阴性，双下肢无水肿。舌暗红，苔腻，脉弦。

［辅助检查］肝功能示：ALP 102U/L，ALT 26U/L，AST 28U/L，TBIL 20.9μmol/L。血脂：CHOL 5.29mmol/L。血糖：GLU 6.3mmol/L。MRI：考虑肝硬化；多发肝囊肿 0.8cm×0.6cm；脾稍大。

［诊断］中医诊断：胁痛（脾虚湿盛证）。

　　　　西医诊断：乙肝肝硬化（代偿期）。

［处方］陈皮 15g，大腹皮 15g，茯苓 20g，白术 15g，人参 10g，厚朴 15g，姜半夏 10g，大黄 5g，黄连 10g，海螵蛸 30g，鸡内金 20g，焦三仙各 10g，竹茹 20g，苏梗 10g，茯神 20g，炙甘草 10g，枳实 10g，莪术 10g。

14 剂，每日 1 剂，水煎，分 2 次口服。抗病毒药自备口服。

二诊：2021 年 3 月 25 日。

患者服药后乏力，恶心缓解，仍自觉眩晕，偶有胁肋胀闷，口苦，恶心。舌暗红，苔腻，脉沉弦。

［处方］上方加旋覆花 15g，代赭石 20g，莪术 10g。

14 剂，每日 1 剂，水煎，分 2 次口服。抗病毒药自备口服。

三诊：2021 年 4 月 15 日。

患者服药后眩晕缓解，大便尚可，后半夜自觉烘热，舌淡红，暗滞，苔白稍腻，脉沉。

［处方］上方去苏梗、大腹皮、人参、焦三仙，加西洋参 10g，麦冬 20g，熟地黄 20g，五味子 20g，牡蛎 30g，龙骨 30g。

14 剂，每日 1 剂，水煎，分 2 次口服。抗病毒药自备口服。

【按语】脾主运化，为气血生化之源，能升清降浊、运化水谷及代谢水液。卢教授认为本证机制为脾胃后天之本，脾虚不能运化水液，湿停于内。在治疗过程中卢教授常采用化湿健脾之法。

▶▶ **参考文献**

［1］徐小元，丁惠国，李文刚，等.肝硬化诊治指南［J］.实用肝脏病杂志，2019，22（6）：770-786.

［2］童光东，邢宇锋.积聚（肝硬化代偿期）中医诊疗方案［J］.中国肝脏病杂志（电子版），2022，14（2）：18-26.

［3］尤红，王福生，李太生，等.慢性乙型肝炎防治指南（2022年）［J］.传染病信息，2023，36（1）：1-17.

［4］丙型肝炎防治指南（2019年）［J］.中国病毒病杂志，2020，10（1）：26-46.

［5］酒精性肝病防治指南（2018年）［J］.临床肝胆病杂志，2018，34（5）：939-946.

［6］非酒精性脂肪性肝病防治指南（2018年）［J］.传染病信息，2018，31（5）：393-402，420.

［7］自身免疫性肝炎诊断和治疗共识（2015）［J］.胃肠病学，2016，21（3）：165-178.

［8］原发性胆汁性肝硬化（又名原发性胆汁性胆管炎）诊断和治疗共识（2015）［J］.肝脏，2015，20（12）：960-968.

［9］原发性硬化性胆管炎诊断和治疗专家共识（2015）［J］.临床肝胆病杂志，2016，32（1）：23-31.

［10］于乐成，茅益民，陈成伟.药物性肝损伤诊治指南［J］.实用肝脏病杂志，2017，20（2）：257-274.

肝硬化（失代偿期）

一、疾病概述

肝硬化是指各种慢性肝病进展至以肝脏慢性炎症、弥漫性纤维化、假小叶、再生结节和肝内外血管增殖为特征的病理阶段。国内按临床表现将肝硬化分为代偿期、失代偿期、再代偿期和（或）肝硬化逆转期。失代偿期肝硬化是指肝脏在不依赖药物或其他方式支持下，凭借肝脏自身剩余功能，已经不能承担身体的机能需求，患者常因并发食管胃底静脉曲张出血、肝性脑病、感染、肝肾综合征、门静脉血栓等多器官功能慢性衰竭而死亡。在我国，大多数患者的肝硬化都是由病毒性肝炎转变而来的，而由酒精或血吸虫造成的肝硬化占少数。临床上将失代偿期肝硬化又分为3、4、5期，3期以有腹水，无消化道静脉曲张出血，伴或不伴消化道静脉曲张为特征；4期以有消化道静脉曲张出血，伴或不伴腹水或肝性脑病为特征；5期以≥2个失代偿事件为特征，本文主要介绍肝硬化腹水与肝硬上消化道出血两种。

腹水为肝硬化失代偿期最突出的体征之一，中医学将肝硬化腹水归属于"臌胀"范畴，"臌胀"病名首见于《黄帝内经》，以腹部胀大如鼓、皮色苍黄、脉络暴露为特征的一类病证，又名"单腹胀""蜘蛛蛊"等。"臌胀"之病多由酒食不节、虫毒感染、他病继发转化、情志刺激等因素引发，致肝、脾、肾俱损或功能失调，气血搏结，水湿内停。上消化道出血为肝硬化最常见的并发症，中医学将肝硬化所致上消化道出血归属"血证"范畴，血液不循常道，或上溢于口鼻诸窍，或下泄于前后二阴，或渗出于肌肤所致的一类出血性疾患，根据出血部位的不同可分为鼻衄、齿衄、吐血、便血等。

二、疾病机制

（一）病理生理

肝硬化是一个具有多种临床表现及不同预后的疾病谱，其失代偿期可细分为 4 个临床亚分期：1 期为轻度门静脉高压，此阶段患者无食管胃底静脉曲张、肝静脉压力梯度（hepatic vein pressure gradient，HVPG）介于 5 ～ 10mmHg；2 期为临床显著门静脉高压阶段（clinically significant portal hypertension，CSPH），HVPG 介于 10 ～ 12mmHg，患者出现食管胃底静脉曲张；进入 3 期和 4 期的失代偿患者主要表现为肝硬化腹水或食管胃底静脉曲张破裂出血，患者的 HVPG > 12mmHg。

门静脉系统主要是将肠、脾、胰的血液回收入肝脏，为肝脏提供 80% 的血液和 20% 的氧气需求，门静脉高压的发病机制与肝内机械性阻塞、肝窦，去分化、新生血管产生等密切相关。肝硬化的组织结构表现为组织纤维化和异常结节，肝细胞变性、坏死及纤维组织增生，正常的肝小叶被假小叶所取代，肝血窦闭塞或窦周纤维化，造成肝内机械压力增大使血液流出受阻，进而引起门脉压力增高。肝窦内皮细胞（LSEC）特殊的孔隙和基底膜结构，可以促进脂蛋白和大分子在血液和肝细胞之间的转运。由于病理性刺激导致孔隙的大小和数量减少甚至消失，进而影响肝窦内皮细胞功能，内皮细胞增厚即肝窦去分化。肝内血管阻力本就靠肝窦微循环调控，纤维间隔使肝窦和肝实质之间的物质交换被破坏，肝内的缺氧、肝内微循环成分的变化使肝内血管阻力增加。血管生成是指从已有的血管上生成新血管的过程，通过发芽或套叠的形式，加上多种血管生长因子对血管内皮细胞的刺激，促进原有血管基底膜的降解，使血管内皮细胞、周细胞和平滑肌细胞分离并向血管生成刺激方向迁移，形成管腔，最终生成稳定的新血管。新形成的血管在肝硬化中进行形态功能重组而绕过肝窦，不能向组织提供氧气和营养物质，而缺氧会通过诱导因子（HIF-1α）进而导致肝内胎盘生长因子（PIGF）和细胞外基质的产生，促进病理性新生血管。因此，在肝硬化进程过程中新生血管与缺氧是相互加剧的。

自然降低门脉压力的方式是将 90% 的门静脉血流通过门脉侧支循环分流回心脏，几乎腹部的任何静脉都有可能成为全身循环的潜在侧支通道，最常见是在胃食管交界处 - 即食管胃底静脉曲张，当 HVPG 达到 12mmHg 就会出现破裂出血的可能。血管生成虽然可以分流门静脉的血液，但侧支循环的血管绕过肝门静脉，血液携带有毒物质，一些药物、细菌毒素和有毒代谢物，未经过肝脏解毒又返回到体循环，诱发肝性脑病和脓毒症。

关于肝硬化腹水的发病机制研究目前尚未统一，但究其根源其与低蛋白血症、门静脉高压和淋巴回流量的增加三者密切相关。肝脏是合成血浆蛋白的主要场所，肝硬化时肝脏合成能力降低，致低蛋白血症，血浆胶体渗透压降低，有效循环血量下降，加之门脉高压，淋巴回流增多，血流灌注受阻，钠水潴留，导致腹水的产生。有研究证实，肝硬化后血管中的扩张物质会增加，且血管内壁对缩血管物质的敏感性会降低。导致周围动脉扩张和总血管容量增加，又由于有效循环血量相对不足，以至于激活交感神经系统、RAAS 系统及抗利尿激素来补充扩张了的血管的血容量。由于失代偿期的肝硬化患者肝脏情况差，钠水潴留就会持续存在，并与低蛋白血症等其他因素一起共同促进腹水形成。

（二）病因病机

卢教授认为"臌胀"之病因多由七情内伤，肝失条达；或饮食内伤，脾失健运；或黄疸迁延不愈而致。在病机方面应时刻关注肝、脾二脏的关系，因肝藏血，性喜条达而恶抑郁，主疏泄，调节气机之升降出入及血液之灌注流通。脾主运化，为气血生化之源，能升清降浊、运化水谷及代谢水液。肝脾两脏在功能上密切相关，在疾病发展变化过程中相互影响。生理功能上，肝脾皆位于中焦，肝在五行属木，主疏泄，调畅气机，为刚脏，体阴而用阳，其性条达；脾在五行属土，主运化水谷精微，为气机升降之枢纽。肝脾两脏在调畅气机和气血生成两方面关系密切。调畅气机方面：脾土得肝木条达之性，加以疏泄，方可疏泄有常，升降有序；脾土运化正常，气血生化旺盛，可滋养肝脏。气血生成方面：血依靠后天之本——脾胃化生，藏于肝，故脾之运化生血功能正常则肝血充足，肝体得以滋养，则肝刚强之性不会太过，进而疏泄条达功能得以正常运行。病理上，肝之疏泄失调则致气机不畅，进而导致行血功能下降，终致气滞血瘀，同时妨碍脾之运化，导致水谷不化，湿停于内。脾失健运，水湿内停，亦可引起土壅木郁，肝失疏泄，最终导致肝脾同病，气滞湿阻、水停中洲之臌胀。

卢教授认为血证的基本病机归结为火热熏灼，迫血妄行和气虚不摄，血溢脉外两类。肝硬化所致血证可累及多个脏腑，但主要病位在肝、脾两脏。病性多属虚实夹杂、本虚标实，本虚在于脾气亏虚，标实在于瘀血阻络，既是引起出血的病理因素又是出血导致的结果。肝藏血而主疏泄，脾统血而主运化，脾的运化有赖于肝的疏泄，疏泄功能的运行正常则脾的运化功能才能健旺，而脾运健旺，生血有源，血才不会溢出脉外，则肝有所藏。并且瘀血阻滞及气虚不摄，既是引起出血的病理因素又是出血所导致的结果，而出血之后的离经之血蓄积体内也会阻碍新血生长。

三、临床表现

(一) 西医临床表现

1. 肝功能减退

（1）全身表现：精神萎靡，消瘦，乏力，皮肤干枯，面色晦暗无光泽，伴有色素沉着（肝病面容），可有夜盲、浮肿、舌炎、不规则低热等。

（2）消化道症状：食欲减退甚至厌食，多有上腹部饱胀不适、恶心、呕吐、易腹泻、黄疸等。

（3）出血倾向和贫血：牙龈出血、鼻出血、皮肤黏膜出血或紫癜，女性月经过多，不同程度的贫血等。

（4）内分泌失调：雌雄激素平衡失调，男性性欲减退、睾丸萎缩、毛发脱落、乳房发育；女性月经失调、闭经、不孕等。可出现蜘蛛痣、肝掌。皮肤色素沉着，尤其是面部黝黑。尿量减少、水肿、腹水。

2. 门静脉高压症

（1）脾肿大：脾因长期瘀血而肿大，多轻中度，部分可达脐下。

（2）侧支循环的建立和开放：主要包括食管和胃底静脉曲张、腹壁和脐周静脉曲张、痔静脉曲张 3 支重要的侧支循环开放。

3. 腹水

腹水出现前多见腹胀，中等以上腹水多伴有下肢浮肿，大量腹水时腹部膨隆，状如蛙腹，同时见脐疝。

(二) 中医临床表现

初期脘腹作胀，食后尤甚，扣之如鼓，继而腹部胀大如鼓，重者腹壁青筋显露，脐孔突起。常伴有乏力、纳差、尿少及鼻衄、齿衄、皮肤紫斑等出血征象，可见面色萎黄、皮肤或巩膜黄染、手掌殷红、面颈胸部红丝赤缕、血痣及蟹爪纹。

四、疾病诊断

(一) 西医诊断标准

（1）症状和体征：肝硬化患者近期出现乏力、食欲减退等或原有症状加重，或新近出现腹胀、双下肢水肿、少尿等表现。查体见腹壁静脉曲张及腹部膨隆等。移动性浊音阳性提示患者腹腔内液体＞1000mL，若阴性则不能排除腹水。

（2）影像学检查：超声或腹部CT或MRI检查提示有腹水。

（二）中医诊断标准

（1）初期脘腹作胀，食后尤甚，扣之如鼓。继而腹部胀大如鼓，重者腹壁青筋显露，脐孔突起。

（2）常伴有乏力、纳差、尿少及鼻衄、齿衄、皮肤紫斑等出血征象，可见面色萎黄、皮肤或巩膜黄染、手掌殷红、面颈胸部红丝赤缕、血痣及蟹爪纹。

（3）常有情志内伤、酒食不节、虫毒感染或黄疸、积聚久病不愈等病史。

（4）B超、CT检查发现腹水有助诊断。

五、疾病治疗

（一）西医治疗

1. 一般治疗

卧床休息，饮食宜高热量、高蛋白、足量维生素、低脂肪及易消化的食物，避免进食粗糙、坚硬的食物。有腹水者，应低盐饮食。有肝性脑病先兆者应限制或禁食蛋白，慎用巴比妥类镇静药，禁酒。病情重、进食少、营养状况差者，可适当通过静脉补充营养，纠正电解质紊乱，必要时输注白蛋白或血浆。

2. 病因治疗

积极治疗病因，阻止其继续损害肝脏，如乙肝肝硬化患者积极抗病毒治疗，酒精性肝硬化患者戒酒。

3. 药物治疗

（1）保护肝细胞的药物：熊去氧胆酸、水飞蓟素、复方甘草酸苷、维生素类等。

（2）抗肝纤维化药物：青霉胺等。

4. 对症治疗

（1）腹水的治疗

①限制水和钠的摄入：一般限制食盐量（＜5g/d）。

②利尿：螺内酯与排钾利尿剂呋塞米联合应用。

③提高血浆胶体渗透压：可定量、少期、多次静脉输注白蛋白、血浆或新鲜血。

④放腹水疗法：大量放腹水时，同时补充白蛋白（6～8g/L），仅限于利尿剂治疗无效者。

⑤自身腹水浓缩回输术：适用于低蛋白血症的大量腹水。

⑥介入及外科手术：经颈静脉肝内门－体分流术、脾切除术等，治疗难治性腹水。

（2）门脉高压性胃病

门脉高压性胃病早期应用降门静脉压及抗菌药物是首要的治疗方案。

①降门静脉压药物：特利加压素、十四肽生长抑素及奥曲肽等。

②抗菌药物：在内镜检查前8小时，预防性静脉给予广谱抗菌药物可减少菌血症的发生，首选头孢三代类抗菌药物。

③质子泵抑制剂：包括奥美拉唑、泮托拉唑等。

④其他药物：对于肝硬化贫血患者，尤其是可能接受侵入性手术的患者，可通过补充铁、叶酸、维生素 B_6 和维生素 B_{12} 来提升血红蛋白水平；乳果糖口服或灌肠等可快速促进肠道积血排出，对防治肝性脑病均有益处。

5. 并发症治疗

（1）上消化道出血

迅速补充血容量、抗休克放在治疗的首位。

①急救措施：卧位休息，保持呼吸道通畅，避免呕吐物反流窒息，必要时吸氧，活动性出血禁食；严密检测生命体征，如心率、血压、呼吸、尿量、神志变化等，观察呕血黑便情况；必要时进行中心静脉压测定。

②积极补充血容量：建立有效的静脉输液通道，查血型和配血，输血。

③止血措施：血管加压素药物止血；硬化栓塞疗法、食管曲张静脉结扎术等内镜治疗法；三腔二囊管压迫止血。

（2）肝性脑病

①祛除诱因：避免大量利尿和放腹水；及时控制上消化道出血和感染；禁用巴比妥类；迅速纠正水、电解质和酸碱平衡失调。

②减少肠道氨的生成和吸收：饮食上限制蛋白的摄入；口服或鼻饲25%硫酸镁导泻，或者生理盐水加食醋配制成弱酸性溶液灌肠；口服抗生素调整肠道内环境。

③降低血氨药物：谷氨酸盐、精氨酸等。

④纠正氨基酸代谢紊乱：应用支链氨基酸减少假性神经递质的形成，同时

有助于改善患者的氨平衡。

⑤人工肝：血浆置换、血液灌流等方法，清除血氨和其他毒性物质。

（二）辨证论治

卢教授认为消化道出血是出血性疾病，但常合并瘀血，血不循经脉而溢出脉外，是为离经之血，离经之血常留瘀，形成瘀血，而瘀血又可阻塞脉管，导致血不循经脉而溢出脉外，导致出血。故患者表现为呕血或便血紫暗，面色黧黑，胸前及面部可见赤丝血缕，治疗当以活血化瘀；而平衡好活血与止血的关系是临床中的难题，故多使用活血止血药物，如三七粉、大黄炭、茜草炭，既有活血化瘀作用，又具有止血作用，临床中取得了良好的疗效。具体辨证分型如下。

1. 火热内盛型

主症：①胃脘灼热疼痛；②吐血；③色鲜红，质稠，量多，气味臭秽。

次症：①口苦；②大便秘结。

舌脉：舌红、苔黄，脉滑。

证型确定：具备所有主症者即可确定为本证；具备主症1项和次症1项及以上者，即可确定为本证。

治则：清热泻火。

方药：泻心汤加减。方中大黄炭、黄芩、黄连以清热泻火，适当配伍牡丹皮、地骨皮、蒲公英等凉血止血药物；若口气臭秽，苔黄腻者，卢教授在治疗过程中常加入佩兰、藿香、厚朴、半夏等药；若口干目涩，舌红、苔少，热盛伤阴者，常加入麦冬、玉竹、石斛、侧柏叶等以滋阴凉血、清热止血。

2. 气虚血溢型

主症：①呕血或便血；②血色淡，质稀，量多或少，无异味。

次症：①神疲乏力；②面色少华；③头晕心慌；④纳呆食少。

舌脉：舌质淡红、苔薄白，脉沉细无力。

证型确定：具备所有主症者即可确定为本证；具备主症1项和次症1项及以上者，即可确定为本证。

治则：健脾益气摄血。

方药：四君子汤或当归补血汤加减。方中人参、白术、黄芪、茯苓益气健脾，适当配伍仙鹤草、荆芥炭等收敛止血之品，重视补气药物在止血方面的应用；若见肤冷、畏寒、便溏者，卢教授在治疗过程中常加入干姜、柏叶炭等药。

3. 脾胃虚寒型

主症：①呕血或便血；②血色暗淡，质稀。

次症：①形寒肢冷；②腹痛绵绵、喜温喜按；③纳少便溏。

舌脉：舌质淡胖、苔白，脉细弱。

证型确定：具备所有主症者即可确定为本证；具备主症1项和次症1项及以上者，即可确定为本证。

治则：健脾温阳止血。

方药：黄土汤为主方加减。药用白术、制附子、黄芩、熟地黄、阿胶、炮姜炭、花蕊石、白及等；若阳虚较甚，畏寒肢冷，卢教授在治疗过程中常加入鹿角胶等药。

卢教授在治疗肝硬化所致的上消化道出血方面，应用中医理论，辨别虚实阴阳，平衡出血与止血的关系；根据证型差异，采用活血止血、益气止血、凉血止血等多种治法；重视应用中药炭剂；总结出火热内盛、气虚血溢、脾胃虚寒是消化道出血的主要病机，以清热泻火、益气摄血、健脾温阳止血为主要治则。

卢教授认为从中医理论辨治肝硬化腹水时，应该注重肝与脾胃之间的密切关系，以分阶段论治为纲，以顾护脾胃、调理气机为基本治则，以活血调肝、化湿排浊为辅，治以多方兼顾，主次分明，调肝养肝之外，顾护脾胃之原则应贯穿始终。

1. 气滞血瘀型

主症：①脘腹坚满；②青筋显露；③右胁或两胁不适甚则刺痛拒按。

次症：①胸部见红点赤缕；②唇舌紫暗；③肌肤甲错；④口干不欲饮；⑤大便色黑。

舌脉：舌紫暗或有瘀斑，脉细涩。

证型确定：具备所有主症者即可确定为本证；具备主症1项和次症1项及以上者，即可确定为本证。

治则：健脾养血，行气活血。

方药：膈下逐瘀汤加减。方中活血养血之当归、川芎、赤芍、丹参；酌情加活血通络之桃仁、红花；加活血利水之益母草、泽兰等，配行气止痛之香附、延胡索、枳壳；若病久体虚，卢教授在治疗过程中常加入当归、黄芪、党参等药；若胁下肿大明显，卢教授在治疗过程中常加入牡蛎、土鳖虫等药。

2. 水湿泛滥型

主症：①腹部胀满，按之如囊裹水；②脘腹痞满不适，得温则缓。

次症：①便溏；②下肢浮肿；③颜面微浮；④精神困倦。

舌脉：舌淡，苔白腻，脉缓。

证型确定：具备所有主症者即可确定为本证；具备主症 1 项和次症 1 项及以上者，即可确定为本证。

治则：温中健脾，行气利水。

方药：实脾饮加减。若浮肿较甚，小便短少，卢教授在治疗过程中常加入猪苓、车前子等药；若纳呆食少，便溏，常加入黄芪、党参、白术、山药等药。

3. 肝郁脾虚型

主症：①腹胀，按之不坚；②胁肋部胀满疼痛。

次症：①纳呆食少，食后胀甚；②嗳气；③便不成形或泄泻；④小便短少。

舌脉：舌淡，苔白腻，脉弦。

证型确定：具备所有主症者即可确定为本证；具备主症 1 项和次症 1 项及以上者，即可确定为本证。

治则：疏肝理气，运脾利湿。

方药：柴胡疏肝散加减。用疏肝解郁之柴胡、枳壳、香附，配合健脾利湿之党参、黄芪、茯苓、苍术、白术，同时注意气机之条达，以陈皮、厚朴来行湿除满；若气滞偏甚者，卢教授在治疗过程中常加入木香、佛手等药；若尿少，腹胀，苔腻者，常加入砂仁、大腹皮、泽泻等药。

4. 水热内结型

主症：①腹大坚满；②脘腹胀急。

次症：①灼热口苦；②口干不多饮；③小便短赤；④大便秘结或溏泻；⑤身黄，黄色鲜明。

舌脉：舌边尖红，苔黄腻，脉滑数。

证型确定：具备所有主症者即可确定为本证；具备主症 1 项和次症 1 项及以上者，即可确定为本证。

治则：燥湿健脾，清热利湿。

方药：中满分消丸加减。用清热利湿之茵陈、栀子，行气除满之枳实、厚朴；辛开苦降，分理湿热之黄芩、黄连、干姜；健脾渗湿，扶脾固本之半夏、茯苓、白术、陈皮、砂仁、太子参、甘草，于分消解散法中兼补脾胃；泽泻、车前子利水渗湿，使湿热之邪从小便而走；若见胁肋部疼痛者，卢教授在治疗过程中常加入柴胡、川楝子等药；若见身黄、目黄、小便黄者，常加入茵陈、大黄等药。

5. 脾肾阳虚型

主症：①腹部胀大如鼓，状如蛙腹；②脘腹胀急。

次症：①形寒肢冷；②面白肿甚；③小便不利；④神倦怯寒。

舌脉：舌体胖大，苔淡白，脉沉细无力。

证型确定：具备所有主症者即可确定为本证；具备主症 1 项和次症 1 项及以上者，即可确定为本证。

治则：培土制水，温补脾肾。

方药：附子理中丸合五苓散加减。用温肾补脾，祛寒散邪之附子、干姜、淫羊藿，配伍祛湿健脾补气之党参、白术、甘草，加渗湿利水之茯苓、泽泻，佐辛温通阳利水之桂枝。若面色苍白，腰膝酸冷，卢教授在治疗过程中常加入肉桂、淫羊藿等药。

6. 肝肾阴虚型

主症：①腹大胀满；②青筋显露。

次症：①口干咽干；②心烦少寐；③形体消瘦；④小便短少。

舌脉：舌红绛少津，苔少或光剥，脉弦细数。

证型确定：具备所有主症者即可确定为本证；具备主症 1 项和次症 1 项及以上者，即可确定为本证。

治则：健脾祛湿，养肝补肾。

方药：一贯煎加减。用滋养肝肾之沙参、麦冬、枸杞子、生地黄、石斛，配和血疏肝之当归、川楝子。加入山药、白术、白扁豆、茯苓、泽泻、土茯苓健脾渗湿助运化，防止补肝肾而滋生湿热；若津伤口干明显，卢教授在治疗过程中常加入玄参、芦根等药；若腹胀甚，卢教授在治疗过程中常加入大腹皮、枳壳等药；若见潮热、烦躁，常加入栀子、地骨皮等药。

7. 气血不足型

主症：腹大胀满不甚。

次症：①气短乏力；②面色萎黄；③四肢倦怠；④纳呆便溏。

舌脉：舌淡，苔白，脉虚。

证型确定：具备主症 1 项和次症 1 项及以上者，即可确定为本证。

治则：培土荣木，健脾益气。

方药：参苓白术散合六君子汤加减。重用黄芪、党参、白术、茯苓、当归以健脾益胃、益气养血；砂仁、陈皮、半夏醒胃运中；配泽泻、车前子利水消肿，白扁豆、薏苡仁、山药、莲子健脾渗湿止泻。

卢教授认为"臌胀"之病在治疗过程中不应一味应用补益之剂。肝脾关系密切，肝气之不畅常可影响脾胃之健运，而脾胃为人体后天生化之本，亦应注意化瘀祛邪，瘀血去则新血生，邪气去则正气复；更不可专一攻伐邪气，以防伤及正气，致使正气愈加无力抗邪。当以"未病先防，既病防变"为原则，以分阶段论治为纲，从"实脾"入手，治法上以疏肝健脾为主，配以活血行气，达到祛湿而又补足后天之气的效果，再加上补肾来稳固先天之本，临床上在控制病情发展及改善症状方面均达到了很好的疗效。当然，患者在精神情绪、饮食生活上的积极配合也尤为重要。

六、病例举隅

病例 1

王某，女，65 岁。2022 年 5 月 9 日初诊。

[主诉] 乏力腹胀 3 个月。

[现病史] 患者 3 个月前无明显诱因出现乏力、腹胀，就诊于当地医院，完善相关化验检查，肝功提示 ALT 400U/L，乙肝病毒载量提示 HBV-DNA 1.02E+05IU/mL，肝脏 CT 示：肝硬化，少量腹水，胃底静脉曲张，诊断为"乙肝肝硬化"，予易善复等保肝治疗，恩替卡韦抗病毒治疗；1 周前腹胀较前明显，为求系统治疗来诊。现症见：乏力，腹胀，口腔溃疡，口干口苦，偶有牙龈出血，心慌心悸，纳差，食多腹胀，双下肢浮肿，大便时干时稀，一日一行，小便黄，眠差，易醒，睡眠不实。

[既往史] 否认既往慢性疾病史。

[个人史] 否认烟酒史。47 岁绝经，白带量多，色黄，气味臭，下阴偶痒。

[家族史] 母亲乙肝，脑出血去世。父亲体健。

[查体] 神志清楚，一般状态可，体型偏胖，皮肤及巩膜无黄染，可见肝掌及蜘蛛痣，浅表淋巴结未触及肿大，心律齐，各瓣膜听诊区未闻及病理性杂音，双肺呼吸音清，未闻及干湿啰音，腹部膨隆，轻压痛、无反跳痛及肌紧张，肝脾肋下未触及，肝区叩痛阴性，移动性浊音阴性，双下肢水肿。舌淡红，暗滞，齿痕，苔黄腻，脉沉细数。

[辅助检查] 肝功能示：ALT 70U/L，AST 90U/L，ALB 31.9g/L，TBIL 43.8umol/L，DBIL 16.9umol/L，TBA 288.2umol/L。血常规：WBC $2.7×10^9$/L，RBC $2.7×10^{12}$/L，HGB 92g/L。肝脏 MRI 示：肝脏弥漫性病变，考虑肝硬化伴弥漫再生结节，脾大，少量腹水，胆囊炎。

[诊断] 中医诊断：臌胀（湿热中阻型）。

西医诊断：乙型肝炎肝硬化（失代偿期）。

［处方］茵陈30g，白术20g，赤芍20g，连翘15g，太子参20g，当归15g，炙黄芪20g，溪黄草1袋，水飞蓟1袋，炙甘草10g，茯苓20g，陈皮15g，大腹皮15g。

14剂，每日1剂，水煎，分2次口服。恩替卡韦0.5mg，每日1次口服。

二诊：2022年7月19日。

腹胀较前减轻，偶有牙龈出血，睡眠差，入睡困难，易醒，多梦，双下肢水肿，皮肤瘙痒。

［辅助检查］肝功能示：ALT 75U/L，AST 88U/L，ALP 181U/L，TP 61g/L，ALB 31g/L。

［处方］上方加枳实10g，柴胡10g，龙骨30g，牡蛎30g，厚朴20g，桂枝20g，车前子30g。

14剂，每日1剂，水煎，分2次口服。

三诊：2022年9月1日。

无明显不适症状，舌质偏暗滞，苔白，脉沉细。

［处方］黄芪20g，人参10g，白术20g，苍术20g，防风20g，荆芥穗20g，山药20g，柴胡15g，陈皮15g，车前子30g，黄柏20g，莲子20g，杜仲20g，苦参15g，当归15g，生地黄15g，炙甘草10g。

20剂，每日1剂，水煎，分2次口服。

【按语】患者为中年女性，体质羸弱，情志失调。卢教授根据其脉症，辨为臌胀水热内结型，证机为肝失疏泄，脾失健运，二者互为因果，乃致气滞湿阻，湿邪内蕴中焦，阻滞气机而腹胀、乏力、纳差、食后尤甚；湿邪困脾，气血乏源，故见心悸；郁而化热致水热内结，故见口干、口苦；渴不多饮，乃是津液不能上乘于口所致。治疗以清热利湿、燥湿健脾为主。初以茯苓、陈皮、白术健脾和中燥湿；太子参、当归、黄芪补气行血；茵陈、溪黄草、水飞蓟、大腹皮清热利湿，给湿邪以出路；连翘清热，赤芍凉血。全方清热利湿，健脾益气，和中燥湿。二诊患者腹胀较前缓解，但睡眠欠佳，考虑是肝火扰心所致，故加柴胡、枳实、厚朴、龙骨、牡蛎疏肝泄热、重镇安神；患者出现双下肢水肿，遂加车前子、桂枝加强水液代谢。三诊患者易感冒，恶风，故卢教授在原方基础上，加入黄芪、白术、防风益气固表；肝脾不和，带脉失约，湿热下注，故卢教授加入人参、苍术、防风、荆芥穗、山药、柴胡、陈皮、车前子、黄柏等药疏肝补脾、化湿止带，改善湿热带下症状；臌胀日久，本就气血乏源，加入杜仲、当归、生地黄等补气生血。

病例 2

李某，男，56 岁。2022 年 8 月 18 日初诊。

[主诉] 酒精性肝硬化 2 年，间断性呕血 1 周。

[现病史] 患者 2 年前饮酒后出现呕血就诊于当地医院，诊断为"酒精性肝硬化"，对症治疗好转后出院。1 周前患者再次出现呕血，量不多，为求系统治疗来诊。现症见：间断呕血，腹胀，食后明显，口干，形体消瘦，纳可，大便正常，小便量少，寐可。

[既往史] 否认慢性疾病史。

[个人史] 饮酒史 20 年，每日饮酒量 60mL 左右，现已戒酒。

[家族史] 否认。

[查体] 神志清楚，一般状态可，体型偏瘦，皮肤及巩膜黄染，可见肝掌及蜘蛛痣，浅表淋巴结未触及肿大，心律齐，各瓣膜听诊区未闻及病理性杂音，双肺呼吸音清，未闻及干湿啰音，腹部平坦，轻压痛、无反跳痛及肌紧张，肝脾肋下未触及，肝区叩痛阴性，移动性浊音阴性，双下肢无水肿。舌淡红，苔白，脉沉细滑。

[辅助检查] 肝功能示：TBIL 116.5μmol/L，DBIL 78.3μmol/L，ALT 27.79U/L，AST 45.55U/L，ALP 122.94U/L，TBA 210.8μmol/L，ALB 25.4g/L。血常规：PLT 49×10^9/L，WBC 1.8×10^9/L。肝胆脾彩超：肝硬化，脾大，少量腹水。

[诊断] 中医诊断：臌胀（肝肾阴虚型）。

　　　　西医诊断：酒精性肝硬化（失代偿期）。

[处方] 熟地黄 20g，当归 20g，枸杞子 20g，麦冬 20g，白芍 20g，桂枝 15g，大腹皮 20g，太子参 20g，海螵蛸 30g，血余炭 15g，地榆炭 20g，茵陈 30g，大黄 3g。

14 剂，每日 1 剂，水煎，分 2 次口服。

二诊： 2022 年 9 月 19 日。

呕血明显减少，仍有食后腹胀，小便色黄，舌淡红，苔白润，脉数。

[处方] 上方去熟地黄、白芍、桂枝，茵陈改为 60g，大黄改为 6g，加赤芍 20g，连翘 20g，厚朴 20g，鸡内金 20g，焦山楂各 10g，神曲 10g，麦芽 10g。

14 剂，每日 1 剂，水煎，分 2 次口服。

三诊： 2022 年 10 月 21 日。

无明显不适症状，偶有牙龈出血。舌质淡红，苔黄腻，脉弦滑。

[处方] 上方去赤芍、焦三仙，加血余炭 20g，棕榈炭 20g，海螵蛸 30g。

14 剂，每日 1 剂，水煎，分 2 次口服。

【按语】卢教授根据其脉症，辨为臌胀肝肾阴虚型，病机为湿热内盛，耗伤肝肾阴津，肝肾阴虚。治疗重在滋补肝肾、利水养阴。方中熟地黄、当归、枸杞子、麦冬、白芍柔肝养阴，滋补肝肾阴津；地榆炭、血余炭、海螵蛸三药收敛化瘀止血，针对患者呕血，配合太子参、当归补气血，补气以生血。本患者为酒精性肝硬化，中医认为酒属"湿热"，加入茵陈、大黄清热利湿，疗效显著。二诊患者食后腹胀明显，考虑患者脾胃功能受损，运化失职，加入厚朴、鸡内金、山楂、神曲、麦芽以健脾消积；同时将白芍改为赤芍，配合大量茵陈、大黄清热利湿，解湿热之毒。三诊患者出现便血，加三味止血药有效止血。全方体现卢教授审因辨证施治的思想。

病例 3

田某，女，74岁。2022年5月12日初诊。

[主诉] 乙肝肝硬化1月余。

[现病史] 患者1个月前因腹胀、尿少就诊于当地医院，行相关检查后诊断为"乙肝肝硬化"，入院治疗2周好转后出院；1周前患者再次出现少尿，为求中西医结合治疗遂来就诊。现症见：双下肢浮肿，腹胀，胁肋部胀痛，乏力，胸闷，食欲欠佳，眠差，小便色黄，量少，大便溏，偶有黑便。

[既往史] 否认慢性疾病史。

[个人史] 否认烟酒史。

[家族史] 否认家族遗传病史。

[查体] 神志清楚，一般状态可，体型中等，皮肤及巩膜黄染，可见肝掌及蜘蛛痣，浅表淋巴结未触及肿大，心律齐，各瓣膜听诊区未闻及病理性杂音，双肺呼吸音清，未闻及干湿啰音，腹部膨隆，轻压痛、无反跳痛及肌紧张，肝脾肋下未触及，肝区叩痛阴性，移动性浊音阴性，双下肢水肿。舌淡红，苔白稍暗，脉弦滑。

[辅助检查] 肝功能示：ALB 27.2g/L，AST 35U/L，GGT 62U/L，TBA 28.44μmol/L，ALP 185U/L，CHE 2340U/L，TBIL 73μmol/L，DBIL 32.8μmol/L，IBIL 40.2μmol/L。肝脏增强CT示：肝硬化，脾大，食管胃底静脉曲张。

[诊断] 中医诊断：臌胀（水湿泛滥型）。

　　　　西医诊断：乙肝肝硬化（失代偿期）。

[处方] 陈皮10g，腹皮10g，茯苓20g，苍术10g，白术10g，车前子20g，附子9g，厚朴15g，泽泻10g，黄芪15g，人参6g，海螵蛸20g，地榆炭15g，血余炭10g。

14剂，每日1剂，水煎，分2次口服。

二诊：2022 年 5 月 26 日。

腹胀尿少较前好转，仍有乏力。舌暗红，苔白，脉沉细。

［处方］上方去泽泻，加楮实子 20g，路路通 15g，桂枝 12g。

14 剂，每日 1 剂，水煎，分 2 次口服。

三诊：2022 年 6 月 23 日。

无明显不适症状，食欲稍欠。舌淡红，苔白，脉沉细。

［处方］上方去路路通、桂枝，加鸡内金 10g，焦三仙各 6g。

21 剂，每日 1 剂，水煎，分 2 次口服。

【按语】患者为老年女性，体质虚弱，肝硬化已经进展为失代偿期，卢教授根据其脉症，辨为臌胀水湿泛滥型，病机为肝脾功能失调，肝郁气滞，脾运化失职，水湿困阻中焦，治疗重在健脾行气利水。方中陈皮、白术、茯苓、附子、大腹皮、炙甘草、厚朴取自"实脾饮"方，行气健脾温中。患者浮肿较甚，故加车前子增强利水之功；臌胀病性多虚实夹杂，不可一味攻伐，辅黄芪、人参益气健脾，扶正气；海螵蛸、地榆炭、血余炭三药兼顾止血、化瘀、收敛，所谓"瘀血不去，新血不生"。全方温中健脾、行气利水止血。二诊患者症状明显改善，卢教授在原方基础上加楮实子、路路通增强利水消肿作用，考虑到患者未向湿热型转变，故将泽泻换为桂枝，温阳助气化。三诊卢教授加入鸡内金、炒山楂二药，重在健脾消积，考虑患者年老脾脏运化功能受损，水谷难消，配以健脾消食药可有效改善患者食后腹胀症状，增加食欲。

病例 4

张某，女，55 岁。2022 年 6 月 9 日初诊。

［主诉］乙肝肝硬化 2 年，间断呕血 3 个月。

［现病史］患者 2 年前因胃脘部不适就诊于当地医院，肝功能异常伴乙肝病毒载量升高，诊断为"乙肝肝硬化"，口服恩替卡韦治疗，此后未系统复查。3 个月前患者进食花生米后出现呕血 1300mL，血色淡，质稀，于当地医院住院治疗好转后出院；近来患者自觉乏力，为求系统治疗来诊。现症见：乏力、纳差，近 3 个月体重减轻 5kg，大便干，小便可，睡眠欠佳，偶有牙龈出血。

［既往史］否认慢性疾病史。

［个人史］否认吸烟饮酒史。

［家族史］否认家族遗传病史。

［查体］神志清楚，一般状态可，体型偏瘦，皮肤及巩膜无黄染，可见肝掌及蜘蛛痣，浅表淋巴结未触及肿大，心律齐，各瓣膜听诊区未闻及病理性杂音，双肺呼吸音清，未闻及干湿啰音，腹部平坦，无压痛、反跳痛及肌紧张，

肝脾肋下未触及，肝区叩痛阴性，移动性浊音阴性，双下肢无水肿。舌淡红，苔白，脉沉细。

［辅助检查］血常规示：WBC $3.4×10^9$/L，RBC $3.42×10^{12}$/L，PLT $55×10^9$/L，HB 105g/L。肝胆脾彩超示：肝硬化，脾大，肝内小囊肿，少量腹水。

［诊断］中医诊断：血证（气虚血溢型）。

西医诊断：乙型肝炎后肝硬化（失代偿期）。

［处方］太子参20g，白术15g，茯苓20g，陈皮15g，当归10g，白芍20g，枸杞子20g，山药20g，海螵蛸30g，地榆炭20g，血余炭15g，炙甘草10g，熟三七3g，阿胶15g。

14剂，每日1剂，水煎，分2次口服。

二诊：2022年7月5日。

服上方后未出现呕血，乏力较前明显缓解。舌淡红，苔白腻，脉沉。

［处方］上方加制大黄5g，桃仁10g，瓦楞子20g。

14剂，每日1剂，水煎，分2次口服。

三诊：2022年8月1日。

无明显不适症状。舌淡红，暗滞，苔白腻，脉沉弦。

［处方］上方去大黄、桃仁、当归、太子参，加人参10g，熟地黄20g，牡蛎30g。

21剂，每日1剂，水煎，分2次口服。

【按语】卢教授根据其脉症，辨为血证——气虚血溢型，病机为气虚不能摄血，血液外溢而吐血，治疗重在健脾益气摄血。患者女性，平素脾气虚弱，气为血之帅，血为气之母，大量吐血之后，气随血脱，加重气虚不摄，形成恶性循环，故卢教授在治疗时重在健脾气，脾乃气血生化之源，脾气健运，统血有权。方中太子参、白术、茯苓、山药、陈皮养血健脾益气；当归补血活血；白芍养血敛阴柔肝；枸杞子、阿胶滋阴养血；海螵蛸、地榆炭、血余炭为卢教授治疗血证常用药物组。全方肝脾同治，益气健脾，养血止血。二诊患者大便干，卢教授在原方基础上加入大黄、桃仁润肠通便，考虑患者有少量腹水，结合脉症，取生大黄泻下兼顾利湿邪。三诊患者便干已经好转，卢教授将太子参改为人参，加之牡蛎、熟地黄，重在收与补，患者素体脾气虚，加之大量吐血，气虚及阳，虚则补之，故在治疗过程中以补为主，攻补兼施，标本兼治。

病例5

李某，男，65岁。2019年6月28日初诊。

［主诉］酒精性肝硬化1年余，间断呕血2周。

［现病史］患者1年前因乏力、周身不适于就诊于当地医院，诊断为"酒精性肝硬化"，遵医嘱戒酒，口服保肝药、利尿药治疗。2周前无明显诱因出现呕血黑便，于当地医院住院对症治疗，今为求中医治疗遂来诊。现症见：腹胀，纳差，食欲欠佳，尿色黄，量少，排便色黑，睡眠欠佳。

［既往史］否认慢性疾病史。

［个人史］既往饮酒多年，平均每日饮酒量50mL，现已戒酒1年。

［家族史］否认家族遗传史。

［查体］神志清楚，一般状态可，体型偏瘦，皮肤及巩膜无黄染，可见肝掌及蜘蛛痣，浅表淋巴结未触及肿大，心律齐，各瓣膜听诊区未闻及病理性杂音，双肺呼吸音清，未闻及干湿啰音，腹部平坦，轻压痛、无反跳痛及肌紧张，肝脾肋下未触及，肝区叩痛阴性，移动性浊音阴性，双下肢无水肿。舌淡红，暗滞，苔白腻，脉沉微。

［辅助检查］血常规示：RBC $3.42×10^{12}$/L，PLT $55×10^9$/L，HGB 52g/L。肝胆脾彩超示：肝硬化，脾大，少量腹水。

［诊断］中医诊断：血证（脾胃虚寒型）。

西医诊断：酒精性肝硬化（失代偿期）。

［处方］大腹皮10g，木香15g，太子参20g，白术15g，茯苓20g，陈皮10g，黄芪20g，地榆炭20g，血余炭15g，黄连10g，大黄3g，白及15g，鸡内金20g，侧柏叶20g，瓦楞子20g。

7剂，每日1剂，水煎，分2次口服。

二诊：2019年7月12日。

腹胀纳差较前明显好转，无黑便，偶有乏力。舌淡暗，苔白腻，脉沉细。

［处方］上方去太子参、黄连、大腹皮，加熟地20g，炒山药20g，麦冬20g，人参10g。

14剂，每日1剂，水煎，分2次口服。

三诊：2019年9月4日。

无明显不适症状。舌淡红，苔白腻，脉沉细。

［处方］上方加大腹皮15g，牡蛎30g，莪术15g。

14剂，每日1剂，水煎，分2次口服。

【按语】卢教授根据其脉症，辨为血证——脾胃虚寒型，方中重用止血药地榆炭、血余炭、白及、侧柏叶，加之鸡内金收敛化瘀止血；患者吐血后晕厥，气随血脱，脾胃为气血生化之源，故方中大腹皮、白术、茯苓、陈皮、太子参健脾益气；患者体型肥胖，喜食肥甘厚腻之品，多湿热内生，故治疗当辅以清热泻火之大黄、黄连。全方益气健脾、止血化瘀，兼清热泻火。二诊患者自述腹泻，考虑脾气亏虚，气损及阳，脾胃虚寒所致泄泻，故加入熟地黄、山药、人参健脾益气温阳。三诊患者自述后腰部疼痛，考虑为不荣则痛，故加牡蛎止痛，大腹皮行水利湿，莪术行气止痛。

原发性肝癌

一、疾病概述

原发性肝癌起源于肝脏，包括肝细胞癌、肝内胆管癌、混合型3种。位于我国目前常见恶性肿瘤第4位及肿瘤致死病因第2位，肝癌切除术后5年肿瘤复发转移率高达40%～70%，是威胁我国人民健康的重大疾病之一。其发病年龄主要集中在40～60岁，男性高于女性，但近年来原发性肝癌的发病年龄有年轻化趋势。肝癌的发病具有明显的地域性，往往资源贫瘠或发展中国家好发此病。本病发病多伴有慢性乙肝及肝纤维化等基础疾病史，早期缺乏典型症状，一旦出现腹胀、腹痛及黄疸时多数已到中晚期，具有起病隐匿、生长迅速、难以根治等特点。外科手术切除是改善原发性肝癌的重要手段，但发展至中晚期常伴有较重的肝硬化、炎性病变或侵犯大血管等，失去最佳手术时机。近年来由于医疗技术的不断精进，肝癌治愈率也在持续上升，但是治愈之后还会面临许多问题，比如转移、复发、并发症等，远期预后不容乐观。

中医古籍中没有原发性肝癌统一的命名，由于肝癌临床常有肝区疼痛、腹部肿块、黄疸、腹水、消瘦等症状，中医多将其归属于"肝积""臌胀""黄疸""胁痛""息贲""肥气""癥瘕""积聚"等范畴。《诸病源候论·积聚候》中"诊得肝积，脉弦而细，两胁下痛，邪走心下……身无膏泽，喜转筋，爪甲枯黑"与现代肝癌的症状描述相似。癥瘕、积聚是指位于腹部、胀满疼痛的肿块，推之不移为癥积，推之可移为瘕聚，积病属血分，聚病属气分。研究表明，中西医结合治疗肝癌患者5年内复发率约为47%，明显低于单纯西医治疗者，同时无复发生存期较单纯西医治疗延长1年多。中药有抗肝炎病毒、抗肝纤维化、诱导肝癌细胞凋亡等治疗作用，能够巩固手术效果，提高放化疗耐受性，减轻并发症和副作用，防止复发转移，提高患者生存质量，在原发性肝癌防治中占越来越重的地位。

二、疾病机制

（一）病理生理

西医学中原发性肝癌致病因子众多，且发病机制尚未十分明确。从目前的研究看，病毒性肝炎（如乙肝、丙肝）与肝硬化是导致原发性肝癌发生的最常见病因，其次，长期过度饮酒导致的酒精性肝病、非酒精性脂肪性肝病、食物或饮用水的污染（特别是黄曲霉素、亚硝酸、马兜铃酸等致癌物）、遗传因素、体质因素、代谢因素（如糖尿病、肥胖症）等也与其发病有密切的关系。肝癌的病理机制尚不十分明确，已知与原癌基因的激活、抑癌基因的失活、肝癌相关信号通道和蛋白的表达异常等因素都有关系。其中，血小板源性生长因子和血管内皮生长因子等蛋白分子是目前明确的促进肝癌发生发展的因素之一。总而言之，原发性肝癌的发生涉及诸多方面原因，也可能共同致病。本病常见的转移途径有直接蔓延、血行转移、淋巴转移和种植转移，病理类型大体有结节型、巨块型和弥漫型。

（二）病因病机

卢教授认为肝癌的发生为多种因素相互作用的结果，是动态的病理过程，其病因错综复杂，但不外乎外因和内因，总属本虚标实、寒热并存之病。病位在肝、脾、肾。肝癌发病之外因通常为湿热毒疫侵袭人体，蕴结肝胆，内因为饮食不节、情志失调、内伤虚损等，内外因交纵错杂导致肝木不得条达，脏腑虚损，功能失调，或郁而化火，煎灼津液，经络瘀血邪毒凝积，日久成癌，出现黄疸、虚劳、臌胀、出血等并发症，癌病形成之后隐匿于脏腑间，渗透入筋骨血脉，则容易复发和转移。卢教授认为，正气不足是肝癌发病的前提，正邪交争是肝癌发病的关键。《医宗必读·积聚》有云："积之成也，正气不足而后邪气居之。"癌症的发病不仅仅是单个脏腑的受邪，而是多个脏腑邪毒留恋的结果，这是中医整体观念的体现，也是人体与外界环境失衡的展现。在正虚的基础上出现相应的病理改变，而这些病理表现又与癌毒相互搏结产生新的病理产物，因虚致病，因病致虚，二者互为因果。卢教授认为，肝癌的正邪之气与疾病的发展阶段密切相关，疾病早期多为肝气郁滞，日久内伤化火，湿热内生，火毒内蕴，气滞、血瘀等搏结交织而成，此时以邪实为主；中晚期随着疾病的进展，多脏正气逐渐虚衰，不能抗邪，邪气盘踞，耗气伤血，煎酌津液，癌毒流窜。《圣济总录》云："瘤之为义，流滞不去也。郁结壅塞，则乘虚投隙，瘤所以生。"

三、临床表现

由于肝脏本身没有痛觉神经，故在原发性肝癌的早期，大部分患者症状不典型，或者只是出现一些容易被忽略的症状，如轻度的腹部不适、乏力、体重减轻等。像一些明显的症状，如肝区疼痛、腹胀、食欲不振、乏力、消瘦、进行性肝区肿大、上腹部包块、腹水、低热、黄疸、腹泻、上消化道出血、血管杂音、急腹症、肝掌、蜘蛛痣、腹壁静脉曲张等，大部分都是到了晚期才有较为明显的临床表现。所以，很多患者确诊时已经是晚期，错过了手术治疗的最佳时期。少数患者可于肝癌症状出现之前只显露出伴癌综合征，如高钙血症、高脂血症、高纤维蛋白原血症、类癌综合征、促性腺激素分泌综合征等，易被忽视而导致漏诊。

古代中医认为肝癌之病，轻则肝区包块、胁肋隐痛、腹胀、黄疸，重则疼痛不止、形体羸瘦、骨肉枯脱，或兼吐泻，或兼纳呆，或兼臌胀，或兼发热，或腹部青筋暴露，或面部晦暗黧黑，或吐血、衄血、便血，症状形形色色，纷纷不一。2022年《中药新药临床研究指导原则（试行）》中原发性肝癌症状分级量化表将胁痛、胸闷善太息、痞块、纳呆等33个中医常见症状按轻、中、重度分级量化，这也是迄今为止较为详尽的肝癌中医症状总结。

四、疾病诊断

（一）中医诊断

原发性肝癌症状证型因人而异，各家学说论述也各不相同。《难经·五十六难》中"肝之积，名曰肥气，在左胁下，如覆杯，有头足，久不愈，令人发咳逆，疟，连岁不已"，与西医学肝癌的不适症状相似。参照第9版《中医内科学》，原发性肝癌中医诊断标准大体为右胁不适或疼痛，原有肝病症状加重伴全身不适，食欲不振，乏力，体重减轻，肝脏进行性肿大、质地坚硬，腹部胀大。

（二）西医诊断

原发性肝癌的西医诊断包括病理诊断和临床诊断。病理组织学和（或）细胞学诊断为诊断金标准。临床诊断标准如下：有 HBV 或 HCV 感染，或有任何原因引起肝硬化者，至少每 6 个月做一次肝脏超声及甲胎蛋白（AFP）检测，①若肝内结节直径 ≤ 2cm，增强 MRI、动态增强 CT、Gd-EOB-DTPA 增强 MRI（EOB-MRI）、超声造影（CEUS）4 项检查中至少有 2 项显示动脉期病灶明显强化、门静脉期和（或）平衡期肝内病灶强化低于肝实质（即肝癌典型特征"快进快出"）等典型肝癌特征，则可作出肝癌临床诊断；②若肝内结节直径 > 2cm，上述 4 项检查中只要有 1 项典型肝癌特征，则可做出肝癌临床诊断；③若 AFP 水平升高，尤其是持续性升高，上述 4 项检查中只要有 1 项典型肝癌特征，则可作出肝癌临床诊断；④若肝内结节直径 ≤ 2cm，上述 4 项检查中无或只有 1 项典型肝癌特征，或肝内结节直径 > 2cm，上述 4 项检查中无典型肝癌特征，或 AFP 升高但未发现肝内结节，排除能够引起 AFP 升高的其他原因后，应进行病灶穿刺活检或每 2 ～ 3 个月复查影像学和 AFP 以明确诊断。

其次，临床上还可通过血清学检测来辅助对肝癌的诊断。AFP 为目前最常用且特异性较高的肝癌指标，但面对一些小肝癌、分化程度较高或较低者不是很敏感，此时，谷氨酰转肽酶及其同工酶、异常凝血酶原、铁蛋白、血清 α-L- 岩藻糖苷酶等可与 AFP 互补，提高检测诊断率。

除此之外，数字减影血管造影（DSA）和核医学影像检查也常应用于临床，与其他方法配合，可以较精确地诊断。为减少肿瘤播散风险，应尽量减少病灶穿刺活检。

五、疾病治疗

（一）西医治疗

1. 非药物治疗

原发性肝癌的治疗包括肝切除术、肝移植术、局部消融治疗、经动脉化疗栓塞介入术（TACE）及放射治疗等多种手段。肝切除术是患者获得长期生存的重要手段，是肝脏储备功能良好的肝癌早期患者首选，但是手术切除的适应证较为严格。对于一些因为并发症或不能耐受手术切除的患者，无法进行肝切除术治疗，且在疾病早期、符合消融标准的可以采取对肝功能影响小、创伤小的局部消融治疗。目前，消融治疗手段已经广泛应用，包括高强度超声聚焦消融、冷冻消融、微波消融、无水乙醇注射治疗、激光消融、射频消融等。目前，介入治疗成为不能手术切除的中晚期患者首选最有效的治疗方法，对于 < 3cm 的

肝癌结节其消融率甚至可达 90%～98%。TACE 适用于无法行肝切除术根治的患者，必要时联合其他疗法共同治疗。放射治疗包括内、外放疗两种方式，放疗联合其他治疗手段可以控制肿瘤进展，改善转移引起的不适症状。如今，多种治疗手段已被熟练地应用于临床，目前仍存在术后多系统并发症、患者的复发率和长期生存结果等大家关注的问题，这也是未来原发性肝癌现代治疗的发展方向。

2. 药物治疗

对于中晚期患者，有效的药物治疗可以减轻肿瘤负荷，改善症状，提高生活质量。其中包括抗肿瘤用药、免疫调节用药、合并病毒性肝炎的抗病毒用药、保肝用药、积极镇痛用药、纠正贫血用药、处理腹水等并发症用药等。随着索拉非尼、仑伐替尼、瑞伐非尼、阿普丽珠单抗、贝伐珠单抗等靶向药物的面世，分子靶向治疗为肝癌晚期患者提供了福音。靶向治疗可以通过靶向抑制阻断肿瘤生长发育过程中必须的血管营养，从而发挥抗肿瘤活性，肝功能越好的患者应用靶向药物治疗效果越好，但是临床适应证存在局限，且经验尚不成熟，易出现高血压、食欲下降等多种不良反应。

（二）辨证论治

卢教授认为，原发性肝癌是一个全身性疾病，涉及肝、脾、肾多个脏腑，治疗时应该有整体观念，治病求本，辨病求因。中医药治疗原发性肝癌有着悠久的历史和独特的优势，在西医的基础上加入中药治疗，可以从病理本质上对患者全身进行调节，能极大限度地缓解癌症引起的各类症状，缓解术后虚弱症状和副作用，增强免疫，恢复体力，能够更有效地对抗肿瘤，对于患者延长中位生存期和提高生存质量有着较为可观的效果。肝癌总属本虚标实、邪实正虚，治疗总体应以"扶正祛邪，攻补兼施"为准则。中医药固本扶正法最能够调节机体脏腑气血的功能，使之达到阴平阳秘的良性平衡。而且往往接受手术或者放疗之后的患者，身体机能尚未完全恢复，这个时候服用中药不仅能够减轻化疗的毒性，还能够增加正气，驱邪外出。那么，把握好祛邪与扶正的有利时机就显得尤为重要。初期，以气滞血瘀、火热蕴结等实证为主，治疗上着重清热解毒、行气活血，此时以攻邪为主，扶正为辅；中晚期，癌毒渐久，多出现脾肾亏虚、气阴两虚的转变，继而又可诱发和加剧气滞、血瘀、火毒等病邪，癌毒愈加深重，则以益气养阴、补肾健脾、鼓舞正气为主，在增强机体抵抗力基础上抗癌祛邪，延缓邪毒流窜，从而抑制肿瘤发展，此时以扶正为主，攻邪为辅。王肯堂在《证治准绳》中有论述："治积聚之病，初者，病邪初起，正气尚强，邪气尚浅，则任受攻；中者，受病渐久，邪气较深，正气较弱，则宜且攻且补；末者，病魔经久，邪气侵袭，正气消残，则任受补而带攻。"除此之外，由于肝癌发病原因较多，在治疗的同时要兼顾其病因，卢教授常叮嘱脂肪性肝病患者戒酒、降脂、加强运动，因为脂肪肝是影响肝脏功能的常见因素之一；如病毒性肝炎患者符合抗病毒标准，卢教授嘱其一定要定时定量抗病毒治疗；如患者情志抑郁，焦虑易怒，卢教授则安抚其情绪，使其转忧为喜，肝自舒畅。肝癌临床病因病机较为复杂多变，治疗时需灵活辨证论治，方能取得理想的效果。常见具体辨证分型如下。

1. 气滞血瘀型

主症：①胁下痞块；②胁痛引背。

次症：①脘腹胀满；②食欲不振。

舌脉：舌质紫暗有瘀点瘀斑，脉沉细或弦涩。

证型确定：具备主症2项和次症1或2项，参考舌脉象。

治则：行气活血，逐瘀止痛。

方药：柴莪汤方。肝属木，为将军之官，主疏泄而调畅气机。情志抑郁、焦虑或暴躁易怒等不良情绪的产生可以导致肝气郁结，疏泄失常，影响气之升降出入，使脏腑功能受损，进而形成瘀血、水饮、痰浊等病理产物，表现为内有干血、肌肤甲错、两目黯黑、舌质紫暗有瘀点瘀斑等血瘀之象。故不止应用汤药来调畅气机，生活中的自我调节也很重要，需静下心来调摄情志，恬淡而少欲，修身而养性。肝癌患者，气滞血瘀患者较多。所谓气为血之帅，气行则血行，气滞则血停。卢教授在治疗过程中常用柴胡、莪术、枳实、郁金、丹参等行气解郁，活血逐瘀，调达肝性。且柴胡和枳实相伍，前者入肝、胆、心包经，味薄气升，能透表泄热，后者入脾胃经，苦能降气，破滞化瘀，二者一升一降，相互为用，使清者升、浊者降，气机顺畅，瘀血得行，共奏理气散结消痞之功。在此基础上，卢教授常加入川楝子与延胡索以增强行气疏肝止痛之效，加入牡蛎配伍浙贝母以散结消瘀，加入水红花子以散血消积利尿。针对早期患者疼痛剧烈或门静脉血栓形成者，卢教授常配以全蝎、蜈蚣、乳香、没药。全蝎、蜈蚣归肝经，二者息风镇痉、攻毒散结、通络止痛，吴瑭言："食血之虫……无微不入，无坚不破。"乳香入心、肝、脾经，没药入肝经。二者善于散血去瘀，消肿定痛。四药合用，共达破瘀消癥、通达经脉、搜刮邪毒、消积止痛之效。有大量临床报道显示，活血化瘀法不仅能够抑制肿瘤细胞，改善肝脏微循环，恢复正常气血的运行，延缓肝癌的发展，防治早期肝癌转移，还可以增强患者机体免疫，缓解癌性疼痛，提升生活质量，但是活血药物的配比要根据呕血、便血、牙龈出血等出血的轻重来斟酌考量，必要时配伍白及、三七、白茅根、仙鹤草等防止出血，且三七和仙鹤草都可以补虚，使止血而不留瘀，祛瘀而不伤正。肝气怫郁则克伐脾土，故肝癌气滞血瘀患者往往伴有脾气亏损之症，卢教授常用人参、太子参、白术、茯苓等补气扶正，气滞血瘀明显者以活血化瘀为重，气虚明显者加强补气健脾之力。

2. 火热蕴结型

主症：①胁下肿块如石；②胁肋灼热疼痛。

次症：①口干口苦；②烦热。

舌脉：舌质红，苔黄厚，脉弦数有力。

证型确定：具备主症 2 项和次症 1 或 2 项，参考舌脉象。

治则：清肝泻火解毒。

方药：柴胡芍药汤（《圣济总录》）。肝为刚脏，体阴而用阳。本型患者常因饮食不节，饮酒过度，或肝气郁滞，导致肝之疏泄失常，久蕴体内化火生热，热毒内盛而成癌。卢教授在治疗过程中常常黄芩和白芍共同配伍，黄芩味苦，性寒，归肺、胆、脾、大肠、小肠经，清少阳热邪，泻上焦实火；白芍味苦、酸，性微寒，擅养血敛阴，柔肝止痛。两药合用，一补一泻，相辅相成，又相互制约，共奏清热、泻火、缓急之功。临床研究表明，蒲公英和夏枯草护肝降酶效果比较显著，而且皆能解郁散结，二者归肝、胆经，善清肝胆实火，如遇转氨酶异常的患者卢教授常常选用此二药。若热势较重，卢教授常用水牛角、牡丹皮等清热、凉血、解毒。脾胃升降功能失常，胆汁疏泄不畅者，胆汁溢于肌肤表面，或下注膀胱，往往见口苦、尿黄、身黄等黄疸之症，卢教授常合用茵陈蒿汤一类，对症施治。黄疸湿热证给予清热利湿、化痰软坚，用茵陈蒿汤或黄芩龙胆汤，茵陈蒿汤中茵陈用量独重，清肝、胆、脾、胃，栀子通利三焦，引热下行，大黄导热通便；兼脾虚湿滞给予茵陈四苓汤，茵陈中加入泽泻、猪苓、白术、枳实以健脾利湿，消积除痞；寒湿证给予茵陈术附汤或茵陈四逆汤。本型患者风热较盛，热伤营血，故肝癌患者常出现衄血、蜘蛛痣、肝掌等血热妄行之症。卢教授在治疗过程中常加入清热凉血的赤芍、行气温通的川芎、化瘀止血的花蕊石、活血通经的卷柏、补血益气的当归等药，补中有化，寒中有温，使行而不滞，气血不伤。卢教授治疗肝病时常注重胃气的养护，常加入海螵蛸、鸡内金，固护胃气，同时也改善食欲不振等症状。本型虽火毒郁闭，但不宜用大量寒凉之药，卢教授用辛散之品较多，取火郁发之之意，且常配伍人参、干姜、茯苓等温中健脾之药，起到和中调节作用。

3. 脾虚湿困型

主症：①上腹结块；②腹大胀满。

次症：①脘腹痞满；②身体困重。

舌脉：舌质淡胖水润，苔白腻，脉弦滑。

证型确定：具备主症 2 项和次症 1 或 2 项，参考舌脉象。

治则：健脾益气，温阳化饮。

方药：白术散（《症因脉治》）合茯苓桂枝白术甘草汤方。卢教授在治疗肝癌的过程中十分重视对脾胃的养护。脾为后天之本，肝癌木盛乘伐脾土，脾失健运，气血难以生化，常出现嗳气痞闷、食少呃逆、腹胀腹泻等脾胃虚弱表现，甚至腹大如鼓。脾虚之人患肝癌概率也相对较高，张仲景《金匮要略》中提到"四季脾旺不受邪"，由此可见脾盛在肝病中的地位之高，脾能化生五谷，运化四时之藏气，故卢教授在治疗本型过程中常配入白术、苍术、茯苓、陈皮、半夏等健脾益气，燥湿开胃；鸡内金、焦三仙等消食和胃，海螵蛸、白及等护胃制酸。同时配伍柴胡疏肝理气，白芍柔肝养血，黄芪益气升阳，使肝气疏泄，为脾气健运搭桥铺路。凝血异常者卢教授在治疗中常配入地榆炭、血余炭等药物以止血化瘀。腹水者要辨别阴阳，若为阳虚水盛，表现为腹大胀满，形似蛙腹，面色苍白，四肢浮肿，畏寒肢冷，舌淡胖，脉沉细无力，则用真武汤或附子理苓汤加减；若为阴虚水停，表现为腹大胀满，青筋暴露，口干而燥，心烦失眠，小便短少，舌红绛少津，脉弦细数，则用六味地黄丸和一贯煎加减；顽固性腹水者，常加五皮饮、葶苈子以消肿逐饮。饮邪为阴邪，最伤阳气，此时阳气亏损，脾不健运，肝失条达，水湿凝集成痰，单用逐水药效果有限，卢教授常加入温热之品，甘温能补，辛温能散，温药能入脾胃健运燥湿，又能入下焦泄水逐饮，有利于振奋阳气，开发腠理，痰饮无源以生，使阳气得复，痰湿得化，《金匮要略》云："病痰饮者，当以温药和之。"脾失健运，肝气怫郁日久，或化生气血不足，无以敛阳，可致肝癌发热，可见肝癌发热与脾虚关系密切，卢教授治疗癌性发热时也常常从健脾入手。

4. 肝肾阴虚型

主症：①臌胀肢肿；②胁肋隐痛。

次症：①倦怠萎靡；②面色黧黑。

舌脉：舌红绛，少苔或无苔，脉细数无力。

证型确定：具备主症 2 项和次症 1 或 2 项，参考舌脉象。

治则：清热养阴，软坚散结。

方药：一贯煎方。肝为阴脏，属木，喜条达，肾为水脏，为先天之本，主气化。《张氏医通》曰："气不耗，归精于肾而为精；精不泄，归精于肝而化清血。"可见，肝肾同源，滋生互化，肝血濡养润泽则肾精充沛，肾精闭藏有度则肝血丰富。原发性肝癌晚期肝脏失养，肾脏不荣，正气虚损，气机郁滞，邪毒积聚成癌，郁毒化火，继而加重脏腑津液枯竭，导致骨瘦肢柴、头晕眼花、失眠多梦、潮热盗汗等，此型可归属为"虚劳"。无论是肝癌晚期患者，或是手术后患者，亦或是肿瘤转移的患者，常常表现为此型。《金匮要略·血痹虚劳病脉证并治第六》提出："夫肝之病，补用酸，助用焦苦，益用甘味之药以调之。"为本型的治疗提供了理论基础。水能涵木，卢教授在治疗本型过程中常配入菟丝子、女贞子、旱莲草、枸杞子、覆盆子等甘味药来滋水柔肝，育阴培本，填精益髓，平衡肝肾阴阳，寓攻于补。又加入楮实子滋肾清肝，利水消肿，使补中有泻，激发肾脏功能。此时脏腑之正气匮乏耗竭，卢教授常配入人参、党参、白术、茯苓、山药、炒薏苡仁等补中之剂，培养中宫，以防攻伐伤正，肝气乘脾，脾实则肝自愈，此治肝补脾之精奥也。同时配入苦味之代赭石、咸味之牡蛎、酸味之五味子镇肝之气、软肝之魂、敛肝之性，补中有泻，散里寓收，以期延长带瘤生存时间。腹部胀满、腑气不通或排尿困难者，可加入苦味药大黄，攻邪外出，去菀陈莝。腹水者，少佐陈皮、大腹皮，二药合用共奏利水消肿之功，慎用逐水之药，以防伤阴。

六、病例举隅

病例 1

李某，女，41 岁。2022 年 11 月 2 日初诊。

[主诉] 腹痛、腹胀伴乏力消瘦 1 月余。

[现病史] 患者一个半月前因腹痛、腹胀伴乏力消瘦就诊于当地医院，行全腹 CT 示：肝肿瘤，肠梗阻？之后于某肿瘤医院住院，明确诊断为肝恶性肿瘤、乙肝肝硬化、脾大、脾功能亢进、食管胃底静脉曲张，行脾动脉栓塞术、恩替卡韦抗病毒和保肝治疗（具体药物不详）。现症见：腹痛腹胀，呃逆，咳嗽，无痰，周身乏力，气少懒言，齿衄，寐可，纳可，小便黄，尿量可达到 2000mL/24h，大便可，消瘦，近一个半月来体重下降 4kg。

[查体] 面色黧黄，皮肤黏膜无黄染，有肝掌、蜘蛛痣，心肺听诊未闻及明显异常，腹部平坦，触诊有压痛，无反跳痛，肝区叩击痛明显，移动性浊音阴性。舌淡红，齿痕，苔白腻，脉滑。

[辅助检查] 肝功：PA 97mg/L，ALB 31.2g/L，GLOB 43.3g/L，A/G 0.72，

TBIL 37.64μmol/L，DBIL 11.27μmol/L，IBIL 26.37μmol/L，CHE 2130U/L，TBA 7.24μmol/L。血常规：RBC $4.18×10^{12}$/L，PLT $95×10^{9}$/L；AFP 1210ng/mL；凝血四项：凝血酶原时间 14.8 秒，凝血酶时间 65.7 秒。肝胆脾胰彩超示：肝脏表面不光滑，肝实质回声粗糙不均，门静脉宽约 15.9mm；肝内占位性病变，见少许结节，较大者位于右叶，大小约 67.7mm×56.1mm；呈不均质回声，形态欠规则；胆囊壁增厚，回声粗糙，脾大伴回声粗糙。肝脏增强 CT：肝占位性增大；肝右叶多发低密度占位，较大者位于 S5、S6 段，脾脏强化不均，脾梗塞？门脉脾静脉增粗，食管下段及上腹见多发迂曲增粗血管影；腹腔积液增多。

［诊断］中医诊断：肝积（肝郁脾虚证）。

西医诊断：原发性肝癌。

［处方］柴胡 10g，枳实 10g，莪术 6g，人参 10g，白术 10g，茯苓 20g，桂枝 10g，赤芍 20g，荆芥穗 15g，葶苈子 10g，车前子 20g，黄连 6g，竹茹 15g，海螵蛸 20g，地榆炭 15g，血余炭 10g，附子 6g。

21 剂，每日 1 剂，水煎，分 2 次口服。

二诊：2022 年 11 月 21 日。

诸症减轻，夜眠欠佳，活动后出虚汗。舌质偏红，苔白腻，脉沉滑。

［处方］上方去附子、桂枝，加黄柏 15g，牡蛎 20g，山药 20g。

35 剂，每日 1 剂，水煎，分 2 次口服。

三诊：2022 年 12 月 24 日。

诸症减轻，乏力好转，偶有腰膝酸软，纳眠可。舌淡红，苔白腻，脉沉滑。

［处方］上方加熟地黄 15g，山药 20g。

35 剂，每日 1 剂，水煎，分 2 次口服。

【按语】本患者处于肝癌早期。初诊时以腹痛、腹胀为主，伴呃逆，周身乏力，气少懒言，消瘦，结合舌脉，辨为肝郁脾虚证。方中柴胡、枳实、莪术行气疏肝，散瘀止痛；人参、白术、茯苓益气健脾利湿；桂枝和附子合用，能补元阳、通血脉，增加散瘀功效；赤芍、荆芥穗、地榆炭、血余炭四药合用凉血止血；因为有腹水，予葶苈子、车前子以利水消肿；呃逆，予黄连、竹茹清胃止呃；海螵蛸既收敛止血，又制酸止痛，健胃养胃，先安未受邪之地。全方寓扶正祛邪之意，共奏疏肝解郁、补气健脾之功。二诊时，诸症减轻，夜眠欠佳，活动后出虚汗，且舌质偏红，考虑热势蒸腾上升所致，去温药，予以黄柏清热除蒸，牡蛎敛阴潜阳、止汗软坚，山药为补虚之要品，且能健脾益胃，防止药性寒凉伤及胃气。

病例 2

任某，男，53 岁。2022 年 10 月 19 日初诊。

[主诉] 脘腹胀满 1 月余。

[现病史] 患者 2 个月前体检彩超显示占位性病变，于某肿瘤医院进一步检查确诊乙肝肝硬化、肝癌，住院行肝切除术治疗，术后未用药治疗，恢复良好。现症见：脘腹胀满，面色无华，眼干眼涩，寐差。

[既往史] 乙肝大三阳病史 10 年，服用恩替卡韦至今。

[个人史] 吸烟 30 年，每日 20 支，否认饮酒史。

[家族史] 父亲乙肝肝硬化去世。

[查体] 慢性肝病面容，皮肤黏膜无黄染，有肝掌、蜘蛛痣，心肺听诊未闻及明显异常，上腹压痛，无反跳痛，肝脾肋下未触及，肝区叩痛，Murphy 征阴性，肠鸣音正常，双下肢无水肿。舌淡红，暗滞，苔白腻，脉滑弦。

[辅助检查] 乙肝五项：乙肝表面抗原（＋），乙肝 E 抗原（＋）。

[诊断] 中医诊断：肝积（肝郁脾虚证）。

　　　　西医诊断：原发性肝癌。

[处方] 柴胡 10g，枳实 15g，白术 15g，莪术 10g，木香 15g，制大黄 5g，桃仁 10g，土鳖虫 5g，赤芍 20g，龟甲 15g，熟三七 3g，海螵蛸 30g，地榆炭 20g，血余炭 10g，鸡内金 20g，焦三仙各 10g，炙甘草 10g。

21 剂，每日 1 剂，水煎，分 2 次口服。

二诊：2022 年 12 月 28 日。

面部浮肿，仍寐差，余症减轻，舌淡暗，苔白腻，脉沉细。复查肝脏增强 CT：肝脏术后改变，肝周少量积液？副脾，左肾小囊肿 7mm。AFP 4.71ng/mL，CEA 3.95ng/mL。肝功能示：ALB 48.3g/L，PA 15.7mg/dL，TBA 16.7μmol/L。乙肝五项：乙肝表面抗原（＋），乙肝 E 抗原（＋）。

[处方] 上方加夏枯草 20g，清半夏 15g。

21 剂，每日 1 剂，水煎，分 2 次口服。

三诊：2023 年 4 月 10 日。

右胁肋部疼痛，胃胀气，余症减轻，食欲可，体重增加 10kg，舌质红，暗滞，苔白腻，脉沉细。

[处方] 上方去夏枯草、龟甲，加人参 10g，黄芪 30g。

21 剂，每日 1 剂，水煎，分 2 次口服。

【按语】 患者素有肝疾，宿邪迁延缠绵于体内，气机阻滞，瘀血留而不行，形成癌毒。好在处于癌病的早期且得到及时手术治疗，生存期得以延长。患者初诊时虽术后不久，但虚证不明显，脘腹胀满，结合舌脉，总属气滞血瘀证。故卢教授以柴胡、枳实、木香行气消积，莪术、桃仁、土鳖虫、制大黄活血化瘀，且桃仁和大黄能够通便助瘀血下行，行气与活血相互为用，共同抗邪。患者伴面色苍白，正气稍亏，故用白术健脾益气，燥湿除满；赤芍入肝血，能泄血分郁热；龟甲味咸寒，能软坚散结；三七、地榆炭、血余炭止血；鸡内金、焦三仙、海螵蛸顾护胃气。二诊时，面部浮肿，卢教授运用夏枯草、清半夏配伍，既祛湿消肿，又消痞散结。三诊时，瘀血已有所改善，此时减少活血散结药，用人参、黄芪以补益中气，加强祛邪消瘤之力。

病例 3

黄某，女，58 岁。2021 年 11 月 24 日初诊。

[主诉]腹胀 1 个月。

[现病史]患者 10 年前发现乙肝，先后服用拉米夫定、恩替卡韦抗病毒治疗。1 年前发现乙肝肝硬化，血小板减少，行脾脏切除术。1 个月前复查彩超提示肝癌，现口服韦立得、华蟾素片治疗。现症见：腹胀，口苦，齿衄，面色黧黑，纳可，寐差，易醒，大便每日 1 次，偏干，无黑便，每日尿量 1000mL 左右。

[既往史]高血压病史 2 年，最高达 170/90mmHg，现口服络活喜、代文等治疗，血压控制在 150/80mmHg 左右。

[家族史]母亲患乙肝肝硬化；2 个姐姐患乙肝，现已治愈。

[查体]神志清楚，皮肤黏膜、巩膜无黄染，可见肝掌、蜘蛛痣，腹部平坦，腹膜刺激征（－），肝区轻微叩击痛，肝脏在肋缘下可触及，质地稍感坚韧，移动性浊音阴性，双下肢未见水肿。舌质红，有裂纹，苔白干不均，无根，脉沉细。

[辅助检查]肝功：ALT 42.2U/L，AST 77.6U/L，ALP 153.3U/L，TBIL 24.1μmol/L，TBA 108.7μmol/L，ALB 20.1g/L。血常规：RBC 3.64×10^{12}/L。肝胆脾胰彩超：肝硬化，肝囊肿，腹水少量，肝内占位，考虑肝癌，肝内多发结节，胆囊结石，淋巴结稍大。

[诊断]中医诊断：肝积（脾胃气虚，瘀血内阻证）。

西医诊断：原发性肝癌。

[处方]人参 10g，白术 10g，莪术 10g，陈皮 15g，茯苓 20g，桂枝 20g，当归 15g，白芍 20g，大腹皮 10g，车前子 30g，附子 9g，鸡内金 20g，海螵蛸 30g，地榆炭 20g，血余炭 15g，炙甘草 10g。

14 剂，每日 1 剂，水煎，分 2 次口服。

二诊：2021 年 12 月 29 日。

右胁肋部疼痛，近期血压上升达 170/80mmHg，余症减轻，舌淡红，裂纹，苔白，脉沉细。

［处方］上方去附子、桂枝，加姜半夏 15g，黄芩 15g，川楝子 15g，延胡索 15g。

30 剂，每日 1 剂，水煎，分 2 次口服。

三诊： 2022 年 6 月 15 日。

乏力明显，大便每日 1～3 次，服上药后余症减轻，停药后有反复，舌淡红，苔白腻，脉沉细。

［处方］上方去白芍，白术改为 20g，加赤芍 20g，郁金 20g，威灵仙 15g。

14 剂，每日 1 剂，水煎，分 2 次口服。

【按语】本患者有长期慢性肝病和肝硬化病史，迁延日久，结合症状和舌脉可判断已出现正气不足、脾胃气虚之象，故以补益脾胃为第一治疗要则。卢教授以人参、白术、陈皮、茯苓四药合用，健运脾胃兼以祛湿；用鸡内金与海螵蛸护胃消食，脾胃好则正气足。患者口苦，面色黧黑，便干、舌干，舌质红，有瘀血内阻之象，卢教授用莪术以活血祛瘀、当归补血行血、白芍柔肝养血，行中有补，使营血充足，配伍温经通脉的桂枝，助心行血，共达血脉通畅、气机条达之效。针对少量腹水，用大腹皮、车前子利水消肿；有出血倾向，用地榆炭、血余炭止血。附子为百药之长，通行十二经，能够温阳散寒，流通津血，助肿瘤消散。二诊时血压上升，则去附子、桂枝上行之品，胁肋疼痛乃肝失疏泄，故用疏肝解郁法治之。三诊与二诊间隔时间较远，因病情有反复，气虚邪重愈烈，加重健脾祛邪之力。威灵仙有消痞除瘤功效，故配伍之。患者间断服用中药，至今病情较为平稳。

病例 4

冯某，男，51 岁。2016 年 9 月 26 日初诊。

［主诉］胁肋隐痛伴便不成形 2 年，加重 1 个月。

［现病史］患者 2 年前出现胁肋隐痛伴便不成形，未系统诊治。半年前确诊为肝癌，于某三甲医院行介入治疗。近一个月胁肋隐痛伴便不成形加重，乏力，寐差，饮食欠佳。

［既往史］乙肝病史 10 余年，现恩替卡韦抗病毒治疗。

［查体］慢性肝病面容，皮肤黏膜、巩膜无黄染，有肝掌、蜘蛛痣，腹部平坦，腹膜刺激征（－），肝区轻微叩击痛，肝脏在肋缘下未触及，移动性浊音阴性，双下肢未见水肿。舌淡红，暗滞，苔白腻，脉沉弦。

［辅助检查］乙肝五项：乙肝表面抗原（＋），乙肝 e 抗原（＋），乙肝核心

抗体（＋）。HBV–DNA：2.05E+05IU/mL。肝功能未见明显异常。

［诊断］中医诊断：肝积（脾气虚弱证）。

西医诊断：原发性肝癌。

［处方］人参 6g，麦冬 15g，五味子 15g，白术 10g，茯苓 20g，茯神 20g，生薏米 20g，桂枝 15g，枳实 10g，海螵蛸 20g，牡蛎 20g，鸡内金 15g，水红花子 15g，白茅根 10g，花蕊石 20g。

15 剂，每日 1 剂，水煎，分 2 次口服。

二诊：2016 年 10 月 20 日。

便渐成形，仍有胁肋隐痛，齿衄，舌淡红，苔白，根腻，脉沉滑弦。

［处方］上方加厚朴 15g，莪术 6g，桃仁 6g，地榆炭 15g，侧柏炭 15g。

10 剂，每日 1 剂，水煎，分 2 次口服。

三诊：2016 年 12 月 7 日。

大便正常，晚上自觉口干、鼻干，余症减轻，舌淡红，苔厚根腻，脉沉。

［处方］上方去桂枝、白术、牡蛎，加苍术 15g，黄柏 15g，茵陈 20g。

14 剂，每日 1 剂，水煎，分 2 次口服。

【按语】患者虽肝病日久，但所幸肝脏代偿能力尚可，肝功能正常，且未出现腹水类并发症。不过脾虚症状发之较早，说明早已肝气犯脾，必须以健运脾本为第一要旨，否则预后不佳。卢教授用人参、白术健脾益气，又加麦冬、五味子，取生脉散生津敛阴之意。茯苓、茯神本于一体，功效相近，合用有利水消肿、健脾止泻、安神之力。生薏米健脾止泻、解毒散结，具有抑制肿瘤生长作用。桂枝与枳实合用，桂枝辛温，散而通阳，化气止痛，枳实酸苦，降逆消积，破滞除满，两药相辅相成，共筑温中通阳、消痞止痛之功。水红花子可散血消癥、消积止痛，对胁腹积块有很好的治疗作用。二诊时仍有肝郁血瘀，出现齿衄之症，故以疏肝止血化瘀治之。三诊时舌苔厚根腻，口干、鼻干，考虑为水湿运化不利，津液不能上承，换白术为苍术，增强燥湿功效，黄柏、茵陈均能利下焦湿热。患者近年来病情处于稳定状态。

病例 5

王某，男，53 岁。2018 年 9 月 28 日初诊。

［主诉］腹胀 3 月余。

［现病史］患者半年前体检确诊为乙肝肝硬化、原发性肝癌，于某医院行介入治疗。3 个月前自觉腹胀，经中药诊治未见明显好转。现症见：腹胀，排气多，味臭，面部浮肿，尿频，大便调，纳可，寐可。

［既往史］饮酒史 8 年，约每日摄入 160mL，现已戒酒。

［查体］神志清楚，皮肤黏膜无黄染，有肝掌、蜘蛛痣，心肺听诊未闻及明显异常，腹部无压痛，无反跳痛、肌紧张，肝脾肋下未触及，肝区叩痛，Murphy 征阴性，肠鸣音正常，双下肢无水肿。舌偏暗红，苔白腻，脉沉弱。

［辅助检查］AFP: 7.44ng/mL；肝功：GGT 163U/L，ALP 134U/L，TBIL 26.2μmol/L，ALT 41U/L，AST 37U/L；D-二聚体 2.19μg/mL；HBV-DNA ＜ 500IU/mL。

［诊断］中医诊断：肝积（脾虚气滞证）。

　　　　西医诊断：原发性肝癌。

［处方］人参 10g，茯苓 20g，白术 15g，枳实 15g，厚朴 15g，木香 10g，陈皮 10g，大腹皮 15g，水红花子 15g，卷柏 15g，白茅根 15g，花蕊石 20g，牡蛎 30g，海螵蛸 30g，地榆炭 20g，鸡内金 20g，焦三仙各 10g。

21 剂，每日 1 剂，水煎，分 2 次口服。

二诊：2018 年 12 月 20 日。

第 6 次介入治疗后一周，诸症减轻，齿衄，舌淡红，暗滞，苔白腻，脉沉弦。

［处方］上方去薏苡仁，加荆芥穗 15g，旋覆花 15g。

21 剂，每日 1 剂，水煎，分 2 次口服。

三诊：2019 年 1 月 11 日。

诸症减轻，大便每日 2 次，舌淡红，暗滞，苔白腻，脉沉细。

［处方］上方去山楂、厚朴，加当归 15g，炙黄芪 30g。

21 剂，每日 1 剂，水煎，分 2 次口服。

【按语】患者处于病情发展中期阶段，肝气犯脾，故以疏肝健脾为主。枳实、厚朴合用，有较强的破气消痞之功。陈皮和大腹皮通过行中焦水气而利湿消肿，与水红花子共同消瘀破积、健脾利湿。《药性赋》云："生卷柏破癥瘕而血通。"可见卷柏消癥除瘕之力。白茅根和地榆炭凉血止血，花蕊石化瘀止血，增强止血作用。予牡蛎软坚散结，海螵蛸、鸡内金、焦三仙健胃消食，保护胃黏膜，使祛邪而不伤胃。

▶▶ 参考文献

［1］中华人民共和国国家卫生健康委员会.原发性肝癌诊疗指南（2022 年）［J］.肿瘤综合治疗电子杂志.2022，8（2）：16-53.

［2］原发性肝癌诊疗规范（2019 年）［J］.传染病信息，2020，33（6）：481-500.

［3］郑筱萸.中药新药临床研究指导原则［M］.北京：中国医药科技出版社，2002.

［4］马姝蓉.卢秉久辨治原发性肝癌的用药规律及对生存时间质量的影响［D］.沈阳：辽宁中医药大学，2018.

［5］鲁大运.基于蛋白质组学的肝癌及癌旁组织分子特征研究［D］.上海：中国科学院大学（中国科学院上海药物研究所），2022.

［6］蒋益兰，潘敏求，黄钢.原发性肝癌中西医结合诊疗专家共识［J］.中医药导报，2021，27（9）：101-107.

［7］黄傲，郭德镇，周俭.靶向和免疫治疗时代的肝癌转化治疗［J］.实用肿瘤杂志，2023，38（2）：101-104.

［8］袁声贤，周伟平.原发性肝癌转化治疗的进展和体会［J］.肝胆外科杂志，2022，30（3）：161-164，168.

肝囊肿

一、疾病概述

　　肝囊肿是临床上比较常见的一种肝脏囊性疾病。肝囊肿包括两类，即寄生虫性肝囊肿和非寄生虫性肝囊肿。根据肝脏囊性病变的性质及发病机制分类，又可分为先天性、炎症性、创伤性和肿瘤性肝囊肿，其中先天性发育不良的肝囊性疾病主要包括单纯肝囊肿、胆管错构瘤、先天性肝内胆管扩张、多囊肝等；炎症性的肝囊肿包括细菌性肝脓肿、阿米巴肝脓肿、真菌性肝脓肿等；肿瘤性包括胆管囊腺瘤和（或）囊腺癌、肝癌囊变、囊性肝。

　　在中医学中，肝囊肿尚无统一认识，但近代多根据其症状和体征，将其归属于中医学"胁痛""积聚""癥瘕""痰饮""肝癖"等范畴。尤在泾《金匮要略心典》云："肝喜冲逆而主疏泄，水液随之上下也。"《素灵微蕴·卷四》亦谓："粪溺疏泄，其职在肝。以肝性发扬而渣滓盈满，其布舒之气，则冲决二阴，行其疏泄，催以风力，故传送无阻。"忧思郁怒太过，七情郁结，五志化火，火灼伤阴精，阴阳不得相生，故渐耗伤人体之正气，气虚则不足以卫外，气血凝滞，脉络瘀阻，气机升降失常，发为此病。

二、疾病机制

（一）病理生理

　　临床上最常见的类型是单纯性肝囊肿、多囊肝病（PLD）和肝包虫病。肝囊肿的发生机制目前尚不完全明确。对于单纯性肝囊肿的发病机制，有的学者认为是和胚胎时期肝内胆管板发育不良，胆管上皮细胞异常扩增，胆管畸变堵塞，管腔增大，持续分泌液体导致管腔内容物滞留有关。多囊肝主要包括 3 类：伴发于常染色体显性多囊肾病（ADPKD）的 PLD、伴发于常染色体隐性多囊肾病（ARPKD）的 PLD 和独立型常染色体显性多囊肝病（ADPLD）。多囊肝患者多为先天性发育导致，多伴有肾脏、胰腺、脾脏等多脏器的多囊性改变。

肝包虫病又名棘球蚴病，主要有 2 种类型，即由细粒棘球绦虫的虫卵感染所致囊型包虫病和由多房棘球绦虫的虫卵感染所致泡型包虫病，感染方式主要是由于饮用或食用了含有虫卵的水或者食物，而后六钩蚴在上消化道内释放并附着、刺入到肠壁内进入肝门静脉系统。肝内胆管囊腺瘤来源于胆管上皮组织，90%是来自肝内胆管树，肝外的胆道和胆囊也会发生该病。发病机制目前尚未明确，一般认为来源于残余的胚胎前肠或异位卵巢组织，也与胚胎时期肝胆管上皮发育异常有关，亦有观点认为其与后天性病因有关，如肝硬化、肝细胞结节性再生，甚至与口服避孕药有密切关系。肝内胆管错构瘤是一种小叶间胆管畸形，又称微小错构瘤或 Von Meyenburg 综合征（VMC）。其发病机制尚未明确，有学者认为它是一种先天性胆管发育畸形，可能与胚胎时期肝内细小胆管发育障碍有关。此病常在体检、外科手术时偶然发现病灶。细菌性肝脓肿认为是当化脓性阑尾炎、憩室炎、盆腔炎及痢疾等疾病时常会引起门静脉炎，这时细菌可随门静脉汇集自肠道的血运上行，进入肝脏而引起的。目前认为其发病主要与肝外胆道的一些疾病有关，其中包括肝脏的良性肿瘤、恶性肿瘤及胆道梗阻所引起的化脓性胆管炎胆道感染。其次为上呼吸道感染、腹膜炎及盆腔炎时经血行感染，少数为外伤时直接感染及未能查到明显诱因的患者。

（二）病因病机

卢教授认为情志不畅、饮食不节等因素导致的肝郁气滞是发病的基础。在肝郁气滞的基础上，或因气滞而致血瘀，瘀血内结不散，遂成癥瘕积聚；或因肝郁而致脾虚，如《素问·经脉别论》云："饮入于胃，游溢精气，上输于脾。脾气散精，上归于肺，通调水道，下输膀胱，水精四布，五经并行。"水湿运化不畅，水湿停滞，聚生痰湿。病情进一步发展，瘀血、痰湿、水饮等病理产物又成为新的致病因素，使病机更加复杂，或痰瘀互结，或湿郁化热，或饮停伤阳，虚实夹杂，多有兼夹，致使疾病反复发作，缠绵难愈。

三、临床表现

单纯性肝囊肿患者绝大部分终生都不会出现临床症状，仅有约 15% 的患者会因巨大囊肿的占位效应出现诸如腹痛、腹胀、纳差、恶心、呕吐的症状，这些症状在老年患者更易出现也更为明显。肝囊肿患者的实验室检查结果包括肝功、凝血功能通常无明显异常。

多数多囊肝患者无明显症状，当肿大的肝脏压迫周围脏器时，可能会出现相应的临床表现，如腹胀、腹痛和气短等。还会出现慢性腹痛、腹胀、早期饱腹感（可导致食欲减退和严重营养不良发生）、胃食管反流、呼吸困难、肝静脉流出道梗阻（布加综合征）、下腔静脉综合征、门静脉和胆管压迫等压迫症状。囊肿破裂、出血或感染可引起急性疼痛。部分患者会出现如创伤性破裂、合并感染、合并出血等并发症。多囊肝合并感染通常表现为右上腹及右季肋部的急性疼痛或压痛、不适感，可有发热伴寒战和白细胞升高。

　　肝包虫病患者大多数来自牧区，有动物接触史，其临床症状主要取决于囊肿的部位、大小、对周围脏器压迫的程度及其有无并发症，单纯性肝包虫囊肿在早期症状可不明显，部分患者因过敏反应出现皮肤瘙痒、荨麻疹、呼吸困难、咳嗽或因消化道功能紊乱等并发症而就诊。病情继续恶化，进展到一定阶段时，可出现受累部位轻微疼痛，如果囊肿体积较大可至上腹部胀痛感或压迫邻近器官而出现相应症状。如肿物压迫胃肠道时，会出现相应的上消化道反应，可出现胃脘部不适、嗳气、胃纳不佳、恶心、呕吐等临床症状，使膈肌向上抬高时，压迫肺而导致呼吸困难；压迫胆道及门静脉时，可引起梗阻性黄疸、腹水、脾大等症状，随着病程进展，包虫囊体积的继续增大，继发感染和囊肿破裂成为肝包虫病最为常见的并发症，大多数肝包虫病患者全身情况良好，但儿童包虫囊生长速度相对较快，在临床上以单发巨大囊肿最为多见，通常伴有全身营养不良等症状。

　　肝内胆管囊腺瘤患者一般病史较长，起病缓慢，临床表现无特异性，早期可无明显症状，65% 表现为腹痛、腹胀，肿物体积较大压迫肝门或邻近脏器如胃、结肠等引起腹痛、黄疸、腹胀、消化不良等相关症状；肿瘤长入胆总管，合并肝内外囊腺瘤导致寒战、高热梗阻性黄疸；下腔静脉或门静脉受压可引起下肢水肿或门静脉高压表现，甚至压迫左肾静脉导致精索静脉曲张；肿瘤内出血或自发性破裂出血时，囊液流入腹腔，患者可有急腹症表现；如果合并其他疾病如肝内结石、肝脓肿、肝囊肿等，可能掩盖病情导致误诊，耽误治疗。

　　肝内胆管错构瘤是一种罕见的肝脏疾病，成人发病率为 5.6%，儿童为0.9%，且多见于 2 岁以内儿童，男女发病无明显差异。其病灶一般多表现为良性增生，除较大原发病者偶然因上腹部隐痛就诊外，无特异性症状或者体征，故多偶然发现。

　　细菌性肝脓肿男、女发病比例为 1.4 ～ 2.5 : 1，多见于中老年男性，大多起病急、病情重，全身中毒症状明显，以发热、寒战、右上腹痛、肝区叩痛、外周血白细胞总数上升、碱性磷酸酶升高为典型临床表现和实验室检查结果。另外还有部分患者伴乏力、纳差、皮肤巩膜黄染、肝脏肿大、转氨酶升高、贫血和低蛋白血症等表现。个别患者可因脓肿破溃导致弥漫性腹膜炎、脓胸、心包炎和胆道大出血等。

四、疾病诊断

1. 先天性肝囊肿

（1）单纯性肝囊肿：单纯性肝囊肿多表现为单个或散在囊性病变，无囊壁及分隔，通常直径< 1cm，但可大至 30cm。B 超下表现为低回声、均质、充满液体、边缘光滑，CT、MRI 也显示为均质、光滑、含水病灶，且不能为对比剂增强。单纯性肝囊肿不主张穿刺抽液检查，但是如果检测，囊液的 CA19-9 应为正常，细胞学检查阴性。

（2）多囊肝：多囊肝多表现为肝内数量更多（通常> 20 个），直径更大的融合囊肿，常伴有多发性肾囊肿。B 超、CT、MRI 均可对多囊肝作出诊断，CT 或 MRI 检查可以同时评估有无合并存在的肾囊肿。多囊肝女性多见，随着年龄的增加，囊肿会增大并出现症状，妊娠和雌激素也可能会导致囊肿增多增大。多囊肝的症状主要为肝肿大及腹部不适，如果囊肿与肝实质的比例大约为 1∶1，则可能出现破裂、感染、出血、压迫胆管或消化道等症状，极严重的情况会出现门静脉高压及肝功能不全。

2. 肝包虫病

（1）超声检查：B 超检查下将肝囊型包虫病分为 6 型。

Ⅰ型：囊型病灶，表现为圆形或类圆形囊性暗区，囊内回声均匀，轮廓清晰，囊壁轻微厚薄不均匀。

Ⅱ型：单囊型，特征性表现为"双壁征"的圆形或者类圆形囊性团块，囊壁完整光滑，两层囊壁间隙窄小且宽窄均匀，探头震动囊肿时呈"囊沙征"。

Ⅲ型：多子囊型，两个以上、各自孤立的形态、大小不一、内部回声不一的圆形液性暗区，形如"花瓣状"。

Ⅳ型：破裂型，内囊壁破裂，囊液外漏，呈"套囊征"，囊壁间隙宽窄不等；若部分内囊壁脱落则呈"天幕征"；若内囊壁完全脱落并塌陷，漂浮于囊液中卷曲皱褶则呈"飘带征"。

Ⅴ型：实变型，病灶实变呈球形，内部坏死、溶解，回声杂乱，强弱相间，囊壁增厚，边界清楚，呈"脑回状"或"洋葱状"。

Ⅵ型：钙化型，外囊壁肥厚并部分或完全钙化，呈"蛋壳样""瓦罐边"改变，内部无回声或回声不均匀，后方伴宽大声影。肝泡型包虫病在 B 超检查下呈强回声，无包膜，边缘极不规则，与周围正常肝组织无明显界限，内部常有点粒状及小环状钙化，回声不均匀，后方伴有明显声衰减及声影。

（2）CT检查：肝囊型包虫病依据特征性的CT检查表现分为5型。

单囊型：单个或多个圆形或类圆形的囊性低密度灶，大小不一，囊壁较光滑，厚薄不均匀，边界清楚，增强扫描后病灶无强化。

多子囊型：单个母囊内有多个孤立子囊，子囊大小不一，密度更低，呈"囊内囊""蜂窝状"表现。

钙化型：母囊或者子囊的囊壁钙化呈条带状、环形或半环形高密度影，囊内内容物钙化呈点状、条带状高密度影，增强扫描后病灶无强化。

实变型：表现为实性软组织密度肿块影，病灶密度不均匀，增强扫描后病灶无强化。

内囊破裂型：内囊破裂，囊液外漏，内外囊分离呈"双边征"；内囊脱落，漂浮于母囊液中呈"水上浮莲征""飘带征"。肝泡型包虫病在CT检查下呈形态不规则、边界不清楚的低密度阴影或高低密度混合阴影，病灶内可有不规则钙化，但无囊壁钙化，增强扫描后病灶无强化，当病灶内部出现液化、坏死时呈现"岩洞样"征象，同时病灶周围出现大量的小囊泡（小泡征）。

3. 肝内胆管囊腺瘤

腹部超声、MDCT及MRI检查：表现为单发或多发囊实性包块，囊腔内可见实性突起新生物，增强扫描可见病变呈持续性强化。B超提示：病变多为囊实性混合肿块，常以囊性为主；囊内有漂浮状不规则光团或散在分布的细小光点，混合回声区；暗区边界不规则，可见暗区有突入较强光团。CT检查可见病灶呈多房囊性肿块，囊肿边界不规则、钙化和囊间隔增厚，远端胆管可有扩张。增强扫描可见病变囊性密度不强化，而囊内实性部分、小结节、囊壁及间隔均呈不同程度强化。MRI检查T1WI多为等信号，T2WI多为高信号，囊壁及分隔在T1WI及T2WI均呈稍低信号，动脉期乳头状结构明显强化，门脉期及延迟期持续强化，囊壁或囊内分隔则轻度强化。因可能合并肝内胆管扩张，MRCP检查可判断包块与肝内胆管的关系，是必要检查项目。CA19-9升高应高度怀疑囊腺瘤癌变，冷冻切片病理学检查是术中鉴别诊断的可行方法。

4. 肝内胆管错构瘤

有研究显示它有5种不同类型，即多发小囊性病变、单发不规则团块状、单发小囊性病变、胆管壁增厚和微小胆管错构瘤。

（1）多发胆管错构瘤表现为"满天星"状弥漫分布在全肝或以一叶为主的多个囊性病变，病灶直径大小不一，多＜15mm，增强时无明显强化。

（2）单发不规则团块状病灶也呈囊性，可能由多个邻近的小病灶融合并不断分泌胆汁、膨大所致，同时受周围纤维基质影响，病灶呈抱团样迂曲的管状影。

（3）单发胆管错构瘤与肝囊肿不同，病变多位于肝包膜下，呈灰白色或白色质韧小结节，边界清楚，直径一般 < 5mm，多于术中偶然发现。

（4）以胆管壁增厚表现的胆管错构瘤更为罕见，它发生并局限于肝外胆管壁。

（5）微小胆管错构瘤往往难以在影像学检查中发现。

5. 细菌性肝脓肿

典型肝脓肿病程初期，超声影像学可以发现病变区呈分布不均匀的低至中等回声。随病情的进一步发展，脓肿区开始出现坏死、液化，呈蜂窝状结构，回声较低，液化处出现无回声区。而慢性肝脓肿的脓肿壁回声较强，有时伴有钙化病灶。平扫 CT 可以发现肝内圆形或类圆形低密度灶，CT 值介于水与肝组织之间，环绕脓腔的环形脓肿壁密度低于肝组织、高于脓腔，脓肿壁周围可有环状水肿带，边界不清。增强 CT 扫描时 90% 肝脓肿壁明显强化，脓腔及周围水肿无强化，呈不同密度的环形强化带，即呈环征（也称"环靶征"）。另有一部分产气的肝脓肿可以发现脓腔内出现小气泡或气液平面，可能是脓肿坏死液化伴产气菌感染。花瓣征和簇形征及胆道间接征象有助于诊断不典型肝脓肿。

五、疾病治疗

（一）西医治疗

1. 一般治疗

（1）单纯性肝囊肿：目前没有循证医学证据支持的单纯性肝囊肿的最佳治疗方案，无胆道连通的有症状的单纯性肝囊肿应采用局部可用的最佳减容疗法进行治疗。比较统一的观点包括：偶然发现的无症状的肝囊肿无需处理；穿刺抽液因高复发率不主张采用；肝囊肿出现临床症状往往是因为出血、感染、破裂或增长过快。开腹肝囊肿开窗术的成功率 > 90%；腹腔镜肝囊肿开窗手术自1990 年开展以来，因为并发症少，住院时间短，越来越受到欢迎；而肝囊肿抽液，硬化剂注射方法虽然复发率高，但不宜手术的患者可以采用。总之，3 种肝囊肿的处理方法均无法得到充分的证据支持，具体处理应根据治疗团队的经验和患者情况决定。

（2）多囊肝：治疗应以尽量减轻肝脏负荷、尽可能安全地减少囊肿数量为原则。虽然最近有报道使用雷帕霉素靶向抑制剂和生长抑素类药物治疗多囊肝，但由于长期疗效、安全性、合适的剂量和疗程均不确定，所以并不推荐使用。比较穿刺抽液、开窗、手术切除、肝移植等治疗方法，包括是否应该使用腹腔镜手术，均缺少循证医学证据的支持。因此，治疗上应根据治疗组的条件使用最微创的方法达到最佳的治疗效果，提高患者的生活质量。

（3）肝包虫病：治疗取决于病灶的大小、部位、症状及治疗组的经验，对于无症状、无发展、钙化的囊泡可以观察。除非患者不适宜手术或穿刺治疗，或有多器官播散，一般不推荐单独使用驱虫药治疗，但可以在行穿刺或手术治疗同时使用驱虫药预防复发。关于驱虫药使用的时机、剂量、疗程，目前没有严格的循证医学证据，一般认为驱虫药应在穿刺或手术前开始使用并持续 1～6 个月。

（4）肝内胆管囊腺瘤：治疗原则是整块切除肿瘤，癌变者需扩大切除瘤周肝组织或荷瘤肝叶。肝内胆管囊腺瘤癌变的概率高达 20%，开窗引流、酒精硬化、内引流、局部切除囊壁术后并发症高，如菌血症、复发、癌变，术后复发率高达 80%～90%，因此，外科手术完整切除是目前最佳的治疗方法。根治性手术的切除范围包括：肿瘤及周围正常肝组织，或者肝叶切除，或者行规则的半肝切除，必要时作扩大病灶切除术甚至肝移植手术，如果合并肝门部侵犯则应联合胆囊及肝外胆管切除，肝内胆管囊腺瘤如果存在胆管瘤栓，同时将胆管内瘤栓取尽；根治性切除术后，囊腺瘤的复发概率很低，可以长期生存。

（5）肝内胆管错构瘤：一般认为本病不需要治疗，若体积逐渐增大，出现对肝脏的压迫症状，此时需要进行手术切除治疗。

（6）细菌性肝脓肿：在肝脓肿治疗初期，经验性抗菌用药的选择十分重要，临床上一般尽可能选择能全面覆盖腹腔感染常见菌群的广谱抗生素。在肝脓肿治疗后期，常需根据药敏结果及治疗效果及时进行抗生素的调整或者停药。目前经皮肝脓肿穿刺置管引流术因其操作简单低廉、治疗成功率高，已成为肝脓肿治疗的首选方法。腹腔镜广泛应用前，经腹肝脓肿切开引流术和部分肝切除术是临床上最常用的 2 种传统术式。近年来，随着腹腔镜手术的进展，凭借其损伤小、对腹腔其他脏器干扰小、术后恢复快、不易出现术后其他系统感染等优势取代了传统的开腹肝脓肿切开引流及部分肝切除术。但需注意的是，对不除外癌变的肝脓肿，以及脓肿破溃入胸腹形成胸膜炎、腹膜炎的，脓肿引流物黏稠导致引流管堵塞的、合并其他严重肝胆疾病的，不建议进行腹腔镜手术，此类患者仍建议行开腹脓肿切开或肝部分切除的传统类手术。

2. 对症治疗

肝囊肿感染推荐氟喹诺酮类和第三代头孢菌素作为肝囊肿感染的经验性一线抗生素，抗生素治疗的推荐持续时间为 4～6 周，推荐对肝囊肿感染进行二级预防。如果存在以下任何（合并）因素，则可进行感染肝囊肿的引流：①经验性抗生素治疗 48 小时后体温持续＞38.5℃；②从囊肿抽吸物中分离出对抗生素治疗无反应的病原体；③免疫系统严重受损；④CT 或 MRI 检测到囊肿中气体；⑤大的感染性囊肿。

（二）辨证论治

1. 气滞血瘀型

主症：腹有包块，固定不移，右胁胀满，甚则疼痛，走窜疼痛，情志抑郁，急躁易怒，刺痛拒按。

次症：食欲减退，脘腹作胀，消化不良，便排不畅，女性经前 1～2 日或经期会出现小腹胀痛、拒按，经血量少，排出不畅，月经颜色紫黯有血块，血块排出则疼痛减轻，胸胁乳房胀痛。

舌脉：舌质暗，或有瘀点瘀斑，舌下静脉迂曲，脉弦。

治则：行气活血，化瘀消癥。

方药：桂枝茯苓丸加减或血府逐瘀汤加减。

2. 脾虚湿盛型

主症：腹有包块，按之不坚，或时而作痛，脘腹痞满，肝区稍有不适。

次症：形体偏于肥胖，口中黏腻，自觉身重，疲惫倦怠，头晕，胃胀，反酸，腹胀，便溏，女子白带量多、清稀，男子阴囊瘙痒、潮湿等。

舌脉：舌淡红，有齿痕，苔白腻，脉沉。

治则：健脾渗湿，散结消癥。

方药：六君子汤加减。

3. 痰瘀互结型

主症：右胁部不适。

次症：上腹胀满、嗳气、食欲不振，咳嗽、咳白黏痰，痰稠厚，大便偏溏，胸闷，胸痛，头痛，四肢麻木不仁、疼痛。

舌脉：舌暗红，苔白腻，脉弦。

治则：化痰散瘀，消癥散结。

方药：犀黄丸加减。

4. 痰湿内盛型

主症：右胁隐痛，胁胀。

次症：乏力，纳差，头晕，记忆力减退，耳鸣，听力下降，大便黏腻，不成形，小便不利，混浊，男性阴囊潮湿，女性出现月经不调。

舌脉：舌淡红，苔白腻，脉弦。

治则：通阳化饮，消癥散结。

方药：苓桂术甘汤加减。

5. 肝郁脾虚型

主症：右胁部隐隐胀痛，胸闷不舒，善太息。

次症：纳呆食少，时有腹泻，喉中痰多难咳，大便偏溏。

舌脉：舌淡红，苔白，脉弦。

治则：疏肝健脾，散结消癥。

方药：逍遥散加减或柴胡疏肝散加减。

6. 肝肾亏虚型

主症：右胁肋部不适。

次症：头晕耳鸣，腰膝酸软，形体消瘦，口咽干燥，双目干涩，脱发，盗汗，手足心热，男子遗精，女子月经量少，或推迟甚至闭经。

舌脉：舌红少苔，脉细数。

治则：补益肝肾，散结消癥。

方药：六味地黄汤加减。

六、病例举隅

病例 1

鄂某，男，65 岁。2022 年 11 月 3 日初诊。

[主诉] 右胁肋部疼痛 1 月余。

[现病史] 患者 1 个月前无明显诱因出现右胁肋疼痛，起初未予重视；近来疼痛加重，伴倦怠乏力症状明显，遂来诊。现症见：右胁肋疼痛，乏力，厌油，腰酸腿沉，平素性急易怒，睡眠欠佳，易醒，夜尿频，大便不成形。

[既往史] 甲状腺结节病史 2 年，肺结节病史 1 年，左肾上腺结节病史 1 年。

[个人史] 饮酒史 30 余年，平均每日饮酒量 30g。

[查体] 舌质暗红，边尖红，苔白稍腻，脉沉细。

［辅助检查］肝功能示：ALP 190U/L，GGT 150U/L，TP 85.3g/L，GLOB 42.8g/L，A/G 0.99。尿常规示：隐血 1+。肝胆胰脾彩超示：肝囊肿（4.8cm×3.0cm）；胆囊息肉（0.7cm）；胆囊胆固醇性息肉（较大者 0.3cm）。双肾彩超：右肾钙化灶；右肾囊肿。

［诊断］中医诊断：胁痛（瘀血内阻，肝肾亏虚证）。

西医诊断：肝囊肿。

［处方］熟地黄 20g，生地黄 20g，山萸肉 20g，天冬 20g，太子参 20g，丹参 15g，三七 3g，川芎 15g，当归 15g，牛膝 15g，牡丹皮 15g，泽泻 20g，茯苓 20g，栀子 20g，楮实子 20g，牡蛎 30g，海螵蛸 30g，鸡内金 20g，路路通 15g。

14 剂，每日 1 剂，水煎，分 2 次口服。

二诊：2022 年 11 月 17 日。

右胁肋部疼痛明显减轻，乏力好转，仍有夜尿频多，舌质红，苔白，暗滞，脉沉细。

［处方］上方去牡蛎、路路通、牡丹皮、牛膝，加枸杞子 20g，女贞子 20g，五味子 15g。

14 剂，每日 1 剂，水煎，分 2 次口服。

三诊：2022 年 12 月 1 日。

诸症减轻，舌质红，苔白，脉沉细。

［处方］继服上方。

14 剂，每日 1 剂，水煎，分 2 次口服。

【按语】 卢教授认为本病患者辨证属瘀血内阻，肝失疏泄，肝肾亏虚。肝肾亏虚日久，未予治疗，受饮食劳逸所伤，水谷精微运化失常，无以充养机体，脾胃虚弱，致使水液泛滥，瘀血内生，气机不得调达。肝脏喜调达而恶抑郁，肝用失常，疏泄不及，血行不利，致使疾病进一步发展。患者自述消化不良，厌食油腻食物，纳差日久，脾胃虚弱，气血亏虚，机体无以为用，肝体失养，肝不藏魂，夜眠易醒；同时患者肾气亏虚，夜尿频；舌质暗红，边尖红，苔白稍腻，脉沉细。证属瘀血内阻，肝肾亏虚。故治以疏肝行气，活血破瘀，养肝益肾。初诊时注重驱邪兼顾扶正，方以六味地黄丸为主加减化裁而成，熟地黄可以滋补肾阴；山萸肉能够滋补肝肾；茯苓利水泄浊；牡丹皮清相火，以防山萸肉的热性；泽泻祛湿浊，实现补中有泻、泻中有补的作用。生地黄、天冬养阴生津，防止滋腻太过；太子参补气健脾；丹参、三七、川芎、当归、路路通补血活血止痛；牛膝补血活血，补益肝肾；栀子清心除烦安神；楮实子补益肝肾；牡蛎、海螵蛸收敛止血，防止活血太过；鸡内金健脾消食。二诊时以扶正为主，注重补益肝肾，去除牡蛎、路路通、牡丹皮、牛膝等活血止血的药物，加枸杞子、女贞子、五味子滋补肝肾的药物。三诊时诸症减轻，继服上方。

病例 2

李某，女，79 岁。2022 年 10 月 9 日初诊。

[主诉] 右胁肋部不适 3 月余。

[现病史] 患者近 3 个月无明显诱因出现右胁肋不适，起初未予重视；近来疼痛加重，遂来诊。现症见：右胁肋疼痛，下肢疼痛，膝部明显，伴浮肿，右侧眼角下垂，乏力，动则汗出，纳可，眠稍差，醒后难入睡，排便不畅，日行一次，小便正常。

[既往史] 轻度脂肪肝病史 10 年。

[查体] 舌质暗，苔白稍腻，有齿痕，脉沉滑尺弱。

[辅助检查] 血常规示：RBC 3.43×10^{12}/L，HB 109g/L。肝功能示：TBIL 38.8 μmol/L，DBIL 12.7μmol/L，IBIL 26.1μmol/L。肝胆胰脾彩超示：肝囊肿。

[诊断] 中医诊断：胁痛（脾虚湿盛证）。

西医诊断：肝囊肿。

[处方] 茯苓 20 g，桂枝 15g，柴胡 10g，枳实 15g，厚朴 20g，莪术 10g，生薏米 30g，苍术 15g，白术 15g，车前子 20g，水红花子 20g，陈皮 15g，大腹皮 10g。

14 剂，每日 1 剂，水煎，分 2 次口服。

二诊：2022 年 10 月 23 日。

胁肋及下肢疼痛缓解，睡眠仍差，舌暗，苔白稍腻，脉沉滑。

[处方] 上方加花蕊石 20g，旋覆花 15g，茯神 20g，白茅根 15g。

7 剂，每日 1 剂，水煎，分 2 次口服。

三诊：2022 年 10 月 30 日。

诸症减轻，舌质偏暗红、齿痕、苔白腻，脉沉细。

[处方] 上方去白茅根，枳实改为 10g，车前子改为 30g，加桂枝 20g，附子 12g。

14 剂，每日 1 剂，水煎，分 2 次口服。

【按语】卢教授认为当机体运化水饮功能不利之时，水饮亦可为致病之邪，其势常甚于痰湿，肝囊肿根本在于脾土无能，无以运化肥甘厚味，导致脾胃虚弱、生滞成积，进而痰饮流于肝脏，发为此病。《景岳全书》云："痰即人身之津液，无非水谷之所化……但化得其正，则形体强，营卫充，而痰涎皆本气血，若化失其正，则脏腑病，津液败，而气血即为痰涎。"患者下肢疼痛，膝部明显，下蹲时疼痛加重，伴浮肿，动则汗出，脾主四肢肌肉，脾气虚则气血亏虚，四肢百骸无以滋养，肝脏无血可藏，魂则动荡，眠则差，故而治疗上当采用通阳健脾化饮法。加柴胡、枳实、厚朴疏肝行气；莪术行气解郁，破瘀止痛；生薏米、苍术、车前子健脾利水渗湿；水红花子活血消积，健脾利湿；陈皮、大腹皮行气通滞，气行则水行，故能消气滞湿阻之水肿。二诊时醒后难入眠，舌暗，苔白稍腻，脉沉滑，加茯神宁心安神；花蕊石、白茅根化瘀止血；旋覆花化痰。三诊时诸症减轻，舌质偏暗红、齿痕、苔白腻，脉沉细，故去白茅根；枳实、车前子减少剂量；加桂枝、附子温阳以化痰饮。

病例 3

薛某，女，52 岁。2022 年 9 月 10 日初诊。

［主诉］右胁肋部疼痛 10 天余。

［现病史］患者近 10 天无明显诱因出现右胁肋疼痛，未用药治疗，近来疼痛加重伴倦怠乏力，遂来诊；现症见：右胁肋疼痛，乏力心悸，胸闷，恶心，纳少，睡眠欠佳，二便正常。

［查体］舌质偏红，苔白稍腻，脉沉弱。

［辅助检查］肝功能示：TBIL 29.9μmol/L，DBIL 11.1μmol/L，IBIL 18.8μmol/L，ALT 71U/L，AST 53U/L。血常规示：RBC 3.15×10^{12}/L，HB 101g/L。肝、胆、胰、脾彩超示：肝囊肿。子宫附件彩超示：子宫肌瘤，子宫内膜增厚伴团状回声，宫颈囊肿。

［诊断］中医诊断：胁痛（脾气亏虚，痰饮内停证）。

　　　　西医诊断：肝囊肿。

［处方］人参 10g，丹参 10g，陈皮 10g，茵陈 20g，柴胡 10g，枳实 10g，香附 10g，厚朴 20g，桔梗 20g，竹茹 20g，苍术 15g，白术 15g，灯心草 10g，黄连 10g，木香 15g，炙甘草 10g。

7 剂，每日 1 剂，水煎，分 2 次口服。

二诊：2022 年 9 月 17 日。

胁肋疼痛明显好转，乏力减轻，食欲增加，仍有睡眠欠佳，腰部酸痛，脚凉，舌淡红，暗滞，齿痕，苔白腻，脉沉细。

［处方］上方加桂枝 10g，附子 12g。

7 剂，每日 1 剂，水煎，分 2 次口服。

三诊：2022 年 9 月 24 日。

诸症减轻，睡眠较前明显改善，偶有入睡困难，舌质偏暗红，齿痕，苔白，脉沉滑无力。

[处方] 上方加茯苓 20g，茯神 20g。

14 剂，每日 1 剂，水煎，分 2 次口服。

【按语】卢教授认为患者肝囊肿的病因病机为脾气虚弱，水谷精微运化失常，水湿不化，致使水液泛滥，停聚而成痰饮，流注于肝脏而成囊肿。脾气虚弱，水谷精微运化失常，则倦怠乏力、恶心、纳少；脾气亏虚，气血生化乏源，心无血濡养，故心慌；舌质偏红，苔白稍腻，脉沉弱，证属脾气亏虚，痰饮内停。治疗上采用标本兼治，攻逐痰饮治其标，健脾渗湿治其本。初诊时治本之法宜用六君子汤加减，六君子汤健脾燥湿化痰，加丹参活血祛瘀安神；茵陈既可清利肝胆湿热之毒，又可减轻邪热炼液成痰之势；柴胡、枳实、香附、厚朴、木香疏肝理气止痛；桔梗、竹茹共奏化痰之功；灯心草、黄连清心除烦安神。二诊时患者腰酸腰疼，脚凉，舌淡红、暗滞、齿痕，苔白腻，脉沉细，患者阳气亏虚，肾阳不足，治以温阳通络，故在上方的基础上加桂枝和附子二味。三诊时诸症减轻，偶有入睡困难，需治以养血安神，加茯苓和茯神二味祛痰宁心安神。

▶▶ 参考文献

[1] 杨小周，阳丹才让，张灵强，等.肝脏囊性病变硬化治疗研究现状 [J]. 中外医学研究，2021，19（33）：193-196.

[2] 吴少平，许文萍，张新，等.肝囊肿发病机制的研究进展 [J].国际消化病杂志，2020，40（1）：12-15.

[3] 张泽宇，黄云，王志明.多囊肝的临床诊疗进展 [J].中国普通外科杂志，2020，29（01）：104-114.

[4] 吴彦，丁雄.非寄生虫性肝囊肿的临床治疗及复发原因探讨 [J].现代医药卫生，2015，31（20）：3124-3126.

[5] Campos A R, Serna S D L, Utrilla A C. Simple liver cyst presenting with clinical signs and symptoms of right-sided heart failure [J]. Revista Espanola de Enfermedades Digestivas Organo Oficial de la Sociedad Espanola de Patologia Digestiva, 2019, 111（11）：893.

[6] 徐康赫.肝囊肿的临床特点及疗效分析 [D].延吉市：延边大学，2019.

[7] 崔振华.肝囊肿的临床治疗：附 137 例分析 [D].济南：山东大学，2010.

[8] 李韬.单纯性肝囊肿的临床特点及手术疗效分析 [D].济南：山东大学，2017.

［9］张昂纯.多囊肝合并感染病例分析及文献回顾［D］.石家庄：河北医科大学，2021.

［10］樊嘉，董家鸿，周伟平，等.肝脏良性占位性病变的诊断与治疗专家共识（2016版）［J］.中华消化外科杂志，2017，16（1）：1-5.

［11］陈亚进，张磊.2014年美国胃肠病学会《肝脏局灶性病变诊断和管理指南》解读［J］.中国实用外科杂志，2015，35（1）：20-24.

［12］甘伟，俞文隆，何海冠，等.肝内胆管囊腺瘤研究进展［J］.肝胆外科杂志，2015，23（6）：472-474.

［13］朱艳艳，孙英姿，杨丽，等.肝内胆管错构瘤的影像学诊断［J］.医学影像学杂志，2020，30（12）：2254-2257.

［14］冯伟，赵龙栓.肝内胆管错构瘤3例诊治分析［J］.肝胆胰外科杂志，2019，31（12）：761-763.

［15］刘真真，熊亚莉，卢家桀，等.267例细菌性肝脓肿患者的临床表现及病原学分析［J］.临床内科杂志，2006，（7）：464-466.

［16］侍立志，张延龄.细菌性肝脓肿的诊断与治疗（附52例报告）［J］.中国实用外科杂志，2000（7）：29-30.

［17］陈晨，郭鑫，于长路.肝脏囊性病变的发生机制及影像学诊断［J］.武警后勤学院学报（医学版），2019，28（7）：76-80.

［18］姚瑶.细菌性肝脓肿的病原学特征、临床特点及其疗效的相关因素分析［D］.乌鲁木齐：新疆医科大学，2022.

［19］尹大龙，刘连新.细菌性肝脓肿诊治进展［J］.中国实用外科杂志，2013，33（9）：793-795.

［20］李玉民，任志俭.肝包虫病的诊断与治疗进展［J］.中华消化外科杂志，2018，17（12）：1141-1145.

［21］李涤尘.从痰饮论治先天性肝囊肿2例［J］.中西医结合肝病杂志，2002（1）：55.

［22］赵福英.苓桂术甘汤加味治疗肝囊肿17例［J］.浙江中医杂志，2000（8）：7.

［23］张天.肝囊肿治验［J］.江苏中医杂志，1986（9）：13.

肝脓肿

一、疾病概述

肝脓肿（liver abscess，LA）是致病菌通过胆道、肝动脉、门静脉、直接蔓延等途径侵入肝脏引起的肝内局灶性、化脓性病变，是临床上常见的消化系统感染性疾病之一。LA 常见病原菌包括细菌、真菌、阿米巴，其中细菌性肝脓肿（pyogenic liver abscess，PLA）最常见，占肝脓肿发病率的 80%。

中医学将肝脓肿归为肝痈，凡外感邪毒，毒邪内陷，损伤肝叶；或胃肠气滞、血郁，再受邪毒，内外合邪，致肝郁而成痈。

二、疾病机制

（一）病理生理

细菌性肝脓肿的致病菌多为肺炎克雷伯菌、大肠埃希菌、厌氧链球菌、葡萄球菌等，感染途径主要包括胆道感染通路、门静脉通路、肝动脉通路和淋巴系统。胆源性和门静脉感染途径导致的细菌性肝脓肿发病率在下降，隐源性肝脓肿已成为细菌性肝脓肿最常见的感染方式。

全身细菌性感染，特别是腹腔内感染时，细菌可侵入肝，如患者抵抗力弱，可发生肝脓肿。有基础疾病，特别是糖尿病患者，是 PLA 高发人群。细菌可经以下途径侵入肝。

1. 胆源性感染

临床上胆系结石、急性胆囊炎、肝胆恶性肿瘤、肝胆侵入性操作等，导致细菌逆行至肝脏引起继发性肝内感染。

2. 门静脉感染

腹腔内感染（如急性阑尾炎、腹腔内手术、肠瘘等所致腹膜炎）及肠道感染，导致细菌经门静脉及其分支进入肝脏引起感染。

3. 血流播散感染

当体内存在肺部感染、感染性心内膜炎时，细菌可经肝动脉进入肝脏，引发肝脓肿。

4. 直接肝脏感染

当肝脏因外伤出现破损时，如车祸或刀刺伤等，细菌可直接经过破损处侵入肝脏。

5. 隐源性感染

有研究表明胆系疾病或恶性肿瘤与欧美国家 PLA 患者发病密切相关，而隐源性感染是东亚地区 PLA 患者的主要感染途径。近年来胆源性和门静脉感染途径所致 PLA 发病率在下降，而隐源性肝脓肿从 4% 上升到 40%，已成为 PLA 最常见的感染方式。有学者认为结肠黏膜屏障受损可能导致隐源性 PLA，尤其是肺炎克雷伯杆菌阳性的患者，数据显示其患结肠癌的风险是正常人的 7 倍。因此，隐源性 PLA 患者需考虑行结肠镜检查。

（二）病因病机

卢教授认为，肝痈多因感受外邪、饮食不节，或情志所伤，使气滞血瘀，经络阻塞，致湿热瘀毒郁结，热毒熏蒸，气血凝炼，经络闭塞，必然肉腐成脓；脓毒又可侵袭脏腑，损耗正气，正虚而邪实；后期毒入营血，脓肿或为内溃，或为外溃，邪正俱虚。

阳证易治，阴证难调。肝痈阳热证居多，具有发病急、病程短、成脓快、液化充分、脓液黄稠、穿刺引流顺畅等特点，经用清热解毒的方药恰当治疗，恢复较快。大肠埃希菌、金黄色葡萄球菌所致的肝脓肿多体现如上特点，治疗相对容易。然而近年来本病阴证有逐渐增多之势，如以肺炎克雷伯菌及其亚种为代表的耐药致病菌所致的肝脓肿，表现来势缓慢，未成难消，既成难溃，影像学检查显示病灶不液化或液化不充分者甚为普遍，给穿刺抽吸、引流造成困难，多为血糖控制不佳的中老年男性及免疫力低下人群等。一为致病菌本身具有阴邪的性质，属"湿毒"为患，重浊黏腻，阻滞气机，易伤阳气；二为正气亏虚或久病消耗，气血不足，无力驱邪外出，造成病势缠绵。

三、临床表现

PLA 的典型临床表现为发热和腹痛，其他常见症状包括恶心、呕吐、厌食、体重减轻等。腹部症状和体征通常局限于右上腹，包括疼痛、肌紧张、肝区叩击痛，甚至有反跳痛等。约半数的肝脓肿患者可出现肝肿大、右上腹压痛或黄疸。部分 PLA 患者病初缺乏右上部腹痛、黄疸等典型症状及体征，仅表现为发热，所以因发热首诊的患者，在进行充分的问诊、体格检查及胸部影像学评估后仍不能明确感染病灶时，应考虑肝脓肿的可能性，特别是合并糖尿病的患者。

PLA 临床表现的非特异性可能延迟疾病的诊断。临床表现不典型的原因可能有：①脓肿早期较小或脓肿位置较深未累及肝包膜；②早期应用抗菌药物延缓病情进展；③高龄患者应激反应及腹痛等不适感觉减弱；④细菌毒力较弱；⑤被腹部其他疾病掩盖。若患者出现顽固性呃逆、胸痛等症状，需考虑脓肿靠近膈肌，形成反应性胸腔积液，并应怀疑有混合性感染可能。脓肿破裂是一种罕见的并发症，脓肿直径＞6cm 及合并肝硬化是脓肿破裂的主要危险因素，大多数破裂发生在肝脏周围或破溃入胸膜腔。

中医无肝脓肿病名，根据其症状表现及病因病机，将其归属于中医广义的"疮疡"范畴，即"肝痈"。肝痈症见黄疸发热，胁下胀痛，食欲不振，恶心呕吐。

四、疾病诊断

（一）西医诊断标准

1. 实验室检查

PLA 患者实验室检查可见胆红素、转氨酶升高，67%～90% 的患者出现血清碱性磷酸酶升高，均需动态密切随访。其他实验室检查的异常包括静脉血中白细胞计数、C 反应蛋白、PCT 及其他炎症因子等炎症指标的升高，严重感染可出现相应脏器功能指标异常，如心肌肌钙蛋白升高、凝血指标异常、血肌酐升高、低白蛋白血症、贫血（正细胞正色素性贫血）及血小板下降等。

2. 影像学检查

超声检测仍然是诊断细菌性肝脓肿的一线手段。PLA 的早期发现和诊断常常通过超声、CT 或 MRI，结合临床感染性表现确诊。

（1）超声：典型 PLA 超声特点为囊壁厚，内缘多不光滑，可呈虫蚀样内壁、边界不清，其脓腔内可见浮动的点状回声，短期随访即有动态改变。

（2）CT：PLA 病例 CT 通常表现为单个或多个圆形或卵圆形界限清楚、密度不均的低密度区，有时可见气液平，提示该脓肿为产气杆菌等引起。增强 CT

可出现典型的"日晕征"或"环月征"，即脓腔密度无变化，腔壁呈现密度不规则增高的强化。

（3）MRI：细菌性肝脓肿在 T1 加权像上呈现低信号，在 T2 加权像上呈现高信号。肝脓肿愈合后，其边缘可形成薄的钙化环。

（二）鉴别诊断

1. 阿米巴肝脓肿

阿米巴肝脓肿是阿米巴病最常见的肠外表现，以长期发热、右上腹痛、全身消耗及肝脏肿大压痛、血白细胞增多等为主要临床表现。穿刺抽吸物为类似"鱼酱"的棕色液体，抽吸物显微镜检查中见到滋养体可确诊。

2. 原发性肝癌

尚没有完全液化的肝脓肿，其影像学表现与肝癌相似，继发感染的肝癌也可出现肝脓肿的表现，临床上需要结合病史、实验室检查及影像资料综合鉴别。原发性肝癌患者多有慢性肝病史、全身情况进行性恶化、血 AFP 及 CEA 明显升高等表现，肝血管造影、腹部增强 CT 或 MRI、肝穿刺活检等可协助确诊。临床上如遇肝脓肿与肝癌鉴别困难时，应先按感染进行治疗。

3. 胆道感染

胆道感染也可表现为发热伴右上腹痛，但常伴有明显的皮肤巩膜黄染，腹部超声或 CT 检查可协助确诊。

4. 右膈下脓肿

多继发于腹腔感染或腹腔术后，临床亦常表现为发热、右上腹痛，腹部超声或 CT 检查可协助确诊。

5. 肝血管瘤

临床多无特殊症状，常在腹部影像学检查时偶然发现。瘤体较大时可能因压迫造成局部疼痛等表现。超声可见肝脏内圆形或类圆形的均质、高回声、边界清晰的占位。

五、疾病治疗

（一）西医治疗

1. 初步评估和支持治疗

患者入院后需完善全身状况的评估并给予支持治疗。病情评估包括生命体征监测、营养风险评估、脏器功能评估等。

2. 原发病的筛查和治疗

药物治疗、介入穿刺引流治疗是治疗 PLA 的基本手段，需根据临床实际情况采用个体化治疗策略。对于巨大肝脓肿、穿刺引流效果不理想的患者，可考虑外科手术治疗。

3. PLA 的抗菌治疗

早期经验性应用抗菌药物应在考虑原发病因的基础上尽可能全面覆盖肝脓肿常见致病菌，根据药敏结果及时调整药物治疗方案。经验性抗菌药物治疗首选三代头孢＋甲硝唑，或 β–内酰胺类或 β–内酰胺酶抑制剂联合甲硝唑。有研究发现，对于直径＜3cm 的肝脓肿，可单独使用抗菌药物治疗，但行穿刺抽吸可直接找到病原菌，增强治疗效果。对于较大的肝脓肿，抗菌药物应与其他治疗方式相结合。

4. PLA 的穿刺引流

穿刺或置管引流的适应证包括：①液化成熟的肝脓肿；②药物保守治疗效果不明显，持续高热的肝脓肿；③直径＞3cm 的脓肿首选置管引流。超声造影对肝脓肿液化坏死区的检出率高于常规超声，对于常规超声未明确是否液化的肝脓肿，推荐行超声造影以提高穿刺治疗的成功率。

5. PLA 的手术治疗

出现以下情况建议行手术治疗：①脓肿有高度破溃风险，或已经破溃形成腹膜炎、胸膜炎；②合并其他胆道疾病需手术的 PLA；③经规范的药物及介入治疗（经皮穿刺引流 7 天）病情无明显改善者；④脓肿内容物黏稠致引流不畅或堵塞引流管；⑤多房性及多发性 PLA。

6. PLA 患者的随访

定期随访，随访时间根据脓肿大小而定。临床随访指标包括症状、体温、白细胞计数及血清 CRP、PCT 等炎症指标水平。

（二）辨证论治

卢教授认为，治疗肝痈时，首先将肝痈分为初期、成脓期、溃后期；再根据不同时期的表现分为湿热蕴蒸、气滞血瘀、火毒壅盛、毒入营血、余毒未清、气血阴阳两虚等证型。

1. 初期

（1）湿热蕴蒸型

主症：寒热交作或高热寒战，右胁痛甚拒按。

次症：局部微隆，皮色微红，或可伴身目发黄，呕吐，脘闷，纳呆。

舌脉：舌红，苔厚腻，或白或黄，脉滑数。

治则：清热祛湿，疏肝利胆。

方药：五味消毒饮加减、大黄牡丹汤加减或仙方活命饮加减。

（2）气滞血瘀型

主症：右胁疼痛拒按、局部微隆起，扪之觉热，转侧不利。

次症：口苦咽干，头晕目眩，大便干结，恶寒发热或寒热往来。

舌脉：舌质暗红或有瘀斑，苔黄，脉弦数或弦细。

治则：活血祛瘀，理气止痛。

方药：桃红四物汤加减或复元活血汤加减。卢教授在治疗过程中常叮嘱患者保持大便通畅，稍佐通腑泄热之药，以防热毒入里。

2. 成脓期

（1）火毒壅盛型

主症：高热口渴，右胁胀痛增剧。

次症：右上腹出现瘀块，手不可近，皮色红或紫，便秘尿赤。

舌脉：舌质红或红绛，苔黄燥，脉弦数。

治则：透脓解毒，清肝泻火。

方药：柴胡陷胸汤加减、大黄黄连泻心汤加减、苇茎汤加减等。卢教授在治疗过程中常加入活血通络之品，如川芎、红花、地龙等以使肝络通畅。

（2）毒入营血型

主症：临床表现为寒战高热，右胁疼痛，烦躁胸闷。

次症：神昏谵语，口渴便秘。

舌脉：舌质红绛，苔黄燥，脉洪数或滑数。

治则：托毒外出，清营凉血。

方药：白头翁汤加减、大承气汤加减等。卢教授认为，若内痈结于脏腑日久，邪虽渐衰，但热毒尚盛，故重用薏苡仁以利湿消肿，伍败酱草清热活血，排脓消痈，两药合用，旨在使脓溃、结散、痈消；少佐附子以助阳，辛行郁滞之气，既利于消肿排脓，又利于腑气运转，同时防服寒药后更伤中阳。

3. 溃后期

（1）余毒未清型

症状：午后潮热，自汗盗汗；或面色无华，纳谷不香；或右胁刺痛；或自觉发热。

舌脉：舌红，苔薄，脉沉细数或无力。

治则：益气健脾、滋阴养血为主，兼解毒通络。

方药：仙方活命饮加减。

（2）气血阴阳两虚型

症状：面色苍白，疲倦，乏力，短气少言，食少便溏。

舌脉：舌淡或暗，苔薄白，脉弱无力。

治则：扶正补虚，补益脾肾。

方药：补中益气汤、建中汤类加减、肾气丸加减、归脾汤加减等。卢教授在治疗过程中常嘱患者逐渐恢复脾胃运化功能，补充营养，顾护胃气，保障营养。

六、病例举隅

病例1

吴某，男，62岁。2022年9月6日初诊。

［主诉］高热伴胁痛2周，加重4天。

［现病史］患者2周前因家庭琐事生气后出现发热伴右胁肋疼痛，发热前寒战，体温最高达38.6℃，就诊于当地医院，诊断为"细菌性肝脓肿"，行介入治疗。近4天患者再次发热，为求系统治疗来诊。现症见：发热，右胁肋部疼痛，口干不欲饮，恶心，乏力，精神不振，纳差，眠差，大便2～3日一行，便质偏干，小便色黄。

［既往史］糖尿病病史半年，空腹血糖12mmol/L，现口服二甲双胍治疗。

［个人史］否认吸烟史；饮酒40余年，平均每日饮酒量60g，现戒酒1年。

［查体］T 37.8℃，P 89次/分，R 18次/分，BP 126/82mmHg。患者神清，痛苦面容，肝区叩击痛，无皮肤巩膜黄染，无皮疹、出血，双下肢可见疮疡瘢痕，全身表浅淋巴结均未触及肿大。舌质红，苔黄腻，脉滑数。

［辅助检查］上腹部CT示：肝右叶近肝顶部可见一约40mm×50mm的类圆形稍低密度影，内似可见分隔影。肝胆脾彩超示：肝右叶可见5.2cm×4.5cm混合性回声（肝脓肿？）。肝功能示：ALT 47U/L，AST 42U/L，TBIL 23.2μmol/L，ALB 30.1g/L。血常规示：WBC $10.56×10^9$/L，NEUT% 86.2%。

［诊断］中医诊断：肝痈（成痈期-火毒壅盛证）。

　　　　　西医诊断：肝脓肿。

［治法］清热祛湿，解毒消痈。

［处方］柴胡15g，黄芩15g，瓜蒌30g，枳实12g，桔梗15g，半夏10g，

黄连 10g，蒲公英 20g，大黄 5g，炙黄芪 30g，生姜 6g，栀子 12g，浮小麦 30g，牡丹皮 12g，炙甘草 6g。

7 剂，每日 1 剂，水煎，分 2 次口服。

二诊： 2022 年 9 月 13 日。

患者偶有低热，胁肋部隐痛，饮食乏味，腹胀，寐可，小便黄，大便黏腻。舌质红，苔黄，舌胖大，脉滑数无力。

［处方］上方去大黄、蒲公英，加生薏米 30g，白术 15g，香附 15g，桃仁 15g，川芎 20g，地龙 15g。

7 剂，每日 1 剂，水煎，分 2 次口服。

三诊： 2022 年 9 月 20 日。

患者近来体温正常，偶有胁肋部胀满不适，纳少便溏，乏力，寐差易醒，小便调，大便溏，日行 2 次。舌淡红，苔薄黄，脉沉缓。

［处方］上方去栀子、牡丹皮、黄连、瓜蒌、桔梗、浮小麦，加薄荷 6g，生龙骨 10g，煅牡蛎 10g，熟三七 3g，附子 9g。

7 剂，每日 1 剂，水煎，分 2 次口服。

四诊： 2022 年 9 月 27 日。

患者症状较前明显改善，体力恢复，偶有右胁部不适，夜间易汗出，腰疼腿沉，纳可，寐可，二便调。舌淡红，苔薄白，脉沉。

［处方］上方去黄芩、地龙，黄芪改 50g，加山药 20g，枸杞子 15g，牛膝 10g，杜仲 10g，当归 10g。

14 剂，每日 1 剂，水煎，分 2 次口服。

【按语】 患者恣食肥甘酒肉，易酿生湿热，大怒郁闷后，肝失疏泄，郁而化火，火盛必烁干肝血，烁干则肝气大燥，无血养肝更易发怒。热毒蕴结于肝，最终导致湿热火毒蕴结，热盛肉腐，成脓为痈。所以首诊当以解毒消痈、清热祛湿为治疗大法，柴胡陷胸汤化裁以治之。柴胡清半表半里之外邪，黄芩泻半表半里之里邪，柴胡升清阳，黄芩降浊火，二药相和，清少阳邪热，泄脏腑湿热；大黄通腑泄热，使热毒得清，下走大肠；蒲公英清热解毒消痈；瓜蒌清热化痰助芩、连之苦，滋养半夏之燥，辛开苦降；枳实开气郁，化痰热，畅气机，散郁结；桔梗宣气机，祛痰排脓；牡丹皮清热凉血，擅透阴分伏热；浮小麦益气除烦，退虚热；栀子清心除烦、泻三焦火热；黄芪在成痈期补气升阳，益气固表。诸药共达解毒消痈、清热祛湿之效。二诊时，患者偶有低热，胁肋部隐痛，饮食乏味，腹胀，寐可，小便黄，大便由秘结变为黏腻，此时湿邪久而化热，黏腻焦灼，白术、生薏米配黄芪，益气扶正，渗湿建中。《灵枢·痈疽》

言:"营卫稽留于经脉之中,则血泣不行,不行则卫气从之而不通,壅遏不得行,故热。大热不止,热盛则肉腐,肉腐则为脓。"香附理气解郁,以畅气血,又加桃仁、川芎、地龙活血化瘀,通络止痛,诸药共奏活血渗湿、解毒消痈之效。三诊时,患者持续体温正常,偶有胁肋部胀满不适,仍乏力,纳少便溏,寐差易醒,此时已处于恢复期,邪势已衰,故去清实热、排脓之品,加薄荷透邪外出,不可过早补益,以防闭门留寇。全方补透结合,托毒外出。四诊患者体力明显好转,加山药、枸杞子、牛膝、杜仲以扶正祛邪;又防肝病日久及于肾,故滋水涵木,未病防变。

病例 2

贾某,男,51 岁。2019 年 1 月 10 日初诊。

[主诉]间断发热伴胁肋胀闷 3 天。

[现病史]患者 3 天前无明显诱因出现发热伴右胁胀闷不适,发热前寒战,体温最高达 39℃,口服美林后可退热,6 小时后再次发热,为求系统治疗来诊。现症见:发热,胁肋胀闷,心烦易怒,口苦咽干,纳差,恶心欲吐,夜不能寐,大便黏滞,小便色黄。

[既往史]高血压病史 7 年,平素口服硝苯地平,血压控制可;糖尿病病史 5 年,偶服用二甲双胍,血糖控制不佳,空腹血糖约为 8mmol/L。

[查体]T 37.5℃,P 95 次/分,R 19 次/分,BP 138/89mmHg。患者神清,面色晦暗,皮肤、巩膜轻微黄染,肝脾未触及,右胁肋部疼痛拒按,无皮疹、出血及溃疡,淋巴结未触及肿大。舌暗红,苔黄腻,脉弦数。

[辅助检查]上腹 CT 提示:肝右叶可见不规则斑片状低密度影边界模糊,大小约 53.3mm×53.3mm 低密度影,脓肿可能性大。肺 CT 示:右侧胸腔少量积液,双侧胸膜增厚。血常规示:WBC $9.72×10^9$/L,%NEUT 83.6%,肝功能示:ALT 47U/L,AST 42U/L,TBIL 29.2μmol/L。

[诊断]中医诊断:肝痈(湿热蕴蒸型)。

西医诊断:肝脓肿。

[处方]茵陈 20g,柴胡 15g,生地黄 12g,金银花 15g,蒲公英 15g,紫花地丁 15g,石膏 20g,知母 15g,生薏米 20g,人参 10g,黄芪 20g,赤芍 15g,当归 20g,川芎 15g。

7 剂,每日 1 剂,水煎,分 2 次口服。

二诊:2019 年 1 月 17 日。

仍有间断低热,最高至 38.2℃,右胁隐痛,口干不苦,大便溏,小便短黄,寐差,纳差。舌暗红,苔黄,脉数。

［处方］金银花 15g，连翘 20g，桃仁 15g，红花 15g，川芎 15g，牡丹皮 15g，赤芍 15g，熟地黄 10g，当归 10g，黄芪 15g，白术 15g，柴胡 20g，炙甘草 10g。

10 剂，每日 1 剂，水煎，分 2 次口服。

三诊： 2019 年 1 月 28 日。

自觉发热，体温不高，偶有右胁不适，面白，疲倦乏力，气短懒言，食少便溏，盗汗。舌红，苔薄白，脉弱无力。

［处方］黄芪 15g，人参 15g，白术 15g，川芎 15g，当归 20g，赤芍 15g，柴胡 12g，黄芩 15g，竹叶 10g，麦冬 10g，大枣 6 枚。

14 剂，每日 1 剂，水煎，分 2 次口服。

【按语】 患者既往糖尿病病史，为肝脓肿易感人群，中医辨病为肝痈。首诊时患者高热，同时伴有黄疸，舌暗红，苔黄腻，脉弦数，呈湿热蕴结之象。急则治其标，此时以退热为要，以清热解毒、散结消痈为主，故以白虎加人参汤合五味消毒饮加减。方中生石膏，性大寒，善能清热；知母，性寒质润，寒助石膏以清热，润助石膏以生津；重用生薏米，取其健脾利水、清热排脓的功效，同时和中益胃，防石膏、知母大寒伤中之弊；金银花、蒲公英清热解毒；紫花地丁凉血、散结消痈，为治痈之要药；人参大补元气，黄芪补气固表，以复正气；茵陈保肝利胆，利湿退黄，且具有抗炎、解热、镇痛的作用；柴胡入少阳经，疏肝解郁，缓解胁肋部不适；生地黄清肝热，生津养血；赤芍清热凉血，当归活血补血，川芎行气活血，三者均归肝经，且为中药注射剂血必净的有效成分，合用能活血化瘀、消除炎症介质。二诊时高热已退，但余热尚存，郁热日久则热蒸血瘀，此时宜活血化瘀、托毒外出，采用扶正托毒之法，又加入活血、透脓的药物，使邪毒泄而正安。方中金银花能清热解毒，连翘可消肿散结；牡丹皮、赤芍相伍以凉血散瘀；桃仁入血分以破瘀，红花色赤以行血，川芎行气以助活血之功；又以熟地黄滋阴养血，当归补血，黄芪补气，白术健脾，四药气血双补。全方配伍共奏活血化瘀、消肿排脓之功效。三诊时患者呈现出一种虚象并自觉发热，此时毒势已去，正气虚弱，中气既虚，清阳下陷，郁遏不运，中阳外越而发热，当以甘温除热之法治之。

▶▶ **参考文献**

［1］中华医学会急诊医学分会.细菌性肝脓肿诊治急诊专家共识［J］.中华急诊医学杂志，2022，31（3）：273–280.

［2］尹大龙，刘连新．细菌性肝脓肿诊治进展［J］．中国实用外科杂志，2013，33（9）：793-795.

［3］李佳，唐秀英，谭金哲，等．糖尿病合并细菌性肝脓肿的病原菌特征及耐药性分析［J］．实用医院临床杂志，2018，15（6）：58-60.

［4］刘瑶，蒋龙凤，李军．糖尿病合并细菌性肝脓肿的诊治进展［J］．国际流行病学传染病学杂志，2016，43（4）：262-266.

［5］孙宏伟，闫洪锋，王平，等．糖尿病患者细菌性肝脓肿的误诊原因［J］．中华肝胆外科杂志，2016，22（8）：518-521.

［6］毕保洪，李伟，李华．中西医结合治疗细菌性肝脓肿临床观察［J］．中国中医急症，2015，24（1）：157-159.

［7］王水线，朱婉，王慧，等．降钙素原在细菌性肝脓肿诊治中的临床价值［J］．中华医院感染学杂志，2014（8）：2072-2074.

［8］宏基因组分析和诊断技术在急危重症感染应用专家共识组．宏基因组分析和诊断技术在急危重症感染应用的专家共识［J］．中华急诊医学杂志，2019，28（2）：151-155.

［9］陈孝平，汪建平，赵继宗．外科学（第9版）［M］．北京：人民卫生出版社，2018.

［10］Takahashi M, Itagaki S, Laskaris J, et al. Percutaneous tracheostomy can be safely performed in patients with uncorrected coagulopathy after cardiothoracic surgery［J］. Innovations（Phila），2014, 9（1）: 22-26.

［11］蒋红双，邓敏华，李佳颖．2型糖尿病合并细菌性肝脓肿的诊治进展［J］．中国医学创新，2022，19（15）：166-170.

［12］张自然，孟凡征，尹大龙，等．肺炎克雷伯菌性肝脓肿伴内源性眼内炎的诊断及治疗［J］．中华肝脏外科手术学电子杂志，2017，6（6）：433-436.

［13］Sadiq MA, Hassan M, Agarwal A, et al. Endogenous endoph-thalmitis : Diagnosis, management, and prognosis［J］. J Ophthalmic Inflamm Infect, 2015, 5（1）: 32.

［14］王峰，陶勇，孙兵，等．肺炎克雷伯杆菌肺炎并发内源性眼内炎三例并文献复习［J］．中华结核和呼吸杂志，2019，42（6）：438-443.

原发性胆汁性胆管炎

一、疾病概述

原发性胆汁性胆管炎（primary biliary cholangitis）既往亦被称为原发性胆汁性肝硬化（primary biliary cirrhosis），上述两种西医病名均简称为PBC。原发性胆汁性胆管炎是一种慢性自身免疫性的肝脏相关疾病，多以肝内胆管破坏性、非化脓性炎症伴胆汁淤积为病理特点，本病进行性发展终可导致肝纤维化或胆汁性肝硬化的形成。PBC的发病在全球均有分布，可见于所有民族和种族，但亚洲国家的发病率明显低于欧洲国家。最近的研究显示PBC年患病率为1.91/10万～40.2/10万，发病率为0.23/10万～5.31/10万，这其中又以北美和北欧国家最高。而目前中国基于人群的PBC流行病学调查数据仍然不足，以往认为本病在我国的发病极为少见，但近年来的报道显示并非如此，一项荟萃分析估算了中国PBC患病率为20.5/10万，在亚太地区的排名仅次于日本位居第二位。丰富的调查研究结果提示了本病的发病率和患病率在全球范围内都呈现出了上升趋势，这一点值得引起人们更多的注意。

在中医学之中，对于PBC一病并未有其对应的病名记载。由于其发病原因及机制尚未明确，临床表现亦隐匿复杂，所以很难将其划分到某一具体的病名之下。现代医家根据其不同的病程阶段表现和伴随症状等，多将其归属于"黄疸""胁痛""腹痛""泄泻""积聚""臌胀""水肿""血症""痹证""虚劳""风疹""痒风"或"血风疮"等内、外、妇、皮肤科的诸多中医病证当中。

二、疾病机制

（一）病理生理

PBC的病理学特点是累及小叶间胆管（简称小胆管）的慢性非化脓性破坏性胆管炎。有胆管周围淋巴细胞浸润且形成上皮样肉芽肿者，可被称为旺炽性胆管病变，是本病的特征性病理改变。当超过50%的汇管区未见小动脉旁伴行小胆管时，即可被定义为胆管减少或消失。本病的病理分期有 4 期。胆小管炎期（1 期）：肝小叶间胆管或中隔胆管的慢性非脓性炎症，胆小管管腔、管壁及其周围有炎性细胞浸润，主要为淋巴细胞及浆细胞，汇管区因炎性细胞浸润而扩大，并有肉芽肿变，但肝细胞及界板正常。胆小管增生期（2 期）：胆小管由于慢性炎症的进行性破坏，代之以纤维组织，多数汇管区难以发现小叶间胆管，但有不典型小胆管增生，此期仍可见肉芽肿，肝小叶周围毛细胆管极度扩张，含浓缩胆栓，毛细胆管破裂，形成胆糊，其周围肝细胞肿胀，胞浆疏松呈透亮网状，即羽毛样变性。瘢痕形成期（3 期）：汇管区胶原含量增多而炎细胞及胆管减少，偶见淋巴滤泡伴生发中心，中等大小汇管区纤维化较多，肉芽肿不常见，纤维分隔自汇管区向另一汇管区伸展，或向肝小叶延伸，由于碎屑样坏死的并存及淤胆，铁、铜的沉积，引起肝细胞损伤，以致界板模糊不清。肝硬化期（4 期）：汇管区纤维隔互相扩展和连接，分割肝小叶，可有假小叶与再生结节生成，一般为小结节性肝硬化，也可呈不完全分隔性，假小叶中央出现坏死。

（二）病因病机

目前国内众多学者对 PBC 产生的中医病因病机仍未有统一的定论，大多数医家认为本病病位在肝，与脾、肾相关，同时涉及肺、胃、胆等脏腑。病因可分为内在因素与外在因素，具体可分为以下几点：先天不足，肾精不充；后天失养，情志失畅；感受外邪，湿热搏结；酒食不节，药毒所伤。

1. 先天不足，肾精不充

卢教授认为本病与先天不足关系密切，先天肝、脾、肾等脏腑功能不足者，较常人更易罹患本病。《素问·金匮真言论》曰："夫精者，身之本也。"肾精不充，先天不足会影响肝血生化、贮藏，其行使功能低下，肝脏则易受外邪内毒侵扰。《素问·五运行大论》曰："肾生髓，髓生肝。"李中梓的《医宗必读》曰："乙癸同源，肾肝同治。"亦说明了肝肾之间是相互滋养、相互影响的关系。

2. 后天失养，情志失畅

肝为刚脏，以柔为体，以刚为用，表现为主升、主动。情志不畅责之肝脏，思虑过度劳伤脾神。情志不畅影响肝脏疏泄功能，且影响脾升胃降，导致后天水谷精微运化失权。水液输布失常，聚久而生痰；气机运化不利，血滞而成瘀。且女子以肝为先天，心思细腻敏感，在现代生活与社会压力之下，若无法正确调畅情志，日久则易木郁乘土，这可能也是本病好发于中年女性的原因之一。

3. 感受外邪，湿热搏结

卢教授多年临床经验总结，认为大部分慢性病毒性肝炎患者及携带者，在病程终末期均有一定程度的自身免疫异常，病毒影响与本病的相关性还亟待科学研究证明，但从中医学角度看来，人体受外界湿热疫毒侵袭，于体内郁久化热。《温热经纬》有言："少阳生气，生于肝胆，流行三焦，名相火也。"肝与胆共司相火，同具木火之气，表里相连，经脉络属。胆汁源自于肝，其分泌排泄受肝的影响，而胆汁排泄时常又会影响肝脏代谢，久之胆汁瘀积体内，泛溢肌肤，可发为黄疸。

4. 酒食不节，药毒所伤

长期酗酒无度，饮食习惯不良，或过食肥甘厚味、辛辣油腻之品，均可导致中焦气机不利，失于运化，继而导致肝胆湿热或肝气郁结。药毒也是本病的重要原因之一，现代社会资讯产业发达，各种药品的滥用与保健品的不实宣传，增加了现代人患病几率，也加大了诊断与治疗的难度。多数患者以乏力、瘙痒为主诉，常就诊于皮肤科、内分泌科、风湿科等，如若误诊，可能延误治疗病机，甚或使病情进一步恶化。

三、临床表现

本病好发于中老年女性，男女比例约为 1∶9，发病年龄介于 20 ～ 90 岁，诊断年龄为 30 ～ 60 岁。和其他的自身免疫性疾病相同，PBC 的发病也具有明显的性别差异。有研究表明 X 染色体的相关遗传免疫缺陷基因可能导致本病的发生，而女性 X 染色体两倍于男性可能是产生如上差异的原因之一。

本病患者早期多无明显临床症状，约 1/3 的患者可长期无任何临床症状，部分患者可逐渐出现乏力和皮肤瘙痒等表现。随着疾病进展，可出现胆汁淤积及肝硬化相关的并发症和临床表现。合并其他自身免疫性疾病者，可有相应的临床症状。疾病的自然史大致分为 4 个阶段。①临床前期：AMA 阳性，但生物化学指标无明显异常；②无症状期：有生物化学指标异常，但没有明显临床症状；③症状期：出现乏力、皮肤瘙痒等不适症状；④失代偿期：出现消化道出血、腹水、肝性脑病等临床表现。

本病常见的其他伴随症状如表 7 所示，值得注意的是 PBC 的门静脉高压症也可见于其疾病早期。亦有研究显示患者疲劳、瘙痒的伴随症状出现越早，肝硬化的进展几率越高，药物的应答也越差。

表7 PBC 临床表现及其相应发生率、发生机制

临床表现	发生率	机制
乏力	20%～85%	苍白球部位过多的锰元素沉积和炎症细胞因子升高
瘙痒	20%～75%	胆汁瘀积、胆汁酸升高
黄疸	10%～60%	胆汁淤积
黄色瘤	15%～50%	血胆汁醇过多、高血脂症
骨质疏松	35%	代谢异常导致骨质重塑不良、紊乱
血脂异常	75%	胆汁分泌减少，胆固醇代谢障碍

中医学症状体征之臌胀、胁痛、黄疸、痹证、不寐、水肿、胃脘痛、燥证、泄泻、便秘、汗证、耳鸣、眩晕及痒证等均可发生于疾病的各个阶段。卢教授强调本病病机复杂，应大致以虚实为纲。早期患者多无症状或以虚证为主，常表现为肝肾精亏、脾胃虚弱、气虚血亏等；对于疾病中期，病机可分为偏实或偏虚，其偏实者，可有气滞、湿热、痰阻、血瘀、热毒等表现；本病后期多见虚实夹杂，常因肝失疏泄，脾失健运，气滞血瘀，湿热瘀阻肝络，肾阴阳两虚，水瘀互结而成臌胀。总体来说，发病呈本虚标实，正虚为根本的内在原因，且正虚之症贯穿疾病的始终。

四、疾病诊断

（一）西医诊断

我国 2015 年首次发布 PBC 诊断和治疗共识，亚太肝病学会在 2022 年对旧指南进行了全面的更新。PBC 的诊断可基于成人患者 ALP 升高和 AMA 阳性（＞1：40）等指标，但需排除其他系统性或遗传性疾病。PBC 的诊断需满足以下任意两条或全部三条标准。①胆汁淤积的生化证据：主要为 ALP 和 GGT 的升高，影像学能够排除肝外胆道梗阻；② AMA 阳性或出现其他 PBC- 特异性抗核抗体，包括抗 sp100 或抗 gp210 等；③组织学呈现非化脓性、破坏性小叶间胆管炎改变。

1.临床和生化诊断

检查出现持续性胆汁淤积性肝脏血清学异常或者乏力、皮肤瘙痒等症状的患者应该怀疑 PBC。血清 ALP 水平异常和 Ig（尤其是 IgM）升高是 PBC 患者的典型表现。患者血清转氨酶水平或许会升高，本现象反映肝实质性炎症和坏

死程度，尤其与升高的 IgG 水平相关。AST 与 ALT 比值＞1 可能标志着肝纤维化程度的进展，且 GGT 升高可能出现在 ALP 升高之前。血清胆红素水平显著升高则是进展阶段的典型特点。血小板计数、球蛋白、血清 ALB 和 PLT 水平下降及国际标准化比值（INR）升高，是肝硬化和门脉高压症的早期指标。而血清 ALP 和 TBIL 是被明确指出的评价预后的重要指标。

2. 影像学诊断

PBC 通常不会导致可被影像学所检测到的胆道形态学异常，但是疑似 PBC 的患者应进行腹部超声检查，除外肝外胆汁淤积因素和肝脏肿瘤等。虽然超声影像不能作为 PBC 的确诊性检查手段，但是对此类疾病的早期发现，诊断与鉴别诊断都有其重要的辅助意义。例如有相关报道显示 PBC 的超声影像以肝脏实质回声呈细颗粒样改变、胆管壁回声可增强、腹腔淋巴结增大较为多见，而病毒性肝炎性肝硬化则以肝脏缩小，肝实质回声多呈弥漫性结节样增生较为多见。另有研究显示自身免疫性肝炎与原发性胆汁性肝硬化超声多表现为肝脏增大，回声异常；原发性硬化性胆管炎则以 Glission's 鞘膜回声改变为主要表现，可见肝内胆管系统回声增强，小胆管呈"="样回声。

3. 特殊类型的 PBC 诊断

（1）AMA 阴性 PBC：特异性抗核抗体（Antinuclear antibody，ANA）免疫荧光核点型（提示抗 –sp100 反应）和或核周型（提示抗 –gp210 反应）阳性的胆汁淤积患者可以诊断为 AMA 阴性 PBC。AMA 阴性 PBC 的诊断只有在缺乏 PBC 特异性自身抗体（如 sp100、gp210、Kelch 样蛋白 12 抗体和已糖激酶 1 抗体）时需要借助肝穿刺活组织检查。AMA 阴性 PBC 与 AMA 阳性 PBC 几乎相同，但也有一定差异，如 ANA、抗平滑肌抗体（Antismooth muscle antibody，SMA）水平稍高，免疫球蛋白 M（Immunoglobulin M，IgM）水平稍低，胆管损伤更重，非肝脏自身免疫性疾病发生更多，但两者的治疗尚无差异。

（2）PBC/ 自身免疫性肝炎（Autoimmune hepatitis，AIH）重叠综合征：PBC/AIH 重叠综合征尚无确切定义，通常是指 AMA 阳性的 PBC 患者同时诊断患有 AIH。最常用的标准为巴黎标准，满足以下标准中的 3 项即可作出诊断：血清 ALT＞5×ULN；IgG≥2×ULN 或血清 SMA 阳性；肝组织学提示中重度界面性肝炎。如果满足其他标准，包括胆汁淤积性表现和 PBC 特异性自身抗体如 sp100 或 gp210 阳性，AMA 阴性 PBC 的诊断不需要进行肝活组织检查。当 ALT 活性超过 5×ULN 时，PBC 患者应考虑肝活组织检查以排除伴随的 AIH 或其他肝病。在疑似 PBC/AIH 重叠的情况下，治疗应针对主要的组织学损伤模式。

4. 组织学诊断

PBC 的组织学特点为破坏小叶间及中隔胆管的慢性非化脓性炎症，被称为"旺炽性胆管炎"，以上特点通常可以在早期识别。炎性浸润主要由 T 淋巴细胞组成，伴随少量 B 淋巴细胞、巨噬细胞和嗜酸性粒细胞；也可观察到上皮样肉芽肿。胆管损伤逐步加重导致胆管消失、炎症和胶原沉积。活组织检查标本至少应该包含 10～15 个汇管区，组织学病变可分为 4 期，4 期指出现肝硬化改变。AMA 阴性患者的肝活组织检查有助于排除其他肝脏疾病。虽然由于 PBC 的血清学标志物特异性较强，肝活组织检查对诊断并不必须，然而对于特异性抗体阴性，或怀疑同时存在 AIH、非酒精性脂肪性肝炎、其他系统性或肝外性疾病时，肝脏活组织检查可用于鉴别。同时虽然肝脏活组织检查可以更准确诊断本病，但由于肝穿刺有可能引起出血等意外情况，所以难以为多数患者所接受，相关指南亦不将其作为常规诊断方式。

（二）中医诊断

目前国内学者对于 PBC 的中医病名和辨证分型尚无统一定论，古籍中也未曾有相应的病名记载，由于其发病原因及机制未明，临床表现隐匿复杂，所以很难将其划分到具体病名之下。现代研究者根据其不同的病程阶段表现和伴随症状等，多将其归属于"黄疸""胁痛""腹痛""泄泻""积聚""臌胀""水肿""血症""痹证""痒证"等内、外、妇、皮肤科的中医病证当中。因此本病的病名、诊断仍多参考相关指南所推荐的西医诊断标准，对于中医病名及证型仍需进一步的研究、规范。

五、疾病治疗

（一）西医治疗

1. 一般治疗

根据最新的关于 PBC 的临床实践指南所示，PBC 患者具有不同的临床表现及病程，为保证患者的个性化治疗，需进行风险分层。治疗的目的是减缓疾病进程、防止疾病发展至终末阶段和改善症状。

熊去氧胆酸（ursodeoxycholic acid，UDCA）仍是目前美国食品药品监督管理局（FDA）批准的针对 PBC 患者进行治疗的一线药物。该药耐受性好，可用于任何阶段的 PBC，且对于肝脏或者肾脏疾病，无需调整其剂量，可通过生化指标值进行监测，并不需要肝组织活检监测。同时相关指南提示，有肝脏酶学异常的 PBC 患者，无论其组织学分期如何均推荐长期口服 UDCA 13 ~ 15mg/（kg·d）。 UDCA 是否用于 AMA 阳性但肝酶学指标正常的预防性治疗，尚无明确的证据，但如果组织学上有 PBC 证据，即可开始 UDCA 治疗。但 UDCA 仍存在一定的缺陷，其不能降低患者对与肝移植的需求，且有 1/3 左右的患者对于 UDCA 并不敏感。对于此类患者目前尚未有统一的治疗方案，临床治疗时多选择 UDCA 联合糖皮质激素（布地奈德 6mg/d）、贝特类、免疫抑制剂（硫唑嘌呤、甲氨蝶呤、环孢素）等药物，但这些药物的作用机制不明，且长期服用会有许多不良反应产生，种种问题都亟需更多的研究。

奥贝胆酸（obeticholic acid，OCA）是一种法尼酯 X 受体（FXR）激动剂。不同于 UDCA 在转录后水平发挥作用，FXR 信号直接调控参与胆汁酸的合成、分泌、运输、吸收和降解的基因。一项国际多中心 RCT 显示，OCA 可明显改善 PBC 患者的 ALP、GGT 和转氨酶水平，但其最常见的不良反应主要是瘙痒。在 2016 年 5 月，OCA 获得美国 FDA 审批，可用于 UDCA 不耐受的 PBC 患者，或与 UDCA 联合用药治疗 UDCA 单药应答欠佳的患者。但是 OCA 的长期疗效和对患者的普遍性适应性仍需要更多的研究确认。

其他应用在 PBC 治疗上的药物还有利妥昔单抗（一种抗 CD20 单克隆抗体），其已获美国 FDA 批准，用于淋巴瘤和一些自身免疫性疾病的治疗。还有正在研究的新药包括选择性过氧化物酶体增殖物激活受体 δ 激动剂和其他 FXR 激动剂。

肝移植是治疗终末期 PBC 唯一有效的方法，患者的肝移植基本指证与其他肝病类似。PBC 患者肝移植术后预后较好、生存率高，但其复发率亦高，并不能从根本上解决患者的痛苦。对于肝移植手术的选择，还需要结合患者的自身情况、医疗条件及肝源的充足与否来决定。

2. 对症治疗

消胆胺（每日 4 ~ 16g）是治疗瘙痒的一线药物，为避免干扰其吸收，服用前至少 1 小时或服用后 4 ~ 6 小时可再服用包括 UDCA 在内的其他药物。利福平（150 ~ 300mg，每日 2 次）可作为瘙痒的二线治疗，应用期间应密切监测其副作用。同时所有 PBC 患者，尤其是绝经后女性均应评估血清维生素 D 水平、评估骨质疏松是否存在及存在的程度。PBC 患者应保证膳食中摄入足够的钙（每日 1000 ~ 1500mg）和维生素 D（1000 IU/d），或按需补充。并发骨质疏松的 PBC 患者可考虑应用双膦酸盐（每周阿仑膦酸钠 70mg 或每月伊班膦酸钠 150mg 等），但伴有胃 - 食管静脉曲张的患者应慎重使用双膦酸盐，同时所有使用者均应监测其副作用。暂无专门用于治疗疲劳的药物，可通过治疗 PBC 并发的疾病如贫血、肝外自身免疫性疾病、睡眠障碍及抑郁等来改善患者疲劳状态。对于具有门静脉高压特征，如脾肿大、血小板减少等的患者，均应筛查是否存在胃 - 食管静脉曲张。对失代偿性肝硬化，MELD 评分 ≥ 15，Mayo 风险评分 > 7.8 或严重、顽固性瘙痒的患者，应考虑进行肝移植。

（二）辨证论治

卢秉久教授总结多年临床经验，对于本病提倡"整体辨证，分期治疗"的原则，主张临床治疗应着眼于本病的湿和滞两种病理特点。疾病早期应疏肝健脾开郁，中期以行气活血兼清热化湿，晚期则应消癥利水为主。同时因为本病起病隐匿，病情复杂多变，在治疗本病，明确诊断的基础上，应以辨证为纲，但又不能拘泥于辨证。卢教授认为原发性胆汁性胆管炎的具体辨证分型如下。

1. 肝郁脾虚型

主症：肝区不适、易疲倦。

次症：①头身困重，嗜卧乏力；②胸脘痞闷，厌食油腻；③口黏不渴，便稀不爽。

舌脉：舌质淡红，苔白腻，脉滑弦。

证型确定：具备主症及次症 1 项者，即属本证。

治则：疏肝健脾，化湿和血。

方药：逍遥散和柴胡疏肝散加减。柴胡、白芍、当归、枳实、丹参、泽泻、山楂、麸炒白术、茯苓、炙甘草等。

2. 湿热蕴结型

主症：肝胁胀痛，触痛明显，甚而拒按，或牵引肩背。

次症：①纳呆呕恶，厌食油腻；②尿黄，或腹胀少尿；③口干、口苦；④黄疸，皮肤瘙痒。

舌脉：舌质偏红，暗滞，苔黄腻，脉弦滑。

证型确定：具备主症及次症 1 项者，即属本证。

治则：清热利湿，理气化瘀。

方药：茵陈蒿汤和五苓散加减。茵陈、茯苓、猪苓、黄连、黄柏、川芎、陈皮、麻黄、连翘、麸炒白术、桂枝、泽泻、栀子、大黄等。

3. 肝肾两虚型

主症：肝区不适，胁肋隐痛。

次症：①口干咽燥，两目干涩；②腰膝酸软；③头晕目眩；④胁痛绵绵不已，遇劳加重。

舌脉：舌质紫暗，有瘀斑瘀点，脉弦细数。

证型确定：具备主症及次症1项者，即属本证。

治则：滋养肝肾，扶正固本。

方药：一贯煎或肾气丸加减。生地黄、熟地黄、当归、黄芪、枸杞子、麦冬、三七、龟甲、山药、山茱萸、川楝子、牡丹皮、泽泻、附子等。

六、病例举隅

病例1

任某，女，53岁。2017年6月14日初诊。

［主诉］右胁不适1周，加重3天。

［现病史］患者1周前无明显诱因出现右胁肋胀闷不适，间或出现闷痛及刺痛，未予重视；3天前上述症状加重，为求系统治疗来诊。现症见：右胁胀闷，偶有疼痛，乏力、目干、口干饮水不可缓解，颈肩腰背及关节时有疼痛，手脚凉，畏寒，天气转冷时加重，大便不成形，睡眠、纳食尚可，脱发严重。

［既往史］药物损伤型肝炎病史，曾间断口服熊去氧胆酸（优思弗）250mg，每日3次，症状未见好转。

［查体］腹软，脾稍大，移动性浊音（–），未见口腔溃疡及光过敏等症状。舌质暗红，苔白稍腻，脉沉。

［辅助检查］肝功能示：GLOB 34.2g/L，A/G 1.3，GGT 44U/L，ALT 25U/，AST 32U/L。病毒性肝炎化验未见异常。自身免疫性抗体检测示：抗核抗体（+）、核颗粒型1：320（+）、胞浆颗粒型1：3200（+++）、抗SSA抗体（+）、抗Ro–52抗体（+）、抗SSB抗体（+）、抗AMA–M2（+）。彩超：肝内钙化灶，脾大，胆囊附壁胆固醇结晶沉积。

［诊断］中医诊断：臌胀（肝郁气滞、脾肾两虚型）。

西医诊断：原发性胆汁性胆管炎。

［处方］生黄芪20g，当归10g，白术15g，白芍15g，茯苓15g，桂枝10g，苍术10g，枸杞子15g，麦冬15g，菊花15g，玄参10g，生地黄15g，丹参10g，三七3g，海螵蛸20g，鸡内金15g，陈皮10g，厚朴15g，炙甘草10g，柴胡10g。

15剂，每日1剂，水煎，分2次口服。

二诊：2017年7月6日。

患者右胁不适症状明显好转，目干、口干症状减轻，仍有手脚凉，膝关节疼痛恶风，手关节晨僵症状。舌淡红，边有齿痕及瘀斑，脉沉弱。

[处方] 熟地黄15g，杜仲15g，牛膝15g，当归15g，白芍15g，车前子15g，苍术15g，黄柏15g，附子6g，川芎10g，枸杞子15g，菟丝子15g，山药15g，山萸肉15g，地龙10g，穿山甲10g。

15剂，每日1剂，水煎，分2次口服。

三诊：2017年7月28日。

患者右胁不适基本消失，关节疼痛及手脚凉有所减轻，纳、眠、便均可。舌质淡红，稍暗滞，苔白腻，脉滑尺弱。

[处方] 上方去黄柏、苍术，白芍改为赤芍15g，加红花10g，女贞子15g，五味子10g。

15剂，每日1剂，水煎，分2次口服。

【按语】患者为中年女性，其先天肾精不足，平素体质较差；常年少进肉食，营养不足，致使后天脾胃虚弱，运化水湿之力不足；胆汁分泌不利，肝胆失于疏泄，又曾自服不知名药物及保健品，导致药物损伤型肝炎，药毒责之肝脏，进一步导致了本病的发生与发展。首方中可见补中益气汤加减，患者口干饮水不解，右胁不适并见苔白稍腻，为痰湿困脾之象；关节疼痛恶风，亦因风寒湿困着关节，失于运化导致。《素问·至真要大论》曰："劳者温之。""损者益之。"运用利水化湿之法，常伤及脾土，单用健脾扶正，易至覆水难收，因此，攻补兼施、补中益气、健脾行水是为妙法。方中陈皮、柴胡可疏肝解郁。《素问·阴阳应象大论》曰："形不足者，温之以气；精不足者，补之以味。"手足肢冷、感寒加重，遂用黄芪、附子、山药等共奏补气温阳之法。白术、苍术、茯苓、厚朴等健脾燥湿，用以护脾胃。生地黄、白芍养血敛阴止痛，麦冬养阴益胃，同用防止药物过燥伤阴。桂枝温通经脉，助阳化气。枸杞子、菊花一清一补，清肝明目。二诊时以关节疼痛为主症，观其舌脉有痰瘀交阻之象，以四物汤理气活血，三妙丸燥湿缓解痹痛，杜仲、枸杞子、菟丝子等补益肝肾，强壮筋骨，再加以地龙、穿山甲活血通络，宣痹止痛。三诊时上述诸症已轻，加以赤芍、红花、女贞子增强其活血行瘀之力。观三诊之用药遣方，卢教授把握中医整体观念，清肝与柔肝举药同施，祛邪与扶正标本兼顾，疾病由此可以缓解。

病例2

王某，女，54岁。2019年7月11日初诊。

[主诉] 怠倦乏力一个月，加重一周。

［现病史］患者2018年4月体检时发现肝功能异常，口服复方甘草酸苷、水飞蓟素治疗。2019年6月因肝区不适于外院行相关检查，肝脏穿刺术提示原发性胆汁性胆管炎，现应用优思弗每日3次，250mg口服治疗。近1周患者自觉乏力较前加重，遂来诊。现症见：右胁肋连及右侧后背疼痛，周身乏力倦怠，口苦，白天烘热汗出，夜眠欠佳，入睡易醒，纳少，二便可。

［既往史］否认病毒性肝炎病史。

［查体］舌淡暗，苔白腻滑，伸舌颤，脉沉细。

［辅助检查］肝功能示：GGT 413U/L，ALP 312U/L，ALT 158U/L，AST 102U/L，TBA 11μmol/L。

［诊断］中医诊断：胁痛（肝郁脾虚型）。

　　　　　西医诊断：原发性胆汁性胆管炎。

［处方］陈皮10g，白术15g，苍术15g，赤芍15g，白芍15g，太子参15g，茯苓15g，附子6g，白豆蔻10g，车前子15g，柴胡10g，当归15g，熟地黄15g，桂枝10g。

14剂，每日1剂，水煎，分2次口服。

二诊：2019年8月1日。

右胁肋疼痛较前好转，仍自觉乏力，自汗，面色少华，二便调。舌淡红，暗滞，苔白腻，脉沉尺弱。

［处方］上方去赤芍，加炙黄芪15g，桃仁10g，红花10g。

14剂，每日1剂，水煎，分2次口服。

三诊：2019年9月9日。

胁肋疼痛症状基本缓解，睡眠欠佳，心烦易醒。舌淡红，苔白腻，脉沉细。

［处方］上方熟地黄改为生地黄15g，炙黄芪改为生黄芪15g，加茯神15g。

14剂，每日1剂，水煎，分2次口服。

【按语】卢教授认为本病患者多有先天肾精不足之象，未予调理，后天常受饮食劳逸所伤，水谷精微运化受限，无以充养机体，脾胃虚弱，致使水液泛滥，瘀血内生，气机不得调达。肝喜调达而恶抑郁，受内邪侵袭日久，肝用失常，疏泄不及，致使疾病进一步发展。患者自述消化不良、纳差日久，脾胃虚弱，气血亏虚，机体无以为用，肝体失养。近期遇事情志异常，焦虑易怒，肝气郁结，肝失调达，气郁化火，灼伤肝体，素体亏虚，肝体复伤，故患者在乏力倦怠基础上，又见右胁肋剧烈疼痛、面白口苦、烘热汗出等症状。治疗方面当肝脾同治，体用同调，以达到解除主症而不伤正的目的。方中柴胡、当归、白芍三药同用，补肝体而助肝用，使血和而肝气柔；赤芍可散瘀血留滞；茯苓、白术行气健脾；太子参补气兼可养阴生津；陈皮、白豆蔻、苍术健脾祛湿，熟地黄专入肝脏养血生阴，附子、桂枝温通经脉止痛。二诊在原方的基础上，将赤芍改为桃仁、红花，以增其活血化瘀之功。黄芪善补气升阳，益气固表。三诊将炙黄芪改为生黄芪，以防过于滋腻阻碍气机；熟地黄改为生地黄，以防气机阻滞，郁而化热。茯神善治失眠惊悸。诸药相配，补肝之体，制肝之用，兼以健脾培土，终达其效。

病例 3

敖某，女，46 岁。2018 年 5 月 10 日初诊。

[主诉] 脘腹部胀痛 1 个月余。

[现病史] 患者自述于 2 个月前行子宫息肉切除术时发现相关抗体异常，平素常有膝关节疼痛，近 1 个月脘腹部胀痛不适，遂来诊。现症见：脘腹部胀闷不适，食后加重，胁肋部隐隐作痛，偶伴有胸闷气短，嗳气或矢气后稍舒，膝关节疼痛，手术后阴道内常有余血淋沥不尽，颜色稍暗，纳眠可，小便正常，大便不成形，略黏滞。

[查体] 舌淡红、苔白，脉沉细。

[辅助检查] 肝功能示：GLOB 39.3g/L，PA 10mg/dl，TBA 12.9μmol/L，GGT 70U/L，ALT 91U/L，AST 78U/L。自身抗核抗体检测：抗 AMA－M2（＋），抗核抗体（＋），核颗粒型 1∶1000（＋＋），核膜型＜1∶1000（＋＋）。肝胆脾彩超示：肝实质回声粗糙，肝内弥漫性改变。

[诊断] 中医诊断：胁痛（肝郁气滞、肝肾两虚型）。

西医诊断：原发性胆汁性胆管炎。

[处方] 当归 10g，熟地黄 15g，白芍 15g，川芎 10g，红花 10g，柴胡 10g，丹参 10g，郁金 15g，香附 10g，陈皮 10g，菟丝子 15g，五味子 15g，覆盆子 15g，杜仲 10g，黄芪 20g，厚朴 15g。

14 剂，每日 1 剂，水煎，分 2 次口服。

二诊：2018 年 5 月 25 日。

胃脘部胀闷好转，嗳气增多，胁肋不适略有好转，月经颜色较之前加深，近日来后脑连及项背部酸痛不适、发凉，平躺时常有气短，纳差，夜寐尚可，舌淡红、有齿痕，苔白腻，脉沉细。

[处方] 上方去熟地黄、当归、白芍，加苍术 10g，茯苓 15g，羌活 10g，白芷 10g，地榆 15g，海螵蛸 20g，鸡内金 15g，竹茹 15g。

14 剂，每日 1 剂，水煎，分 2 次口服。

三诊：2018 年 6 月 14 日。

胃脘部胀闷基本好转，月经基本正常，仍时有胸闷，乳房胀痛，每至傍晚时常有腿部骨节疼痛，舌淡红暗滞、苔白，脉沉细。

［处方］白芍 15g，当归 15g，柴胡 10g，枳壳 10g，丹参 10g，郁金 10g，香附 10g，川芎 10g，熟地黄 15g，杜仲 15g，牛膝 15g，益母草 15g，羌活 15g，桂枝 10g，桔梗 15g，炙甘草 10g。

14 剂，每日 1 剂，水煎，分 2 次口服。

【按语】患者年过六七，阳明之脉衰，阴精亦不足，一诊时自述脘腹胀闷不适，嗳气或矢气后得减，可见其肝气郁滞，疏泄不畅，加之经血色暗，淋沥不尽，可见气滞兼有血瘀，故卢老选用多方加减相伍，其中柴胡、丹参、郁金、香附、陈皮功在疏肝解郁，调畅气机。桃红四物汤方加减取其活血行血之功，补血不留瘀，行血不伤正。菟丝子、五味子、覆盆子为五子衍宗丸中取三子，强阴益精，温而不燥。厚朴下气除满，黄芪补中气、益元气，于疏肝活血同时兼顾扶正；杜仲补肝肾、强筋骨。二诊时自述头后项背部疼痛，经色较之前加深，遂去行血活血之当归、熟地黄、白芍，加羌活、白芷祛风胜湿，以利周身百节；苍术、茯苓健脾燥湿、升阳解郁；海螵蛸、鸡内金消砾水谷、制酸止痛。三诊时除仍胸闷、乳房胀痛外，尚有腿部骨节疼痛，遂于疏肝解郁、通经活血之基础上加牛膝、杜仲健筋强骨，温补腰膝；羌活、桂枝温通经脉、搜风散邪；佐以桔梗轻清之品载药上行；炙甘草性平以调和诸药。观此三诊用药，卢老予疏肝与养肝并举，行气与活血兼施，在治疗主症的基础上配以药对并治兼症，多管齐下，药到病除。

病例 4

郑某，女，78 岁。2016 年 5 月 15 日初诊。

［主诉］皮肤瘙痒一周，加重伴腹胀 3 天。

［现病史］患者一周前无明显诱因出现皮肤瘙痒，未予重视；近 3 天症状加重，伴腹胀，为求系统治疗来诊。现症见：身目轻度黄染，面色少华，乏力，纳差，腹胀，周身时痒，夜间加重，寐差。

［查体］周身皮肤及巩膜轻度黄染，未见肝掌及蜘蛛痣，腹软，脾稍大，移动性浊音（−）。舌淡红，暗滞，苔白腻，脉沉细。

［辅助检查］肝功能示：ALP 164U/L，GGT 228U/L，ALT 121U/L，AST 139U/L。自身抗核抗体检测示：ANA（＋），AMA-M2（＋）。肝胆脾彩超提示：肝实质回声粗糙，弥漫性肝损伤。

［诊断］中医诊断：聚证（肝郁脾虚，湿浊内阻型）。

西医诊断：原发性胆汁性胆管炎。

［处方］柴胡 10g，陈皮 10g，当归 15g，赤芍 15g，茵陈 30g，白术 15g，苍术 10g，车前子 20g，丹参 15g，三七 3g，黄芪 20g，蝉蜕 10g，麻黄 6g。

7 剂，每日 1 剂，水煎，分 2 次口服。

二诊：2016 年 5 月 22 日。

右胁肋胀闷不适减轻，食欲尚可，尿量正常。多梦，夜寐不宁，时有瘙痒。无黑便，身目无黄染。舌淡红，稍暗，苔白稍腻，脉沉细。

［处方］上方加白芍 15g，酸枣仁 15g。

7 剂，每日 1 剂，水煎，分 2 次口服。

三诊：2016 年 5 月 30 日。

腹胀明显缓解，瘙痒症状明显改善，食欲增进，二便可，少有乏力感。舌淡红，苔白腻，脉沉细。

［处方］效不更方。

7 剂，每日 1 剂，水煎，分 2 次口服。

【按语】卢教授治疗此患者首先着眼于疏肝理气，健脾祛湿。应用柴胡、陈皮以疏通肝气，白术、苍术合用可以健脾与祛湿兼顾。应用车前子、茵陈利湿以退黄。肝气郁结，气滞则血瘀。患者临床症状及舌脉虽未表现出瘀血证候，但卢教授言瘀血定是其最终病理产物，在前方用药上尽量延缓其发展至瘀血的时间，遂配伍丹参、三七、当归行血活血，血能载气，活血又可促使气机调达。佐以麻黄、蝉蜕两药，意在开表郁，使风邪、湿邪得散，瘙痒得解。遣方用药，兼顾虚实，预防传变，恰到好处。

病例 5

李某，女，53 岁。2020 年 7 月 13 日初诊。

［主诉］间断乏力、纳差半年。

［现病史］患者自述一年前曾因肝功能异常就诊于外院，检查除外病毒性、酒精性肝炎，为求确诊行肝穿刺活检，病理显示原发性胆汁性胆管炎，予以强的松、硫唑嘌呤加保肝药物治疗后，症状、肝功能好转而停用强的松，此后单用保肝药物但病情反复，今为求系统治疗来诊。现症见：右胁肋部胀痛，胸胁胀闷，情绪低落，时有烦躁，目睛黄染，皮肤瘙痒，食欲欠佳，眠差，二便可。

［查体］颈部蜘蛛痣，舌质紫暗，有瘀斑瘀点，苔白，脉弦涩。

［辅助检查］肝功能示：ALT 263U/L，AST 138U/L，GGT 131U/L。自身抗核抗体检测：抗 AMA-M2（+），抗核抗体（+）。肝胆脾彩超提示：肝实质回声粗糙不均匀，弥漫性肝损伤。

[诊断] 中医诊断：胁痛（气滞血瘀型）。

西医诊断：原发性胆汁性胆管炎。

[处方] 柴胡 10g，当归 10g，白芍 10g，白术 10g，茯苓 15g，生姜 10g，薄荷 10g，炙甘草 10g，熟地黄 15g，川芎 15g，桃仁 15g，红花 10g，茵陈 20g，栀子 15g。

7剂，每日1剂，水煎，分2次口服。

二诊：2020年7月21日。

服上药后胸胁胀闷，右胁肋部胀痛症状明显好转，皮肤仍时有瘙痒，目睛黄染减轻。舌质暗红，有瘀斑瘀点，苔白，脉弦涩。

[处方] 上方加麻黄 6g，连翘 10g。

7剂，每日1剂，水煎，分2次口服。

三诊：2020年7月29日。

诸症均有好转，与常时无异，疼痛症状消失。舌质偏红，苔白，脉沉弦。

[处方] 首方去薄荷、桃仁、红花。

7剂，每日1剂，水煎，分2次口服。

【按语】对于本病患者的初诊用药，卢教授选用了逍遥散合桃红四物汤加减。中年女性由于卵巢功能日趋衰退、激素水平逐渐下降，机体会出现诸如下丘脑-垂体-卵巢轴功能紊乱等一系列的变化，极易导致焦虑、抑郁等不良情绪的产生与积累。《医碥》有言："百病皆生于郁，郁而不舒，则皆肝木之病矣。"此期患者主要病理特征为气滞血瘀，据此卢教授主张早期以疏肝解郁、畅达肝木之法，选药主入肝经，行气滞，畅肝木，疏肝解郁，理气止痛。气行则血行，气滞则血停，瘀为 PBC 患者的重要病理因素之一，亦是卢教授辨治本病早期轻症患者时常强调的一点。首方酌加茵陈、栀子利湿祛黄，通肝经之积血，利血分之郁又兼助胆汁疏泄，可有效缓解患者黄疸、皮肤瘙痒等症状。同时良好的情绪对气机的通畅有正向作用，对于所有肝病患者，卢教授在用药治疗的基础上，同时也注重调理患者及患者家属的不良情绪，在治病之余时常鼓励患者多加强体育锻炼，强调心理健康与生理健康具有相同的重要地位。

▶▶ 参考文献

[1] You H, Ma X, Efe C, et al. APASL clinical practice guidance : the diagnosis and management of patients with primary biliary cholangitis [J]. Hepatology International, 2022, 16（1）：1–23.

［2］朱晶，高沿航.《2022 年亚太肝病学会临床实践指导：原发性胆汁性胆管炎的诊断与疾病管理》推荐意见［J］.临床肝胆病杂志，2022，38（2）：318-319.

［3］尤红，段维佳，李淑香，等.原发性胆汁性胆管炎的诊断和治疗指南（2021）［J］.临床肝胆病杂志，2022，38（1）：35-41.

［4］Lv，TingtingChen，ShaLi，et al. Regional variation and temporal trend of primary biliary cholangitis epidemiology：A systematic review and meta-analysis［J］. Journal of gastroenterology and hepatology，2020，36（6）：1423-1434.

［5］Zeng N，Duan W，Chen S，et al. Epidemiology and clinical course of primary biliary cholangitis in the Asia-Pacific region：a systematic review and meta-analysis［J］. Hepatology International，2019，13：1333-1341.

［6］刘智成，王资隆，郑佳睿，等.我国一般人群原发性胆汁性胆管炎患病率及其影响因素的系统综述［J］.临床肝胆病杂志，2023，39（2）：325-332.

［7］Xu Huan，Niu Qian，Su Zhenzhen，et al. Genetic association of E26 transformation specific sequence 1 polymorphisms with the susceptibility of primary biliary cholangitis in China［J］. Scientific reports，2019，9（1）：19680.

［8］Hirschfield Gideon M，Liu Xiangdong，Xu Chun，et al. Primary biliary cirrhosis associated with HLA，IL12A，and IL12RB2 variants［J］. New England Journal of Medicine，2009，360（24）：2544-2555.

［9］Hirschfield Gideon M，Liu Xiangdong，Han Younghun，et al. Variants at IRF5-TNPO3，17q12-21 and MMEL1 are associated with primary biliary cirrhosis［J］. Nature Genetics，2010，42（8）：655-657.

［10］Liu Xiangdong，Invernizzi Pietro，Lu Yue，et al. Genome-wide meta-analyses identify three loci associated with primary biliary cirrhosis［J］. Nature Genetics，2010，42（8）：658-660.

［11］韦利强，梁会涛，秦东春，等.原发性胆汁性肝硬化患者血清中 miR-132 和 miR-212 的表达及意义［J］.临床检验杂志，2014，32（7）：532-534，538.

［12］王震，周颖，陈彩云，等.白细胞介素 35 在原发性胆汁性胆管炎患者临床中的表达及意义［J］.肝脏，2018，23（10）：938-939.

［13］郝娟，陶艳艳，周扬，等.原发性胆汁性肝硬化患者超声评分与临床病理分期的相关性［J］.中国现代医学杂志，2018，28（17）：81-84.

[14] 李偲.基于数据挖掘的卢秉久教授辨治原发性胆汁性胆管炎之经验分析[D].沈阳：辽宁中医药大学，2020.

[15] 刘思雨，牛万彬.超声在原发性胆汁性肝硬化与病毒肝炎性肝硬化诊断中的对比分析[J].现代诊断与治疗，2017，28（22）：4260-4262.

[16] 周艳贤，张新力，施源，等.60例自身免疫性肝病超声影像分析[J].临床超声医学杂志，2003（6）：342-344.

[17] 段维佳，欧晓娟，马红，等.抗sp100和抗gp210在原发性胆汁性胆管炎中的诊断和临床意义[J].临床和实验医学杂志，2018，17（15）：1579-1581.

[18] 李强，黄玉仙，陈良.原发性胆汁性肝硬化研究现状[J].胃肠病学和肝病学杂志，2017，26（11）：1206-1209.

[19] 刘伟荣，潘景伟.原发性胆汁性肝硬化与病毒肝炎性肝硬化超声诊断对比分析[J].影像研究与医学应用，2019，3（6）：210-211.

[20] 中华医学会肝病学分会，中华医学会消化病学分会，中华医学会感染病学分会.原发性胆汁性肝硬化（又名原发性胆汁性胆管炎）诊断和治疗共识（2015）[J].临床肝胆病杂志，2015，31（12）：1980-1988.

[21] 杨入，卢秉久.卢秉久治疗原发性胆汁性肝硬化经验撷菁[J].中医药临床杂志，2016，（11）：1556-1558.

[22] 耿晓萱，卢秉久.卢秉久教授基于"肝体阴用阳"辨治原发性胆汁性胆管炎[J].中医临床研究，2022，14（5）：70-73.

[23] 安夏蓁，卢秉久.卢秉久从女性生理特点论治原发性胆汁性胆管炎经验[J].湖南中医杂志，2021，37（03）：33-36.

[24] 郑佳连，卢秉久.卢秉久教授辨治原发性胆汁性胆管炎用药经验与规律研究[J].中西医结合肝病杂志，2022，32（10）：916-919.

[25] 李偲，卢秉久.卢秉久教授辨治原发性胆汁性胆管炎经验撷菁[J].中西医结合肝病杂志，2019，29（4）：353-355.

肝性脊髓病

一、疾病概述

肝性脊髓病（hepatic myelopathy，HM）是肝脏疾病晚期罕见的神经系统继发症，由于门体分流术后或自然形成的广泛门体静脉侧支循环所导致的脊髓病变，其突出病理特点是脊髓锥体束的脱髓鞘病变，主要临床表现为隐匿起病的进行性下肢痉挛性截瘫。文献上还称为肝硬化脊髓病、门腔脊髓病、分流后脑脊髓病、肝性脑脊髓病等。根据国内外病例报告的统计，其发病年龄的范围是11～69岁，其中男性患者占绝大多数。

中医学中并无肝性脊髓病（HM）的相应病名，各医家基于临床症状将其归纳于"痿证""痹证""痉证""中风"和"风痱"等证候。现代多数医家也认为归属于此类病证。

二、疾病机制

（一）病理生理

病理发现主要在颈髓以下脊髓侧索对称性脱髓鞘病变，以皮质脊髓束为主，不超过颈髓。由颈膨大向尾端逐渐加重，以胸、腰段明显。伴神经轴索的变性、脱失及神经纤维的明显减少，而代以神经胶质细胞充填。病变部位尤其是脊髓后索、脊髓小脑束也可有较轻的变性改变。早期病理改变为脱髓鞘，而后期严重时会产生轴突的损伤，继而推测皮质运动神经元损伤可能为继发改变，造成皮质脊髓侧束的自远端向近端逆行发展的损伤，可累及脑干和内囊。

关于肝性脊髓病患者尸解所见到的中枢神经系统的病变，不同学者的发现并不一致。目前关于 HM 的病理改变主要有以下几种观点：①皮质脊髓束的原发性脱髓鞘改变，病因只作用于髓鞘，而对轴索无影响。②病因作用于大脑中央前回的 Betz 细胞，使其数量减少并造成皮质脊髓侧束中纤维缺失，呈自远端向近端逆行发展，可累及脑干和内囊。③病变早期主要累及皮质脊髓束的轴索，随着病情进展才逐渐影响到髓鞘。④门腔静脉分流术可能引起脊髓血流量的改变，进而造成脊髓神经组织的缺血性损伤。

总之，肝性脊髓病在中枢神经系统的病理改变集中于与运动有关的大脑皮质及皮质脊髓束，且多数发生在颈膨大以下的脊髓阶段。

（二）发病机制

本病的西医发病机制并不是很清楚。因绝大多数 HM 为肝硬化晚期患者，少数为特发性门脉高压症、先天性肝纤维化患者，都有外科分流或自发分流的证据，多数学者认为门体分流为 HM 的病因。但是少数急慢性肝炎、亚急性重症肝炎、脂肪肝合并者无门体分流，单独门体分流不足以解释。肝功能不全或肝功能异常几乎存在于所有肝性脊髓病患者。因此肝功能不全或肝功能异常是肝性脊髓病的重要病因。急性肝炎、脂肪肝并发的肝性脊髓病，有人用免疫损伤解释。

1. 慢性中毒学说

氨是最常见、最可能的物质，其后是硫醇与其他物质。慢性肝病是肝脏由于功能障碍摄氨减少，而长期营养不良导致肌肉消耗使骨骼肌摄氨减少，于是大量的氨通过门体分流进入神经组织，使中枢神经系统摄氨大大增加，氨干扰神经组织能量代谢造成星状细胞功能障碍。星状细胞吸收细胞间隙的钾离子，以维持神经元周围环境血钾离子浓度的稳定性，它还能摄取和代谢某些神经递质，调节细胞间隙中神经递质的浓度，有利于神经元的活动。肝功能失代偿期患者星状细胞肥大、功能受损，星状细胞的标志酶谷氨酰胺合成酶活性下降，谷氨酰胺循环受破坏，使中枢神经系统清除氨能力下降，氨大量蓄积，也使神经元中具有活性的谷氨酸形成减少，导致谷氨酸能突触异常，使神经传导受阻，这些能够解释某些一过性痉挛性截瘫的原因。肠道吸收、分解的氨、硫醇、短链脂肪酸除本身毒性外，相互间的协同作用使它们即使在小剂量时也会引起神经系统较大损害，为此有人认为氨、硫醇、短脂肪酸对中枢神经系统的协同毒性作用，也可能是肝性脊髓病的发病原因之一。

2. 营养不良学说

由于门体分流及肝功能不全造成的吸收和合成功能降低，使体内对脊髓有保护和营养作用的物质如维生素、磷脂等减少，引起脊髓神经的损害。神经毒性物质增多及营养物质缺乏均可干扰神经纤维和髓鞘的营养代谢，使远离神经元细胞营养中心（胞体）的脊髓侧索得不到充分的营养，产生变性和脱髓鞘病变。主要为 B 族维生素缺乏与营养运输障碍。

3. 营养输送障碍

脊髓的血液供应是由脊髓前后动脉及其他动脉的脊髓支构成的，呈节段性分布，由于有不同的来源，在某些部位，若两个来源的血液供应不够充分，就容易使脊髓因缺血而受到损伤，这多见于两个不同来源血供的移行地带，被称之为危险区，如第1～4胸节和第1腰节的腹侧面。而尸检发现，肝性脊髓病患者脊髓轴索脱髓鞘主要发生于胸、腰段的脊髓侧索，尤其是脊髓锥体束，这与危险区的范围基本符合。另外，长期的门静脉高压，致胸腰段椎静脉丛淤血，同时因肝硬化而发生动脉低氧血症使胸、腰段的脊髓、脊膜发生慢性缺血缺氧，以致变性坏死，也能引起HM。

4. 免疫因子学说

尸检病理学研究证实，脊髓病变一是病毒感染，二是病毒高度免疫反应导致血管炎或两者均存在。而肝性脊髓病患者大多数都有乙型肝炎病毒或丙型肝炎病毒感染后肝硬化，存在病毒感染复制及免疫损伤，因此有人提出免疫因子造成脊髓病变的学说。大量的剩余乙肝病毒表面抗原释放入血，形成可溶性免疫复合物。当沉积在神经系统并激活补体或引起结节性多动脉炎时可损害神经系统。

5. 血液动力学改变

脊髓的血液供应是由脊髓前后动脉及其他动脉的脊髓支构成的，呈节段性分布，在某些部位，若两个来源的血液供应不够充分，容易使脊髓因缺血而受到损伤，这多见于两个不同来源血供的移行地带，被称之为危险区，如第1～4胸节和第1腰节的腹侧面。尸检发现，HM患者脊髓轴索脱髓鞘主要发生于胸、腰段的脊髓侧索，尤其是脊髓锥体束，这与危险区的范围基本符合。另外，长期的门静脉高压致胸腰段椎静脉丛淤血，同时因肝硬化而发生动脉低氧血症，使胸、腰段的脊髓、脊膜发生慢性缺血、缺氧，以致于变性坏死，也能引起病变。

（三）病因病机

《素问·至真要大论》言："谨守病机，各司其属，有者求之，无者求之。"识其机要，方能效如桴鼓。中医藏象学认为"肾主藏精，在体为骨，主骨生髓"，"肝主藏血，在体合筋"，"脾主运化，在体合肌肉，主四肢"。肝性脊髓病与脊髓、筋骨、肌肉密切相关，故可见本病与肝、脾、肾三脏关系密切。

卢教授认为肝性脊髓病的认识应立足于辨病辨证相结合，其病位在髓和督脉，责之于肝、脾、肾。根据"乙癸同源""治痿要治气""治痿独取阳明"等理论为指导，其肝性脊髓病中医病因病机不外乎肝、脾、肾受损。肝肾亏损是肝性脊髓病的基本病机，髓海失充是本病发生的根本病因，瘀血阻络及脾胃亏虚是本病发生的主要病因。

1. 乙癸同源

肝、肾的结构和功能虽有差异，但起源相同、生理病理密切相关，可采用肾肝同治的治疗法则。卢教授认为肾藏精，精生髓，由于先天之气未充，父母精血虚衰，胎元失养，以致先天肾精不足，髓海失充是本病发生的根本病因，故补肾以益先天之不足为治疗本病的关键。吴鞠通《温病条辨·中焦篇》："温病由口鼻而入，鼻气通于肺，口气通于胃，肺病逆传，则为心包，上焦病不治，则传中焦，脾与胃也；中焦病不治，即传下焦，肝与肾也，始上焦，终下焦。"温病后期，病邪深入下焦，多伤肝肾之阴，由是可推证肝肾阴液之间有着密切的联系。因此，从温病发病学上看，肝肾具有共同的易感性，肝肾阴虚易同时出现，形成了"厥阴必待少阴精足，而后能生……乙癸同源"的认识。

肝肾母子相生。在先天，肝肾共同起源于生殖之精；在后天，肝肾共同受肾所藏的先后天之精的充养。张介宾《类经·藏象类》云："肝肾为子母，其气相通也。"这指出肝肾经气相互灌注交汇而沟通联系，既可母病及子，肾病及肝，又可子盗母气、子病及母，肝病及肾，而致肝肾同病。"水能生木"的自然现象，提出"肾（水）之精以养肝（木）"的理论，此即所谓肝肾"母子相生"。在病机和发病学上，一旦肾阴精耗竭，可以引发母病及子等证。肝肾同源理论重点在于水能涵木，治疗上倡导滋水以涵木为主。而肝性脊髓病的患者多由于木衰水亏，肝气不及累于肾，临床常表现为肝阳上亢，导致相火妄动，久则下劫肾阴，出现头晕、遗精等症，使阴液进一步亏虚，最终导致肾阴不足，子盗母气或肝虚及肾，故治宜滋肾水以涵肝木。

肝肾精血互生。"肝肾同源于精血"意即肝肾的结构和功能体系通过"精血"这一中心环节而密切相关。宋代《圣济总录》指出："肾藏精，肝藏血，人之精血充和，则肾肝充实，上荣耳目，故耳目听视不衰，若精血亏耗，二脏虚损，则神水不清，瞻视乏力，故令目暗。"凡形质不足、精血亏虚皆责之于肾精肝血相生失调。首先，肾精能不断得到肝血所化之精的滋养。肝脏有储藏血液和调节血量的作用，供养五脏六腑、四肢百骸，以使其各司其职，其余部分则转化为肾精而储藏于肾。其次，肝血亦赖肾精之滋生，下焦肾所藏之精亦可转化而为血。肾藏精，主骨生髓，骨中精髓与血液相互化生，可以滋养肝血，此即所谓"血之源头在乎肾"。本过程是通过溪谷和孙脉互相渗灌而完成的。张介宾在《治形论》中指出:"凡欲治病者必以形体为主,欲治形者必以精血为先,此实医家之大门路也。"常用的补益精血的药物有熟地黄、当归、枸杞子等味,尤以熟地黄为首选。

2. 治瘀要治气

久病入络,肝、脾、肾三脏虚损日久,气血生化不足。脾虚失摄或气虚鼓动无力,血溢络外而为瘀。瘀血阻滞于络脉,气不畅达,血不盈脉,肌肉筋脉失于濡养,则肌肉痿缩、肢体无力,甚则疼痛麻木。在生理情况下,血在气的统帅下,畅行脉中,寻其常道,有约束、有规律地输布流动,环行无端,称为循经而行。若因久病影响气血的流动,或使气血发生质与量的变化,气血循经而行发生障碍,血流迁缓(血滞或血不和),继而郁积不散而成血瘀、蓄血,而后凝结成形,即为瘀血。故治瘀要治气,气畅瘀也去,血病气必病,气病血必伤,气与血两者,气占主导地位,气虚则血滞,气滞则血瘀,气逆不顺则血上逆而走,故治瘀要治气。所以瘀去血络通,筋脉肌肉得血濡养,而恢复其已有之功能。可见瘀血阻络亦是本病发生的主要原因。

3. 治痿独取阳明

《素问·痿论》:"治痿者独取阳明。"卢教授常言脾胃运化功能的正常与否,往往关系肌肉的健壮与衰痿。根据脾主肌肉的原理,四肢更需要脾气输送精微,才能维持其功能活动。输送营养充足,则四肢肌肉丰满而有力,否则发生病变。肝性脊髓病属于中医学"痿证"范畴。刘河间《素问玄机原病式》言:"痿,所谓手足痿弱无力以运动也。"《素问·痿论》言:"阳明者五脏六腑之海,主润宗筋,宗筋主束骨而利机关也。冲脉者,经脉之海也,主渗灌溪谷,与阳明合于宗筋,阴阳宗筋之会,合于气街,而阳明为之长,皆属于带脉,而络于督脉。故阳明虚,则宗筋纵,带脉不引,故足痿不用也。"《血证论·痿废》言:"痿者,足废不能行之谓,分五痿治之。"《类证治裁·痿症论治》言:"痿者,肢弱而无力,筋弛而不收,为热伤血脉之症。"朱丹溪《局方发挥》指出:"故阳明实则宗筋润,能束骨而利机关矣,治痿之法,无出于此。"取阳明意在调补后天之本,阳明多气多血,后天精微生化之源。脾具有运化水谷精微,并将其输送到全身肌肉中去,使肌肉发达、丰满。《素问集注·五脏生成篇》说:"脾主运化水谷之精,以生养肌肉,故合肉。"《素问·玉机真脏论》:"五脏者,禀气于胃,胃者,五脏之本也。"《素问·太阴阳明论》说:"四肢皆禀气于胃,而不得禀水谷气,气日以衰,脉道不利,筋骨肌肉,皆无气以生,故不用焉。"这充分说明四肢功能的正常与否,与脾运化水谷精微的作用关系密切。肝主疏泄,具有调畅气机、促进脾胃运化的功能。肝性脊髓病,由于肝损日久,疏泄失职,致使脾胃运化失调，气血津液生化乏源，筋脉肌肉失养，出现肌肤不仁、肌肉无力、四肢软弱等症状，故治疗当调补脾胃，将"独取阳明"寄寓于辨证统一之中。

三、临床表现

肝性脊髓病是一种少见的于肝硬化晚期基础上隐匿起病，而且多数仅累及下肢，呈慢性、进行性双下肢痉挛性截瘫。发病早期，主要呈现锥体束损伤的表现，即双侧下肢无力、肌张力增高和腱反射亢进等，进而出现痉挛步态。此期若治疗及时，上述症状和体征尚可缓解或消失。至本病晚期，患者可出现双侧下肢完全性痉挛性截瘫，浅感觉正常，但位置觉和震动觉可有障碍；括约肌功能多数不受累，但也有关于尿失禁的报道。伸、屈跖反射出现，腹壁及提睾反射消失，Babinskis 征阳性。

肝性脊髓病临床特征如下。

1. 运动障碍

双下肢无力、走路不稳，肌力减退，肌力 3～4 级，肌张力增高，主要是双下肢痉挛强直。

2. 反射异常

腱反射亢进，常有膑或踝阵挛，病理反射阳性，腹壁反射轻则减弱或迟钝，重则消失。

3. 感觉正常

肢体感觉一般正常，无明显的病损感觉水平，完全截瘫少见，痛、触觉正常。但少数可有震动觉及位置觉障碍。

4. 括约肌功能正常

一般无大小便失禁。

5. 其他中枢神经系统功能障碍表现

其他中枢神经系统功能障碍表现如共济失调（剪刀步态）和进行性加重的脑病表现（痴呆和构音障碍）。

6. 废用性肌萎缩及精神心理障碍表现

因为肝性脊髓病与肝性脑病并存时症状易被肝性脑病症状掩盖，应注意鉴别。部分症状只出现神经症状前期和脊髓病期。

HM 与肝硬化及肝性脑病关系密切，大多数学者将它们结合起来对 HM 进行分期。有学者将肝性脊髓病分为 4 期。

1. 神经症状前期

神经症状前期为肝功能损害和门脉高压症，主要表现为食欲不振、腹胀、乏力、肝脾肿大、腹水、转氨酶升高和黄疸等。

2. 亚临床期

亚临床期主要有计算能力差等表现，生活尚能自理。

3. 肝性脑病期

肝性脑病期可反复出现一过性意识障碍和精神症状。

4. 脊髓病期

脊髓病期缓慢出现进行性加重的脊髓症状，初为双侧下肢乏力、沉重感、活动不便、步履艰难，呈剪刀或痉挛步态，逐渐发展成两侧对称性、痉挛性瘫痪。部分患者只出现神经症状前期和脊髓病期。

并发症主要有肝昏迷、上消化道出血、肝肾综合征、感染性休克、癌变、肺梗死、呼吸肌麻痹、脑出血、胃溃疡穿孔等。

四、疾病诊断

（一）诊断依据

1. 有明确肝病病史，可伴有肝性脑病的反复发作。
2. 多伴有门体分流道（自然侧支循环形成或门–体静脉分流术史）。
3. 临床表现为起病隐匿，进行性双下肢乏力，肌肉僵硬，行走困难，但无明显肌萎缩及浅感觉障碍。
4. 神经系统检查包括伴有双下肢肌力减退，肌张力增高，病理征阳性（如腱反射活跃或亢进、踝阵挛阳性等）。
5. 磁共振神经影像学检查排除可能引起相似症状的疾病，如获得性肝脑变性、肌萎缩侧索硬化症、脊髓多发性硬化症、脊髓亚急性联合变性、急性脊髓炎、肝豆状核变性、遗传性痉挛性瘫痪、神经系统梅毒、脊髓肿瘤等。

目前 HM 诊断尚无统一标准。

（二）肌力分级

根据下肢症状的严重程度、患者是否依赖辅助行走工具及英国医学研究理事会肌力分级，将 HM 分为以下 4 个等级。

1 级：单侧或双侧下肢乏力，行走困难，伴或不伴下肢肌肉僵硬，患者仍可独立行走，不需要其他辅助步行工具帮助，可从蹲位不借助外力自行起立，下肢肌力4或5级，可伴有剪刀样步态。

2级：主述明显下肢乏力，伴显著的肌肉僵硬，不能独立行走，可借辅助步行工具如拐杖行走，坐位时可以抬起双下肢，下肢肌力3或4级，通常伴有明显的剪刀样步态。

3级：双下肢严重乏力、肌肉僵硬，坐位抬腿困难，辅助步行工具下也很难行走，只有依靠轮椅来移动，下肢肌力2或1级，无法观察到步态。

4级：痉挛性截瘫，坐位不适，必须卧床休息，下肢肌力1或0级。

五、疾病治疗

（一）西医治疗

1. 一般治疗

针对病因给予抗病毒、戒酒等治疗。

2. 对症治疗

（1）病因治疗：首先治疗各种肝病。改善肝功能，加强保肝治疗，应用肌苷、肝肽乐等，尤其要注意大剂量 B 族维生素的补充。

（2）肝性脑病治疗：限制白蛋白的摄入量。每日蛋白进食量不多于30g，应以植物蛋白为主，可使血浆中蛋氨酸的浓度降低和支链氨基酸与芳香族氨基酸的比值增加；另外，植物蛋白饮食使粪便中尿素排泄量增加，纠正了氨代谢的正平衡。口服新霉素、乳果糖以减少肠道氨吸收。同时可静滴谷氨酸钠、谷氨酸胛、精氨酸降血氨，补充支链氨基酸。给予肠道白醋或乳果糖灌肠。

（3）脊髓病治疗：给予大剂量维生素 B、C，促进神经再生。辅酶 A、ATP 肌甘、前列腺素、复方丹参可促进神经功能恢复。静滴胞二磷胆碱，肌注神经生长因子等神经营养剂。

（4）高压氧：高压氧能够增加血氧含量，提高血氧饱和度，促进肝脏、脊髓组织代谢。文献报道高压氧治疗使肝脏血流增加，脑组织氨降低，保护及修复神经髓鞘，对 HM 有一定疗效。

（5）血浆置换联合灌流：血浆置换疗法是将患者血液引入血浆交换装置，将分离出的血浆弃去，并补回一定量的血浆制剂及其他替代液，以清除患者血浆中毒素、抗体、激活免疫反应的介质和免疫复合物。其缺点也很明显，易发生过敏、感染和出血、血钙浓度降低、钠水潴留，因此不主张单纯用血浆置换。

（6）胎儿肝干细胞移植：通过对动脉注入胎儿肝干细胞的25例终末期肝硬化患者的研究发现，肝干细胞能够为肝细胞恢复活力提供原料，无1例患者再发生HE，临床症状和实验室指标都得到改善，6个月后平均MELD评分下降。这是最新发现的能够有效治疗HE的方法，有待更多的临床实践验证。肝干细胞移植能够很大程度上解决肝脏功能失代偿问题，部分改善HM病因，也能为等待肝移植争取时间，改善患者生活质量。

（7）肝移植：随着终末期肝病患者施行肝移植例数的增多，越来越多的学者认为肝移植可显著改善肝性脊髓病症状。肝移植由于从病因上解决了问题，目前可能是唯一有效的方法；但是当病变形成不可逆损伤尤其进展为轴突的变性时，则疗效较差。由于肝移植涉及肝源、手术风险、免疫抑制剂使用、经济负担等问题使得本项治疗只能适用于小部分患者。

（二）辨证论治

卢教授认为治病必求于本。在临床治疗中，卢教授坚持辨病与辨证相结合，将其分为肝肾亏损、瘀血阻络、脾胃亏虚三型；而在疾病发展过程中亦可出现动风、动血等证候，故治疗中以滋补肝肾、活血通络之法贯穿于疾病治疗的始终，并随证加减治疗。具体辨证分型如下。

1.肝肾亏损型

主症：起病缓慢，双下肢痉挛性瘫或不全瘫，腰脊酸软，肌肉萎缩，筋脉拘挛。

次症：目眩发落，咽干耳鸣，遗精或遗尿。

舌脉：舌红少苔，脉细数。

治则：滋补肝肾，滋阴清热。

方药：虎潜丸加减。若患者出现肢体震颤不止为肝肾阴亏日久，阴不制阳，肝阳上扰，亢极化风，为本虚标实、上实下虚的动风证，卢教授在治疗过程中常加入代赭石、生龙骨、生牡蛎以镇肝潜阳，加天麻、钩藤、菊花以平肝息风。若出现神昏谵语、意识模糊为痰湿上蒙，常加入麝香、丁香、藿香以开窍醒神，加陈皮、胆南星、浙贝母以清热化痰。若出现尿失禁者，加益智仁、覆盆子、乌药以温摄小便；伴有空洞积水者，加茯苓、车前子、泽泻、薏苡仁以利消水气。

2.瘀血阻络型

主症：双下肢痉挛性瘫或不全瘫，病程日久，面、颈、胸部有血痣，腹部青筋暴露。

次症：口渴饮亦不多，甚则下肢疼痛剧烈。

舌脉：舌质紫暗，有瘀点，脉细涩。

治则：活血化瘀，行气通络。

方药：血府逐瘀汤加减。若患者出现吐血色红或紫暗，口臭，便秘或大便色黑，面红目赤，尿短黄，舌质绛，苔黄腻，脉滑数等动血之症，卢教授在治疗过程中常加入大黄、黄连、藕节炭以清热化瘀通络。

3. 脾胃亏虚型

主症：双下肢痉挛性瘫或不全瘫，逐渐加重，食少，便溏，腹胀。

次症：面浮而色不华，气短，神疲乏力。

舌脉：苔薄白，脉细。

治则：补脾益气，健运升清。

方药：参苓白术散加减。若患者病程日久，脾气亏虚，统摄无力，血溢络外，出现吐血缠绵不止，血色暗淡，面白少华，神疲乏力者，则改用归脾汤以补气摄血。

六、病例举隅

病例1

李某，男，54岁。2007年11月2日初诊。

[主诉] 乙肝肝硬化病史5年，双下肢无力1个月。

[现病史] 患者5年前诊断为"乙肝肝硬化"，现应用恩替卡韦抗病毒治疗，近一个月出现双下肢无力，日趋加重，需拄拐站立，为求系统治疗来诊。现症见：双下肢无力，腹胀，头晕目眩，咽干耳鸣，睡眠欠佳，尿量减少，24小时800～900 mL。

[查体] 一过性神志不清，面色晦暗，可见肝掌及蜘蛛痣，心肺未见明显异常，腹部膨隆，腹壁静脉曲张，无压痛、反跳痛及肌紧张，移动性浊音（+），双下肢指压痕（+），全身深浅感觉正常，双上肢肌力5级，肌张力正常，双手扑翼样震颤，双下肢肌力3级，肌张力增高，双侧膝腱和跟腱反射亢进，双侧踝阵挛（+）。舌红，少苔，脉细数。

[辅助检查] 血常规示：WBC $3.2×10^9$/L，HGB 135g/L，PLT $48×10^9$/L。肝功能示：ALT 62U/L，AST 109U/L，TP 58.7g/L，ALB 27.2g/L，TBIL 54.7μmol/L，DBIL 27.2μmol/L。PT 16.8s，INR 1.565，PTA 52.451%。病毒标志物：HBsAg（+）、HBeAb（+）、HBcAb（+）。HBV-DNA 4.02E+05IU/mL。血氨219μmol/L；肝胆

脾彩超示：肝硬化，脾大，腹腔积液。双下肢深静脉、下腔静脉超声及胸部 CT 未见异常。

[诊断] 中医诊断：痿证（肝肾亏损型）。

         西医诊断：慢性乙型肝炎；乙肝后肝硬化（失代偿期）；肝性脊髓病。

[治则] 补益肝肾，活血化瘀。

[处方] 熟地黄 20g，龟甲胶 15g，牛脊髓 1 条，鹿角胶 10g，牛膝 20g，桃仁 15g，红花 10g，陈皮 15g，大腹皮 20g，茯苓 15g，桂枝 15g，黄芪 30g，当归 15g，山药 15g，熟附子 5g，白术 15g，枸杞子 15g，山萸肉 15g，钩藤 15g，菊花 15g。

14 剂，每日 1 剂，水煎，分 2 次口服。

二诊：2008 年 2 月 13 日。

患者可拄拐站立，仍无法行走，自觉腹胀较前明显好转，尿量较前增多，口渴饮亦不多，无黑便。腹部青筋暴露，双下肢指压痕（－），移动性浊音（±），双手扑翼样震颤消失，双下肢感觉无异常、肌力 3 级、肌张力增高，双侧膝腱和跟腱反射亢进，舌红，边有瘀斑，脉弦。

[辅助检查] 血常规示：WBC 3.9×10^9/L，HB 148g/L，PLT 68×10^9/L。肝功能示：ALT 65U/L，AST 91U/L，ALB 26.2g/L，TBA 35.20μmol/L，TBIL 53.1μmol/L，DBIL 26.7μmol/L，PTA 53.7%。AFP 6.5ng/mL，血氨 35μmol/L。

[处方] 上方去大腹皮、茯苓、桂枝、黄芪，加杜仲 15g，川芎 15g，香附 15g，地龙 20g，赤芍 20g，海螵蛸 30g，木香 20g，大黄 5g，黄连 10g，藕节炭 30g。

21 剂，每日 1 剂，水煎，分 2 次口服。

三诊：2008 年 3 月 16 日。

患者用药一月余，较前好转，拄拐步入病室，双手扑翼样震颤消失，神清语明，双下肢指压痕（－），仍觉腰膝酸软，睡眠饮食可，二便正常。舌红，脉弦滑。继续巩固对症治疗。

【按语】患者主要由于病久入络，肝、脾、肾三脏虚损日久，精血不足，髓海失聪，血不荣筋，筋失所养而致筋脉挛急。肾为先天之本，脾胃为后天之本，由于肝、脾、肾三脏亏虚，气血生化乏源，致筋脉肌肉失养，而出现肌肉无力、肌肤不仁、四肢软弱等。故用药当以补益肝肾、活血化瘀为主。方中重用熟地黄补血滋阴，益精填髓；配枸杞子、山萸肉以益精涩精；龟鹿二胶，为血肉有情之品，鹿胶偏于补阳，龟胶偏于滋阴，两胶合力，沟通任督二脉，益精填髓，蕴含"阴中求阳""阳中求阴""水火既济"和"阴阳协调"之意；牛膝补肝肾，强腰膝，健筋骨；牛脊髓味咸入肾经，形似人脊髓，取其因象用形之意，以益髓填精；当归、桃仁、红花活血祛瘀；陈皮行气；大腹皮、茯苓、白术、桂枝、黄芪、山药健脾利水；钩藤、菊花平肝息风等。二诊患者二便渐通，水湿已有去路，但正虚未复，肝肾仍亏，故治宜加重益气活血、补益肝肾之药。方中杜仲配牛膝增加补肝肾、强腰膝、健筋骨的功效；加地龙、赤芍、大黄、藕节炭增强活血祛瘀；并用川芎、香附、木香、海螵蛸行气。患者病程长，恢复慢，治疗过程中要依据患者情况的变化辨证治疗，但变证也是在主证基础上变化的，恪守病机，坚持用药，患者下肢无力，步态不稳逐渐缓解。

病例2

韩某，男，62岁。2013年3月2日初诊。

[主诉] 乙肝肝硬化病史3年，双下肢活动障碍1年，腹泻、腹痛2个月。

[现病史] 患者30年前发现乙肝表面抗原阳性，肝功能正常，未治疗；3年前出现腹胀，反复腹水，诊断为乙肝后肝硬化失代偿期，给予保肝、利尿、抗病毒治疗。1年前无明显诱因出现双下肢进行性无力，腰腿酸软，诊断为肝性脊髓病。近两个月来，无明显诱因反复腹泻，2～4次/日，严重时每日6次以上，为求系统治疗来诊。现症见：双下肢活动障碍，腹胀腹痛，腹泻，黏液血便，里急后重，气短，神疲乏力，睡眠欠佳。

[查体] 神清，面色晦暗，可见肝掌及蜘蛛痣。腹部膨隆，腹壁静脉曲张，无压痛、反跳痛及肌紧张，移动性浊音（+），双下肢指压痕（+），全身深浅感觉正常，双上肢肌力5级，肌张力正常，双手扑翼样震颤（+），双下肢肌力3级，肌张力增高，双侧膝腱和跟腱反射亢进，双侧踝阵挛（+）。舌红，苔白腻，脉滑。

[诊断] 中医诊断：痿证（脾胃亏虚型）。

西医诊断：慢性乙型肝炎；乙肝后肝硬化（失代偿期）；肝性脊髓病。

[治则] 补脾益气，健运升清。

[处方] 柴胡15g，黄芩10g，黄芪15g，枳壳6g，党参15g，白术12g，茯苓15g，薏苡仁30g，陈皮15g，砂仁30g，木香10g，甘草10g，山药15g。

14剂，每日1剂，水煎，分2次口服。

二诊：2013年3月20日。

患者可拄拐站立、行走，自觉腹痛较前明显好转，腹泻好转，每日1～2次。双下肢指压痕（-），移动性浊音（-），双手扑翼样震颤消失，双下肢感觉无异常，肌力3级，肌张力增高，双侧膝腱和跟腱反射亢进。舌红，苔薄白，脉细。

［处方］上方去枳壳、陈皮、砂仁，加桂枝 6g，郁金 10g，龟甲 15g，山萸肉 15g，白芍 30g。

21 剂，每日 1 剂，水煎，分 2 次口服。

三诊：2013 年 4 月 26 日。

患者用药一月余，较前好转，拄拐步入病室，无腹痛、腹泻，双手扑翼样震颤消失，神清语明，双下肢指压痕（－），仍觉腰膝酸软，睡眠饮食可，二便正常。舌红，脉滑。继续巩固对症治疗。

【按语】脾胃为后天之本，气血生化之源。脾胃亏虚，气血生化乏源，则筋脉失荣，故肢体痿软，逐渐加重。脾不健运故食少。脾虚清阳不升，故便溏、腹胀。气虚不能运化水湿，故气短、面浮。神疲乏力、面色不华、脉细，皆由脾胃虚弱、气血不足所致。在慢性肝炎发病过程症状多而复杂，证型错综而兼杂，由于湿热疫毒之邪侵袭，加之情志抑郁，饮食失调，导致肝气郁结，肝失疏泄，脾失健运，湿邪中阻，蕴久化热，因此，在肝性脊髓病中既有肝郁气滞，湿热中阻，又有脾虚湿胜的复杂证候。肝体因而用阳，肝主疏泄，喜调达，恶抑郁，其中暴怒和抑郁最容易伤肝，疏肝解郁可使人体气机舒畅调达。方中柴胡、黄芩疏肝理气；党参、白术、山药、黄芪益气健脾；茯苓、薏苡仁利湿扶脾；陈皮、砂仁、枳壳和胃理气。诸药合用共奏补脾益气、健运升清之效。治法总宜扶脾益胃以振后天本源，这也是"治痿独取阳明"的体现。

▶▶ 参考文献

［1］吴以岭，陈金亮，王殿华．中西医结合脊髓学［M］．北京：军事医学科学出版社，2007．

［2］李矫捷，于水玲．肝性脊髓病［J］．临床军医杂志，2006，34（2）：231-233．

［3］Lefer LG, Vogel FS. Encephalomyelopathy with hepatic cirrhosis following portosystemic venous shunt［J］. Arch Pathol, 1972, 93 : 997.

［4］Lebovics E, DeMatteo RE, Schaffner, et al. Portacaval shunt surgery［J］. Arch Item Med, 1985, 145（10）: 1921.

［5］杨令国．肝性脊髓病研究进展［J］．实用医药杂志，2012，23(2)：230-231．

［6］Butterw orth RF. Metal toxity, Liver disease ang neurode generation［J］. Neyrotox Res, 2010, 18（1）: 100-105.

［7］Wang MQ, Dake MD, Cui ZP, et a1. Portal-systemic myelopathy after transjugular intrahepatic portosystemic shunt creation : Report of four cases ［J］. J Vasc Interv Radiol, 200l, 12 : 879–881.

［8］Lewis M, Howdle PD. The neurology of liver failure ［J］. Q. J Med, 2003, 96 : 623–633.

［9］Weissenborn K, Bokemeyer M, Krause J, et a1. Neurological and neuropsychiatric syndromes associated with liver disease ［J］. AIDS（Hagerstown）, 2005, 19（3）: S93–S98.

［10］Mendoza G, Marti-Fabregas J, Kulisevsky J, et a1. Hepatic myelopathy : a rare complication of portocaval shunt ［J］. Eur Neuro1, 1994, 34 : 209–212.

［11］夏启荣，何峰. 肝硬化的诊断与治疗［M］. 北京：人民卫生出版社，2002.

［12］Stracciari A, Guarino M, Pazzaglia P, et a1. Acquired hepatocerebral degeneration; full recovery after liver transp1antation ［J］. J Neurol Neurosurg Psychiatry, 2001, 70 : 136–137.

［13］Lee J, Lacomis D, Comu S, et a1. Acquired hepatocerebra1 degeneration : MR and pathologic findings ［J］. J NeuroradioI, l998, 19 : 485–487.

［14］Soffer D, Sherman Y, Tur—Kaspa R, et a1. Acquired hepatocerebral degeneration in a liver transplant recipient ［J］. Berl Acta Neuropathol, l995, 90 : 107—111.

［15］Roberto T, Jan D, Bernard DH, et al. Improvement of Hepatic Myelopathy after Liver Transplantation ［J］. N Engl J Med, 1999, 340（2）: 151.

［16］石炳毅，杜国盛，金海龙，等. 肝脏移植对肝性脊髓病恢复的影响［J］. 解放军医学杂志，2003，28（9）：827 — 828.

［17］Counsell C, Wsrlow C. Failure of presumed hepatic myelopathy to improve after Liver transplantation ［J］. Neurol Neurosurg Psychiatry, 1996, 60（5）: 590.

［18］Read AE, sherlock S, Laidlaw J, et al. The neuroposychiatric syndromes associzted with chronic liver disease and an extensive portal collateral circulation ［J］. Q J Med, 1967, 141 : 135–150.

［19］Robinson CE, Andre anzarut.Myelopathy in cirrhosis ［J］. Paraplegia, 1978, 16 : 3–4.

［20］王宇，许元弟，杜威，等. 对限制性门腔静脉侧分流术的再认识［J］. 中

华外科杂志, 1990, 28: 140.

[21]Troisi, Debruyne, de Hemptinne. Improvement of hepatic myelopathy after liver transp1antation [J] . N Engl J Med, 1999, 340 : 151.

[22]李俊峰，杨冬华. 肝性脊髓病的诊断与治疗 [J]. 山东医药, 2004, 44(34): 66-67.

[23] Khan AA, Sha ikMV, Parveen N, et al. Human feta 1 liver derived stem ce 11 transp Ianta tion as supportive modality in the management of end stage decom pensated liver cirrhosis [J] . Cell Transplant, 2010, 47 (1): 1.

[24]拱忠影. 肝性脊髓病研究进展 [J]. 实用心脑肺血管病杂志, 2011, 19 (5): 876-877.

[25]李梦东，聂青和. 应当重视亚临床肝性脑病的研究 [J]. 实用肝脏病杂志, 2009, 12 (4): 241-243.

[26]聂青和. 重型肝炎并发肝性脑病的诊治进展 [J]. 实用肝脏病杂志, 2004, 7 (1): 9-12.

[27] Giangaspero F, Dondi C, Scarani P, et a1. Degeneration of the corticospinal tract following portosystemic shunt associated with spinal cord infarction [J] . Virchows Arch, 1985, 406 : 475-481.

[28] Liversedge LA, Rawson MD. Myelopathy in hepatic disease and portosystemic venous anastomosis [J] . Lancet, 1966, 1 : 277-279.

[29]杨阳，杨龙. 肝性脊髓病研究进展 [J]. 临床肝胆病杂志, 2015, 31 (12): 2097-2099.

[30]向德生. 肝性脊髓病 2 例治疗体会 [J]. 中国中西医结合杂志, 1989, (6): 347.

肝肾综合征

一、疾病概述

肝肾综合征为终末期肝病患者在缺乏明确引起肾衰竭病因的情况下出现的肾衰竭，是严重肝病时出现以肾功能损害、动脉循环和内源性血管活性物质显著异常为特征的综合征。常继发于各种类型的肝硬化失代偿期、肝衰竭、重型病毒性肝炎、原发性肝癌等严重肝病。

中医药在治疗肝肾综合征方面，具有方法多样、副作用少、费用低等特点。中医学中虽然没有肝肾综合征的病名，但根据其小便量少、呕吐、腹部胀大等临床表现，中医学常将其归纳为"关格""臌胀"范畴。肝肾综合征病因病机复杂，但总属本虚标实之证。

二、疾病机制

（一）病理生理

在疾病发生过程中，当患者出现严重的水钠潴留、稀释性低血钠、低尿钠及大量腹水，并伴随动脉血压降低、血浆肾素活性和去甲肾上腺素水平升高，研究显示此类患者更容易出现肝肾综合征。肝肾综合征的最常见触发因素是感染、消化道出血和大量放腹水后未输注人血白蛋白扩容。感染是肝肾综合征发生的一大独立危险因素，因感染而诱发的内毒素和炎症介质大量释放，将导致肾血管强烈收缩、有效循环血量显著减少。门静脉压力的升高使得肝硬化、肝衰竭的患者均存在不同程度的胃肠道黏膜淤血、食管胃底静脉曲张的情况，加上这部分患者凝血因子合成减少，凝血功能极差，消化道出血的风险就显著增加，发生消化道出血，外周有效循环血量进一步减少，肾脏血管代偿性收缩，肾脏皮质的灌流将会明显减少，肝肾综合征随之产生。大量腹腔穿刺放腹水术后，如果不同静脉使用蛋白滴注扩容，可能会导致约15%的患者发生肝肾综合征。此外，大量腹水也会因压迫肾脏血管，致使肾脏血管阻力增高，继而造成肾损伤。

研究显示 18% 的肝硬化伴腹水患者 1 年内可能发生肝肾综合征，5 年内发生率达 39%。随着针对肝肾综合征发病机制的研究逐渐深入可将其分为以下几点。

1. 内脏血管扩张

肝肾综合征发生的经典理论是在严重肝硬化及其导致的循环动力重构背景下，表现出的严重全身性血管扩张和随后的肾血管收缩引发肾功能下降。门静脉高压和门静脉血管上的切应力增加导致内皮细胞产生多种局部作用的血管扩张介质如一氧化氮和前列腺素，这些血管扩张剂局部作用于内脏血管，引起强烈的血管扩张。随后产生的有效平均动脉血压的下降可反馈激活肾素－血管紧张素－醛固酮系统、内脏交感神经系统及精氨酸加压素系统三大神经－内分泌调节途径，从而增加心输出量和心率，以补偿这种血流动力学异常，最终增加的加压素释放和局部内皮素分泌导致了肾小球内血流量的减少。

2. 心脏功能障碍

心脏功能受损可能在严重肝硬化患者的肾功能不全发展中也起着关键作用，其特点是在没有其他已知心脏疾病的情况下，表现出心肌收缩功能、舒张功能受损，并可能与全身炎症反应、门静脉高压等有关。肝硬化心肌病在肝硬化患者中的实际患病率尚不清楚，约半数的肝硬化患者存在肝硬化心肌病，可见心脏功能的评估在肝硬化高危肝肾综合征患者中需要得到重视。目前有较多研究发现肝肾综合征是严重动脉血管扩张下心排血量减少的结果。此外，神经激素轴的激活也可能是将心脏功能障碍与肝肾综合征联系起来的关键病理生理机制。在心脏功能障碍的患者中，许多因素如低心输出量和利尿剂的使用均可导致神经激素水平升高及其下游肾脏不良后果，包括肾小球滤过率降低及水钠排泄障碍。再者，增加的右心压力可能引起肾静脉充血，进一步导致肾脏血液动力学和功能的恶化。

3. 全身性炎症和肠道细菌易位

既往研究认为全身性炎症和肠道细菌易位是导致晚期肝硬化患者尤其是慢加急性肝衰竭患者肝肾综合征－非急性肾损伤的关键机制之一，最新观点认为全身性炎症和局部的肾内炎症也是慢加急性肝衰竭发生肝肾综合征－急性肾损伤的关键因素。

4. 相对肾上腺功能不全

患有严重败血症的重症肝硬化患者，肾上腺功能不全患病率超过 60%；非重症肝硬化患者中大约有 25% 的患者发生肾上腺功能不全。目前认为其发病原因可能是多因素的，包括细菌易位、内毒素、促炎细胞因子、肾上腺灌注不足、肾上腺出血等可能抑制了肾上腺合成类固醇激素，也可能是糖皮质激素抵抗的结果。

（二）病因病机

肝肾综合征的症状主要有腹胀大，脉络暴露，颜面、四肢水肿，恶心呕吐，少尿或无尿等。卢教授认为肝肾综合征具体的病因主要在于饮酒无度、情志失调感染湿热疫毒、病后续发。

1. 饮酒无度

《素问·经脉别论》云："饮入于胃，游溢精气，上输于脾，脾气散精，上归于肺，通调水道，下输膀胱，水精四布，五经并行。"在正常情况下，饮食物入于胃后，经过各脏腑协调配合，共同完成其消化、吸收、分布；若嗜酒无度，则易损伤脾胃，使之失于运化，气机升降失职，痰湿结于中焦，进而影响肝、肾两脏，而致水湿停积，故见腹胀大、脉络暴露之症，严重影响全身津液代谢。

2. 情志失调

患者情志失调，气机郁滞，日久可影响血运，导致气滞、瘀血等病理因素潜藏于体内。且根据五行关系，肝属木，脾属土，肝脾相克，《金匮要略·脏腑经脉先后病脉证第一》曰："见肝之病，知肝传脾，当先实脾，四季脾旺不受邪，即勿补之。中工不晓相传，见肝之病，不解实脾，惟治肝也。"故情志失调常见肝脾同病。肝与肾之关系亦十分密切，两者精血互生，阴液互养，藏泄互用，若肝病迁延，累积肾脏，则导致精、血、津液失调，发生肝肾综合征。

3. 感染湿热疫毒

肝肾综合征与感染湿热疫毒相关，感染湿热疫毒之后，影响中焦脾胃升降功能，湿热久羁，久病及肾，《医门法律》云："胃为水谷之海，水病莫不本之于胃。""然其权尤重于肾。肾者，胃之关也，肾司开阖，肾气从阳则开，阳太盛则关门大开，水直下而为消，肾气从阴则阖，阴太盛则关门常阖，水不通为肿。"脾肾亏虚，水道不通，故见患者颜面、四肢水肿，少尿，呕吐之症。

4. 病后续发

它病损伤肝、脾、肾，导致肝失疏泄，脾失健运，肾失蒸腾气化，均有继发肝肾综合征的可能。如黄疸日久，湿邪阻滞，肝脾受损，气滞血瘀；或积聚不愈，气滞血结，脉络壅阻，正气耗伤，痰瘀留着，水湿不化等，均可形成肝肾综合征。

综上所述，肝肾综合征的病因包括饮酒无度、情志失调、感染湿热疫毒、病后续发。卢教授认为肝肾综合征病位在肝、脾、肾三脏，病理因素主要涉及气滞、血瘀、湿热、疫毒、水饮。本病一般其病程较长，且病情较重，总属本虚标实，临床常见虚实夹杂、本虚之证，以脾肾亏虚为主，标实以各种病理因素相互错杂为主。

肝主疏泄，主藏血，调节气机，对全身气血津液的运行有调节作用，《杂病源流犀烛》谓："臌胀……或由怒气伤肝，渐蚀其脾，脾虚之极，故阴阳不复……其腹胀大。"脾为气血生化之源，全身各组织、脏腑、经络的正常运行，皆需脾胃运化的水谷精微所濡养。肝失疏泄，脾失健运，津液不能输布，水停于腹中。肾为主水之脏，且藏精，《素问·上古天真论》曰："肾者主水，受五脏六腑之精而藏之。"肾与肝脾两脏关系密切，肝肾精血互生，阴液互养，藏泄互用，脾肾两脏先后天相互滋养，且共同影响人体水液代谢。肝脾久病及肾，肾气虚弱，无以气化，则尿液排出异常，若肾阳虚衰，则无力温煦脾阳，津液无以蒸化，致阳虚水盛。因此，卢教授认为肝肾综合征发病责之肝、脾、肾三脏气机失调，以致水液代谢障碍。

气滞、血瘀、湿热、疫毒、水饮为病机关键，肝郁气滞，不能推动水液运行，则可致水肿诸症，严重者可见腹部胀大如鼓，《丹溪心法》云："气顺则一身之津液亦随气而顺矣。"气滞日久，血液瘀结，水停腹中，则为臌胀，正如《医门法律》言："胀病亦不外水裹、气结、血瘀。"外感湿热疫毒，侵袭肝脏，日久难祛，符合湿性黏滞之性，且易横犯脾胃，久亦可伤及肾脏，如《临证指南医案》云："湿热无行，入肺为喘，乘脾为胀……布散三焦。"卢教授认为疾病发展至后期，各种病理因素之间可相互转化，互为因果，变证百出，脏腑功能相继失调，最终造成虚实夹杂之证。本病初起，肝脾先伤，肝失疏泄，脾失健运，两者互为相因，乃致气滞湿阻，清浊相混，此时以实为主，进而可蕴生湿热，壅塞中焦，出现湿热相关证候。久则气血凝滞，脉络阻塞，瘀结水留更甚。肝脾发病日久，可迁延至肾脏，此时发病以虚为主，且气滞、血瘀、湿热等壅结更甚，邪愈盛而正愈虚，病势日益深重。

三、临床表现

肝肾综合征患者前期肌酐清除率已降低，但血尿素氮和血肌酐在正常范围，尿钠明显减少。肝功能若进一步恶化，黄疸加深，有出血倾向，腹水增多，低钠血症出现，血尿素氮和血肌酐已增高，表现为烦躁不安、皮肤及舌干燥、乏力、嗜睡、脉搏细快、血压偏低、脉压差小。后期上述症状更趋严重，并出现恶心、呕吐、精神淡漠和昏睡，血尿素氮和血肌酐明显升高，肾小球滤过显著降低，出现少尿甚至无尿。末期除肝、肾功能衰竭外，多数患者出现肝性脑病及昏迷。

四、疾病诊断

（一）西医诊断标准

1. 肝硬化合并腹水。

2. 无休克。

3. SCr 升高大于基线水平 50% 以上，> 1.5mg/dL（133μmol/L）。

4. 至少停用 2 天利尿剂（如使用利尿剂）并且使用人血白蛋白 1g/（kg·d）直到最大 100g/d 扩容后肾功能无持续性改善（SCr < 133μmol/L）。

5. 近期无肾毒性药物使用史（NSAIDs、氨基苷类抗菌药物、造影剂等）。

6. 无肾实质疾病。

根据起病缓急与临床特点，将肝肾综合征分为两型。①Ⅰ型（急进型）：Ⅰ型肝肾综合征为一种快速、进展性的肾功能损害，与基线值相比，2 周内血肌酐增加超过 1 倍及以上；②Ⅱ型（渐进型）：肝、肾功能损害相对较轻或平稳，病情进展较慢，可持续数周至数月。

尿量在肝硬化合并腹水的肝肾综合征的诊断意义存在争议，原因是肝硬化腹水患者常合并尿少及严重钠潴留却维持相对正常的 GFR，有些患者可能由于使用利尿剂而造成尿量增加。2015 年 ICA 提出动态监测 SCr 更能准确反映患者急性肾损伤的过程，即 48 小时内 SCr 急性升高超过基线水平的 50%，并最终 ≥ 1.5mg/dL（133μmol/L）。对急性肾损伤进行分期，1 期：SCr 升高 ≥ 0.3mg/dL（26.5μmol/L），或 SCr 升高至 1.5 ~ 2.0 倍基线值；2 期：SCr 升高 ≥ 2.5mg/dL（226μmol/L），或 SCr 升高 > 2.0 ~ 3.0 倍基线值；3 期：SCr 升高至 > 3.0 倍基线值，或 SCr 升高 ≥ 4.0mg/dL（353.6μmol/L）且急性升高 ≥ 0.3mg/dL（26.5μmol/L），或开始连续性血液滤过。

与肝肾综合征相比，其他因素导致的急性肾损伤往往更容易缓解，且损伤持续时间较短，短期病死率较肝肾综合征低。而肝肾综合征患者的非移植生存率更低、预后更差。因此，即使是 SCr 的轻微升高，都要及早发现并给予尽可能的早期干预，以防止肝肾综合征发生。如患者存在上消化道出血、电解质紊乱、腹水感染控制不佳、大量放腹水、大量利尿及严重呕吐、腹泻等情况，且肾功能快速减退，要考虑肝肾综合征：①了解患者近期用药情况，将利尿剂减量或停用，停用具有潜在肾毒性药物、血管扩张药或 NSAIDs。②对可疑低血容量患者进行扩容治疗（根据临床判断可采用晶体液、人血白蛋白或血制品）。③如确诊或高度怀疑合并细菌感染，应进行细菌鉴定并给予早期抗感染治疗。④经上述措施无效，且 SCr 继续升高＞基线水平 50%，＞ 1.5mg/dL（133μmol/L）可诊断肝肾综合征。

（二）中医诊断标准

参考关格及臌胀诊断标准。

1. 关格

（1）症状：具有小便量少和呕吐并见的临床特征。

（2）病史：有水肿、淋证、癃闭等肾病病史。

（3）理化检查：结合肾功能、B 超、CT 等检查，有助于明确诊断。

2. 臌胀

（1）症状：腹部膨隆，皮肤绷紧，扣之如鼓，有移动性浊音。可伴有腹部积块，或齿鼻衄血，或在颈胸壁等处出现红痣血缕及手掌赤痕，或四肢瘦削、神疲乏力、纳少便溏，或高热烦躁、神昏谵语、皮肤出现瘀斑等症状。若嗳气、矢气则舒，腹部按之空空然，鼓之如鼓，多为气鼓；若腹部胀满膨大，或状如蛙腹，按之如囊裹水，多为水鼓；若腹部坚满，青筋显露，腹中积块痛如针刺，面、颈、胸部出现红缕赤痕，多为血鼓。

（2）病史：患者有胁下癥积、黄疸、胁痛、情志内伤等病史，酗酒及到过血吸虫疫区等，对临床诊断有一定帮助。

（3）理化检查：超声检查可发现腹水并可判断腹水量，对臌胀诊断有重要作用。其他如 X 线钡餐、胃镜检查、CT、血常规与肝功能检查等对病情判断有重要作用。肝肾综合征在中医诊断时应符合在臌胀基础上出现小便量少的症状，诊断时应除外淋证、癃闭等肾脏病者。

五、疾病治疗

（一）西医治疗

1. 一般治疗

肝肾综合征预后差，一旦确诊，应尽早开始治疗，防止肾功能衰竭进一步恶化。一般治疗包括卧床休息，给予高热量易消化饮食，密切监测血压、尿量，保持液体平衡；监测肝肾功能及临床评估伴随的肝硬化并发症状况；避免过量摄入液体，防止液体超负荷和稀释性低钠血症发生。

2. 对症治疗

药物治疗根据肝肾综合征发生的病理、生理特征，药物治疗的机理是通过收缩明显扩张的内脏血管床和升高动脉压，改善循环功能，应用血管收缩药物。此类药物主要通过收缩已显著扩张的内脏血管床，改善高动力循环，增加外周动脉压力，从而增加肾血流量和 GFR。目前主要有血管加压素及其类似物（特利加压素）、α-肾上腺素能受体激动剂（米多君和去甲肾上腺素）和生长抑素类似物（奥曲肽）等。

（1）特利加压素联合人血白蛋白：特利加压素能改善 1 型肝肾综合征患者的肾功能，疗效为 40%～50%，但针对 2 型肝肾综合征的研究较少，少数非随机对照研究显示特利加压素治疗 2 型肝肾综合征患者亦可改善肾功能。国外研究表明，特利加压素联合人血白蛋白（第 1 天 1g/kg，随后 20～40g/d）效果明显，优于单用特利加压素或人血白蛋白，国内研究也有类似结果，但人血白蛋白的用量为 10～20g/d。特利加压素的起始剂量为 1mg/4～6h，如经过 3 天治疗，SCr 较基线水平未下降至少 25%，则特利加压素可逐渐加量，最大剂量可增加至 2mg/4～6h，维持治疗直至 SCr 下降＜133μmol/L。治疗应答定义为：SCr 缓慢而进行性下降至＜133μmol/L，并且动脉压、尿量和血钠浓度增加。中位应答时间是 14 天，患者基线 SCr 越低，治疗所需时间越短，应答率越高。应答者停药后一般复发较少见，若复发，可再使用特利加压素。预测因素：1 型肝肾综合征患者基线血清胆红素＜10mg/dL 和治疗 3 天后平均动脉压上升 ≥5mmHg 是两个独立的缩血管药物治疗应答预测因素。

（2）生长抑素类似物、米多君联合人血白蛋白：生长抑素类似物联合米多君及人血白蛋白治疗 1 型肝肾综合征可作为特利加压素的替代方法。米多君口服起始剂量 2.5～7.5mg/8h，生长抑素类似物 100μg/8h 皮下注射，如肾功能无改善，剂量分别增加至 12.5mg/8h 和 200μg/8h。

（3）去甲肾上腺素联合人血白蛋白：去甲肾上腺素联合人血白蛋白（去甲肾上腺素 0.5～3mg/h，人血白蛋白 10～20g/d，疗程 7～14 天）对 1 型或 2 型肝肾综合征与特利加压素有类似的结果，但这项 Meta 分析纳入的仅为几项非随机对照研究。国内的小样本非随机试验也显示去甲肾上腺素同样有效。

（4）利尿剂与托伐普坦：临床研究证实，普通利尿剂并不能增加肝肾综合征患者的尿量，且有可能加重肾功能损伤，原因是肝肾综合征患者外周动脉扩张，有效循环血量降低，压力感受器反射使心率加快收缩加强，血液在内脏快速通过，形成高动力循环。此时，常规利尿剂治疗可激活神经-内分泌反射，刺激抗利尿激素的不适当释放，引起循环内游离水分大量潴留，导致渗透压进一步降低。托伐普坦可选择性结合非肽类血管加压素受体，抑制抗利尿激素作用而不刺激交感神经或醛固酮系统，排水不排钠，可明显增加患者的尿量且可纠正低钠血症，而不影响肾脏功能，不增加肝性脑病、食管静脉曲张破裂出血及肝肾综合征的发生率。

（5）扩血管药物：外周血管扩张是肝硬化肝肾综合征的主要发病机制，目前对肝硬化肝肾综合征已不再推荐使用扩血管药物。

（6）经颈静脉肝内门体分流术（TIPS）：TIPS可改善1型肝肾综合征患者的肾功能。但肝硬化腹水患者如果出现1型肝肾综合征一般病情较重，多数有TIPS治疗的禁忌证。理论上，TIPS能有效控制腹水，减轻门静脉压力，因此对2型肝肾综合征患者应该有较好疗效。

（7）肾脏替代治疗：研究表明，肾脏替代治疗如血液透析、连续静脉血液滤过并不能改善预后，对部分1型肝肾综合征患者可能改善肾功能。因此，肾脏替代治疗仅用于肝肾综合征并发严重高钾血症、代谢性酸中毒、容量超负荷时需要肾脏替代治疗时的抢救治疗。分子吸附再循环系统只对部分1型肝肾综合征患者治疗有效，约40%患者的肾功能可得到明显改善。

（8）肝移植：肝移植是1型和2型肝肾综合征的首选治疗方法。移植术后1型肝肾综合征生存率约为65%，与无肝肾综合征的肝硬化患者比较，生存率较低主要是由于肾功能衰竭导致。移植后应用特利加压素和（或）肾脏替代疗法可提高生存率。1型肝肾综合征患者短期内病死率高，应该优先列入肝移植计划。

（二）辨证论治

通过分析肝肾综合征的病因病机，结合卢教授的临床经验，卢教授认为，肝肾综合征的临床分型主要包括肝气郁滞，湿阻中焦；脾肾亏耗，阳虚水泛；肝肾亏虚，阴伤水留；浊毒壅滞，胃气上逆；气滞湿阻，瘀毒停滞。根据不同的证型采取相应的治法和方药。

1.肝气郁滞，湿阻中焦证

主证：①胁肋胀痛；②恶心呕吐；③下肢或周身水肿。

次症：①情志抑郁；②纳呆腹胀；③小便短少甚至无尿。

舌脉：舌淡白或暗滞，苔白腻，脉弦滑。

证型确定：具备所有主症者即可确定为本证；具备主症2项和次症2项及以上者，参考舌脉，即可确定为本证。

治则：行气解郁，健脾利湿。

方药：柴胡疏肝散合胃苓汤加减。卢教授在治疗过程中常用柴胡疏肝行气；白芍养肝敛阴，与柴胡相伍一散一收，相反相成；配枳实泻脾气之壅滞，与柴胡同用，加强疏肝理气之功；厚朴、半夏以宽胸畅通，宣泄郁气；香附、陈皮理气止痛；苍术、白术健脾燥湿，又以猪苓、茯苓、泽泻为辅药，导水下行。

2. 脾肾亏耗，阳虚水泛证

主证：①腹部胀大，形似蛙腹；②肢体水肿。

次症：①畏寒肢冷；②恶心呕吐；③小便短少甚至无尿。

舌脉：舌淡，苔白润，脉沉细。

证型确定：具备所有主症者即可确定为本证；具备主症 1 项和次症 2 项及以上者，参考舌脉，即可确定为本证。

治则：温阳利水，补益脾肾。

方药：真武汤加减。卢教授在治疗过程中常用炮附子，温肾助阳，以化气行水，兼暖脾土，以温运水湿；白术、茯苓健脾益气，利水渗湿，使水邪从小便而去；生姜宣肺暖胃，既助附子温阳化气以行水，又助术、苓健脾以化湿；白芍酸甘缓急，并能制附子、生姜辛热伤阴之弊。

3. 肝肾亏虚，阴伤水留证

主证：①腹部胀大；②腰膝酸软。

次症：①两颧潮红；②五心烦热；③小便短少赤涩。

舌脉：舌红，苔少或无，脉细数。

证型确定：具备所有主症者即可确定为本证；具备主症 1 项和次症 2 项及以上者，参考舌脉，即可确定为本证。

治则：滋养肝肾，清热祛湿。

方药：一贯煎合猪苓汤加减。卢教授在治疗过程中常用生地黄，滋阴养血，补益肝肾；北沙参、麦冬、当归、枸杞子，益阴养血而柔肝，育阴而涵阳；猪苓入膀胱、肾经，淡渗利水；泽泻、茯苓甘淡，以助利水渗湿之力；滑石甘寒，利水而清热。

4. 浊毒壅滞，胃气上逆证

主证：①恶心呕吐；②腹大胀满。

次症：①纳呆；②小便短少或无；③嗳气呃逆。

舌脉：舌红，苔黄腻或白厚腻，脉沉滑。

证型确定：具备所有主症者即可确定为本证；具备主症 1 项和次症 2 项及以上者，参考舌脉，即可确定为本证。

治则：解毒降浊，和胃降逆。

方药：黄连温胆汤加减。卢教授在治疗过程中常用竹茹清化热痰，除烦止呕；枳实苦辛微寒，破气消痰，以通痞塞；陈皮、茯苓燥湿行气，健脾渗湿；甘草益脾和中，协调诸药；大黄苦寒沉降，泄热和胃，通腑开结；黄连苦寒，清泻心胃之火热。

5. 气滞湿阻，瘀毒停滞证

主证：①脘腹胀急，青筋暴露；②胁下癥结痛如针刺。

次症：①面色晦暗黧黑，或见赤丝血缕；②恶心呕吐；③小便少或无。

舌脉：舌质紫黯或有瘀斑，舌苔白腻，脉细涩。

证型确定：具备所有主症者即可确定为本证；具备主症 2 项和次症 2 项及以上者，参考舌脉，即可确定为本证。

治则：行气活血，化湿解毒。

方药：膈下逐瘀汤合黄连解毒汤加减。卢教授在治疗过程中常用当归、川芎、桃仁、牡丹皮、赤芍、红花活血化瘀、养血凉血；延胡索、香附、枳壳疏肝行气，主治气分而止痛；黄连苦寒，泻火解毒；黄芩清上焦之火；佐以栀子通泻三焦，导热下行；甘草补脾和中，调和诸药。

六、病例举隅

病例 1

陆某，男，54 岁。2022 年 3 月 1 日初诊。

[主诉] 腹胀、乏力 1 周。

[现病史] 患者 1 周前饮酒后出现腹胀、乏力症状，自服护肝片未见缓解，并逐渐加重，今为求中西医结合治疗就诊于我院。现症见：腹胀，乏力纳差，偶反酸，双侧胁肋胀痛，双下肢浮肿，小便量少，大便溏，睡眠欠佳。

[个人史] 饮酒史 20 余年，乙醇摄入量约每日 120g，否认吸烟及其他不良嗜好。

[查体] 腹部膨隆，无腹壁静脉曲张，未见胃肠型及蠕动波，无瘢痕，脐部正常。全腹轻度压痛，无反跳痛，无腹肌紧张，无腹部包块。肝未触及，Murphy 征阴性，脾未触及。移动性浊音阳性，肝区叩击痛阳性。肠鸣音 4 次 / 分。舌淡胖，苔白腻，脉沉弦。

[辅助检查] 实验室检查：TBIL 31μmol/L，DBIL 12.5μmol/L，ALT 57U/L，AST 212U/L，GGT 176U/L，SCr 177μmol/L；彩超示：肝硬化，腹水。

［诊断］中医诊断：臌胀（肝气郁滞，湿阻中焦证）。

西医诊断：酒精性肝硬化，肝肾综合征。

［处方］柴胡 10g，陈皮 10g，大腹皮 10g，厚朴 10g，茯苓 15g，泽泻 15g，车前子 20g，枳椇子 20g，川芎 10g，川楝子 10g，莪术 10g，延胡索 10g，海螵蛸 20g，煅牡蛎 20g，鸡内金 20g，炙甘草 10g。

21 剂，每日 1 剂，水煎，分 2 次口服，配合保肝、利尿剂，嘱患者戒酒，饮食上忌生冷硬辣。

二诊：2022 年 3 月 29 日。

患者自述腹胀、乏力好转，食欲较之前改善，胁肋胀痛减轻，大便溏，睡眠欠佳。舌淡，苔白腻，脉沉。

［处方］上方去川楝子、莪术、延胡索，加白术 15g，茯神 15g。

21 剂，每日 1 剂，水煎，分 2 次口服。

三诊：2023 年 4 月 22 日。

诸症基本好转，偶有右胁肋疼痛，舌淡红，苔薄白，脉沉弦。理化检查：肝功能基本恢复正常，SCr 131μmol/L，对比之前肝胆脾彩超，腹水程度明显好转。

［处方］上方去川芎，加赤芍 15g。

21 剂，每日 1 剂，水煎，分 2 次口服。嘱患者调畅情志，定期复查肝肾功能、肝胆脾彩超，饮食上忌生冷硬辣，不可复饮酒。

【按语】此患者为酒精性肝硬化伴肝肾综合征，因长期饮酒，酒毒困脾，健运失常，肝气失于条达，气滞血瘀。首诊处方中柴胡疏肝理气，条畅气机；陈皮、茯苓、大腹皮以理气健脾，行气除满，配合柴胡同调肝脾气机；泽泻、车前子有利水之功效，使湿邪从小便而去；枳椇子软坚消癥，醒脾解酒；川芎、川楝子、莪术、延胡索以疏肝行气，活血化瘀；海螵蛸、煅牡蛎、鸡内金共奏抑酸止痛、顾护脾胃之效。行气活血之剂不可久用，遂二诊去川楝子、莪术、延胡索，加白术健脾益气，燥湿利水；加茯神改善睡眠。三诊加入赤芍使瘀血得去，身体渐复。

病例 2

陈某，女，47 岁。2022 年 4 月 11 日初诊。

［主诉］反复右胁肋疼痛 1 月余。

［现病史］患者 2020 年 4 月体检发现肝功能异常，2021 年 3 月于外院行肝脏穿刺术诊断为原发性胆汁性胆管炎，既往不规律服用熊去氧胆酸，现因反复右胁肋疼痛来诊。现症见：右胁肋疼痛，腹部胀大，乏力倦怠，口苦，自汗，

夜眠欠佳，纳差，小便少，大便可。

[查体] 腹部膨隆，无腹壁静脉曲张，未见胃肠型及蠕动波，无瘢痕，脐部正常。全腹轻度压痛，无反跳痛，无腹肌紧张，无腹部包块，Murphy 征阴性，肝脾未触及，移动性浊音阳性，肝区叩击痛阳性，肠鸣音 4 次 / 分。舌淡暗，苔白腻滑，脉沉细。

[辅助检查] 实验室检查：ALT 159U/L，AST 112U/L，GGT 213U/L，TBA 11μmol/L，ALP 236U/L，SCr 163μmol/L；CT 示：肝硬化，腹水。

[诊断] 中医诊断：臌胀（脾肾亏耗、阳虚水泛证）。

西医诊断：原发性胆汁性胆管炎，肝肾综合征。

[处方] 陈皮 10g，白术 15g，苍术 15g，厚朴 10g，赤芍 15g，白芍 15g，太子参 15g，茯苓 15g，附子 9g，车前子 20g，柴胡 10g，当归 15g，熟地黄 15g，桂枝 10g，炙甘草 10g。

21 剂，每日 1 剂，水煎，分 2 次口服，配合保肝、利尿剂，饮食上忌生冷硬辣。

二诊：2022 年 5 月 10 日。

患者自述右胁肋疼痛较前好转，仍自觉乏力，自汗，二便调。舌淡红，苔白腻，脉沉尺弱。

[处方] 上方去太子参，加党参 15g，黄芪 20g，桃仁 10g，红花 10g。

21 剂，每日 1 剂，水煎，分 2 次口服。

三诊：2022 年 6 月 12 日。

诸症基本好转，睡眠欠佳，舌淡红，苔薄白，脉沉弦。理化检查：ALT 49U/L，AST 42U/L，GGT 77U/L，TBA 10μmol/L，ALP 122U/L，SCr 119μmol/L；CT 示：肝硬化，腹水，对比之前 CT，腹水程度明显好转。

[处方] 上方加茯神 20g。

21 剂，每日 1 剂，水煎之，分 2 次口服，嘱患者调畅情志，定期复查肝肾功能、肝脏 CT。

【按语】原发性胆汁性胆管炎起病隐匿，病情复杂，属本虚标实之证。本病患者多有先天不足之象，加之后天常受饮食劳逸所伤，使机体失养，水液泛滥，气滞血瘀，故见胁痛、腹胀。患者自述纳差，属脾胃虚弱，气血亏虚所致。近期遇事焦虑，肝气郁结，气郁化火，故患者口苦、自汗、寐差等症状。治疗方面当肝脾同治，方中柴胡、当归、白芍三药同用，行气、补肝、柔肝，使肝气条达；赤芍可散瘀血；茯苓、白术行气健脾；太子参补气兼可养阴生津；陈皮、厚朴、苍术增其健脾祛湿除满之功；熟地黄养血生阴；附子、桂枝温通经脉止痛；车前子使邪气有所出路。二诊在原方的基础上，将太子参改为党参、黄芪，以补气升阳、益气固表；加桃仁、红花，以增其活血化瘀之功。三诊加茯神，治失眠、惊悸。诸药相合，以治其本。

病例 3

李某，男，59 岁。2022 年 7 月 13 日初诊。

[主诉] 反复腹胀、尿少 3 月余。

[现病史] 患者有慢性乙型病毒性肝炎 30 余年病史，一直未系统治疗，现发现肝硬化腹水 3 个月，伴腹胀尿少，为求系统治疗来诊。现症见：腹胀，尿少，24 小时尿量 500mL，双下肢浮肿，乏力，自汗，食欲欠佳，大便溏薄。

[查体] 腹部膨隆，无腹壁静脉曲张，未见胃肠型及蠕动波，无瘢痕，脐部正常，全腹轻压痛，无反跳痛，无腹肌紧张，无腹部包块，Murphy 征阴性，肝脾未触及，移动性浊音阳性，肝区叩击痛阴性，肠鸣音 4 次 / 分。舌质淡红，苔白腻，脉沉细。

[辅助检查] 实验室检查：TBIL 29μmol/L，DBIL 11.3μmol/L，ALB 33g/L，ALT 103U/L，AST 74U/L，GGT 161U/L，HBV-DNA 5.2E+05IU/mL，SCr 184μmol/L；彩超示：肝硬化，脾大，腹水。

[诊断] 中医诊断：臌胀（脾肾亏耗、阳虚水泛证）。

西医诊断：乙肝肝硬化，肝肾综合征。

[处方] 陈皮 10g，白术 10g，茯苓 15g，桔梗 10g，车前子 20g，海螵蛸 20g，地榆炭 15g，鸡内金 20g，附子 9g，侧柏炭 15g，丹参 10g，三七 6g，党参 15g，黄芪 20g，当归 20g，白芍 20g。

21 剂，每日 1 剂，水煎，分 2 次口服，配合复方氨基酸胶囊、抗病毒、保肝、利尿剂，嘱患者饮食上忌生冷硬辣。

二诊： 2022 年 8 月 22 日。

患者自述 24 小时尿量 1000 ～ 1300mL，余症均减轻，无出血，舌淡红，苔白腻，脉沉弦。

[处方] 上方去桔梗、丹参，加泽泻 15g，桂枝 10g。

21 剂，每日 1 剂，水煎，分 2 次口服。

三诊： 2022 年 9 月 29 日。

二便正常，腹胀明显好转，舌质淡红，边有齿痕，苔薄白，脉沉滑。理化检查：肝功能基本恢复正常，HBV-DNA 3.02E+02IU/mL，SCr 134μmol/L，对比之前肝、胆、脾彩超，腹水程度明显好转。

[处方] 上方基础上附子改为 6g。

21剂，每日1剂，水煎，分2次口服。嘱患者调畅情志，定期复查肝肾功能，乙肝病毒载量，肝、胆、脾彩超，饮食上忌生冷硬辣。

【按语】肝硬化腹水中医又名"臌胀"，《素问》："诸湿肿满，皆属于脾。"肝郁日久，影响脾脏，脾失健运，日久脾阳虚衰，水湿内停。因本病多为正虚邪实，扶正固本是其根本。使用陈皮、茯苓、泽泻、车前子等健脾利水；附子以助恢复脾阳；黄芪除补气升阳外，又可增强其利水消肿之功；肝硬化患者有出血之忧，故加地榆炭、侧柏炭等收敛止血药；此外，三七预防出血，有活血而不留瘀之用。

▶▶ 参考文献

［1］梁家琦，刘汶.肝肾综合征的中西医结合诊治［J］.临床肝胆病杂志，2022，38（9）：1974-1979.

［2］刘汶，龚然.中医内科临床诊疗指南·肝肾综合征（修订版）［J］.中国中西医结合消化杂志，2022，30（7）：461-468.

［3］Hampel H, Bynum GD, Zamora E, et al. Risk factors for the development of renal dysfunction in hospitalized patients with cirrhosis［J］. Am J Gastroenterol, 2001, 96（7）: 2206-2210.

［4］Amin AA, Alabsawy EI, Jalan R, et al. Epidemiology, Pathophysiology, and Management of Hepatorenal Syndrome［J］. Semin Nephrol, 2019, 39（1）: 17-30.

［5］Nadim MK, Kellum JA, Davenport A, et al. Hepatorenal syndrome : the 8th International Consensus Conference of the Acute Dialysis Quality Initiative（ADQI）Group［J］. Crit Care, 2012, 16（1）: R23.

［6］Acevedo J, Fernández J, Prado V, et al. Relative adrenal insufficiency in decompensated cirrhosis : Relationship to short-term risk of severe sepsis, hepatorenal syndrome, and death［J］. Hepatology, 2013, 58（5）: 1757-1765.

［7］Gluud LL, Christensen K, Christensen E, et al. Systematic review of randomized trials on vasoconstrictor drugs for hepatorenal syndrome［J］. Hepatology, 2010, 51（2）: 576-584.

［8］丁晓红，顾建英.特利加压素治疗Ⅱ型肝肾综合征的临床疗效观察［J］.临床肝胆病杂志，2015，31（5）：745-748.

［9］徐小元，郑颖颖.肝肾综合征——缩血管还是扩血管？［J］.临床肝胆病杂

志，2011，27（8）：801-803，817.

［10］Singh V, Ghosh S, Singh B, et al. Noradrenaline vs. terlipressin in the treatment of hepatorenal syndrome：a randomized study［J］. J Hepatol, 2012, 56（6）：1293-1298.

［11］张园园，马娟娟，白岚.去甲肾上腺素与特利加压素治疗肝肾综合征的疗效比较［J］.实用医学杂志，2015，31（5）：807-810.

［12］Schrier RW, Gross P, Gheorghiade M, et al. Tolvaptan, a selective oral vasopressin V2-receptor antagonist, for hyponatremia［J］. N Engl J Med, 2006, 355（20）：2099-2112.

［13］Sourianarayanane A, Raina R, Garg G, et al. Management and outcome in hepatorenal syndrome：need for renal replacement therapy in non-transplanted patients［J］. Int Urol Nephrol, 2014, 46（4）：793-800.

［14］Boyer TD, Sanyal AJ, Garcia-Tsao G, et al. Terlipressin Study Group.Impact of liver transplantation on the survival of patients treated for hepatorenal syndrome type 1［J］. Liver Transpl, 2011, 17（11）：1328-1332.

［15］韦华柱，石清兰，吴金玉，等.中西医治疗肝肾综合征的研究进展［J］.实用中医内科杂志，2022，36（5）：14-16.

［16］李妍，陆伦根，蔡晓波.肝肾综合征的治疗进展［J］.临床肝胆病杂志，2020，36（11）：2415-2418.

［17］廖献花，叶俊钊，钟碧慧.肝肾综合征的发病机制［J］.临床肝胆病杂志，2020，36（11）：2406-2410.

［18］李郑红，董育玮，陆伦根.肝肾综合征发生的危险因素、诊断和最新分型［J］.临床肝胆病杂志，2020，36（11）：2411-2414.

［19］宦红娣，陈成伟.肝肾综合征定义、分型及病理生理新进展［J］.肝脏，2020，25（1）：7-9.

［20］李霞，刘西洋，李白雪，等.从关格论肝肾综合征［J］.时珍国医国药，2019，30（9）：2214-2216.

［21］王东风，徐江海.终末期肝病基础上发生肝肾综合征患者的临床特征与治疗［J］.口岸卫生控制，2019，24（4）：50-52.

［22］徐小元，丁惠国，李文刚，等.肝硬化腹水及相关并发症的诊疗指南［J］.临床肝胆病杂志，2017，33（10）：1847-1863.

［23］刘成海，姚树坤.肝硬化腹水的中西医结合诊疗共识意见［J］.中国中西医结合杂志，2011，31（9）：1171-1174.

药物性肝炎

一、疾病概述

药物性肝病（drug-induced liver disease，DILD）是由于药物及其代谢产物引起的肝细胞损害。药物性肝炎（drug-induced hepatitis）是应用某些药物引起的临床综合征，二者在临床多表现为黄疸、转氨酶升高等症状，同时可伴发热和皮疹，病程常可逆转。当损伤十分严重时，可出现肝坏死、肝衰竭，甚至导致死亡。

中国药物性肝病近10年来发患者数逐年增加，有资料显示：用药一个月内发病者占61.34%，2个月内占70.24%，无症状者占45.14%，有症状者占54.86%。据统计，药物性肝损害占黄疸住院患者总数的2%～5%，占成人肝炎的10%，20%～30%暴发性肝功能衰竭与药物有关，其病死率可高达50%以上。不同国家、地区由于疾病和药物应用种类和习惯不同，引起药物性肝病发病的药物各异。日本2001～2002年药物性肝病以减肥药和保健药为主。法国药物性肝炎约占不明原因肝炎10%，50岁以上者占41%。25%可形成急性重型肝炎，急性相对较少。欧美国家药物性急性肝功能衰竭患者占急性肝功能衰竭者的30%～40%。中国目前报道可引起肝脏损害药物已达1000多种，其中包括中草药药物。与国外不同的是，我国结核病发病率高，中医中药应用广泛。据统计，老年患者肝损害药物以口服降糖药最多，其次为抗结核药、抗生素类、非甾体类抗炎药、抗肿瘤药、中药和制酸剂。另报道，药物性肝损害中草药占21.11%，抗结核药占20.16%。

药物性肝损伤在中医学并无对应病名，多归为"黄疸""胁痛""臌胀""药毒"等。在中医学发展的千年历史中，不乏有中药治疗药物性肝损伤的先例，如绿豆甘草汤、芍药甘草汤等方剂均在各代医籍中用于治疗药毒损伤。现代研究发现，千里光科植物千里光、土三七等植物中含有的吡咯双烷类生物碱能导致肝小静脉闭塞症。同时，马兜铃科类植物汉防己、关木通中所含有的马兜铃酸也不同程度上造成了肝脏结构受损、重构。

二、疾病机制

(一) 病理生理

肝脏是药物代谢的重要器官。部分药物经肝脏生物转化获得药理活性并排出体外，其代谢过程呈现两个阶段。第一阶段又称 I 相反应 (phase I reaction)，通过氧化、还原或水解作用将药物转化成相应产物，此过程由肝脏一组单氧化酶系统 (monooxygenases system) 催化，其中细胞色素 P450 (cytochrome P450，CYP450) 的核心氧化酶受遗传基因影响，易被多种因素诱导或抑制，造成药物在肝脏代谢程度的不同。第二阶段又称 II 相反应 (phase II reaction)，是将药物或 I 相代谢产物与内源性物质结合，形成容易排出的代谢产物。肝脏血流量和肝细胞对药物的清除率及生物利用度亦有影响。

肝脏疾病对药物代谢影响可表现在对药物清除、生物转化及药代动力学每一个环节，包括药物吸收、与血浆蛋白结合力、固有清除、肝脏廓清率、肝血流量、肝内血管分流量、胆汁分泌、肝内循环和肾脏清除率等。

不同药物引起肝脏疾病发病机制各异，尚不清楚。大致可分为可预测性和不可预测性两种。可预测性药物性肝损害是药物直接毒性作用，为剂量相关性肝坏死，对其他脏器亦可造成损害，如四氯化碳及有关碳氢化合物引起肝腺泡 III 区 (小叶中央区) 坏死和脂肪变性；磷主要引起肝腺泡 I 区 (汇管区周围) 坏死；摄入各种毒蘑菇常导致肝出血性坏死；大剂量四环素在妊娠者易引起肝脏弥漫性小泡性脂肪变性；短期大量服用扑热息痛 (> 10 ~ 15g 或 > 4g/d) 可出现以肝腺泡 III 区病变为主的肝坏死和微血管损伤；服用扑热息痛 > 25g，造成急性肝细胞坏死，还可引起慢性肝损害。不可预测性药物性肝损害分为两类。其一：代谢异常，常发生在代谢特异体质 (metabolic idiosyncrasy) 患者，与 CYP450 遗传多态性相关。不同种族表现的表型不同，产生药物代谢能力强弱不同，分为强 (快) 代谢者 (extensive metabolizer，EM)、弱 (慢) 代谢者 (poor metabolizer，PM)、中间代谢者 (intermediate metabolizer，IM)、超快代谢者 (ultra rapid metabolizer，UM)。其二：过敏反应发生在过敏特异体质 (hypersensitive idiosyncrasy) 患者，由免疫机制介导。肝损害仅在某特异体质者发生，常有家族集聚现象。病变与药物剂量和疗程无关，有免疫指标异常，可伴肝外损害。

（二）病因病机

卢教授认为，对于中药相关的肝损伤的病机实质是药物的四气五味太过造成的平衡失调，而对于化学类药物造成的肝损伤则责之为"药毒"，会打破人体阴阳五行平衡。卢教授认为，寒则收引、温则耗液、凉则伤阳，此为药性之毒；同时，临床中也常见药物过量应用造成的肝损伤，卢教授认为此为药量之毒；除此之外，在药物煎煮过程中使用铝器、铜器等造成药物与其发生反应而产生肝损伤的情况，卢教授称其为药器之毒。根据其黄疸、腹水等症状特点，卢教授认为药物性肝损伤的中医病因以感受药毒、体质偏颇为主，其病机为药毒所伤、肝胆脾胃功能失调为主。

三、临床表现

药物性肝病分急性和慢性。急性药物性肝病表现为急性肝坏死、脂肪变性、血管改变、淤胆性肝炎及急性肝炎等；慢性药物性肝病包括慢性肝炎、脂肪肝、肝硬化、肝血管损伤及肝肿瘤等。根据损伤程度不同，临床表现出各自不同的症状和体征。下面列举中药肝损伤最常见的药物性肝炎、肝小静脉闭塞症（hepatic veno occlusive disease，HVOD）/肝窦阻塞综合征（hepatic sinusoidal obstruction syndrome，HSOS）、肝衰竭（liver failure，LF）。

（一）药物性肝炎

根据中华医学会肝病学分会药物性肝病学组发布的《药物性肝损伤诊治指南（2015版）》（以下简称《指南》），DILI的临床分型如下为固有型和特异质型。

1. 固有型和特异质型

DILI具有可预测性，与药物剂量密切相关，潜伏期短，个体差异不显著。固有型DILI已相对少见，除非收益明显大于风险的药物，才能批准上市。特异质型（IDILI）具有不可预测性，现临床上较为常见，个体差异显著，与药物剂量常无相关性，动物实验难以复制，临床表现多样化。多种药物可引起IDILI。

IDILI又可分为免疫特异质性DILI和遗传特异质性DILI。免疫特异质性DILI有两种表现，一种是超敏性，通常起病较快（用药后1～6周），临床表现为发热、皮疹、嗜酸性粒细胞增多等，再次用药可快速导致肝损伤；另一种是药物诱发的自身免疫性损伤，发生缓慢，体内可能出现多种自身抗体，可表现为AIH或类似原发性胆汁性胆管炎（PBC）和原发性硬化性胆管炎（PSC）

等自身免疫性肝病，多无发热、皮疹、嗜酸性粒细胞增多等表现。遗传特异质性 DILI 通常无免疫反应特征，起病缓慢（最晚可达 1 年左右），再次用药未必快速导致肝损伤。

2. 基于病程的分型

急性 DILI 和慢性 DILI 是基于病程的分型。《指南》中采用的慢性 DILI 定义为：DILI 发生 6 个月后，血清 ALT、AST、ALP 及 TBIL 仍持续异常，或存在门静脉高压或慢性肝损伤的影像学和组织学证据。在临床上，急性 DILI 占绝大多数，其中 6%～20% 可发展为慢性。有研究显示，急性 DILI 发病 3 个月后约 42% 的患者仍存在肝脏生化指标异常，随访 1 年约 17% 的患者仍存在肝生化指标异常。胆汁淤积型 DILI 相对易于进展为慢性。

3. 基于受损靶细胞类型的分类

肝细胞损伤型、胆汁淤积型、混合型和肝血管损伤型是基于受损靶细胞类型的分类。由国际医学组织理事会（CIOMS）初步建立、后经修订的前 3 种 DILI 的判断标准为：①肝细胞损伤型：ALT ≥ 3 ULN，且 R ≥ 5；②胆汁淤积型：ALP ≥ 2 ULN，且 R ≤ 2；③混合型：ALT ≥ 3ULN，ALP ≥ 2ULN，且 2 < R < 5。若 ALT 和 ALP 达不到上述标准，则称为"肝脏生化学检查异常"。R=（ALT 实测值 /ALT ULN）/（ALP 实测值 /ALP ULN）。在病程中的不同时机计算 R 值，有助于更准确地判断 DILI 的临床类型及其演变。肝血管损伤型 DILI 相对少见，发病机制尚不清楚，靶细胞可为肝窦、肝小静脉和肝静脉主干及门静脉等的内皮细胞，临床类型包括 HVOD/HSOS、紫癜性肝病（PH）、巴德 – 基亚里综合征（BCS）、可引起特发性门静脉高压症（IPH）的肝汇管区硬化和门静脉栓塞、肝脏结节性再生性增生（NRH）等。致病药物包括含吡咯双烷生物碱的草药、某些化疗药、同化激素、避孕药、免疫抑制剂及 ART 等，其靶向的血管内皮细胞各有不同或存在交叉。例如，HSOS/HVOD 与肝窦和肝脏终末小静脉内皮的损伤有关，临床上主要由大剂量放化疗及含吡咯双烷生物碱的植物如土三七等引起。近 10 年来，土三七等引起的 HVOD/HSOS 我国已报道 100 余例。应注意感染，免疫紊乱，各种能导致血液高凝、高黏或促血栓形成的因素，微量元素异常及肿瘤等也可引起肝血管损伤，这些因素可单独或共同起作用。

（二）HVOD/HSOS

1. 临床表现

急性起病多见，多发于应用疑似肝损伤中药后的 2 周内，是药物性肝损伤最常见的临床综合征。其主要临床表现为上腹疼痛、腹胀并迅速出现腹水，可伴发热、纳差、恶心、呕吐、腹泻等症状，查体可有肝脏肿大、压痛。临床分急性、亚急性和慢性期 3 期。

（1）急性期：多有前驱症状，如发热、纳差、恶心、体重增加、呕吐或腹泻等。查体可见黄疸、肝脏肿大、有触痛和脾大。

（2）亚急性期：起病隐匿，病程可达数月以上，病情反复。查体以肝大和反复腹水为主。

（3）慢性期：出现肝硬化门脉高压的表现。可出现食管、胃底静脉曲张破裂，肝性脑病和肝肾综合征等。查体以肝性脑病相关扑翼样震颤为特点，伴有门静脉高压的相关体征。

2. 实验室检查

HVOD/HSOS 的实验室检查主要体现在肝功能水平的异常，而这种异常通常无特异性。其主要表现为丙氨酸氨基转移酶（ALT）、天门冬氨酸氨基转移酶（AST）及碱性磷酸酶（ALP）不同程度升高，血清总胆红素（TBIL）不同程度异常。另外，N 端 III 型前胶原肽常用于评估 HVOD，当其水平超过 $100\mu g/L$ 时提示 HVOD 的发生；透明质酸（HA）反映了肝窦内皮细胞的损伤程度，在 HSOS 及 HVOD 发生时可有不同程度的升高；血清 C 蛋白的快速下降也预测着 HVOD 即将发生，其预测值高达 91%，特异性较高。

3. 影像学检查

一般情况下，HVOD/HSOS 常表现出肝脏体积增大，肝缘变钝，但其并不具备特异性。因此，除常规的超声及 CT 检查外，肝静脉造影及下腔静脉造影是诊断 HVOD/HSOS 的有力证据。静脉插管测定肝静脉楔压（wedge hepaticvenous pressure，WHVP）和肝静脉压力梯度（hepatic venous pressure gradient，HVPG），可确定 VOD 引起的门脉高压。HVPG > 10mmHg 支持 VOD 诊断。肝静脉造影可见肝内小静脉走行不规则，1 支或多支阻塞。肝实质内有斑片样造影剂充盈。

4. 病理学表现

（1）急性期：肝脏体积增大，表面光滑，因肝内瘀血而呈现"槟榔肝"的表现。镜下肝终末静脉（血管直径 < 300μm）的肝小叶中央静脉、小叶下静脉内皮损伤脱落，内膜下急性出血，腔内纤维素沉积，同时伴有中央静脉阻塞和肝实质周围肝窦淤血、水肿。轻者中央静脉附近肝窦片状淤血；重者肝窦高度扩张，红细胞进入 Disse 间隙，形成红细胞小梁，淤血带附近肝细胞萎缩，可伴毛细胆管胆栓，甚至呈典型出血，坏死区肝细胞消失，网状纤维支架仍然残

留，不伴炎性细胞浸润。重症者可伴胆汁淤积。汇管区无明显改变。

（2）慢性期：中央静脉呈同心性或偏心性内膜纤维化或纤维化闭锁，常伴有窦周纤维化，血管腔的纤维或终可由内皮再生再疏通。可形成静脉周围纤维化常相桥连，数年后呈"心源性肝硬化"改变，最终形成小结节肝硬化。

（三）肝衰竭

1. 临床表现

肝衰竭多见于严重的 HVOD/HSOS 后，其临床表现均为肝衰竭相关症状，主要以发病时间为分度。

（1）急性肝衰竭（acute liver failure，ALF）：发病 2 周内出现以 Ⅱ 度以上肝性脑病为特征的肝衰竭症状群。常见于化学因素如对乙酰氨基酚（APAP）或肝损伤中药大量服用后。

（2）亚急性肝衰竭（subacute liver failure，SALF）：发病 15 天～ 26 周内出现肝衰竭症状群。

（3）慢加急性肝衰竭（acute-on-chronic liver failure，ACLF）：在慢性肝病的基础上出现的急性肝功能失代偿。常见于长期小剂量肝损伤药物的基础上合并其他肝损伤因素。

（4）慢性肝衰竭（chronic liver failure，CLF）：在肝硬化的基础上，肝功能进行性减退导致的以腹水或门静脉高压、凝血功能障碍和肝性脑病等为主要表现的慢性肝功能失代偿。常见于长期药物诱因的肝功能损伤。

2. 实验室检查及分期

（1）早期：①极度乏力，并有明显厌食、呕吐和腹胀等严重消化道症状；②黄疸进行性加深（血清总胆红素 ≥ 171.1μmol/L 或每天升高 ≥ 17.1μmol/L）；③有出血倾向，凝血酶原活动度（prothrombin activity，PTA）≤ 40%；④未出现肝性脑病和明显腹水。

（2）中期：在肝衰竭早期表现基础上，病情进一步发展，出现以下两条之一者：①出现 Ⅱ 度以下肝性脑病和（或）明显腹水；②出血倾向明显（出血点或瘀斑），且 20% ＜ PTA ≤ 30%。

（3）晚期：在肝衰竭中期表现基础上，病情进一步加重，出现以下三条之一者：①有难治性并发症，例如肝肾综合征、上消化道大出血、严重感染和难以纠正的电解质紊乱等；②出现 Ⅲ 度以上肝性脑病；③有严重出血倾向（注射部位瘀斑等），PTA ≤ 20%。

（四）药物性自身免疫性肝炎

在临床实际情况中，我们发现多数药物性肝损伤的患者还伴有自身免疫性肝炎的表现，特此对药物性自身免疫性肝炎分型进行说明。

1. Ⅰ型慢性药物性肝炎

本型亦称为药物性自身免疫肝炎 1 型（DrAIH-1），发病率较低，其发病机制可能是活性代谢物靶向与 DNA 和肌动蛋白结合引起，而不是与 CYP 亚型结合。高球蛋白血症是该型的重要生化标志，丙氨酸氨基转移酶可升至正常值的 5～20 倍，个别可达 50 倍。早期红斑狼疮（LE）因子和抗核抗体（ANA）可阳性。有 ANA 强阳性、抗肌动蛋白或其他平滑肌抗体阳性。

2. Ⅱ型慢性药物性肝炎

Ⅱ型慢性药物性肝炎亦称为药物性自身免疫肝炎 2 型（DrAIH-2）。血清抗体主要直接针对 CYP 亚型或其他微粒体蛋白。高 γ 球蛋白血症少见，并伴有抗细胞器的抗体阳性。

3. Ⅲ型药物性肝炎

Ⅲ型药物性肝炎为慢性坏死性炎症，通常不伴自身免疫血清学标志。临床表现为急性肝炎，仅有转氨酶升高，组织学显示为慢性坏死性炎症。肝活检是确诊唯一手段。

4. Ⅳ型慢性药物性肝炎

Ⅳ多半可与慢性中毒相关，而不是慢性坏死性炎症。代表药物有对乙酰氨基酚、阿司匹林和硝苯呋海因等。

四、疾病诊断

在药物性肝损伤的诊断上，中医与西医诊断标准都重点考虑了药物类型、应用剂量及服用时间，认为药物是肝损伤的始动因素。因此，根据发病、病因、个体差异等多种因素，参照目前最为常用的 RUCAM 评分标准进行诊断，具体可参考《药物性肝损伤诊治指南（2017 年）》。

五、疾病治疗

（一）西医治疗

1. 一般治疗

及时停用可疑的肝损伤药物是最为重要的治疗措施。怀疑 DILI 诊断后立即停药，约 95% 患者可自行改善甚至痊愈；少数发展为慢性，极少数进展为 ALF/SALF。有报道，肝细胞损伤型恢复时间约（3.3±3.1）周，胆汁淤积型约（6.6±4.2）周。

由于机体对药物肝毒性的适应性在人群中比较普遍，ALT 和 AST 的暂时性波动很常见，真正进展为严重 DILI 和 ALF 的情况相对少见，所以多数情况下血清 ALT 或 AST 升高 ≥ 3ULN 而无症状者并非立即停药的指征；但出现 TBIL 和（或）INR 升高等肝脏明显受损的情况时，若继续用药则有诱发 ALF/SALF 的危险。

美国 FDA 于 2013 年制定了药物临床试验中出现 DILI 的停药原则。出现下列情况之一应考虑停用肝损伤药物。

（1）血清 ALT 或 AST > 8 ULN。

（2）ALT 或 AST > 5 ULN，持续 2 周。

（3）ALT 或 AST > 3 ULN，且 TBIL > 2 ULN 或 INR > 1.5。

（4）ALT 或 AST > 3 ULN，伴逐渐加重的疲劳、恶心、呕吐、右上腹疼痛或压痛、发热、皮疹和（或）嗜酸性粒细胞增多（> 5%）。上述原则适用对象为药物临床试验受试者，且有待前瞻性系统评估，因此在临床实践中仅供参考。

对固有型 DILI，在原发疾病必须治疗而无其他替代治疗手段时可酌情减少剂量。

2. 对症治疗

《药物性肝损伤诊治指南（2015 版）》中对于药物治疗的推荐意见如下。

（1）对成人药物性 ALF 和 SALF 早期，建议尽早选用 N- 乙酰半胱氨酸（NAC）。视病情可按 50 ～ 150 mg/（kg·d）给药，疗程至少 3 天。

（2）对于儿童药物性 ALF/SALF，暂不推荐应用 NAC。

（3）糖皮质激素应用于 DILI 的治疗应十分谨慎，需严格掌握适应证，充分权衡治疗获益和可能的风险，宜用于治疗免疫机制介导的 DILI。伴有自身免疫特征的 AIH 样 DILI（AL-DILI）多对糖皮质激素治疗应答良好，且在停用糖皮质激素后不易复发。

（4）异甘草酸镁可用于治疗 ALT 明显升高的急性肝细胞型或混合型 DILI。

（5）轻 - 中度肝细胞损伤型和混合型 DILI，炎症较重者可试用双环醇和甘草酸制剂（甘草酸二铵肠溶胶囊或复方甘草酸苷等）；炎症较轻者，可试用水飞蓟素；胆汁淤积型 DILI 可选用熊去氧胆酸（UDCA）或腺苷蛋氨酸（SAMe），但均有待高级别的循证医学证据支持。

（6）不推荐 2 种以上保肝抗炎药物联合应用，也不推荐预防性用药来减少 DILI 的发生。

（7）对药物性 ALF/SALF 和失代偿性肝硬化等重症患者，可考虑肝移植治疗。

（二）辨证论治

卢教授认为，药物性肝损伤的具体辨证分型如下。

1. 药毒初发型

主症：①身目黄染；②肝区疼痛。

次症：①小便黄赤；②周身瘙痒。

舌脉：舌质红暗，苔黄腻，脉滑数。

治则：清热解毒，疏肝利胆。

方药：栀子柏皮汤加减。

2. 药毒壅盛型

主症：①神昏谵语；②黄疸色深。

次症：①斑疹隐隐；②腹水。

舌脉：舌质绛红，苔剥，脉疾。

治则：解毒退黄，清心开窍。

方药：绿豆甘草汤。

3. 药毒未清型

主症：①胁痛隐隐；②黄疸反复发作。

次症：①腹胀；②身痒。

舌脉：舌质淡红，苔白干，脉沉。

治则：清利肝胆，以清余毒。

方药：芍药甘草汤。

六、病例举隅

孙某，女，41 岁。2019 年 5 月 11 日初诊。

[主诉]乏力 3 个月，加重 1 周。

[现病史]患者于 3 个月前出现乏力、腹胀、恶心厌食、口干等症状，曾自服丹佛胃尔康、洛赛克等药无效，追问病史，患者自 4 个月前口服松花粉，每天剂量＞20g，来诊当日仍未停用。现症见：周身乏力，脘腹胀闷，恶心呕吐，怕热多汗，汗出黏腻，夜眠欠佳，大便色黄、黏腻不爽，小便色黄量少，月经量、周期均正常。

[既往史]否认其他慢性病史。

[家族史]无家族遗传病史。

[查体]巩膜轻度黄染，皮肤无黄染；患者肝区轻度压痛，肋下 3cm 处触及肝下缘；脾脏肋下未触及。舌质暗红，苔薄黄，脉弦数。

[辅助检查]肝功能示：GLOB 30.1g/L，GGT 66U/L，ALT 332U/L，AST 247 U/L。免疫球蛋白：IgG 23.13g/L，IgA 1.39g/L，IgM 0.69g/L。自身免疫抗体：ANA 1∶320,HX3 1∶100,LKM 1∶160。病毒性肝炎检测均为阴性。肝穿结果：疑似 AIH，不能排除 DILI。

[诊断]中医诊断：胁痛（肝经郁热证）。

　　　　西医诊断：自身免疫性肝炎，疑似药物性肝损伤。

[处方]柴胡 15g，黄芩 10g，法半夏 9g，人参 10g，茵陈 10g，生姜 15g，大枣 10g，炙甘草 10g。

14 剂，每日 1 剂，水煎，分 2 次口服。

予双环醇片 50mg TID，利加隆 140mg TID，停用松花粉。

二诊：2019 年 5 月 27 日。

乏力、恶心症状有所缓解，近 3 日无诱因出现口腔黏膜溃疡，口干症状较前有所加重，大便由黏腻变为干结，2～3 日一行。复查肝功能示：ALT 降至 288U/L，AST 降至 224U/L，GGT 降至 55U/L。舌质红、暗，苔白干，脉弦细数。

[处方]上方加白芍 30g，炙甘草增至 30g。

14 剂，每日 1 剂，水煎，分 2 次口服。

三诊：2019 年 7 月 1 日。

口腔黏膜溃疡明显缓解，大便性状基本正常。ALT 降至 142U/L，AST 降至 70U/L，GGT 降至 50U/L。舌质红，苔白稍腻，脉弦滑数。

［处方］柴胡 10g，白芍 10g，枳实 10g，当归 10g，川芎 10g，炙甘草 15g。14 剂，每日 1 剂，水煎，分 2 次口服。

【按语】AL-DILI 具备经典 AIH 的全部特征，在 IgG 升高、ANA 阳性的前提下常伴有 SMA、LKM、LKM-1 的阳性，而在停药后随着时间推移，AIH 的特征会逐渐消失。本患肝穿结果证实了这一点，停药后 AIH 的病理特点已不明显，这样看来首诊时 AIH 的诊断并不准确。由于松花粉导致 DILI 的病例报道极少，而追溯患者用药史未发现其他用药，因此，患者的病情实为药物性肝损伤诊断中的难点。

松花粉味甘、性温，入肝脾二经，《本草纲目》《本经逢原》认为其具有润心肺、除风、止血之功效，通常用作外敷止血、燥湿敛疮，不作内服。近年来，松花粉逐渐以保健品的身份进入市场，受到许多人的追捧，但其背后隐藏的危害却未被重视。松花粉含有多种蛋白、氨基酸及植物多糖，极易引起人体变态反应，松花粉过敏病例也有较多报道，但松花粉引起 DILI 的报道却极为罕见。由于其致敏性及温燥药性，并不适合过敏体质及阳盛质、阴虚质、湿热质等人群服用。本患素体湿热较盛，过服久服温燥之品伤阴则热更甚，形成阳盛阴衰之势。白芍阴柔酸敛、甘草味甘能缓，二者合用酸甘化阴，扶阴以抑阳。金本克木，而肺又主司津液之输布。若肝气受损，肺金有余而内燥自生。久而久之，五行胜复，金木皆不足。白芍味酸，补肝木；甘草味甘，补脾土、实肺金。二药合用，补金木之虚、调金木之衡，进而调整五行的整体平衡。

在 DILI 的西医指南中，停用一切肝损伤药物是最重要、最有效的治疗方式，而中医在几千年的临床应用中在药物中毒方面也有着丰富的临床经验。中草药导致的肝损伤（HILI）时是否能根据其体质及症状特点针对性用药，目前仍有待商榷，但这不失为一种尝试。目前，已有运用中药性味的相互制约作用治疗 HILI 的病例报导，然而这些报导都强调了药味数及剂量的把握，因此能否在临床推广仍需大量的循证医学证据支持。本患在服用中药后其不适症状基本痊愈，在应用中药的同时也持续服用双环醇、水飞蓟素以保肝降酶。可以说中药确实改善了症状，但在患者组织学改变中的作用机制仍需更多病例报道来证实。

肝性脑病

一、疾病概述

肝性脑病（Hepatic encephalopathy，HE）是一种由于急性或慢性肝功能严重障碍或各种门－体分流异常所导致的，以代谢紊乱为基础的、轻重程度不同的神经和精神异常综合征。包括轻微型肝性脑病、肝性昏迷前兆、肝性昏迷和慢性间歇性门－体分流性脑病等多种临床综合征。临床上可表现为智力减退、意识障碍、行为失常，甚至昏迷，故在早期将该病称之为肝昏迷。

肝性脑病为西医病名，中医学无此病名，可归于"肝厥"病中。《诸病源候论·脑黄候》云："热邪在骨髓，而脑为髓海，故热气从骨髓流入于脑，身体发黄，头脑痛眉疼，名为脑黄候。"阐述了肝性脑病的疾病机制。卢教授认为本病是感受湿热疫毒之邪，邪盛正虚，湿热内结，邪热壅盛，内犯心营，扰乱神明；或邪毒内蕴脏腑，郁而化热，灼伤阴液，内耗肝阴，以致肝火上炎，肝风内动，上扰心神，从而继发神昏谵语、躁扰不宁等肝性脑病的表现。

二、疾病机制

（一）病理生理

1. 生理

肝硬化门静脉高压时，肝细胞功能障碍对氨等毒性物质的解毒功能降低，同时门－体循环分流（即门静脉与腔静脉间侧枝循环形成），使大量肠道吸收入血的氨等有毒性物质经门静脉，绕过肝脏直接流入体循环并进入脑组织，这是肝硬化 HE 的主要病理生理特点。

2. 病因

肝性脑病的发生与病因无明显相关性，但其发生率随着肝硬化失代偿程度的加重而增加，即使 Child–Pugh A 级肝硬化患者中，轻微型肝性脑病的发生率也可高达 24.8%。

肝性脑病90%以上是各种原因引起的急性肝功能衰竭及肝硬化。在我国，病毒性肝炎则是引起肝功能衰竭及肝硬化的主要病因，其中乙肝占80%～85%。另外药物性肝损伤、妊娠急性脂肪肝、自身免疫性肝病及严重感染等，都可导致肝功能衰竭，从而进一步发展为肝性脑病。其次，明显的门－体分流异常、尿素循环关键酶的异常及任何原因导致血氨升高也可引起肝性脑病的发生。除感染外，消化道出血、大量排钾利尿、大量抽腹水、电解质和酸碱平衡紊乱、高蛋白摄入、低血容量、腹泻、呕吐、便秘、尿毒症，以及使用苯二氮类药物和麻醉剂等均为发生肝性脑病的常见诱发因素。

3. 发病机制

肝性脑病的发病机制至今尚未完全阐明，其中公认的最关键因素之一是高血氨，各种原因导致的血氨升高干扰脑能量代谢，影响中枢兴奋性神经递质而产生中枢抑制效应，同时炎症介质学说及其他毒性物质的作用也日益受到重视。

氨是由蛋白质、氨基酸、嘌呤和嘧啶分解代谢所产生的，具有神经毒性的化合物。正常情况下，40%的氨由胃肠道细菌合成，其余从谷氨酸和饮食蛋白转化，肾脏、脑和肌肉仅合成少量的氨。氨可使星形胶质细胞合成谷氨酰胺能力增加，使细胞变性；其次，氨能促进谷氨酸盐和活性氧的释放，从而导致线粒体功能和脑细胞能量代谢的障碍，损害细胞内的信号通路，促进神经元中凋亡级联反应的发生；氨又直接能导致抑制性和兴奋性神经递质的比例失调，最终使抑制性神经递质的含量增加，改变重要基因的表达，损害颅内血流自动调节功能。饮食中的蛋白质在肠道经细菌分解产氨增加，以及肠壁通透性增加可导致氨进入门脉增多，肝功能不全导致血氨不能经鸟氨酸循环有效解毒；同时门体分流致含有血氨的门脉血流直接进入体循环。血氨进入脑组织使星状胶质细胞合成谷氨酰胺增加，导致细胞变性肿胀及退行性变，引发急性神经认知功能障碍。氨还可直接导致兴奋性和抑制性神经递质比例失调，产生临床症状，并损害颅内血流的自动调节功能。

高氨血症与炎症介质的相互作用也能促进肝性脑病的发生发展。炎症可导致血脑屏障破坏，从而使氨等有毒物质及炎性细胞因子进入脑组织，引起脑实质改变和脑功能障碍。同时，高血氨能够诱导中性粒细胞功能障碍，释放活性氧，促进机体产生氧化应激和炎症反应，造成恶性循环另一方面，炎症过程所产生的细胞因子又反过来加重肝损伤，增加肝性脑病发生率。此外，本病的发生还与细菌感染、神经递质、低钠血症、锰中毒、乙酰胆碱减少有关。

（二）病因病机

1. 病因

（1）外因：感受六淫风、寒、暑、湿、燥、火之邪，尤其是湿热疫毒之邪，正虚邪盛，湿热内结，邪热炽盛，内犯心营，扰乱神明；或邪毒内蕴脏腑，郁久化热，灼伤阴津，肝阴内耗，致肝火上炎，肝风内动，上扰心神，从而继发神昏谵语、躁扰不宁等肝性脑病的表现。

（2）内因：因内伤七情，即喜、怒、思、悲、惊、恐等情志有关的疾病。中医学认为过怒伤肝，忧思伤脾，惊亦伤肝，致使肝气郁结，气郁化火，导致肝的疏泄失常，加上湿热之邪内蕴，引发为肝病，肝病及脑。

（3）不内外因：因饮食不洁、过食肥甘厚腻、长期嗜酒无度、饥饱失常、过食生冷（如带菌或虫的淡水生鱼片）、劳倦太过、房室不节、纵欲过度，导致脾胃损伤，运化失职，湿浊内生，郁而化热，湿热熏蒸，致使胆汁不循常道，外溢肌肤而发为黄疸，瘀血痰浊壅阻，上蒙清窍，则发为本病。巢元方《诸病源候论·卷六·解散发黄候》云："饮酒内热因服石，石势又热，热搏脾胃，脾胃主土，其色黄而候于肌肉，积热蕴结，蒸发于肌肤，故成黄疸也。"

2. 病机

卢教授认为，本病是肝硬化后期常见的继发病证，病位在心、肝、脾，病机为疫毒内蕴，耗伤肝体，肝失疏泄，肝郁气滞，血行不畅，气滞血瘀，壅阻脉络，清窍失灵；肝郁气滞，横逆犯脾，脾失健运，痰湿内生，壅于中焦，升降失常，气机逆乱，清阳不升，浊阴不降，心失所养；气郁化火，灼伤阴津，肝阴内耗，肝阳上亢，肝风内动，上扰神明；痰瘀互结，随气上行，蒙蔽脑窍，阴阳逆乱；病性为本虚标实，疾病初期多湿热、痰浊、瘀血、疫毒内盛，损伤肝体，经络壅阻，气机逆乱，上扰神明，蒙蔽清窍；疾病后期，脏腑衰竭，阴竭阳亡，甚至阴阳离决。故健脾利水、行气活血、升清降浊、开窍醒脑是治疗肝性脑病的大法。

三、临床表现

肝性脑病的主要临床表现为神昏谵语，不醒人事或躁动不安，甚则发狂，后期可见神志昏迷、呼之不应等。其他高频症状体征有喉中痰鸣、四肢困重、口苦黏腻、恶心呕吐、身目尿俱黄、发热不退、腹胀腹水、大小便闭、两颧潮红、形体消瘦、眩晕耳鸣、四肢抽搐、衄血、呕血、便血、面色苍白、手撒肢冷、口张目开、身体瘫软、汗出淋漓或汗出如油、气息低微、二便失禁等。

舌体胖大、齿痕、瘦小皆可见，舌质以红舌、绛舌多见，多夹瘀点瘀斑，舌苔以黄腻苔、厚腻苔或光剥苔为主；脉象弦脉居多，其次为数脉、实大脉、弦细脉等。

四、疾病诊断

（一）西医诊断标准

1. 显性肝性脑病（OHE）

依据临床表现和体征，按照 West Haven 分级标准，显性肝性脑病诊断并不困难，一般不需要做神经心理学及影像学等检查，诊断要点如下。

（1）有引起 HE 的基础疾病，严重肝病和（或）广泛门体侧支循环分流。

（2）有临床可识别的神经精神症状及体征。

（3）排除其他导致神经精神异常的疾病，如代谢性脑病、中毒性脑病、神经系统疾病（如颅内出血颅内感染及颅内占位）等情况。

（4）特别注意寻找引起 HE 的诱因，如感染上消化道出血、大量放腹水等。

（5）血氨升高。

2. 轻微型肝性脑病（MHE）

由于患者无明显的认知功能异常表现，常常需要借助特殊检查才能明确诊断，是临床关注的重点。符合以下主要诊断要点（1）、（2）及（3～6）中任意一条或以上，即可诊断为 MHE，主要诊断要点如下。

（1）有引起 HE 的基础疾病，严重肝病和（或）广泛门体侧支循环分流。

（2）传统神经心理学测试指标中至少 2 项异常。

（3）新的神经心理学测试方法中（ANT 姿势控制及稳定性测试多感官整合测试）至少 1 项异常。

（4）临界闪烁频率（CFF）检测异常。

（5）脑电图视觉诱发电位（VEP）脑干听觉诱发电位（BAEP）异常。

（6）fMRI 异常。

（二）中医诊断标准

本病属于中医学"黄疸""神昏""肝厥"的范畴。《素问·热论》记载："肝热病者，小便先黄，腹痛、多卧、身热；热争则狂言及惊，胁满痛，手足躁，不得安卧。"《诸病源候论·脑黄候》云："热邪在骨髓，而脑为髓海，故热气从骨髓流入于脑，身体发黄，头脑痛眉疼，名为脑黄候。"历代医家各有论述，病名繁复杂乱，不一而足。根据《中华人民共和国国家标准中医临床诊疗术语证候部分》《中医诊断学》《中医内科学》，肝性脑病被诊断为"肝厥"。

五、疾病治疗

（一）西医治疗

1. 一般治疗

肝性脑病系多因素作用的结果，故临床治疗过程中多采取多环节的综合治疗措施。主要遵循的治疗原则为：寻找并祛除诱因；减少来自肠道有害物质的产生和吸收；适当的营养支持及维持水电解质平衡；根据临床类型、不同诱因和疾病的严重程度制定个体化的治疗方案。

（1）祛除诱因：大部分肝性脑病都有一定的诱发因素，而祛除诱发因素后，病情常能自行缓解，所以寻找并祛除诱因是治疗肝性脑病的基础。包括利用药物或内镜等方法积极控制上消化出血；寻找感染源，及时应用抗生素治疗；避免大量放腹水及利尿以防止碱中毒和电解质紊乱；禁止使用含氮物质和药物；保持患者大便顺畅等。

（2）减少氨的吸收：主要手段有限制蛋白质的摄入和口服缓泻剂或灌肠以清除肠内积食，使肠内保持酸环境，减少氨的产生和吸收；其中，口服或灌肠乳果糖是国内外认为疗效最好的治疗，可以长期应用。

（3）促进氨的排泄：门冬氨酸酰磷酸合成酶的活性，天冬氨酸则能促进谷氨酰胺的形成，从而促进氨的转化和尿素合成，降低血氨水平。故临床上多使用门冬氨酸鸟氨酸联合乳果糖治疗肝硬化肝性脑病，血氨水平下降显著，减少并发症的发生，效果显著。

（4）改善神经传导：许多学者对左旋多巴、多巴胺受体激动剂溴隐亭、阿片受体拮抗剂纳络酮苯、二氮卓受体拮抗剂氟马西尼等进行了相关的探索，但对实际疗效评价不一，仅对镇静剂导致的肝性脑病可能有效，所以，在临床上使用不多。

2. 对症治疗

（1）降氨治疗：高血氨是 HE 发生的重要因素之一，因此降低氨的生成和吸收非常重要。降低血氨的主要药物有乳果糖、拉克替醇、L- 鸟氨酸 -L- 门冬氨酸、晶型利福昔明等。

（2）镇静药物的应用：如纳洛酮、丙泊酚、苯二氮䓬类镇静药等。

（3）营养支持治疗：正确评估患者的营养状态，早期进行营养干预，可改善患者生存质量、降低并发症的发生率、延长患者生存时间。

（4）人工肝治疗：肝衰竭合并 HE 时，在内科治疗基础上，可针对 HE 采用一些可改善 HE 的人工肝模式，能在一定程度上清除部分炎症因子、内毒素、血氨、胆红素等。常用于改善 HE 的人工肝模式有血液灌流、血液滤过、血浆滤过透析、分子吸附再循环系统（MARS）、双重血浆分子吸附系统（DPMAS）或血浆置换联合血液灌流等。

（5）肝移植：对内科治疗效果不理想，反复发作的难治性 HE 伴有肝衰竭，是肝移植的指征。

（6）HE 护理：三防，即防走失、防伤人、防自残。三保护，即床档、约束带、乒乓球手套。应密切观察 HE 患者性格和行为、意识和神志、神经精神症状及体征改变；观察患者饮食结构，尤其是每日蛋白质摄入量并认真记录出入量，观察大小便颜色性状次数；观察生命体征、昏迷患者瞳孔大小变化、对光反射情况、痰液情况；观察静脉输液通路是否通畅有无外渗、穿刺点及周围皮肤情况等。

（二）辨证论治

卢秉久教授通过多年的临床经验总结得出，肝性脑病的病机特点为本虚标实。疾病初期多为疫毒、痰浊、瘀热等内壅脏腑，阻滞气机，蒙蔽清窍，扰乱神明；疾病后期往往出现脏腑亏虚，阴竭阳虚，甚至阴竭阳亡，阴阳离决。因此治疗上必须标本兼顾，攻邪与补虚有时有制，肝性脑病早期以攻邪为主，后期以补虚为主。如过早补益，易滋腻碍脾，使痰湿之邪更盛。主要证型包括以下几个。

1. 痰蒙心窍证

主症：①神昏谵语；②躁狂不宁。

次症：①喉中痰鸣；②四肢困重；③口苦黏腻，恶心呕吐；④身目尿俱黄，大便干结。

舌脉：舌红，苔黄厚腻，脉弦数或实大。

证型确定：证候诊断具备主症 1 项＋次症 2 项，参考舌脉，即可诊断。

治则：化湿除浊，豁痰开窍。

方药：安宫牛黄丸、至宝丹。临证选用石菖蒲、远志、羚羊角粉、天竺黄、胆南星、半夏、陈皮、竹茹等化痰，佐以黄连、黄芩、黄柏、栀子等清热解毒，大黄、虎杖、火麻仁、柏子仁等通腑泻火，其中以大黄清热通腑为要，调畅肠道气机，通降六腑之气，邪有出路，断其浊气上熏之源，减少氨的代谢和吸收，促进其排出体外，调节免疫功能，减少对肝的损伤，稳定内环境，缓解患者病情。

2. 热入心包证

主症：①发热不退，神志昏迷；②高热夜甚，不醒人事。

次症：①重度黄疸，黄色鲜明；②躁动不安，甚则发狂；③喉中痰鸣，可闻及肝臭；④腹胀腹水，大小便闭；⑤衄血或呕血、便血。

舌脉：舌质红绛，苔黄而燥，脉弦细数。

证型确定：证候诊断具备主症1项 + 次症2项，参考舌脉，即可诊断。

治则：清热解毒，开窍醒神。

方药：安宫牛黄丸、紫雪丹。临证选用黄连、黄芩、黄柏、栀子等清热解毒，生地黄、赤芍、牡丹皮、紫草、水牛角清营凉血，佐以大黄、虎杖、决明子等通腑泻火。

3. 肝阳上扰证

主症：神昏谵语，躁动不安。

次症：①两颧潮红，形体消瘦；②眩晕、耳鸣；③手足蠕动；④四肢抽搐。

舌脉：舌干、舌红或绛，苔少或光剥，脉弦细。

证型确定：证候诊断具备主症1项 + 次症2项，参考舌脉，即可诊断。

治则：滋补肝肾，息风潜阳。

方药：羚羊角汤加减。临证选用龟甲、生地黄、熟地黄、白芍、牡丹皮、羚羊角粉、龙骨、牡蛎、石决明、花蕊石等滋阴潜阳、清热凉血、平肝息风，从而抑制中枢神经系统，达到息风止痉的作用。

4. 阴阳离决证

主症：①神志昏迷，呼之不应；②神昏痉厥。

次症：①面色苍白，手撒肢冷；②口张目开、身体瘫软；③汗出淋漓或汗出如油；④气息低微，循衣摸床；⑤二便失禁。

舌脉：舌质淡，无苔，脉微欲绝。

证型确定：证候诊断具备主症1项 + 次症2项，参考舌脉，即可诊断。

治则：益气养阴，回阳固脱。

方药：参附汤合生脉散加减。临证选用人参、附子、麦冬、五味子、熟地黄、山茱萸、石菖蒲、远志、肉桂、肉苁蓉、巴戟天、紫河车等，以回其阳，以复其脉。

六、病例举隅

病例 1

王某，男，47 岁。2015 年 5 月 22 日初诊。

[主诉] 神志不清，意识模糊半年，加重一周。

[现病史] 患者半年前因意识障碍就诊于当地医院，诊断为"乙肝肝硬化、肝性脑病"，平素口服恩替卡韦抗病毒治疗，配合利加隆、谷胱甘肽保肝，思美泰降血氨。近一周无明显诱因症状加重，遂来诊。现症见：神昏谵语，躁狂不宁，面色暗黑，双目黄染，腹胀恶心，食欲差，牙龈出血，小便尚可，大便黏腻，色偏黑，五六日一行。

[既往史] 乙肝肝硬化病史 5 年。

[查体] 神志不清，一般状态较差，体型中等，面色暗黑，皮肤及巩膜黄染，可见肝掌及蜘蛛痣，浅表淋巴结未触及肿大，心律齐，各瓣膜听诊区未闻及病理性杂音，双肺呼吸音清，未闻及干湿啰音，腹部膨隆，轻压痛，无反跳痛及肌紧张，肝脾肋下未触及，肝区叩痛阴性，移动性浊音阴性，双下肢轻度水肿。舌红，苔黄腻，脉沉。

[辅助检查] 血常规示：PLT 63×10^9/L；肝功能示：ALT 61U/L，AST 72U/L，TBA 78μmol/L，CHE 2438U/L，TBIL 78.8μmol/L，DBIL 44.8μmol/L，ALB 30.2g/L，GLOB 38g/L；AMON 160μmol/L；尿常规：PRO（+）；便常规：潜血（+）；肝胆脾彩超示：肝硬化、脾大、腹水。

[诊断] 中医诊断：癫狂（痰蒙心窍证）。

　　　　西医诊断：乙肝肝硬化失代偿期，肝性脑病。

[处方] 陈皮 15g，大腹皮 15g，茵陈 50g，白术 20g，苍术 15g，木香 15g，厚朴 15g，地榆炭 20g，侧柏炭 20g，大黄 10g，海螵蛸 30g，牡蛎 30g，鸡内金 20g，黄连 10g。

10 剂，每日 1 剂，水煎，分 2 次口服。

二诊：2015 年 6 月 2 日。

患者诉服药后大便日 4～5 次，精神转佳，神志清楚，稍有食欲，腹胀恶心减轻，现已出院，舌红偏暗，苔黄腻，脉弦滑。

[处方] 上方继服 15 剂，神志清楚，测血氨正常。

后守此方加减治疗半年余，未曾出现意识障碍，病情稳定，诸症悉减。

【按语】病案中患者症见神昏谵语，躁狂不宁，为痰热扰心，蒙蔽心窍；

双目黄染，腹胀恶心，大便黏腻，舌红，苔黄腻，为肝失疏泄，横逆犯脾，脾失健运，湿热弥漫。故用大黄涤荡肠胃，攻积泻下，使邪去正安；配合陈皮、大腹皮、苍术、厚朴、白术、茵陈、木香、黄连等健脾行气燥湿退黄；地榆炭、侧柏炭止血；海螵蛸、牡蛎、鸡内金保护胃黏膜，防止消化道出血。

病例 2

孙某，男，49 岁。2018 年 7 月 4 日初诊。

[主诉] 反复眩晕、四肢颤抖半年余，加重一周。

[现病史] 患者 10 年前诊断为"乙肝肝硬化"，平素口服"恩替卡韦分散片"抗病毒治疗；近半年患者反复眩晕伴四肢颤抖，于当地医院诊断为"肝性脑病"，对症治疗后出院；近一周上述症状加重，遂来诊。现症见：眩晕，四肢颤抖无力，少气懒言，双目无神，不能独自站立，口干，无食欲，大便偏干。

[既往史] 乙肝肝硬化病史 10 年。

[查体] 神志不清，一般状态较差，体型偏瘦，皮肤及巩膜轻度黄染，可见肝掌及蜘蛛痣，浅表淋巴结未触及肿大，心律齐，各瓣膜听诊区未闻及病理性杂音，双肺呼吸音清，未闻及干湿啰音，腹部平坦，轻压痛，无反跳痛及肌紧张，肝脾肋下未触及，肝区叩痛阴性，移动性浊音阴性，双下肢无水肿，舌红，少苔，脉弦数。

[辅助检查] 肝功能示：ALT 54.3U/L，AST 58.8U/L，TBIL 27.6μmol/L，DBIL 10.9μmol/L，ALB 35.9g/L，TBA 56.9μmol/L；AMON 105μmol/L；肝胆脾彩超示：肝硬化，脾大。

[诊断] 中医诊断：眩晕（肝肾不足证）。

西医诊断：乙肝后肝硬化；肝性脑病。

[处方] 熟地黄 20g，生地黄 20g，山药 15g，山萸肉 15g，麦冬 15g，石斛 15g，五味子 10g，茯苓 20g，远志 10g，石菖蒲 10g，肉桂 3g，附子 6g，肉苁蓉 15g，巴戟天 15g，牡蛎 20g，龟甲 20g，鸡内金 15g。

14 剂，每日 1 剂，水煎，分 2 次口服。

二诊：2018 年 7 月 19 日。

患者诉服药后眩晕明显减轻，精神见好，头重脚轻感基本消失，四肢颤抖减轻，尚有乏力气短，胃口不佳，不能久立，大便通畅，舌红，暗滞，苔白稍腻，脉弦数。

[处方] 上方去附子，加黄连 10g，黄柏 10g，地榆 15g，杜仲 20g。

14 剂，每日 1 剂，水煎，分 2 次口服。

后守此方酌情加减治疗 1 月余，诸症悉除。

【按语】患者症见眩晕、四肢颤抖，是为风动之象，"诸风掉眩皆属于肝。"且腰膝酸软，舌红，脉弦数，为肝肾亏虚之象，阴不敛阳，肝风内动，本虚标实。故用生地黄、熟地黄、山药、山茱萸、龟甲滋补肝肾，填精益髓；肉苁蓉、巴戟天、附子温补肾阳，从阳引阴；牡蛎、龟甲滋阴潜阳；肉桂引火归原；远志、石菖蒲开窍醒神；茯苓健脾利湿；麦冬、石斛、五味子滋阴养液，共奏滋阴潜阳、安神定志之功。

▶▶ 参考文献

[1] 徐小元，丁惠国，李文刚，等.肝硬化肝性脑病诊疗指南（2018）[J].中华胃肠内镜电子杂志，2018，3：97-113.

[2] 陈灏珠，钟南山，陆再英.内科学[M].第8版.北京：人民卫生出版社.2013.

[3] Blei AT, Cordoba J. Hepatic Encephalopathy [J]. Am J Gastroenterol, 2001, 96：1968-976.

[4] 巢元方.诸病源候论[M].宋白杨校注.北京：中国医药科技出版社，2011.

[5] Romero-Gómez M, Boza F, García-Valdecasas MS, et al.Subclinical hepatic encephalopathy predicts the development of overt hepatic encephalopathy [J]. Am J Gastroenterol, 2001, 96（9）：2718-2723.

[6] Bismuth M, Funakoshi N, Cadranel JF, et al. Hepatic encephalopathy：from pathophysiology to therapeutic management [J]. Eur J Gastroenterol Hepatol, 2011, 23（1）：8-22.

[7] Khungar V, Poordad F. Management of overt hepatic encephalopathy [J]. Clin Liver Dis, 2012, 16（1）：73-89.

[8] Wakim-Fleming J. Hepatic encephalopathy：suspect it early in patients with cirrhosis [J]. Cleve Clin J Med, 2011, 78（9）：597-605.

[9] Riggio O, Nardelli S, Moscucci F, et al. Hepatic encephalopathy after transjugular intrahepatic portosystemic shunt [J]. Clin Liver Dis, 2012, 16（1）：133-146.

[10] Fichet J, Mercier E, Genée O, et al. Prognosis and 1-year mortality ofintensive care unit patients with severe hepatic encephalopathy [J]. J Crit Care, 2009, 24（3）：364-370.

[11] Cordoba J. New assessment of hepatic encephalopathy [J]. J Hepatol, 2011, 54（5）：1030-1040.

[12] Butterworth RF, Norenberg MD, Felipo V, et al. Experimental models of hepatic encephalopathy : ISHEN guidelines ［J］. Liver Int, 2009, 29（6）: 783-788.

[13] Blei AT, Cordoba J. Hepatic Encephalopathy ［J］. Am J Gastroenterol, 2001, 96 : 1968-976.

[14] Brusilow SW, Koehler RC, Traystman RJ, et al. Astrocyte glutamine synthetase : importance in hyperammonemic syndromes and potential target for therapy ［J］. Neurothera peutics, 2010, 7（4）: 452-470.

[15] Rose CF. Ammonia-lowering strategies for the treatment of hepatic encephalopathy ［J］. Clin Pharmacol Ther, 2012, 92（3）: 321-331.

[16] González-Usano A, Cauli O, AgustíA, et al. Hyperammonemia alters the modulation by different neurosteroids of the glutamatenitric oxide-cyclicGMP pathway through NMDA-GABAAor sigma receptors in cerebellum in vivo［J］. J Neu rochem, 2013, 125（1）: 133-143.

[17] Butterworth RF. Pathophysiology of hepatic encephalopathy : a new look at ammonia ［J］. Metab Brain Dis, 2002, 17（4）: 221-227.

[18] Ferenci P, Lockwood A, MullenK, et al. Hepatic encephalopathy-definition, nomenclature, diagnosis, and quantification : final report of the working party at the 11th Word Congresses of Gastroenterology, Vienna, 1998 ［J］. Hepatology, 2002, 35（65）: 716-721.

[19] Prakash R, Mullen KD. Mechanisms, diagnosis and management of hepatic encephalopathy ［J］. Nat Rev Gastroenterol Hepatol, 2010, 7 : 515-525.

[20] 邹益友. 消化病学住院医师手册 ［M］. 北京：科学技术文献出版社，2007.

[21] 齐贺彬. 肝性脑病的中医诊治 ［J］. 中国临床医生，2008（11）: 12-14.

[22] 周一海. 肝性脑病的中医诊治 ［N］. 上海中医药报，2018-09-14（4）.

[23] 毛德文，邱华，韦艾凌. 肝性脑病的中医证治研究 ［J］. 天津中医药，2007（3）: 225-227.

[24] 黄秋先，胡肃平. 重型肝炎并发肝性脑病中医辨治五法 ［J］. 中西医结合肝病杂志，2006（6）: 370-372.

[25] 王灵台，高月求，唐靖一，等. 清开冲剂治疗亚临床肝性脑病20例对比观察 ［J］. 中西医结合肝病杂志，1999（1）: 14-15.

胆石症

一、疾病概述

胆石症是指胆道系统内胆汁的某些成分在多途径、多机制的影响作用下，析出、集聚形成石头而导致的一种消化系统疾病。随着经济水平的迅猛加快，人们生活节奏的改变，饮食方式和心理状态也随之发生改变，胆石症的发病率呈现上升趋势，根据结石阻滞和产生部位不同，可分为胆囊结石、肝外胆管结石和肝内胆管结石。按结石化学成分可分为胆固醇结石、胆红素结石和混合性结石。

胆石症属中医学"胁痛""胆胀""黄疸""腹痛"等范畴。《黄帝内经》中最早描述了胁痛的概念，指出本病病位在肝胆。汉代张机在《伤寒杂病论》中将黄疸分为黑疸、女劳疸、黄疸、谷疸、酒疸五种。《素问·灵兰秘典论》云："胆者，中正之官，决断出焉。"胆为奇恒之腑，作为六腑之首，主决断，能贮藏和排泄胆汁，且与肝经络相连，互为表里，司全身之气机，由此可见胆在机体中的重要性。

二、疾病机制

(一) 病理生理

1. 感染及微生物因素

胆汁的主要成分包括胆固醇、胆红素、胆汁酸和各种无机盐等，过多的胆固醇和过少的胆汁酸均会导致胆固醇结石。胆固醇结石多发生在胆囊内，胆红素结石则多与细菌及寄生虫感染有关，乃胆红素与钙盐结合形成的胆红素钙。肠道微生物与结石的形成一直以来就是科研的重点，很早之前就有学者在胆结石中培养出细菌，推测胆结石的形成可能与细菌有关；后来又有许多科学家总结了微生态中的细菌通过代谢产生的 $\beta-G$、黏蛋白及磷脂酶导致胆结石的形成。

2. 蛋白功能障碍因素

有研究证实了胆石症的发生还与多种蛋白功能障碍有关系，其中胆汁中的骨桥蛋白（OPN）通过影响胆汁中各成分之间的比例代谢，参与结石的形成。此外，ATP 结合盒转运蛋白、7α-羟化酶和载脂蛋白等也与胆石症的形成有关。

3. 代谢因素

代谢作为影响胆石症形成的又一重要因素，其中血糖的影响最为重要。各领域对胆石症的病因病机认识各有不同，主要有以下几方面：感染因素；肠道微生态；相关蛋白功能障碍；代谢因素；饮食因素；遗传因素及其他因素如饮食、年龄及肥胖等因素。早发现、早治疗这些高危因素有助于降低本病的发病率。

（二）病因病机

从古至今，虽然众医家对于胆石症的病机认知有异，但是均不外乎肝胆协调失常与脾胃运化失常这两方面。从生理方面，"肝气之余泄于胆，聚而成精"且"胆者，中精之府"，这说明肝脏正常的疏泄功能是促使胆汁排泄的基础条件；同时脾胃的运化对胆汁也有着重要的调摄作用，具体可以追溯到《医林改错》"饮食入胃，食留于胃，精汁水液，先由津门流出，入津管"中。

卢教授认为胆石症的发生主要责之于肝胆，与脾胃关系密切。多由饮食不节、情志失调、外感湿热、体虚劳倦或虫毒感染为主要病因，日久形成湿热、痰湿、气滞、瘀血、虫邪阻塞胆腑，煎熬胆汁，形成结石，反过来结石壅塞胆道，又进一步加重了原发病的发生，而导致本虚标实、虚实夹杂之证，错综复杂。其次，体质的特异性在胆石症的发病中值得让人注意，对于未发病的患者，尤其是体质偏湿热类人群应当注意观察是否存在危险因素，即未病先防；对于已发病的患者来说，以体质这一切入点进行治疗更具有指导性意义，即已病调体。

三、临床表现

胆石症是一种常见的胆道系统疾病，其临床表现可随着结石大小及其嵌顿部位的不同而变化。《灵枢·胀论》云："胆胀者，胁下痛胀，口中苦，善太息。"第一次描述了胆胀的常见临床症状。胆石症常见的临床表现有上腹部或右胁肋部疼痛，可放射至后背部，伴或不伴恶心、呕吐、黄疸、发热、嗳气、反酸等症状。导致胆石症的因素错综复杂，凡使胆固醇与胆汁酸的比例发生变化而致使胆固醇结晶析出、钙化者均可产生本病。在我国患胆石症的群体中，女性患者的比例较高，且明显多于男性。

四、疾病诊断

（一）西医诊断标准

参照 2017 年版《胆石症中西医结合诊疗共识意见》的诊断标准。

1. 胆囊结石诊断标准

症状和体征：右上腹部疼痛，尤其在进食油腻食物或饱餐之后，甚者连及后背；查体可见墨菲征阳性，提示右上腹部胆囊区有压痛。实验室检查：血常规检查见白细胞增高或 C 反应蛋白水平升高、肝功能异常、胆红素增加等；B 超提示胆囊里有高密度影且伴声影，CT、MRI 可进一步确诊。

2. 肝内胆管结石诊断标准

肝内胆管结石的诊断主要依靠影像学、超声等提示肝内有结石声像；急性发作期可见上腹部疼痛、压痛和黄疸等。

3. 肝外胆管结石诊断标准

胆总管结石：寒战、高热、上腹部剧烈疼痛或绞痛，或伴冷汗、黄疸。壶腹部结石：常有反复发作史，伴有梗阻症状和胰腺炎症状等。

（二）中医诊断标准

参照 2017 年版《胆石症中西医结合诊疗共识意见》的诊断标准。

1. 肝郁气滞证

主症：①右胁胀痛，可牵扯至肩背部疼痛不适；②食欲不振；③遇怒加重。

次症：①胸闷、嗳气或伴恶心；②口苦咽干；③大便不爽。

舌脉：舌淡红，苔薄白，脉弦涩。

证型确定：具备主症 2 项和次症 1 或 2 项，症状不明显者，参考舌脉和理化检查。

2. 肝胆湿热证

主症：①右胁或上腹部疼痛拒按，多向右肩部放射；②小便黄赤；③便溏或便秘；④恶寒发热；⑤身目发黄。

次症：①口苦口黏口干；②腹胀纳差；③全身困重乏力；④恶心欲吐。

舌脉：舌红，苔黄腻，脉弦滑数。

证型确定：具备主症 2 项和次症 1 或 2 项，症状不明显者，参考舌脉和理化检查。

3. 肝阴不足证

主症：①右胁隐痛或略有灼热感；②午后低热，或五心烦热；③双目干涩。

次症：①口燥咽干；②少寐多梦；③急躁易怒；④头晕目眩。

舌脉：舌红或有裂纹或见光剥苔，脉弦细数或沉细数。

证型确定：具备主症 2 项和次症 1 或 2 项，症状不明显者，参考舌脉和理化检查。

4. 瘀血阻滞证

主症：①右胁部刺痛，痛有定处拒按；②入夜痛甚。

次症：①口苦口干；②胸闷纳呆；③大便干结；④面色晦黯。

舌脉：舌紫黯，或舌边有瘀斑、瘀点，脉弦涩或沉细。

证型确定：具备主症 2 项和次症 1 或 2 项，症状不明显者，参考舌脉和理化检查。

5. 热毒内蕴证

主症：①寒战高热；②右胁及脘腹疼痛拒按；③重度黄疸；④尿短赤；⑤大便秘结。

次症：①神昏谵语，呼吸急促；②声音低微，表情淡漠；③四肢厥冷。

舌脉：舌绛红或紫，舌质干燥，苔腻或灰黑无苔，脉洪数或弦数。

证型确定：具备主症 2 项和次症 1 或 2 项，症状不明显者，参考舌脉和理化检查。

五、疾病治疗

（一）西医治疗

1. 胆囊结石的治疗

胆囊结石根据疾病发生的缓急程度，可分为急性发作期和慢性缓解期，急性期主要以缓解症状和消除炎症为主，包括缓急止痛和抗感染等；缓解期以控制饮食和口服溶石药为主。对于药物治疗除了常规的溶石药，如熊去氧胆酸及急性发作时抑制胆绞痛的药物外，还可通过抑制胆固醇的吸收和合成来降低胆固醇的浓度，包括肠道胆固醇和肝脏胆固醇，其药物分别有他汀类和依泽替米贝类。对于反复发作者或胆囊壁显著增厚者可行胆囊切除术，目前最常用的手术方式有开腹胆囊切除术、腹腔镜或内镜微创胆囊切除术、胆囊造瘘取石术。其中胆囊造瘘术可以作为胆囊梗阻的一种急救方式，能及时缓解症状。且有学者研究了胆囊结石的相关危险因素，认为要从控制收缩压、控制血糖、降低血脂及控制体重四方面入手，预防胆囊结石的发生。

2. 肝外胆管结石的治疗

肝外胆管结石最常见的是胆总管结石（common bile duct stones，CBDS），目前治疗手段包括外科手术治疗和内镜下治疗。手术治疗包括开腹和腹腔镜下胆总管探查（laparoscopic common bile duct exploration，LCBDE），根据手术方式不同，LCBDE又包括经胆总管切开和经胆囊管胆总管切开取石。内镜下治疗主要指内镜逆行胰胆管造影术（ERCP），常见的治疗方法有十二指肠乳头切开术、扩张术、碎石术和内镜胆管支架置入术。传统的开腹手术对患者创伤大，术后患者多不耐受，且术后并发症较普通内镜多，但在某些疑难杂病和结石嵌顿中仍是首选方法；随着微创技术的更新和发展，内镜下治疗技术已逐渐娴熟，且广泛地被医生和患者认可。若合并胆囊结石则一般选用腹腔镜联合胆道镜的方法。保守治疗多以药物治疗为主，口服药物或灌注疗法，灌注疗法根据结石的成分不同有胆固醇和胆红素溶石剂，但因其副作用较大，现较少应用。

3. 肝内胆管结石的治疗

肝内胆管结石（hepatolithiasis，HL）的治疗包括内镜微创治疗和手术治疗。"祛除病灶，取尽结石，矫正狭窄，通畅引流，防治复发"是其核心治疗原则；其中内镜微创治疗包括经皮胆道镜碎石术、经口胆道镜取石术和经内镜乳头括约肌气囊扩张术，这些治疗方法具有比传统的胆道探查术创伤小、残石率低等特点。手术治疗有胆管切开术、胆肠吻合术和肝叶切除术，目前单纯的胆管切开已不常用，腹腔镜胆管切开术联合胆道镜探查已成为有效手段，而肝叶切除术具有除尽结石和解除梗阻的特点，但不适用于肝脏功能不足者。对于药物治疗近期有学者利用消炎利胆片和利胆排石汤治疗肝内胆管结石的术后患者，发现其具有降低胆汁成分、减少复发等作用。

（二）辨证论治

卢教授认为胆石症具体辨证分型如下。

1. 肝郁气滞证

主症：①右胁胀痛，可牵扯至肩背部疼痛不适；②食欲不振，遇怒加重。

次症：①胸闷，嗳气或伴恶心；②口苦咽干，大便不爽。

舌脉：舌淡红，苔薄白，脉弦涩。

证型确定：具备主症 1 项和次症 1 或 2 项，参考舌脉和理化检查。

治则：疏肝理气，利胆排石。

方药：柴胡疏肝散加减。卢教授在治疗过程中常用柴胡 15g，白芍 30g，枳壳 10g，香附 10g，川芎 10g，陈皮 10g，金钱草 15g，炙甘草 6g。若伴有口干苦、失眠、苔黄、脉弦数之气郁化火、痰火扰心者，加牡丹皮、栀子、黄连；伴胸胁苦满疼痛、叹息、肝气郁结较重者，可加川楝子、香附。

2. 肝胆湿热证

主症：①右胁或上腹部疼痛拒按，多向右肩部放射；②恶寒发热，身目发黄，口苦、口黏、口干。

次症：①腹胀纳差，全身困重乏力，恶心欲吐；②小便黄赤，便溏或便秘。

舌脉：舌红苔黄腻，脉弦滑数。

证型确定：具备主症 1 项和次症 1 或 2 项，参考舌脉和理化检查。

治则：清热祛湿，利胆排石。

方药：大柴胡汤加减。卢教授在治疗过程中常用柴胡 15g，黄芩 10g，厚朴 10g，枳实 10g，金钱草 15g，茯苓 15g，茵陈 15g，郁金 15g，生大黄 6g，炙甘草 10g。若热毒炽盛，黄疸鲜明者，加龙胆草、栀子；腹胀甚，大便秘结者，大黄用至 10g，并加芒硝、莱菔子；小便赤涩不利者，加淡竹叶。

3. 肝阴不足证

主症：①右胁隐痛或略有灼热感；②午后低热，或五心烦热，双目干涩，口燥咽干。

次症：①少寐多梦，急躁易怒；②头晕目眩。

舌脉：舌红或有裂纹或见光剥苔，脉弦细数或沉细数。

证型确定：具备主症 1 项和次症 1 或 2 项，参考舌脉和理化检查。

治则：滋阴清热，利胆排石。

方药：一贯煎加减。卢教授在治疗过程中常用生地黄 15g，沙参 15g，麦冬 10g，阿胶 10g，赤芍 15g，白芍 15g，枸杞子 15g，川楝子 10g，鸡内金 15g，丹参 15g，枳壳 10g。若咽干、口燥、舌红少津者，加天花粉、玄参；阴虚火旺者，加知母、黄柏；低热者，加青蒿、地骨皮。

4. 瘀血阻滞证

主症：①右胁部刺痛，痛有定处拒按；②入夜痛甚。

次症：①口苦口干，胸闷纳呆；②大便干结，面色晦黯。

舌脉：舌质紫黯，或舌边有瘀斑、瘀点，脉弦涩或沉细。

证型确定：具备主症 1 项和次症 1 或 2 项，参考舌脉和理化检查。

治则：疏肝利胆，活血化瘀。

方药：膈下逐瘀汤加减。卢教授在治疗过程中常用五灵脂10g，当归10g，川芎10g，桃仁15g，牡丹皮15g，赤芍15g，乌药10g，延胡索15g，炙甘草10g，香附10g，红花15g，枳壳10g。若瘀血较重者，加三棱、莪术活血破瘀；疼痛明显者，加乳香、没药、丹参活血止痛。

5. 热毒内蕴证

主症：①寒战高热，右胁及脘腹疼痛拒按；②重度黄疸。

次症：①尿短赤，大便秘结；②神昏谵语，呼吸急促，声音低微，表情淡漠，四肢厥冷。

舌脉：舌质绛红或紫，舌质干燥，苔腻或灰黑无苔，脉洪数或弦数。

证型确定：具备主症1项和次症1或2项，参考舌脉和理化检查。

治则：清热解毒，泻火通腑。

方药：大承气汤合茵陈蒿汤加减。卢教授在治疗过程中常用生大黄10g，芒硝10g，厚朴10g，枳实10g，茵陈蒿15g，栀子15g，蒲公英15g，金钱草15g，虎杖15g，郁金15g，青皮10g，陈皮10g。

六、病例举隅

病例1

陈某，男，49岁。2022年5月25日初诊。

[主诉] 间断上腹疼痛2周。

[现病史] 患者2周前因过食油腻出现上腹疼痛，就诊于当地医院，完善相关检查，诊断为"胆总管结石"，予对症支持治疗后症状好转。近来仍偶有腹痛，自觉发热，为求系统治疗来诊。现症见：腹痛，偶有寒战、恶心、身目发黄，自觉发热，尿黄，大便黏腻。

[既往史] 否认慢性病史。

[个人史] 饮酒史30余年，平均每日饮酒量40g。

[查体] 皮肤黏膜无黄染，心肺听诊未闻及明显异常，上腹压痛，无反跳痛，肝脾肋下未触及，肝区无叩痛，墨菲征阴性，肠鸣音正常，双下肢无水肿。舌淡红，苔黄腻，脉沉滑。

[辅助检查] 肝功能示：TBIL 27μmol/L，DBIL 16.7μmol/L，ALP 450U/L，GGT 502U/L。MRCP示：胆总管结石，胆囊未见显示，肝内囊肿可能大。肝胆脾彩超示：胆总管结石（0.48cm）。

［诊断］中医诊断：胆石症（肝郁脾虚，湿热蕴结型）。

西医诊断：胆总管结石。

［处方］柴胡15g，枳实15g，莪术10g，姜半夏15g，厚朴20g，大黄10g，鸡内金20g，人参10g，白芍20g，赤芍20g，木香20g，黄芩15g，炙甘草10g，威灵仙15g，郁金20g，金钱草20g，海螵蛸30g。

14剂，每日1剂，水煎，分2次口服。

二诊： 2022年6月20日。

上腹疼痛减轻，纳可，大便成形，稍黏滞。舌淡红，苔黄稍腻，脉沉滑。

［处方］上方加香附15g，生白术15g。

14剂，每日1剂，水煎，分2次口服。

三诊： 2022年7月22日。

胁痛、腹胀基本消失，大便成形，夜寐可。舌淡红，苔白稍腻，脉沉弦。为巩固疗效继续服前方14剂。

【按语】患者初诊辨证为肝郁脾虚兼湿热证。肝气不疏，横逆犯脾，湿邪内生，郁而化热，形成湿热之证，气机郁滞与湿热蕴结肝胆，则蕴结肠道，则大便黏滞；肝郁脾虚，气机不调，则腹痛。初诊用柴胡、金钱草、郁金、威灵仙疏肝利胆；厚朴、木香行气通腑；莪术、赤芍以加强行气活血之力。二诊患者腑气始通，加香附、生白术以助药力。三诊患者好转，服前方巩固疗效，同时嘱患者清淡饮食。

病例2

王某，女，41岁。2022年1月18日初诊。

［主诉］胆囊结石1年，间断右上腹痛半年。

［现病史］患者1年前体检发现胆囊结石，无不适症状，遂未治疗；半年前进食油腻后出现右上腹疼痛，偶有恶心呕吐，自行口服消炎利胆片症状可缓解；1个月前腹痛加重，今为求系统治疗来诊。现症见：腹胀腹痛，口苦，口干，纳差，小便色黄，大便不成形，1～2次/日。

［既往史］否认慢性病史。

［个人史］否认烟酒史，月经正常。

［查体］皮肤黏膜无黄染，心肺听诊未闻及明显异常，上腹压痛，无反跳痛，肝脾肋下未触及，肝区无叩痛，墨菲征阴性，肠鸣音正常，双下肢无水肿。舌淡红，苔黄腻，脉滑数。

［辅助检查］肝胆脾彩超示：脂肪肝、胆囊多发结石，较大者2.2cm×1.0cm，胆囊壁厚3mm。

［诊断］中医诊断：胆石症（肝胆湿热型）。

西医诊断：胆囊结石。

［处方］柴胡 10g，枳实 10g，莪术 10g，姜半夏 10g，厚朴 12g，黄连 10g，竹茹 15g，郁金 15g，炙甘草 10g，金钱草 15g，大黄 6g。

14 剂，每日 1 剂，水煎，分 2 次口服。

二诊：2022 年 2 月 10 日。

腹胀腹痛减轻，口干苦缓解，自述仍尿黄，胃纳稍差，大便每日 2～3 次，不成形。舌淡红，苔白腻，脉滑数。

［处方］上方加白术 15g，鸡内金 30g，焦山楂 10g。

14 剂，每日 1 剂，水煎，分 2 次口服。

三诊：2022 年 3 月 2 日。

上述症状明显减轻，胃纳可，大便每日 1～2 次，质稍干。舌淡红，苔白，脉弦。

［处方］加白芍 10g，陈皮 10g。

14 剂，每日 1 剂，水煎，分 2 次口服。

【按语】患者为中年女性，长期饮食不适，致使脾胃运化失司，湿浊内生，阻碍气机，郁而化热，湿浊之邪合郁热相互胶结，阻滞胆腑，使之气机不畅，胆腑收缩无度，胆汁不得顺利排出。患者表现间断右上腹疼痛，口干苦，偶恶心，纳差，口干，结合舌脉及肝、胆、胰、脾彩超，中医诊断为胆石症，西医诊断为胆囊结石。方中柴胡、枳实利疏泄，使气机趋于条达；厚朴、姜半夏健脾燥湿，以复脾运，使脾气得升；病情日久入血，醋莪术养血活血，改善胆腑血运以消积止痛，胆道得养；鸡内金、金钱草、郁金三药加快胆囊收缩，利胆排石；大黄保肝利胆、消食健脾祛湿；郁金疏肝兼以利胆。诸药合用，标本兼治，疏肝理气，活血通络，气血同调，结石得排，疼痛自止，效果显著。

病例 3

刘某，男，65 岁。2021 年 10 月 25 日初诊。

［主诉］两胁窜痛不适反复发作半年余，加重 1 周。

［现病史］患者半年前因胁痛就诊于当地医院，行相关辅助检查诊断为"胆囊结石"，用药治疗后缓解；1 周前胁痛再次发作，持续不解，遂来诊。现症见：两胁窜痛连及肩背，每因情绪变化加重，善太息，胸闷嗳气，食欲不振，恶心，口苦咽干，面色晦暗，大便秘结，每日 1 次。

［既往史］否认慢性疾病史。

[个人史] 否认烟酒史。

[查体] 皮肤黏膜无黄染，心肺听诊未闻及明显异常，上腹压痛，无反跳痛，肝脾肋下未触及，肝区无叩痛，墨菲征阴性，肠鸣音正常，双下肢无水肿。舌红，苔黄腻，脉弦数。

[辅助检查] CT 示：胆囊结石，双肾钙化或结石。

[诊断] 中医诊断：胆石症（肝郁气滞型）。

　　　　西医诊断：胆囊结石。

[处方] 柴胡 10g，黄芩 15g，川楝子 10g，延胡索 15g，金钱草 20g，郁金 20g，姜黄 15g，白芷 15g，威灵仙 15g，三棱 15g，莪术 15g，枳实 15g，焦槟榔 15g，大黄 10g，鸡内金 15g。

14 剂，每日 1 剂，水煎，分 2 次口服。

二诊： 2021 年 11 月 21 日。

上腹疼痛较前明显缓解，偶有腹胀便溏，舌淡红，苔白腻，脉弦数。

[处方] 上方加冬葵子 15g，车前子 30g，厚朴 15g，苍术 10g。

14 剂，每日 1 剂，水煎，分 2 次口服。

三诊： 2021 年 12 月 18 日。

患者自觉无明显不适，饮食可，二便可。肝胆脾彩超示胆囊结石基本消失。舌淡，苔白，脉弦。

[处方] 原方续服 14 剂，嘱患者清淡饮食，加强锻炼，保持情志舒畅，随诊一年，未见复发。

【按语】 本案属肝气郁滞日久，郁而化火，熏蒸胆腑，炼液为石所致。胆腑通降失常则可见两胁窜痛不适；胆火上炎则可见口苦咽干、嗳气恶心、大便秘结。肝与胆在生理上密不可分，病理上相互影响，胆汁的分泌有赖于肝阴的资助，胆汁的排泄受肝气的调节。卢教授认为，胆石症病位虽在胆，病源却在肝，故在治疗上强调疏肝气、护脾气、降胆气、和胃气，佐以祛湿、化瘀。方中以柴胡疏肝解郁，金钱草、郁金、鸡内金"三金合用"以利胆排石，姜黄、白芷、威灵仙以利胆通络，枳实、槟榔、大黄以通腑泻火，胆随胃降，胃气和降则胆汁疏泄正常，再加黄芩清热燥湿解毒，川楝子、延胡索、三棱、莪术四药合用以活血行气止痛。"虚则补之，实则泻之。"在病邪已去、正气未复的阶段强调固护脾胃，把握病机的变化，故能取得较好的治疗效果。

▶▶ **参考文献**

［1］孙苗苗，曹立瀛，孙卫东，等.血清高密度脂蛋白胆固醇与新发胆石症的关系［J］.临床肝胆病杂志，2019，35（8）：1745-1750.

［2］张金旺.胆石症的研究进展与认识［J］.继续医学教育，2019，33（10）：47-50.

［3］梁慕华，党中勤，姚自凤.党中勤从肝辨治胆石症［J］.河南中医，2021，41（1）：61-64.

［4］Liu B, Wu DS, Cao PK, et al. Percutaneous transhepatic extraction and balloon dilation forsimultaneous gallbladder stones and common bile duct stones : A novel technique.World J Gastroenterol［J］. 2018, 24（33）: 3799-3805.

［5］Portincasa P, Di Ciaula A, de Bari O, et al. Management ofgallstones and its related complications［J］. Expert Rev Gastroenterol Hepatol, 2016, 10（1）: 93-112.

［6］Lin J, Lu M, Shao WQ, et al. Osteopontin Deficiency Alters Biliary Homeostasis and Protects against Gallstone Formation［J］. Sci Rep, 2016, 6 : 30215.

［7］黄全跃.血浆胆固醇酯转运蛋白和动脉粥样硬化［J］.国外医学（生理、病理科学与临床分册），1995，（1）：62-64.

［8］高方余.教职工常见病患病率与性别相关性分析［J］.临床合理用药杂志，2009，2（8）：47-48.

［9］李军祥，陈誩，梁健.胆石症中西医结合诊疗共识意见（2017）［J］.中国中西医结合消化杂志，2018，26（2）：132-138.

［10］李修红，杨秀江.胆囊结石的药物治疗进展［J］.医学综述，2014，20（23）：4292-4294.

［11］冯宪光，张增臻，梁荔，等.腹腔镜胆囊造瘘术联合术后胆道镜取石在高龄急危重症胆囊结石患者的临床观察［J］.中国现代普通外科进展，2018，21（2）：124-126.

［12］于岚，何小东，武峤，等.胆囊结石相关危险因素的探讨［J］.中华肝胆外科杂志，2011，（9）：711-713.

［13］王平，宋振顺.肝外胆管结石微创治疗进展［J］.肝胆胰外科杂志，2021，33（9）：563-567.

［14］李文晓，李燕萍，李秀军，等.胆总管结石内镜治疗的现代进展［J］.中国医刊，2020，55（11）：1164-1168.

［15］董家鸿，郑树国，陈平，等.肝胆管结石病诊断治疗指南［J］.中华消化
外科杂志，2007，（2）：156-161.

［16］王运成.肝内胆管结石治疗进展［J］.中外医学研究，2020，18（6）：
182-184.

［17］李健，赵海潮，赵浩亮.胆石症微创治疗研究进展［J］.现代医学，
2020，48（11）：1481-1485.

功能性消化不良

一、疾病概述

功能性消化不良（functional dyspepsia，FD）是指具有上腹痛、胀，早饱，嗳气，食欲不振，恶心，呕吐等不适症状，经内窥镜、影像学及实验室检查排除各种器质性疾病的一组临床综合征。症状可持续或反复发作，病程持续4周以上，是临床上最常见的一种功能性胃肠病。根据罗马Ⅳ诊断标准，将功能性消化不良分为餐后不适综合征、上腹疼痛综合征两个亚型。功能性消化不良是消化不良最常见的病因，消化不良患者行内镜检查发现功能性消化不良占70%以上。根据罗马Ⅳ诊断标准对FD亚型的划分，上腹痛综合征属中医的"胃痛"范畴，餐后不适综合征属中医的"胃痞"范畴。胃痞是以自觉心下痞塞、触之无形、按之柔软、压之不痛为主要症状的病证，常因脾胃之本虚弱、脾胃气机升降失调，阻滞于中，中焦闭塞而成。本病全球患病率为10%～30%。

二、疾病机制

（一）病理生理

西医学认为FD的发病因素与发病机制多元化且尚未阐明，主要与胃肠动力障碍、精神心理因素、胃肠激素的改变、幽门螺旋杆菌感染、炎症相关、内脏高敏感性、特定基因型改变与遗传易感性、早期生活应激等因素相关。功能性消化不良的发病是生物因素和社会心理因素复合作用的体现，脑－肠轴功能的失调是功能性消化不良发病的核心机制。脑－肠轴的调节功能主要体现在两方面：一是不同发病因素发起的各种信号从肠道传递到中枢神经系统，中枢神经系统整合各种传入信号后通过肠神经链和神经－内分泌系统传递到胃肠道内的各种靶细胞，调控胃肠道的感觉、动力和分泌；二是通过内脏作用反作用于中枢的痛觉、情绪和行为。其中，胃肠动力障碍与精神情志障碍是生物因素和社会心理因素的直观表现，胃肠激素分泌异常是脑－肠轴功能失调在胃肠道的直接体现。

（二）病因病机

FD 属于中医理论中的"胃痛""胃痞"范畴。卢教授认为脾胃虚弱、饮食不节及情志失调与 FD 的发生密切相关。本病病机在于中焦气机不利，脾胃升降失调，以脾虚为本，气滞、食积、痰湿等邪实为标；本虚标实，虚实夹杂。"脉浮而紧，而复下之，紧反入里，则作痞。"可见外邪入里也是本病的重要诱因。

当今社会，人民生活水平逐渐提高，但往往由于饮食过量、暴饮暴食、营养过盛而损伤脾胃，即《黄帝内经》所谓："饮食自倍，肠胃乃伤。"随着生活节奏的加快，人们精神日趋紧张，"脾在志为思"，久思气机郁滞，损伤脾胃，纳运失职，形成食积、湿热、痰浊等病理性产物，阻滞中焦气机，脾胃升降失司，导致胃肠运动功能紊乱。脾虚木乘，肝气横逆，肝失疏泄，胃失和降，则会出现上腹部痞满、疼痛、反酸等一系列主要症状。可见本病病位主要在胃，同时与脾脏密切相关。脾胃相表里，且为气机升降之枢纽，脾主升清，胃主降浊，若脾不升清，影响助胃消化，吸收、传输水谷精微和水液的功能亦发生障碍；胃失降浊，则传化无由，不但胃之受纳、腐熟功能失职，而且不能把在消化过程中产生的糟粕等下送到大肠而排出体外。因此，脾不升清和胃失降浊导致的脾胃运化功能障碍是引起 FD 的根本原因。

《医学正传》言："多由纵恣口腹，喜好辛酸……故胃脘疼痛。"恣食生冷、暴饮暴食等因素导致脾胃受损，难以有效运化吸收食物，导致脾胃升降失司，胃气壅滞，不通则痛。发作可引起脘腹痞闷、嗳腐吞酸等临床症状，进食后相关症状加重，可观察到患者舌苔厚腻，脉滑。

"脾湿有余，腹满食不化。"脾胃失健，水湿运化不利，湿聚成痰，痰湿阻于中焦，湿阻气机，气不展舒，阻遏中焦则成痞，胃气壅塞，郁而化热，湿易夹暑夹热，热易酿液成痰，湿热合邪，壅滞成痞。

三、临床表现

临床上多表现为特异性上腹痛，且大多与进食有关、餐后饱胀不适、早饱感、上腹烧灼感、饱闷、反酸、恶心呕吐、食欲不振、大便异常等消化不良症状，而未发现胃肠道溃疡或肿瘤，并除外食道炎及肝胆胰腺疾病，症状多持续4 周以上，在 6 个月内每周至少发生 1 次。很多患者伴精神和情绪问题，如失眠、焦虑、抑郁、头痛、注意力不集中等。

四、疾病诊断

功能性消化不良的诊断采用罗马Ⅳ诊断标准。

（1）符合以下标准中的一项或多项：①餐后饱胀不适；②早饱感；③上腹痛；④上腹部烧灼感。

（2）无可以解释上述症状的结构性疾病的证据（包括胃镜检查等），必须满足餐后不适或上腹痛综合征的诊断标准。

上腹痛综合征必须满足以下至少一项：①上腹痛（严重到足以影响日常活动）；②上腹部烧灼感（严重到足以影响日常活动），症状发作至少每周1天。

餐后不适综合征必须满足以下至少一项：①餐后饱胀不适（严重到足以影响日常活动）；②早饱感（严重到足以影响日常活动），症状发作至少每周3天。

胃镜检查为功能性消化不良诊断的主要手段，其他辅助检查包括血常规、血生化、便潜血、腹部超声检查等，必要时可行上腹部CT检查；对经验性治疗或常规治疗无效的消化不良患者可行幽门螺杆菌检查；对怀疑胃肠外疾病引起的消化不良患者，应选择相应的检查以利病因诊断；对部分症状严重或常规治疗效果不明显的功能性消化不良患者，可行胃感觉运动功能检测，但不作为常规检查手段。

功能性消化不良症状程度的判定：将餐后饱胀、早饱、上腹痛、上腹烧灼感等症状采用"五级评分体系"进行评分（程度＋频度），判定其症状程度。罗马Ⅳ诊断标准建议功能性消化不良症状严重程度至少≥2分。0分：无症状，0天/周；1分：轻度，稍加注意或经提示才意识到症状存在，1天/周；2分：中度，症状明显，但不影响工作和生活，2～3天/周；3分：重度，症状明显，影响工作及生活，4～5天/周；4分：极重度，症状很明显，严重影响工作及生活，持续。

五、疾病治疗

（一）西医治疗

功能性消化不良属功能性胃肠疾病，指导其改善生活方式、调整饮食结构和习惯，祛除可能与症状发生有关的发病因素，对患者胃肠功能恢复能起到重要的促进作用。适当调整自身饮食结构，如避免高油及高糖饮食、减少淀粉及蛋白质含量摄入、戒烟戒酒、避免过饱等。同时，应配合适当运动，以加强自身胃肠蠕动，对早饱、餐后腹胀明显者，建议少食多餐。此外，积极的心理治疗对功能性消化不良症状缓解亦具有一定的辅助作用，特别对难治性功能性消化不良来说，帮助缓解焦虑抑郁等不良情绪，对患者症状缓解能起到明显促进作用。

1. 抑酸剂

质子泵抑制剂或 H_2 受体拮抗剂可作为功能性消化不良尤其是上腹疼痛综合征患者的首选经验性治疗药物。其他一些弱碱性药也有一定的疗效，如硫糖铝、铝碳酸镁等。

2. 促胃肠动力药

促胃肠动力药可作为功能性消化不良，尤其是餐后不适综合征的首选经验性治疗药物。我国一项前瞻性、多中心研究结果提示，伊托必利对功能性消化不良症状的缓解有明显的疗效。也有研究显示，莫沙必利对功能性消化不良的餐后不适综合征和上腹疼痛综合征亚型患者均有明显改善临床症状的作用。

3. 胃底舒张药

阿考替胺是一种新的化合物，具有松弛胃底、促胃动力的作用，对餐后不适综合征有效。但这类药物的疗效尚需在我国进一步进行临床验证。

（二）辨证论治

卢教授认为功能性消化不良是由脾胃虚弱、情志失调、饮食不节等引起的脾胃气机升降失调所致，其病位主要在胃。具体辨证分型如下。

1. 饮食停滞型

主症：①长期胃脘部胀满不适，餐后加重；②恶心呕吐；③嗳腐吞酸。

次症：①嗳气厌食；②大便溏泻。

舌脉：舌淡红，有齿痕，苔白稍腻，脉沉滑。

证型确定：具备主症 2 项加次症 1 项，或主症第 1 项加次症 2 项。

治则：健脾和胃，消食导滞。

方药：健脾丸加减。以山楂、神曲、麦芽消食化积；豆蔻、山药健脾止泻；木香、砂仁、陈皮理气开胃，醒脾化湿，使全方补而不滞；黄连清热燥湿，除食积所生之热。卢教授在治疗过程中常加入鸡内金助三仙消食之功；厚朴加强理气之效，以助消食导滞。

2. 脾胃湿热型

主症：①长期胃脘部胀满不适，餐后加重；②食少纳呆。

次症：①头身困重；②口苦口黏；③大便不爽而滞；④小便短黄。

舌脉：舌质红，苔黄厚腻，脉滑。

证型确定：具备主症 2 项加次症 1 项，或主症第 1 项加次症 2 项。

治则：健脾理气，燥湿化痰。

方药：完带汤加减。白术、苍术健脾燥湿；车前子利湿泄浊，增祛湿之效；陈皮理气，使气行而湿化。卢教授在治疗过程中常加入竹茹，竹茹为治疗胃热呕吐之要药。诸药合用，共清胃中湿热。

3. 肝胃不和型

主症：①长期胃脘部胀满不适，餐后加重；②两胁窜痛，情志不遂。

次症：①嗳气；②口干口苦；③灼痛、反酸；④急躁易怒。

舌脉：舌质红，苔白，脉弦细。

证型确定：具备主症 2 项加次症 1 项，或主症第 1 项加次症 2 项。

治则：补脾疏肝，理气宽中。

方药：柴胡疏肝散加减。柴胡疏肝散具有通络止痛、疏肝散结、活血理气之功效，因此适用于肝胃不和型功能性消化不良患者的治疗。柴胡苦辛，入肝胆，为君药；川芎、香附助柴胡疏肝解郁，兼顾行气止痛；陈皮理气行滞而和胃，枳壳行气止痛以疏肝理脾，二者合用，疏肝的同时兼顾调理脾胃。卢教授在治疗过程中常加入厚朴以助川芎、香附行气之功。

4. 寒热错杂型

主症：①长期胃脘部胀满不适，餐后加重；②胃脘嘈杂不适；③胃脘喜温怕冷。

次症：①嗳气；②胃脘灼热；③口干口苦；④大便稀溏。

舌脉：舌质淡，苔黄，脉弦细或弦滑。

证型确定：具备主症 2 项加次症 1 项，或主症第 1 项加次症 2 项。

治则：辛开苦降，和胃消痞。

方药：半夏泻心汤加减。半夏散结除痞为君；臣为干姜温中散寒，同时以苦寒之黄芩、黄连泄热开痞。君臣相伍，寒热平调，辛开苦降。人参、大枣甘温益气；甘草调和诸药。叶天士《临证指南医案》曰："微苦以清降，微辛以宣通。"这论述了辛苦合用，苦能清降，辛能开气宣通，升降得复，和其阴阳，使中焦气机通畅，从而恢复气化正常功能。

除常规汤剂或中成药治疗外，外治法治疗功能性消化不良行之有效。主要包括针灸、穴位贴敷、中药热熨法等。针灸穴位选择：主穴中脘、足三里、胃俞、内关；脾胃虚寒者加气海、关元；肝气犯胃者加太冲；饮食停滞者加下脘、梁门；气滞血瘀者加膈俞。穴位贴敷用溶剂随证调制不同中药，贴于神阙、中脘、天枢等穴位。中药热熨法用食盐、吴茱萸、麦麸等炒热，装入布袋中，热熨痛处。

六、病例举隅

病例 1

李某，女，40 岁。2021 年 4 月 11 日初诊。

[主诉] 胃部痞满不舒 20 余年。

[现病史] 患者胃部痞满不舒 20 余年，大便时干时稀，间断口服三九胃泰，疗效欠佳，现为求中医系统诊治来诊。现症见：胃部痞满不舒，进食后加重，偶有嗳气反酸，善太息，无恶心呕吐，纳寐可，大便日 1～2 次，时干时稀，小便调。

[既往史] 否认慢性疾病史、手术史及输血史。

[个人史] 否认吸烟饮酒史。

[查体] 舌淡红，苔白稍腻，脉沉弦。

[辅助检查] 胃镜示：浅表性胃炎。

[诊断] 中医诊断：痞满（肝胃不和证）。

西医诊断：功能性消化不良。

[处方] 柴胡 15g，陈皮 15g，当归 20g，白芍 20g，苍术 20g，白术 15g，茯苓 20g，厚朴 20g，鸡内金 20g，炒神曲 10g，炒山楂 10g，炒麦芽 10g，荷叶 10g，炙甘草 15g。

10 剂，每日 1 剂，水煎，分 2 次口服。

二诊：2021 年 4 月 26 日。

胃脘部痞满不舒缓解，大便仍时干时稀，时有困倦感，睡眠欠佳。舌淡红，苔白稍腻，脉沉。

[处方] 上方去白芍，加白术 15g，半夏 15g，石菖蒲 15g，远志 15g，竹茹 15g。

14 剂，每日 1 剂，水煎，分 2 次口服。

三诊：2021 年 5 月 16 日。

服药后胃脘部胀满基本消失，大便次数多，每日 2～3 次，偶水样泻。舌质偏暗，苔白稍腻，脉沉弱。

[处方] 首诊处方去荷叶、白芍，加赤芍 20g，山药 30g，白术 20g，车前子 30g，竹叶 10g，牛膝 20g。

7 剂，每日 1 剂，水煎，分 2 次口服。

四诊：2021 年 6 月 19 日。

胃脘部痞满明显好转，大便调。舌淡红，苔白暗滞，脉沉细。

[处方] 上方山药改炒山药 30g，加益母草 25g，熟地黄 20g。

7 剂，每日 1 剂，水煎，分 2 次口服。

【按语】患者首诊见胃部痞满不舒，偶有嗳气反酸，善太息，脉沉弦，诊断为痞满之肝胃不和证，方用柴胡疏肝散加厚朴，意在补脾疏肝、理气宽中。同时加入焦三仙、鸡内金以健脾和胃，消食化积；当归、苍术、白术、茯苓健脾利湿，以消食积所化之湿；另配伍荷叶以防郁而化热。四诊诸症好转，加大山药用量补脾养胃，熟地黄滋养随大便流失之阴液。

病例 2

岳某，女，34 岁。2021 年 12 月 15 日初诊。

[主诉] 胃部不适 1 月余。

[现病史] 患者一月前无明显诱因出现胃部不适，食后堵胀感明显，为求中医调理来诊。现症见：胃部不适，食后堵胀感明显，嗳气，恶心呕吐，痰白而稠，无反酸烧心，食少纳差，大便 2 ~ 3 日一行，不成形，睡眠欠佳。

[既往史] 否认慢性病史。

[个人史] 否认吸烟饮酒史。

[查体] 舌淡红，苔白腻，脉濡。

[诊断] 中医诊断：痞满（脾虚湿滞证）。

　　　　西医诊断：功能性消化不良。

[处方] 人参 6g，白术 10g，茯苓 15g，厚朴 15g，苍术 10g，薏苡仁 20g，白扁豆 20g，莲子 20g，山药 20g，柴胡 6g，赤芍 15g，陈皮 10g，黄柏 15g，砂仁 6g，炙甘草 10g，知母 15g。

14 剂，每日 1 剂，水煎，分 2 次口服。

二诊：2022 年 1 月 4 日。

服药后仍胃部不适，自觉手脚凉，寐差易醒。舌淡，苔白腻，脉濡。

[处方] 上方去知母、砂仁、赤芍，加黄连 10g，干姜 10g，附子 10g，竹茹 20g，海螵蛸 30g。

14 剂，每日 1 剂，水煎，分 2 次口服。

三诊：2022 年 2 月 2 日。

患者不适症状消失，纳寐可。舌淡，苔白腻，脉缓。

［处方］原方续服 7 剂以巩固疗效。

【按语】患者胃部不适，食后堵胀感明显，恶心呕吐，痰白而稠，大便 2～3 日一行，不成形，诊断为痞满之脾虚湿滞证，方用完带汤加减，旨在健脾化湿。茯苓、白扁豆利水健脾；薏苡仁利水渗湿，砂仁温脾化湿。诸药合用，协助主方增加健脾祛湿之功。加赤芍以防湿邪郁而化热；另配伍莲子同入脾经、心经，健脾的同时兼顾宁心，改善患者睡眠的同时缓解焦虑。二诊时患者手脚凉，去掉清热之赤芍，加干姜、附子温补中阳，症状缓解明显。

病例 3

董某，女，67 岁。2022 年 11 月 9 日初诊。

［主诉］胃胀 1 月余。

［现病史］患者 3 个月前行阑尾切除术，术后腹胀，呃逆，反酸，两侧胁肋部胀痛，为求中医系统诊治来诊。现症见：上腹部胀甚，伴呃逆，反酸，两侧胁肋部胀痛，无恶心呕吐，纳可，眠可，二便正常。

［既往史］否认慢性疾病史。

［个人史］否认吸烟饮酒史。

［查体］舌质淡红，边有齿痕，苔白、干、厚，脉沉弦。

［诊断］中医诊断：胃痞（肝胃不和证）。

西医诊断：功能性消化不良。

［处方］柴胡 15g，枳壳 15g，香附 15g，川芎 20g，旋覆花 10g，代赭石 20g，厚朴 20g，苏梗 15g，黄连 6g，干姜 10g，海螵蛸 20g，竹茹 20g，苍术 20g，木香 15g，炙甘草 10g，半夏 15g，茯苓 20g。

7 剂，每日 1 剂，水煎，分 2 次口服。

二诊：2022 年 11 月 18 日。

服上方后腹胀、反酸、呃逆等症状均有所缓解，自述眠差，天亮前腹部隐痛。舌质淡红，边有齿痕，苔白，脉沉弦。

［处方］上方去黄连、干姜，海螵蛸改 30g，半夏改姜半夏 15g，加人参 10g，白术 15g，茯苓 20g，茯神 20g，陈皮 15g，鸡内金 20g。

7 剂，每日 1 剂，水煎，分 2 次口服。

三诊：2022 年 11 月 26 日。

服药后胃胀缓解，偶有两胁胀痛。舌质红，齿痕，苔白，脉沉弦。

［处方］上方去苏梗，加荷叶 10g。

7剂，每日1剂，水煎，分2次口服。

【按语】患者上腹部胀甚，伴呃逆，反酸，两侧胁肋部胀痛，诊断为胃痞之肝胃不和证。方用柴胡疏肝散合厚朴温中汤加减，此方取抑木扶土之意，重在调理气机，使肝气疏达，则胃痛自除；另加旋覆花、代赭石，二者均为苦味药，降逆止呕疗效显著。三诊时另加荷叶10g，增平抑肝火之功。

失　眠

一、疾病概述

失眠是以频繁而持续的入睡困难和（或）睡眠持续困难并导致睡眠感不满意为特征的睡眠障碍，是临床上最为常见的睡眠障碍，呈慢性化病程，近半数严重失眠者症状可持续 10 年以上，严重损害患者的身心健康，影响患者的生活质量。

失眠属中医学"不寐"，表现为睡眠时间、深度的不足，轻者入睡困难，或寐而不酣，时寐时醒，或醒后不能再寐，重则彻夜不寐。

二、疾病机制

（一）病理生理

失眠发生和维持的主要假说是过度觉醒假说和 3P 假说，3P 即 Predisposing（易感因素）、Precipitating（促发因素）和 Perpetuating（维持因素）。

1. 过度觉醒假说

过度觉醒假说指失眠患者出现觉醒度增高的现象，表现为：①中枢神经系统觉醒度增高或觉醒时间比例增加，睡眠期频繁出现 α 和 β 快波，自主神经功能活性增加、下丘脑 - 垂体 - 肾上腺轴过度活跃及炎症因子释放增加等，因此自觉经过整夜睡眠并未得到很好休息；同时，交感神经兴奋性增高。②过度觉醒呈持续性，多数失眠患者不仅存在夜间睡眠不佳，而且白天入睡困难，表明过度觉醒是 24 小时存在的。

2. 3P 假说

3P 假说认为失眠的发生和维持是因为 3P 因素累积超过了发病阈值所致，其中易感因素包括年龄、性别、遗传及性格特征等使个体对失眠易感；而促发因素包括生活事件及应激等，可引起失眠症状的急性发生；最后，维持因素是指使失眠得以持续的行为和信念，包括应对短期失眠所导致的不良睡眠行为

（如延长在床时间）及由短期失眠所导致的焦虑和抑郁症状等，尤其是对失眠本身的焦虑和恐惧。3P 假说是目前广泛应用的认知行为治疗的基础。

（二）病因病机

卢教授认为虽然失眠的主要病位在心，但单纯从心着手治疗不寐，往往疗效不佳，经过卢教授临床经验总结发现，失眠患者受情志变化、精神刺激影响较大，指出失眠与肝胆密切相关。

1. 从肝论失眠病因病机

肝的功能异常导致失眠可从两个方面进行分析，一是肝主疏泄功能异常，二是肝藏血功能异常。肝主疏泄与情志活动关系密切，对人的睡眠起着主要的调控作用。在临床中发现，患者或是因为所思之事不能得偿所愿，肝气郁结，郁而化火，肝火上扰心神，心神不安而失眠；或是因素体虚而突受惊恐，心虚胆怯，心神不安而失眠。前者多性情急躁而易怒、口苦咽干，后者多遇事易惊、夜寐不酣且多梦易醒。另一方面，因饮食不节、营血亏虚、劳逸失度等非情志因素造成的失眠往往也会导致情志不畅，随着情志不畅的逐渐加重使得失眠愈发严重。《素问·大奇论》有言："肝雍，两胠满，卧则惊。"肝体阴而用阳，肝疏泄正常，肝血充足，魂有所舍，则可寐安。若因情志不畅等原因引起其疏泄功能异常，则可出现气机不畅，气血紊乱，使阳不入阴，阴阳失交而出现不寐；肝用失职，魂不安藏则夜眠不安；或者产生气、火、痰、瘀等病理产物，亦可扰乱神明而导致不寐。此外，肝木禀条达之性，能够助脾土运化，若情志郁结，肝胆气机不利，胆汁排泄不畅，则脾胃运化失职；而肝胆气机郁滞亦化生痰热，胆腑失其静谧，胆热上扰心神也致失眠。

肝藏血，人卧则血归于肝。若年迈正虚，或大病失血，致使血亏气郁，夜卧则血难归于肝，肝魂失养而难眠，《难经·四十六难》谓："老人血气衰，肌肉不滑，营卫之道涩，故昼日不能精，夜不能寐也。"明·秦景明《症因脉治》有云："肝主藏血，阳火扰动血室，则夜卧不宁矣。"《灵枢·本神》云："肝藏血，血舍魂。"魂以血为依托，而血藏于肝，故肝为魂之"居所"。若肝血不足，魂不守舍，则虚烦不眠；肝体不充，肝用失司则引起不寐，因此寐而易惊、多梦等多与肝魂不藏有关。

2. 从胆论失眠病因病机

《素问·灵兰秘典论》曰："胆者中正之官，决断出焉。"胆主决断，发挥枢机，能消除杂念，断其妄想，决其疑惑，稳定情绪，安神宁魂，保持"清虚"安神的最佳状态，才可安神入寐。《冯氏锦囊秘录·方脉不寐合参》曰："夫胆为清静之府，与肝为连，以肾为源，当其阴阳和则开合得所，动静合宜，昼得乾动之功，夜得坤静之义。"若外邪侵袭，或情志失调、饮食失宜，使胆气郁滞，而失清净，影响肝、心、脾、肾，阴阳失交，出现不寐。另外，胆贮藏和排泄胆汁，胆汁对食物的消化和吸收起重要作用，若胆腑病变，胆汁不能正常排泄，食物的消化和吸收受到影响，进而影响血液生成，神魂失养，出现不寐。

《脾胃论》："胆气不升，则飧泻、肠澼不一而起矣。"《素问·逆调论》："胃不和则卧不安。"胆主决断，与人体的正常情志活动密切相关，而胃主受纳腐熟水谷，化生气血，以维持正常的生理和情志活动。胆气主升，胃气主降，以维持正常的气机升降，胆属少阳，而少阳之气对于中焦脾胃运化有十分重要的调节作用。若邪气犯胆，胆的生理功能受限，胆的升发之气不足，气机升降失常，则胃的消化腐熟功能亦受影响，故而湿浊内生，郁久化热，上犯清窍，易扰心神，从而引发不寐，其临床多表现为入睡困难，烦躁不安，舌红、苔黄腻，脉滑数等。

《周慎斋遗书》曰："阳之初生而始发则从胆，胆为转阴至阳之地，为少阳，是阳之枢。"胆属少阳，少阳为枢，不仅主阳气升发，也是协调阴阳出入的枢机。在胆少阳枢机的调节下，白天阳气升发外达，使机体维持觉醒状态；夜晚阳气合而入阴，使人安静睡眠，休养精神。若胆枢机功能不利，阴阳出入失常，白天阳气不兴，夜晚阳气不入，导致日间困倦乏力，夜间入睡难安。

三、临床表现

失眠临床上表现为频繁而持续的入睡困难和（或）睡眠持续困难。

失眠属中医学"不寐"，临床表现为睡眠时间、深度的不足，轻者入睡困难，或寐而不酣，时寐时醒，或醒后不能再寐，重则彻夜不寐。

四、疾病诊断

（一）西医诊断标准

西医诊断参照《国际睡眠疾病分类第三版》(《ICSD-3》)，慢性失眠障碍应同时符合以下 6 项标准。

（1）患者主述或其父母和照料者观察到下述现象中的一种或以上：①入睡困难；②睡眠维持困难；③觉醒时间比期望的早；④到睡眠时间仍不肯睡觉；

⑤无父母或照料者干预难以入睡。

（2）患者主述或父母和照料者观察到下述夜间睡眠困难相关现象中的一种或以上：①疲劳或萎靡不振；②注意力、专注力或记忆力下降；③社交、家庭、职业或学业功能减退；④情绪不稳或易激惹；⑤日间瞌睡；⑥行为问题，如活动过度、冲动或具有攻击性；⑦动力、精力或工作主动性下降；⑧易犯错或易出事故；⑨对自身睡眠质量非常关注或不满意。

（3）上述睡眠觉醒主述不能完全由不合适的睡眠机会（如充足的睡眠时间）或环境（如黑暗、安静、安全、舒适环境）解释。

（4）上述睡眠困难及相关日间症状每周至少出现3次。

（5）上述睡眠困难及相关日间症状至少持续3个月。

（6）上述睡眠困难及相关日间症状无法用其他睡眠障碍更好地解释。短期失眠障碍的诊断标准与慢性失眠障碍相似，但病程少于3个月，且无频率的要求。

（二）中医诊断标准

中医诊断参照《失眠症中医临床实践指南》，符合以下标准。

（1）凡是以不易入睡，睡中易醒，甚至彻夜难眠为主要临床临床表现者，均可诊断为失眠。

（2）常因失眠而产生疲劳、倦怠、乏力、不思饮食、工作能力下降等症状。

（3）临床检查未见器质性病变，多导睡眠图检查可见睡眠结构紊乱表现。结合睡眠量表、有关生物化学检查加以确立。

（4）排除郁证等疾病所导致的睡眠障碍。

五、疾病治疗

（一）西医治疗

1. 心理治疗

心理治疗已经成为失眠的首选方法，临床最常应用的是认知行为疗法，其长期疗效优于药物治疗。①睡眠卫生教育，是所有治疗方法的基础，但单独应用无效。②认知疗法，纠正不适宜认知、重塑正确认知。③睡眠限制，减少卧床时间，增强睡眠驱动力，加强床、放松与睡眠之间的积极联系，形成积极的条件反射。④松弛疗法，部分循证医学证据认为该疗法无效，亦有多项循证医学证据证实该疗法有效。⑤其他，亦有循证医学证据证实矛盾意向、多模式、音乐、催眠等疗法有效。

2. 药物治疗

（1）药物治疗顺序：①苯二氮类受体激动剂（如唑吡坦、右佐匹克隆）和褪黑素受体激动剂（国内尚未上市）。②其他苯二氮受体激动剂。③具有镇静作用的抗抑郁药。④联合应用苯二氮受体激动剂和具有镇静作用的抗抑郁药。⑤某些抗癫药物（AEDs）和抗精神病药仅适用于特殊情况和人群。⑥巴比妥类药和水合氯醛虽经美国食品与药品管理局（FDA）批准用于治疗失眠障碍，但临床并不推荐。⑦非处方药如抗组胺药，常用于患者的自行处理，临床亦不推荐。⑧Hypocretin（Hcrt）/Orexin受体拮抗剂已经美国食品与药品管理局批准应用于临床，但目前尚未在国内上市。

（2）药物调整：更换药物指征是推荐的治疗剂量无效，或对药物产生耐受性或严重不良反应，或与治疗其他躯体疾病的药物产生相互作用，或出现药物成瘾。应逐步更换药物，首选苯二氮受体激动剂或褪黑素受体激动剂，逐渐添加新的药物并增加剂量，于2周内完成更换药物过程。常用药物减量方法一种是减少药物剂量，一种是减少用药次数，即持续给药变为间断给药。

（3）药物治疗终止：如果患者自觉能够控制睡眠，且合并的躯体疾病或事件消除后，可逐渐减少药物剂量或用药次数，但不能立即停药。

3. 物理治疗

物理治疗是一种辅助治疗方法。作为指南推荐的是光照疗法、生物反馈治疗和电疗法，重复经颅磁刺激是临床建议，而超声波、音乐、电磁波、紫外线、激光等治疗方法并非效果不佳，而是循证医学证据尚不充分。

（二）辨证论治

卢教授主张根据患者的临床症状从肝胆论治，具体辨证分型如下。

1. 肝胆火盛型

主症：①失眠多梦，甚至彻夜不能入睡；②急躁易怒。

次症：①口干口苦；②思虑过度，有紧张恐惧感；③大便秘结。

舌脉：舌红苔黄，脉弦数。

证型确定：具备主症1项和次症1或2项，参考舌脉象。

治则：清泄肝胆之火，佐以安神。

方药：龙胆泻肝汤。卢教授在治疗过程中常加入生龙骨、生牡蛎以镇心安神；加入茯神以宁心安神；加入决明子以平肝，加入白芍以养阴柔肝。

2. 肝郁血瘀型

主症：彻夜不眠，梦多。

次症：①情志郁郁不乐，时喜叹息；②胸胁胀痛。

舌脉：舌紫，脉弦或涩。

证型确定：具备主症 1 项和次症 1 或 2 项，参考舌脉象。

治则：理气活血，安神定志。

方药：血府逐瘀汤。卢教授在治疗过程中常加入磁石以重镇安神；加入香附、陈皮、枳壳等行气解郁。

3. 胆郁痰扰型

主症：失眠多梦，胆怯易惊。

次症：①头晕，惊悸；②胸胁胀闷，痞满。

舌脉：舌淡红，苔白腻，脉滑。

证型确定：具备主症 1 项和次症 1 或 2 项，参考舌脉象。

治则：理气化痰，利胆安神。

方药：温胆汤。卢教授在治疗过程中常加入酸枣仁以养血安神，清热除烦；加入茯神以加强安神之功效；加入首乌藤以养心安神，引阳入阴。

4. 肝郁脾虚型

主症：①睡眠浅显，醒后不易入睡；②胁肋胀痛，腹胀便溏。

次症：①四肢倦怠，食少纳呆；②嗳气反酸。

舌脉：舌淡，有齿痕，苔薄白滑，脉弦。

证型确定：具备主症 1 项和次症 1 或 2 项，参考舌脉象。

治则：疏肝健脾安神。

方药：柴胡疏肝散。卢教授在治疗过程中常加入白术、苍术、半夏以增强健脾之功效，加入茯苓健脾佐以安神。

5. 肝血亏虚型

主症：入睡困难，睡后易醒，醒后不易入睡，多梦。

次症：①面色苍白；②气短乏力；③头晕眼花。

舌脉：舌淡，苔薄白，脉细弱。

证型确定：具备主症 1 项和次症 1 或 2 项，参考舌脉象。

治则：养阴清热，除烦安神。

方药：酸枣仁汤。卢教授在治疗过程中常加入熟地黄、五味子、麦冬以养阴清热；加入柏子仁、茯神以安神；加入当归、白芍以养血柔肝。

6. 肾精亏虚型

主症：失眠，多梦。

次症：①腰膝酸软；②潮热盗汗；③耳聋耳鸣；④手足心热。

舌脉：舌红，少苔，脉细数。

证型确定：具备主症1项和次症1或2项，参考舌脉象。

治则：补肾填精，清热安神。

方药：六味地黄丸。卢教授在治疗过程中常加入首乌藤、何首乌、草决明滋补阴精，重镇安神；加入栀子、龙胆草以清泄肝热；加入茯神、磁石以重镇安神。

7. 心阴亏虚型

主症：①失眠，多梦；②心悸。

次症：①心烦不宁；②盗汗，手足心热；③口燥咽干。

舌脉：舌红少津，脉细数。

证型确定：具备主症1项和次症1或2项，参考舌脉象。

治则：滋阴养血，补心安神。

方药：天王补心丹。卢教授在治疗过程中常加入茯神、合欢花以养心安神；加入鸡内金以消食；加入灯心草以清心火。

六、病例举隅

病例1

李某，女，50岁。2016年1月4日初诊。

[主诉] 入睡困难1个月，加重3天。

[现病史] 患者自述于1个月前无明显诱因出现入睡困难，未予治疗。3天前，入睡困难加重，甚至整夜不能入睡，遂来我科就诊。现症：入睡困难，甚至彻夜不能入睡，多梦，口干舌燥，时有头晕，惊恐多疑，不欲饮食，入睡困难，小便正常，大便黏。

[既往史] 否认慢性病史。

[查体] 舌淡红，舌体胖，苔白腻，脉沉弱。

[诊断] 中医诊断：不寐（胆郁痰扰证）。

　　　　西医诊断：失眠。

[处方] 柴胡10g，黄芩15g，黄连10g，白芍20g，半夏15g，茯苓20g，茯神20g，白术20g，苍术20g，陈皮15g，厚朴20g，阿胶20g，炙甘草15g，

桔梗 20g，杏仁 20g，竹茹 20g。

7剂，每日1剂，水煎，分2次口服。

二诊：2016年1月13日。

入睡困难好转，耳鸣如蝉，仍有口干舌燥，自觉消化不好。纳差，入睡困难，大便正常。舌淡红，暗滞，苔白稍腻，脉沉。

［处方］上方去白芍、杏仁，阿胶改为10g，加半夏15g，海螵蛸30g，龙骨30g，牡蛎30g，远志15g，合欢花15g。

7剂，每日1剂，水煎，分2次口服。

三诊：2016年1月22日。

入睡难，夜寐梦多，服药期间症状缓解，停药加重，开始应用中药后已停用既往治疗睡眠药物，二便正常，自觉消化能力差，胸骨左侧疼痛。舌质红，苔白不均，无根，脉沉细弱。

［处方］上方去阿胶、合欢花、黄芩，加合欢皮15g，首乌藤50g。

7剂，每日1剂，水煎，分2次口服。

【按语】患者因入睡困难就诊，中医辨病为不寐，患者多梦，时有头晕，惊恐多疑，口干舌燥，结合舌苔脉象，辨证属胆郁痰扰，心神不宁。胆为中精之腑，居少阳之枢，胆气为少阳春生之气，性喜通利而恶抑郁。患者为更年期妇女，易情绪不稳定，胆失疏泄，少阳枢机不利，气滞则水停，导致气郁痰生，痰浊内扰，心神不安，而致入睡困难，甚至彻夜不眠；痰浊内生，津液代谢异常，不能上承于口，故口干舌燥；痰浊扰心，心失所养，故多梦；痰浊上蒙清窍，清阳不升，故偶有头晕；胆气有助于脾胃运化，胆气内郁，脾胃运化功能失常，故不欲饮食，大便黏。卢教授认为因胆气郁积于内，引起气机升降失常，津液代谢障碍，引起痰浊内生导致不寐，故治法宜故用温胆汤理气化痰，利胆安神。方药选温胆汤加减进行治疗。方中半夏燥湿化痰和胃；胆气内郁则火热生，黄芩、黄连、竹茹清热化痰；陈皮、厚朴、杏仁行气燥湿化痰；茯苓、苍术、白术健脾渗湿，以杜生痰之源；柴胡疏肝行气；白芍、阿胶养血滋阴；桔梗载药上行。二诊患者仍不寐，饮食不佳，去杏仁、白芍；增加阿胶以增强养血滋阴之功效；加半夏、海螵蛸、生龙骨、生牡蛎、远志、合欢花，增强全方安神定志之功效。三诊患者入睡困难改善，但梦多，故去阿胶、黄芩、合欢花，加合欢皮、首乌藤以养心安神。

病例2

张某，女，59岁。2013年5月16日初诊。

［主诉］入睡困难3个月，加重2天。

［现病史］患者自述于3个月前因劳累、伤心出现入睡困难，偶有整夜不寐，未予治疗。2天前，入睡困难加重，整夜不能入眠，遂来我科就诊。现症见：入睡困难，甚至彻夜不能入睡，耳聋耳鸣，手足心热，反酸，不欲饮食，入睡困难，小便正常，大便秘结。

［既往史］否认慢性病史。

［查体］舌淡红，苔薄白，脉沉细。

［诊断］中医诊断：不寐（肾精亏虚证）。

　　　　西医诊断：失眠。

［处方］生地黄20g，熟地黄20g，当归20g，川芎20g，红花10g，山药20g，山萸肉20g，磁石30g，白术20g，陈皮15g，茯苓20g，茯神20g，柴胡15g，栀子15g，龙胆草15g。

7剂，每日1剂，水煎，分2次口服。

二诊：2013年5月24日。

失眠稍改善，舌淡红，苔白，脉沉。

［处方］上方加首乌20g，首乌藤30g，草决明30g。

7剂，每日1剂，水煎，分2次口服。

三诊：2013年6月2日。

失眠好转，耳聋耳鸣好转好转，舌淡红，苔白，暗滞，脉沉。

［处方］上方加首乌藤至60g，茺蔚子20g，覆盆子20g。

【按语】患者因入睡困难就诊，中医辨病为不寐，患者手足心热，耳聋耳鸣，反酸，不欲饮食，大便秘结，结合舌苔脉象，辨证属肾精亏虚。肾为先天之本，主藏精，主水，主二便。患者为老年妇女，《黄帝内经》："年五十而阴气自半。"女性50岁以后，阴精亏虚，不能上济于心，虚火上炎，扰乱心神，而入睡困难；肾精亏虚，不能充养于耳，故耳聋耳鸣；阴虚阳胜，虚火内炽，故手足心热；阴阳互根互用，阴精不足导致肾气不足，脾胃运化失司，故出现反酸；阴精亏虚，不能濡养肠道，故大便秘结。结合舌脉，辨证为肾精亏虚。卢教授认为肾精亏虚，不能上济于心，虚火上扰，扰乱心神易导致不寐，故以六味地黄丸补肾益精。方中生地黄、熟地黄、山药、山茱萸滋补肝肾之阴精；当归、川芎、红花活血化瘀；磁石、茯神潜镇安神；茯苓、陈皮、柴胡、炒白术疏肝健脾；栀子、龙胆草清肝泄火。二诊患者睡眠略微改善，加首乌藤、何首乌、草决明滋补阴精，重镇安神。三诊患者失眠好转，耳聋耳鸣好转好转，舌淡红，苔白，暗滞，脉沉，故加茺蔚子活血化瘀，覆盆子滋补肝肾。

病例 3

苏某，女，61 岁。2018 年 3 月 7 日初诊。

[主诉] 不易入睡，睡后易醒 4 个月，加重 1 周。

[现病史] 患者自述于 4 个月前出现不易入睡，睡后易醒，口服地西泮片治疗，症状时轻时重。1 周前睡后易醒加重，甚则彻夜不寐，遂来我科就诊。现症见：不易入睡，睡后易醒，多梦，心悸，烦热，纳可，小便正常，大便微秘结。

[既往史] 心脏支架术后 3 个月。

[查体] 舌淡红，苔白稍腻，齿痕，脉沉弱。

[诊断] 中医诊断：不寐（心阴亏虚证）。

　　　　西医诊断：失眠。

[处方] 太子参 20g，丹参 20g，玄参 15g，桔梗 20g，熟地黄 20g，五味子 20g，柏子仁 20g，酸枣仁 20g，茯苓 20g，茯神 20g，天冬 20g，麦冬 20g，远志 10g，合欢花 10g，牡丹皮 30g，炙甘草 15g。

7 剂，每日 1 剂，水煎，分 2 次口服。

二诊：2018 年 3 月 19 日。

仍夜眠欠佳，纳食可，大便正常。舌淡红，苔白稍腻，脉沉细。

[处方] 上方去玄参、天冬、麦冬、五味子、酸枣仁、柏子仁，加竹茹 20g，灯心草 20g，首乌藤 30g，鸡内金 20g。

7 剂，每日 1 剂，水煎，分 2 次口服。

三诊：2018 年 3 月 30 日。

睡眠较前明显缓解，舌淡红，苔白，脉沉细。

[处方] 上方加五味子 20g，酸枣仁 20g，黄连 6g。

14 剂，每日 1 剂，水煎，分 2 次口服。

【按语】患者因入睡困难就诊，中医辨病为不寐，患者多梦、心悸、烦热、纳可、入睡困难、睡后易醒、小便正常、大便微秘结，结合舌苔脉象，辨证属心阴亏虚。心为君主之官，五脏六腑之大主。患者为老年妇女，阴精亏虚，心神失养，故不易入睡，睡后易醒。心血不足，心失所养，故心悸、烦热。阴血不足，肠道失于濡养，故大便秘结。结合舌脉，故辨为心阴亏虚。卢教授认为心之阴血亏虚，内火炽盛，故入睡困难，睡后易醒，治宜天王补心丹加减治疗。方用天冬、麦冬、熟地黄滋阴清热，酸枣仁、柏子仁、茯神、茯苓、合欢皮、远志养心安神，玄参、牡丹皮滋阴降火；太子参补气以生血，并能安神益智；五味子之酸以敛心气，安心神；丹参清心活血，合补血药使补而不滞，则心血易生。桔梗为舟楫，载药上行使药力缓留于上部心经，炙甘草调和诸药。二诊仍夜眠欠佳，纳食可，大便正常。上方去玄参、天冬、麦冬、五味子、酸枣仁、柏子仁，加竹茹、灯心草清化痰热，利水通淋；首乌藤重镇安神，鸡内金健脾消食。三诊仍寐差，睡眠不实，梦多，起夜后入睡难，舌淡红，苔白腻，齿痕，脉沉细，上方加五味子收敛心气，酸枣仁养心安神，黄连交通心肾。

▶▶ 参考文献

[1] 中国失眠症诊断和治疗指南（一）[J].临床医学研究与实践,2017,2（27）: 201.

[2] 苏亮，陆峥.2017年中国失眠症诊断和治疗指南解读 [J].世界临床药物，2018, 39（4）: 217–222.

[3] Spielman AJ, Caruso LS, Glovinsky PB. A behavioral perspective on insomnia treatment [J]. Psychiatr Clin North Am, 1987, 10（4）: 541–553.

[4] Riemann D, Spiegelhalder K, Feige B, et al. The hyperarousal model of ins omnia : are view of the concept and it sevidence [J]. Sleep Med Rev, 2010, 14（1）: 19–31.

[5] Troxel WM, Germain A, Buysse DJ. Clinical management of insomnia with brief behavioral treatment（BBTI）[J]. Behavioral Sleep Med, 2012, 10（4）: 266–279.

[6] 刘磊，张光霁，李晓娟.论中医论治不寐当以肝胆为先 [J].中华中医药杂志, 2018, 33（5）: 1773–1776.

[7] 张一鸣，叶发，张永华.浅析从胆论治焦虑性失眠 [J].浙江中医药大学学报, 2021, 45（3）: 209–213.

[8] 马艳苗，贾跃进，李艳彦，等.基于病因病机的失眠方药论治 [J].山西中医学院学报, 2017, 18（4）: 33–35.

[9] 吴欣欣，田财军.从胆论治不寐 [J].中医临床研究, 2022, 14（19）: 72–74.

[10] 中医中医科学院失眠症中医临床实践指南课题组.失眠症中医临床实践指南（WHO/WPO）[J].世界睡眠医学杂志, 2016, 3（1）: 8–25.

[11] 袁怡华，陈思锦，张惠利.张惠利教授从肝论治不寐的学术经验 [J].中医临床研究, 2022, 14（22）: 119–121.

[12] 陈静文，刘芳.国医大师刘祖贻从少阳肝胆论治不寐经验 [J].湖南中医杂志, 2023, 39（1）: 48–50.

便　秘

一、疾病概述

便秘是指大肠传导功能失司，导致大便秘结，排便周期延长；或周期不长，但粪质干结，排便艰难；或粪质不硬，虽频有便意，但便出不畅的病证。便秘既是一种独立的病种，又可作为一种症状出现在各种急慢性疾病过程中。

中医学对便秘的认识内容丰富，源远流长。中医学中有关便秘的记载最早可追溯到《黄帝内经》，其对便秘的记载大多是对便秘症状的记载，如《素问·至真要大论》中记载"太阴司天，湿淫所胜……大便难"；《素问·厥论》中"太阴之厥，则腹满胀，后不利，不欲食，食则呕，不得卧"。秦汉时期，多以"大便难""不利""闭不通"等词语描述便秘。张仲景在《伤寒论》中对便秘的论述颇丰，提出阳结与阴结之分，与"便秘"相关的条文共78条，治疗便秘的方剂共21首，对于便秘的论述主要有"不大便""大便硬""不更衣""脾约""阴结""阳结""闭"等。隋唐时期，便秘开始作为疾病专篇被论述，如隋·巢元方在《诸病源候论·大便病诸候》中对便秘首设专候讨论，并详述其病因病机，在大便候之下分列"大便难"和"大便不通"，自此便秘逐渐成为一个独立的病种。

二、病因病机

大便的通畅有赖于脾的运化，胃的受纳腐熟，大肠的传导、运输、排泄，引起便秘的原因很多，主要可分为以下几点。

1. 感受外邪

《三因极一病证方论》载有"伤于风寒暑湿"皆可致"热盛"而"走枯津液，致肠胃燥涩，秘涩不通"，表明外感之邪入里化热可致便秘；外感寒邪可致阴寒内盛，凝滞肠胃，影响气机，失于传导，糟粕不行而成冷秘。

2. 饮食不节

《兰室秘藏》云："若饥饱失节，劳役过度，损伤胃气，食辛热味厚之物，而助火邪，伏于血中，耗散真阴，津液亏少，故大便结燥。"简言饮食不节，损伤脾胃，热结阴亏所致便秘。此外，过食生冷，阴寒内生，糟粕内停，亦可形成便秘。

3. 情志失调

秦景明《症因脉治》中有"怒则气上，思则气结，忧愁思虑，诸气怫郁，则气壅大肠，而大便乃结"，指出情志失调所致气结便秘；叶天士《临证指南医案》中则以相关医案阐述郁怒思虑，情志不畅，气机失调郁闭肠腑，导致便秘的机理。

4. 年老体虚

《医宗必读》载"老人津液干枯，妇人产后亡血及发汗、利小便过多，病后气血未复，耗伤气血津液，以致气虚不能推送，阴虚不能濡而见便秘"，阐明老人、妇女产后因虚所致便秘。

三、临床表现

临床表现主要为排便次数减少（每周排便次数少于 3 次）大便干硬难下或粪质不干但排出困难，排便费力，排便不尽，排便时有肛门、直肠梗阻感或阻塞感，以及排便需要手法帮助等。

四、疾病治疗

（一）西医治疗

功能性便秘目前的治疗手段以各种不同药理机制的泻药为主，一线治疗药物有不溶性纤维，可以增大粪便体积，如小麦纤维素；具有渗透作用的泻剂如聚乙二醇，能够将水分保留在结肠内，增加粪便含水量；刺激性泻药如比沙可啶可以增加肠道蠕动性，刺激肠道分泌。除此之外，还有促进胃肠动力的药物如莫沙必利片。对于阿片类药物引起的便秘推荐使用外周作用的阿片受体拮抗剂。益生菌制剂可以作为辅助用药使用，改善大便频率或结肠运输时间，但尚未有更可靠的依据。

因为功能性便秘复杂的生理病理机制，其治疗是综合性的，除了许多药物治疗外，还涉及很多边缘的补充、替代治疗，如针灸、心理疗法、生物反馈治疗等。

（二）辨证论治

六腑以通为用，以降为顺，便秘病位在大肠，因此，便秘的诊治以通下为主。通下法是临床治疗便秘的常用之法，用之得当，则邪去便通，用之不当，则伤伐正气，邪便留存。切忌不分虚实一味攻下，虽能痛快一时，却徒伤正气，恐生他变，应将中医整体观念和辨证论治贯彻遣方用药的全过程，实则泻之，虚则补之。

卢教授认为便秘的辨证论治可分为以下几种。

1. 冷秘

临床表现：大便艰涩，腹部胀满冷痛、拒按，手足不温，呃逆呕吐，舌淡，苔白腻，脉弦紧。

治法：温里散寒，通便止痛。

方药：温脾汤加减。

2. 热秘

临床表现：大便干结，腹胀腹痛，口干口臭，面红身热心烦，小便短赤，舌红，苔黄燥，脉数。

治法：泻热导滞，润肠通便。

方药：麻子仁丸加减。

3. 气秘

临床表现：大便干结，或不甚干结，欲便不得出，或便而不爽，腹中胀痛，肠鸣矢气，嗳气频频，纳食减少，胸胁痞满胀痛，舌红，苔薄，脉弦紧。

治法：顺气导滞。

方药：四逆散加减。

4. 气虚秘

临床表现：大便并不干硬，虽有便意，但排便困难，用力努挣则汗出短气，便后乏力，面白神疲，肢倦懒言，舌淡，苔白，脉细弱。

治法：益气润肠。

方药：黄芪汤加减。

5. 血虚秘

临床表现：大便干结，面色无华，头晕目眩，心悸气短，健忘，口唇色淡，爪甲苍白，舌淡，苔白，脉细。

治法：养血润燥。

方药：润肠丸加减。

6. 阴虚秘

临床表现：大便干结，如羊屎状，头晕耳鸣，心烦少眠，两颧红赤，潮热盗汗，形体消瘦，腰膝酸软，舌红，少苔，脉细数。

治法：滋阴通便。

方药：增液汤加减。

7. 阳虚秘

临床表现：大便干或不干，排出困难，面色㿠白，腹中冷痛，四肢不温，或腰膝酸冷，小便清长，舌淡，苔白，脉沉迟。

治法：温阳通便。

方药：济川煎加减。

《金匮要略浅注补正》云："肝主疏泄大便，肝气既逆，则不疏泄，故大便难。"指出便秘与肝失疏泄有关。《脾胃论·脾胃胜衰论》载："肝木妄行，胸胁痛，口苦舌干，往来寒热而呕，多怒，四肢满闭，淋溲便难，转筋，腹中急痛，此所不胜乘之也。"指出若肝木乘脾，肝郁脾约，疏泄不及，则会导致气机不畅，大肠通降功能失常而引发便秘。卢教授亦认为肝脾失和是导致便秘的重要因素，临证治疗因肝郁气滞、肝脾不和而导致的便秘，主张从疏肝理脾、生津敛阴入手，常以四逆散为基础方加味进行治疗，从而达到调和肝脾、透邪解郁的目的。在运用此方时，卢教授强调要突出白芍的地位，以发挥其敛阴柔肝之效，燥结严重者可根据情况加入大黄、芒硝泻下攻积。

在诸多卢教授临床医案中，对大黄的运用非常重视，是临床常用之攻下药，具有较强的泻下通便、荡涤胃肠积滞的作用。而出自《伤寒论》的大承气汤、小承气汤和调胃承气汤 3 方中均含有大黄，且均属寒下方，在治疗热秘、失弛缓性便秘时堪称经典；而大黄附子汤和温脾汤则是通过与温里药的配合使用构成温下方，从而可治疗冷秘、阳虚秘；黄龙汤和增液承气汤则属于攻补兼施方。

五、病例举隅

病例 1

刘某，女，65 岁。2021 年 11 月 21 日初诊。

[主诉] 排便困难 1 月余。

[现病史] 患者 1 个月前因家庭琐事生气后出现排便困难，4～5 日一行，起初未予重视，近来患者剑突下疼痛，为求系统治疗来诊。现症见：剑突下疼痛，排便困难，4～5 日一行，便干，纳可，眠可。

［查体］剑突下压痛，舌淡红，稍暗，苔白，脉弦滑。

［诊断］中医诊断：便秘（肝郁气滞证）。

西医诊断：便秘。

［处方］陈皮 15g，厚朴 20g，木香 20g，半夏 15g，苏梗 15g，黄连 10g，大黄 10g，干姜 10g，海螵蛸 30g，炙甘草 15g，鸡内金 20g，焦三仙各 10g，苍术 20g，白术 15g，党参 20g。

10 剂，每日 1 剂，水煎，分 2 次口服。

二诊：2021 年 12 月 4 日。

便秘较前明显缓解，2 日一行，粪质不干，胃脘疼痛减轻，舌淡，苔白，脉弦。

［处方］上方去木香、干姜、炒山楂、炒神曲，海螵蛸改 15g，大黄 5g，鸡内金 15g，炒麦芽 15g，加白及 15g，藕节炭 20g，神曲 10g。

10 剂，每日 1 剂，水煎，分 2 次口服。

三诊：2021 年 12 月 14 日。

自述近日生气后再次出现便秘，便干，偶有乏力，舌淡红，苔白，脉弦。

［处方］上方去干姜、焦三仙、白术、党参、黄连，大黄改 3g，加杏仁 20g，当归 20g，黄芪 20g，熟地黄 25g，火麻仁 20g。

10 剂，每日 1 剂，水煎，分 2 次口服。

【按语】患者便秘及剑突下疼痛均与肝气不舒有关，故首诊处方以理气行滞为主，并加入大黄增强通便之功；二诊时，排便基本恢复正常，遂减少大黄用量，以防过度攻伐而耗伤正气；三诊时，便秘出现反复，故增加杏仁、当归、熟地黄、火麻仁润肠通便，又同时兼顾滋补，体现了攻补兼施的治疗思路。

病例 2

何某，男，70 岁。2018 年 7 月 8 日初诊。

［主诉］排便困难 2 年，加重 1 周。

［现病史］患者近 2 年无明显诱因出现排便困难，平素口服麻仁润肠丸，效果欠佳，近 1 周便秘加重，伴腹胀痛，遂来诊。现症见：排便困难，4～5 日一行，便干，腹胀痛，乏力纳差，夜眠欠佳。

［查体］舌淡红，苔白，稍暗，伸舌颤，脉沉细。

［诊断］中医诊断：便秘（肝郁气滞，肾阳不足证）。

西医诊断：便秘。

［处方］木香 20g，沉香 10g，槟榔 20g，厚朴 20g，炙黄芪 50g，当归 20g，香附 15g，枳实 15g，熟地黄 20g，首乌 20g，肉苁蓉 20g。

14 剂，每日 1 剂，水煎，分 2 次口服。

二诊： 2018 年 7 月 31 日。

服药 1 天后即便，但仍有排出困难，腹胀腹痛缓解，舌淡红，苔白，脉沉滑。

［处方］上方加苍术 20g，决明子 25g。

7 剂，每日 1 剂，水煎，分 2 次口服。

三诊： 2018 年 8 月 6 日。

自述有便感，但排出无力，舌淡，苔白，脉沉。

［处方］人参 10g，白术 15g，黄芪 50g，升麻 5g，柴胡 10g，陈皮 15g，当归 20g，炙甘草 15g。

10 剂，每日 1 剂，水煎，分 2 次口服。

四诊： 2018 年 8 月 20 日。

排便无力感消失，便质干，2～3 天一行，偶有腹胀，舌淡，苔白，脉沉弦。

［处方］上方加杏仁 20g，瓜蒌仁 20g，厚朴 20g，木香 20g，决明子 25g。

10 剂，每日 1 剂，水煎，分 2 次口服。

患者经上述治疗后，排便无力感消失，排便次数恢复正常。

【按语】 本病经辨证论治后以肝郁气滞、肾阳不足证为主证进行治疗，方用六磨汤加减化裁，又加当归、枳实、熟地黄、肉苁蓉等温阳通便，在行气导滞的同时运用既滋补又通下的药物，患者服药后便秘症状改善明显；然而三诊时出现排便无力，遂停止攻下之法，改用补中益气汤升阳举陷；四诊时便秘也有一定程度的好转，仍便质干，故加杏仁、瓜蒌仁，润肠通便，攻伐之性稍缓和，在通便的同时，又不耗伤正气，对便秘后期的治疗策略有很大的启发。

病例 3

付某，女，75 岁。2019 年 11 月 2 日初诊。

［主诉］便秘 3 月余。

［现病史］患者近 3 个月无明显诱因出现便秘，未系统治疗。现症见：便秘，眼干，饥而不欲食，食后不适，有堵塞感，胁肋不适，睡眠欠佳。

［查体］舌淡红，苔白，脉弦细数。

［诊断］中医诊断：便秘（肝郁气滞、气阴亏虚证）。

西医诊断：便秘。

［处方］陈皮 15g，半夏 15g，厚朴 20g，茯苓 20g，苏梗 15g，当归 20g，首乌 20g，麦冬 20g，五味子 20g，人参 10g，黄芪 30g，桂枝 20g，炙甘草 15g，鸡内金 20g。

10剂，每日1剂，水煎，分2次口服。

二诊：2019年11月24日。

眼干较之前缓解，睡眠欠佳，多梦，仍有便秘，舌淡红，苔白，脉沉细。

［处方］上方去桂枝、苏梗，加熟地黄25g，首乌藤50g。

10剂，每日1剂，水煎，分2次口服。

三诊：2019年12月5日。

便秘较前减轻，偶有排便费力，食欲渐增，舌淡红，苔白，脉细弱。

［处方］上方加肉苁蓉20g。

10剂，每日1剂，水煎，分2次口服。

【按语】首诊处方在理气、补气的同时兼顾滋阴，以阴虚、气滞为主证进行辨证治疗；二诊患者眼干有所改善，说明肝阴得滋，但睡眠质量欠佳，故加首乌藤以安神助眠，熟地黄加强滋阴通便之功；三诊时患者阴虚症状得到较大改善，仍偶有排便费力，故加肉苁蓉温肾益精通便。

▶▶ 参考文献

［1］李延青，于岩波.功能性便秘的诊断与治疗［J］.中国实用内科杂志，2011，2（31）：158-160.

［2］张柱仁.功能性便秘的中西医研究进展［D］.北京：北京中医药大学，2010.

［3］袁萌，孙增坤，程羽，等.便秘的词源学探讨［J］.辽宁中医杂志，2012，39（2）：277-279.

［4］姜明明，徐杨.功能性便秘的临床研究进展［J］.国际病理科学与临床杂志，2011，2（31）：155-160.

月经不调

一、疾病概述

月经不调是妇科临床常见病、多发病，广义上泛指一切月经病，狭义指月经的周期、经期、经量、经色、经质的异常，或伴随月经周期出现不适症状。中医学统称为月经病。

月经不调包括异常子宫出血即月经先期、月经后期、月经先后无定期、月经过多、月经过少、经期延长、经间期出血、崩漏，以及闭经、痛经。

二、疾病机制

（一）病理生理

1. 异常子宫出血

（1）无排卵性异常子宫出血：青春期下丘脑 – 垂体 – 卵巢轴激素间的反馈调节尚未成熟，大脑中枢对雌激素的正反馈作用存在缺陷，FSH（促卵泡生长激素）呈持续低水平，没有 LH（促黄体生成素）陡直高峰形成而不能排卵；而生育年龄妇女有时也可因应激等因素干扰发生无排卵。各种原因引起的无排卵均可导致子宫内膜受单一雌激素刺激而无孕激素对抗，引起雌激素突破性出血或撤退性出血。

（2）黄体功能不足：黄体期孕激素分泌不足或黄体过早衰退可导致子宫内膜分泌反应不良和黄体期缩短。子宫内膜形态一般表现为分泌期内膜的腺体分泌不良，间质水肿不明显或腺体与间质发育不同步，或在内膜各个部位显示分泌反应不均。同时，内膜活检显示分泌反应至少落后 2 日。

（3）子宫内膜不规则脱落：由于下丘脑 – 垂体 – 卵巢轴调节功能紊乱，或溶黄体机制失常，引起黄体萎缩不全，而内膜持续受孕激素影响，不能如期完整脱落。正常月经第 3 ～ 4 日时，分泌期子宫内膜已全部脱落。黄体萎缩不全时，月经期第 5 ～ 6 日仍能见到呈分泌反应的子宫内膜，常表现为残留的分泌期内膜与出血坏死组织及新增生的内膜混合共存，导致经期延长。

2. 闭经

生理性闭经是指妊娠期、哺乳期和绝经期后的无月经。病理性闭经是直接或间接由中枢神经–下丘脑–垂体–卵巢轴及靶器官子宫的各个环节的功能性或器质性病变引起的闭经。

3. 痛经

在女性的月经周期过程中，卵巢排卵后，如果卵细胞没有受精，则子宫内膜脱落，脱落后会释放前列腺素。前列腺素及其他子宫发炎介质的释放会让子宫产生收缩，进而引发疼痛。

（二）病因病机

卢秉久教授从医 40 载，临床经验丰富，在治疗月经不调方面具有独特的见解。卢教授认为月经不调的病位涉及肝、脾、肾三脏，其主要病因病机在于外感六淫、内伤七情、饮食劳倦或房劳所伤，或禀赋不足，导致脏腑、冲任、气血失调，进而导致胞宫藏泻失常。致病因素作用于人体，在一定发病条件下可导致脏腑功能失常，气血失调，冲、任、督、带损伤，胞宫、胞脉及胞络受损，进而引发月经不调。

1. 脏腑功能失常

（1）肝主疏泄，为藏血之脏，易为情志所伤。若情志所伤，肝气郁结，冲任不畅，可致痛经、月经后期、闭经；肝气郁结，久而郁热，热伤冲任，血海不宁，迫血妄行，可致月经先期、月经过多；肝气犯脾，肝郁化热，脾虚生湿，肝经湿热蕴结，下注冲任，浸淫任带，可致月经过多、月经先后不定期。

（2）脾为后天之本，气血生化之源，有统摄之功。脾为中土，主运化，司中气而统血。脾气虚弱，血失统摄，冲任不固，可致月经先期、月经过多；脾失健运，化源不足，冲任血虚，血海不能按时满溢，可致月经后期、月经过少、闭经。

（3）肾为先天之本，"经水出诸肾"，月经的产生和调节以肾为主导。肾气的盛衰直接影响天癸的至竭，从而影响月经。肾气不足，封藏失职，冲任不固，可致月经先期、月经过多。

2. 气血失调

气血失调是月经不调的重要病机。妇女月经以血为本，又常耗血，故使机体处于血常不足、气相对有余的生理状态。气为血帅，血为气母，气以行血，血以载气。气血之间又可相互依存，相互滋生。

（1）气虚则冲任不固，可致月经先期、月经过多、月经先后不定期；肝气郁结，气机阻滞冲任、胞宫、胞脉，可致月经后期、痛经、闭经。

（2）血虚者，血海不盈，冲任亏虚，可致月经后期、月经过少、痛经、闭经；血瘀者，瘀血阻滞胞脉、冲任，使经隧不通，可致月经后期、月经过少、闭经；瘀血阻络，气血不通，不通则痛，可见痛经、月经过多。

3. 冲、任、督损伤

（1）冲任二脉皆起于胞中，"冲为血海"，"十二经脉之海"，能调节十二经的气血；"任主胞胎"，为阴脉之海，与足三阴经均有交汇，对人体的阴经有调节作用。因此，冲任不足必会引起月经不调等妇科疾病。

（2）督脉起于胞中，"贯脊属肾"，与足太阳相通，为"阳脉之海"，总督诸阳。任督二脉，同起于胞中，调节经气循环往复，调节人体阴阳平衡，维持胞宫的生理功能，督脉虚损，可致阴阳失调，进而引起闭经、月经过少、月经后期。

4. 胞宫受损

胞宫借经络与脏腑相连，与胞脉、胞络协调完成其主月经的生理功能。胞宫、胞脉受损必会导致月经过少、月经后期、月经先后不定期、闭经、痛经等妇科疾病。

三、临床表现

（一）异常子宫出血

（1）无排卵性异常子宫出血：主要表现为不规则子宫出血，月经周期紊乱，经期长短不一，经量时多时少，甚至大量出血。出血量多或时间长时可继发贫血，伴有乏力、头晕、心悸等症状，甚至出现失血性休克。

（2）黄体功能不足：主要表现为月经先期、月经周期缩短，有时周期虽在正常范围内，但卵泡期延长，黄体期缩短，常伴不孕或孕早期流产。

（3）子宫内膜不规则脱落：月经周期正常，但经期延长，可长达 9～10 日，经量可多、可少。

（二）闭经

原发性闭经指年龄＞14 岁，第二性征未发育；或者年龄＞16 岁，第二性征已发育，月经还未来潮。继发性闭经指正常月经周期建立后，月经停止 6 个月以上，或按自身原有月经周期停止 3 个周期以上。生理性闭经是指妊娠期、哺乳期和绝经期后的无月经。

（三）痛经

行经前后或月经期出现下腹部疼痛、坠胀，伴有腰酸或其他不适，症状严重影响生活质量。

四、疾病诊断

（一）西医诊断

通过询问病史，观察临床表现结合妇科检查、实验室检查及其他检查进行诊断。

1. 异常子宫出血

（1）病史

详细了解异常子宫出血的类型、发病时间、病程经过、流血前有无停经史及以往治疗情况。注意患者的年龄、月经史、婚育史、避孕措施、激素类药物的使用情况；既往是否患有肝病、血液病、糖尿病、甲状腺功能亢进或减退等。

（2）临床表现

不规则子宫出血。常表现为月经周期、经期、经量异常，或排卵期出血。

（3）妇科检查

妇科检查一般无明显异常。

（4）实验室及其他检查

①诊断性刮宫：简称诊刮。其作用是止血和明确子宫内膜病理诊断。对年龄超过 35 岁，药物治疗无效或存在子宫内膜癌高危因素的异常子宫出血患者，应通过诊刮明确子宫内膜病变。未婚患者若激素治疗无效或疑有器质性病变应经患者或家属知情同意后考虑诊刮。

②B 型超声检查：阴道 B 型超声检查可了解子宫大小、形态、宫腔内有无赘生物、子宫内膜厚度等。

③宫腔镜检查：可直视宫腔内情况，选择病变区域进行活检以诊断宫腔病变。

④激素测定：黄体中期测血孕酮值可呈卵泡期水平，为无排卵；可检查血睾酮、催乳激素水平及甲状腺功能等以排除其他内分泌疾病。

⑤妊娠试验：有性生活史者应行妊娠试验，以排除妊娠及其相关疾病。

⑥宫颈细胞学检查：可排除子宫颈癌及癌前病变。

⑦血常规及凝血功能测定：检查血红蛋白、血小板计数、出凝血时间和凝血酶原时间、活化部分凝血酶原时间等，以了解贫血程度和排除血液系统病变。

2. 闭经

（1）病史

对原发性闭经患者，应详细了解先天身体状况及后天生长发育过程。对继发性闭经患者，应注意有无月经初潮较迟及月经稀发病史；或有产后出血、产后感染史等；或接受过激素及放射治疗；营养不良或精神创伤；急慢性疾病史，如贫血、结核病、糖尿病、垂体肿瘤等；或有人工流产、刮宫史，以及手术切除子宫、卵巢史；滥用避孕药或长期哺乳史；有无甲状腺或肾上腺疾病等。

（2）临床表现

临床表现同前述。

（3）体格检查

检查全身发育情况，有无畸形，测量体重、身高及四肢与躯干比例，观察精神状态、智力发育、营养和健康情况，第二性征如毛发分布、乳房发育是否正常，有无乳汁分泌，有无甲状腺肿大等。

（4）妇科检查

注意内外生殖器发育状况，有无先天性缺陷、畸形，盆腔有无肿物等。

（5）实验室及其他检查

①药物撤退试验：了解内源性雌激素水平和子宫内膜功能，以确定闭经程度。包括孕激素试验和雌孕激素序贯试验。

②垂体兴奋试验：又称 GnRH 刺激试验，是通过静脉注射 GmRH，测定前后 FSH 和 LH、了解垂体 FSH 和 LH 对 GnRH 反应性的试验。

③血甾体激素测定：包括雌二醇、孕酮及睾酮测定。血孕酮水平升高，提示排卵；雌激素水平低，提示卵巢功能不正常或衰竭；睾酮值高，提示可能有多囊卵巢综合征或卵巢支持 - 间质细胞瘤等。

④催乳激素及垂体促性腺激素测定：PRL > 25μg/L 时，称为高催乳激素血症。PRL 升高者测定 TSH，TSH 升高为甲状腺功能减退；TSH 正常，而 PRL > 100μg/L，应行头颅 MRI 或 CT 检查，除外垂体肿瘤。PRL 正常应测定垂体促性腺激素。若两次测定 FSH 均 > 40U/L，提示卵巢功能衰竭；若 LH > 25U/L 或 LH/FSH > 3 时，高度怀疑多囊卵巢综合征；若 FSH、LH 均 < 5U/L，提示垂体功能减退，病变可能在垂体或下丘脑。

⑤其他检查：包括超声检查、CT 或 MRI、宫腔镜检查、染色体检查等辅助检查。

3. 痛经

（1）病史：应注意有无起居不慎、情志刺激、经期感寒或过食生冷等。

（2）临床表现：伴随月经周期而出现下腹部疼痛，妇科检查无阳性体征。

（3）实验室检查：经血前列腺素测定，一般 PGF2a 值异常升高。

（4）辅助检查：必要时可行 B 型超声和腹腔镜检查，以除外器质性病变。

（二）中医诊断

应根据出血的量、色、质变化，伴随经期症状，参合兼证及舌脉，辨其虚、热、瘀之不同。一般而言，血色鲜红或紫红或深红，质黏稠，多属热；色淡质稀，多属虚；经行不畅，时来时止，或时闭时崩，或久漏不止，色紫黑，有块，多属瘀。具体再结合脏腑、气血进行辨证论治。

五、疾病治疗

（一）西医治疗

1. 一般治疗

（1）异常子宫出血：应本着"急则治其标，缓则治其本"的原则，出血阶段应迅速有效地止血及纠正贫血；血止后调整月经周期或诱发排卵。主要以西药治疗为主，必要时可行手术治疗。

（2）闭经：采取改善全身健康状况、心理状态及针对病因治疗；应用激素和中药恢复月经周期；对有生育要求者，应诱发排卵，促进生育；对一时性闭经，如服避孕药后引起的闭经患者，可短期观察。

（3）痛经：一般给予精神安慰治疗，必要时给予镇痛、镇静、解痉药物。

2. 对症治疗

（1）异常子宫出血：①无排卵性异常子宫出血常采用性激素止血治疗、刮宫术止血治疗或手术治疗。②黄体功能不足治疗方法包括促进卵泡发育、促进月经中期 LH 峰形成、黄体功能刺激疗法、黄体功能补充疗法等。③子宫内膜不规则脱落治疗方法包括应用孕激素使黄体及时萎缩、绒毛膜促性腺激素促进黄体功能及复方短效口服避孕药控制周期。

（2）闭经：①病因治疗，部分患者祛除病因后可恢复月经。如神经、精神应激起因的患者，应进行有效的心理疏导；低体质量或因过度节食、消瘦所致闭经者应调整饮食、加强营养；运动性闭经者应适当减少运动量及训练强度等。②雌激素和（或）孕激素治疗，对青春期性幼稚及成人低雌激素血症所致的闭经，应采用雌激素治疗。③诱发排卵，主要适用于有生育要求的患者。根据患者不同情况可给予氯米芬口服治疗、促性腺激素或促性腺激素释放激素治疗以诱发排卵。④手术治疗，适用于生殖器畸形、Asherman综合征或肿瘤患者。

（3）痛经：多可服用前列腺素酶合成剂、短效避孕药等以缓解疼痛。

（二）辨证论治

卢教授认为月经不调具体辨证分型如下。

1. 肝郁脾虚型

主症：①月经后期或月经先后不定期；②量或多或少，或伴血块；③胸胁、乳房、小腹胀痛，精神抑郁，气短懒言。

次症：①嗳气食少；②便溏。

舌脉：舌淡红，苔薄白，脉弦细。

证型确定：具备主症2项和次症1或2项，参考舌脉象。

治则：疏肝理气，补脾调经。

方药：逍遥散加减。卢教授在治疗此类证型时，腹痛重者，加延胡索、香附以理气止痛；兼有血瘀者，加益母草、牡丹皮活血化瘀。

2. 气滞血瘀型

主症：①月经过少、月经后期、痛经甚至闭经；②色紫暗，质稠有血块；③胸闷气短，烦躁易怒，小腹刺痛。

次症：①嗳气叹息；②乳房胀痛。

舌脉：舌暗苔白，脉沉弦或沉涩。

证型确定：具备主症2项和次症1或2项，参考舌脉象。

治则：行气活血，祛瘀通经。

方药：血府逐瘀汤加减。卢教授在治疗此类证型时，口干口苦、烦躁较甚者，加黄芩、黄连、栀子以清肝泻火；脾虚甚者，加茯苓、苍术、白术以健脾祛湿。

3. 寒凝血瘀型

主症：①月经过少、月经后期、痛经或闭经；②量少色深，伴血块；③小腹冷痛，喜热喜按。

次症：①形寒肢冷；②恶心呕吐。

舌脉：舌紫暗，有瘀点，苔白，脉沉紧。

证型确定：具备主症 2 项和次症 1 或 2 项，参考舌脉象。

治则：温经散寒，化瘀止痛。

方药：温经汤加减。卢教授在治疗此类证型时，四肢不温者，重用附子、干姜、细辛以温阳散寒；小腹冷痛较甚者，重用吴茱萸以暖宫止痛。

4. 湿热闭阻型

主症：①经间期出血、经血量多或经期延长；②月经色暗红，质稠或伴有黏液；③口干口苦、心烦口渴。

次症：①带下量多、色黄；②小便黄赤。

舌脉：舌红，苔黄腻，脉滑数。

证型确定：具备主症 2 项和次症 1 或 2 项，参考舌脉象。

治则：清热除湿，凉血调经。

方药：清热固经汤加减。卢教授在治疗此类证型时，兼肝郁化火者，加川楝子、牡丹皮；湿热下注冲任而致带下量多、阴痒者，卢教授常重用栀子、黄芩，加入黄柏、夏枯草；湿邪重者，加入茯苓、茵陈、车前子。

5. 气血虚弱型

主症：①月经过少、经期延长、月经后期、闭经、月经先后不定期；②月经量少、色淡、质稀。

次症：①神疲肢倦，头晕眼花，心悸气短、失眠；②面色萎黄，唇色虚白。

舌脉：舌淡红，苔白或薄白，脉沉缓或细弱。

证型确定：具备主症 2 项和次症 1 或 2 项，参考舌脉象。

治则：益气健脾，养血调经。

方药：人参养荣汤加减。卢教授在治疗此类证型时，经行隐隐作痛者，重用白芍，加入阿胶、香附。

6. 痰湿阻滞型

主症：①月经过少、经期延长、月经后期、闭经；②月经量少、色淡、带下量多。

次症：①头晕头痛、胸闷泛恶；②四肢倦怠、形体肥胖、多毛。

舌脉：舌体胖大、色淡，苔白腻，脉滑。

证型确定：具备主症 2 项和次症 1 或 2 项，参考舌脉象。

治则：燥湿除痰，活血通经。

方药：苍附导痰丸加减。卢教授在治疗此类证型时，痰多湿盛、形体肥胖、多毛明显者，加入石菖蒲以化痰通络；若呕恶胸胁满闷者，加入厚朴、竹茹、瓜蒌以理气祛痰；痰湿化热，苔黄腻者，加入黄连、黄芩以清热燥湿；肢体浮肿者，加入泽泻、益母草以利湿祛痰。

7. 肾气亏损型

主症：①月经过少、经期延长、月经后期、闭经；②月经量少、色淡。

次症：①腰腿酸软、头晕耳鸣、倦怠乏力；②夜尿频多、面色晦暗、眼眶暗黑。

舌脉：舌淡嫩，苔薄白，脉沉弱。

证型确定：具备主症 2 项和次症 1 或 2 项，参考舌脉象。

治则：燥湿除痰，活血通经。

方药：大补元煎加减。卢教授在治疗此类证型时，腰疼甚者，加入杜仲以补肝肾、强腰膝；夜尿频多者，加入益智仁、桑螵蛸以温肾缩尿。

六、病例举隅

病例 1

史某，女，43 岁。2021 年 4 月 19 日初诊。

[主诉]经行有血块半年余。

[现病史]患者半年前无明显诱因出现行经期血块，经色暗，伴腹痛，起初未予重视；近来血块增多，腹痛明显，遂来诊。现症见：行经期腹痛，腰酸，血块多，纳差，痞满，平素易生气，善太息，寐差，入睡困难，二便可。

[既往史]否认其他慢性疾病史。

[查体]舌质暗，苔白稍腻，边有齿痕，脉沉涩。

[诊断]中医诊断：月经不调（气滞血瘀，肝肾亏虚证）。

西医诊断：月经不调。

[处方]柴胡 10g，当归 15g，香附 15g，白术 10g，苍术 10g，茯苓 20g，枳实 15g，熟地黄 20g，女贞子 20g，菟丝子 20g，莲子 20g，杜仲 20g，川芎 15g，肉苁蓉 20g，巴戟天 20g，地榆 20g，炙甘草 10g。

7 剂，每日 1 剂，水煎，分 2 次口服。

二诊：2021 年 4 月 28 日。

自述经时血块明显减少，但每次月经提前 5～6 日。舌质红，苔白，齿痕，脉沉细。

[处方]效不更方，予上方 7 剂，每日 1 剂，水煎，分 2 次口服；另服用人参健脾片。

三诊：2021年5月8日。

自觉诸症缓解，时有口苦。舌质偏红，苔白，脉沉细。

[处方] 予上方加姜半夏10g。

7剂，每日1剂，水煎，分2次口服。

【按语】卢教授认为患者素体较差，长期情志不畅，气滞则血瘀，故行经伴有血块，脉细，遂予以柴胡疏肝解郁，当归补血活血，香附气中血药，入肝行血中之气，疏肝理气调经，川芎辛温能散，气温则血活，散滞气而破瘀血，活血行气；肝郁化火，导致阴血亏虚，则舌质偏红，眠差，地榆苦寒沉降，可泄热清肝；肝失疏泄，横逆犯胃，胃失和降，肝气乘脾，脾失运化，水湿内停，故患者纳差，痞满，苔白稍腻，边有齿痕，卢教授在疏肝的同时加入白术、苍术以健脾，茯苓淡渗利湿，枳实安胃气、除痞满而祛湿。同时，予以熟地黄滋肾水，补精益髓，女贞子补阴分，补益精血，合菟丝子、杜仲、肉苁蓉、巴戟天入命门补火，益阴助阳，强筋骨，壮腰膝，辅以莲子共奏补脾益肾固本之效。二诊，血块明显减少，但月经稍有提前，考虑可能为气虚之故，遂加中成药人参健脾片以佐之，补气固涩以调经。三诊，诸症向愈，但时而口苦，加姜半夏10g，取小柴胡汤"口苦，咽干，目眩"少阳病证，但见一症之意。

病例2

孟某，女，30岁。2021年3月23日初诊。

[主诉] 月经延后伴腰酸痛半年。

[现病史] 患者近半年出现月经延后，经期伴腰酸痛，近来上述症状加重，遂来诊。现症见：月经延后，腰酸痛，平日乏力，脱发，纳可、夜眠梦多、二便可。

[既往史] 2013年12月于当地医院行人工流产术1次。

[查体] 舌质稍红，齿痕，苔白腻，脉沉细。

[诊断] 中医诊断：月经不调（肝肾亏虚证）。

西医诊断：月经不调。

[处方] 女贞子20g，墨旱莲20g，车前子20g，枸杞子20g，五味子20g，菟丝子20g，柴胡15g，枳壳15g，熟地黄20g，山药20g，山茱萸20g，何首乌25g，当归20g，川芎20g，牛膝20g，肉苁蓉20g，陈皮15g，桑葚20g，侧柏叶20g，鸡内金20g。

7剂，每日1剂，水煎，分2次口服。

二诊：2021年4月2日。

自述月经经期正常，腰酸改善，但白带色黄，久坐仍时有腰痛。舌质淡红，边有齿痕，苔腻微黄，脉沉滑。

［处方］黄柏 20g，苍术 20g，牛膝 20g，车前子 30g，赤芍 20g，土茯苓 20g，白术 20g，茵陈 20g，薏苡仁 20g，山药 30g，莲子肉 20g，芡实 20g，杜仲 20g，太子参 20g，柴胡 10g，陈皮 15g，竹叶 10g，炙甘草 10g。

7 剂，每日 1 剂，水煎，分 2 次口服。

三诊：2021 年 6 月 21 日。

自觉诸症缓解，偶有腰痛。舌质偏红，舌质淡红，苔微黄，脉沉滑。

［处方］效不更方，予上方 7 剂，每日 1 剂，水煎，分 2 次口服。

【按语】卢教授考虑到患者既往有流产史，肾气亏损，在大补元煎的基础上，以车前子、五味子、菟丝子配女贞子、墨旱莲这一对药，填精益髓，补肾固精，固发乌发；肉苁蓉性微温，益精气，养五脏，强腰膝，补肾助阳；桑葚利关节，通筋骨，和筋脉，通血气，对久病体虚、肝肾阴亏有良好的治疗作用；柴胡、枳壳疏肝理气；川芎药性上行，牛膝药性下行，二者相伍，通上达下，调和升降，阴阳相合，升降有序；何首乌安神养血活络，养肝肾阴，治虚劳，乌须发；侧柏叶凉血止血，亦有润须发、治历节疼痛的作用；赤芍、柴胡调肝养肝；同时，佐以陈皮理气、调中、燥湿；鸡内金运脾消食，补而不滞，消而不伐。二诊月经经期正常，腰酸也有所改善，但白带色黄，久坐仍时有腰痛，舌边有齿痕，苔腻微黄，脉沉滑，患者体内湿热下注，四妙散祛湿热，除痿痹，土茯苓解毒除湿，利关节；太子参、白术、山药、莲子肉、芡实、陈皮补中燥湿，助脾胃运化，养胃气，升清阳，补脾和中，运化水湿；杜仲以补肝肾、强腰膝；茵陈利湿退黄，车前子利水化湿；竹叶甘寒渗利，泄热祛湿通小便，使湿热之邪有出路。三诊诸症缓解，服用原方加以巩固。

病例 3

牟某，女，30 岁。2022 年 7 月 2 日初诊。

［主诉］经行腹痛伴腰酸 1 年余。

［现病史］患者近 1 年行经时少腹冷痛，伴腰酸痛，曾口服中药（具体不详），疗效欠佳；近 2 个月排卵期出血，腹痛较前明显，遂来诊。现症见：经行腹痛，腰酸，经色深，偶有血块，白带时黄，平素情志易激，纳差，眠差，睡眠不实，大便每日 1 次，成形。

［查体］舌质暗，边有齿痕，苔薄白，脉沉滑稍数。

［诊断］中医诊断：月经不调（寒凝血瘀证）。

西医诊断：月经不调。

［处方］柴胡 10g，香附 10g，白术 15g，当归 20g，茯苓 20g，赤芍 20g，

炙甘草 10g，菟丝子 20g，茺蔚子 20g，枸杞子 20g，车前子 20g，杜仲 20g，地榆 20g，淫羊藿 20g，熟地黄 20g，炒山药 20g，鸡内金 20g。

7 剂，每日 1 剂，水煎，分 2 次口服。

二诊：2022 年 7 月 12 日。

诸症改善，但经期小腹发凉，舌质偏暗红，苔白，齿痕，脉沉。

[处方] 上方去地榆、淫羊藿，加女贞子 20g，附子 6g。

7 剂，每日 1 剂，水煎，分 2 次口服。

三诊：2022 年 7 月 24 日。

自述月经血色变淡。舌淡红，苔白，稍暗，脉沉滑。

[处方] 上方去赤芍，加川芎 15g，红花 10g，白芍 20g。

7 剂，每日 1 剂，水煎，分 2 次口服。

【按语】 卢教授认为，患者行经时少腹冷痛，得热则舒，多有寒邪；情志不舒，肝郁气滞，血行受阻，经血滞于胞宫且经前受寒饮冷，坐卧湿地，寒湿客于胞宫，经血为寒湿所凝，寒凝腹痛；经色深，偶有血块，瘀热在里，血行不畅；脾胃停滞，运化失调，则纳差；长期精血不足则眠差。方中柴胡、香附疏肝解郁，调经止痛；当归养血活血；茺蔚子活血调经，清肝明目，用于月经不调、经闭、痛经；赤芍长于清热凉血，活血化瘀，兼泻肝火；地榆凉血止血；白术、炒山药、茯苓、车前子健脾利水渗湿；菟丝子、枸杞子、杜仲、淫羊藿、熟地黄补肾，强筋骨，益精填髓，壮腰膝；炙甘草、鸡内金调和诸药，补而不滞。二诊诸症改善，但经期小腹发凉，在上方基础上去地榆、淫羊藿，加女贞子、附子温阳。三诊加川芎、红花、白芍加强调肝活血逐瘀之效。

病例 4

张某，女，26 岁。2022 年 10 月 23 日初诊。

[主诉] 经行腹痛 1 年余。

[现病史] 患者近 1 年经行时腹痛，未系统治疗，近来腹痛加重，遂来诊。现症见：经行腹痛，月经量少，稍有血块，体重较前增加明显，腹胀，纳可，眠可，二便正常。

[查体] 舌淡红，偏暗，苔白，脉沉弱。

[诊断] 中医诊断：月经不调（寒凝血瘀证）。

西医诊断：月经不调。

[处方] 熟地黄 20g，当归 20g，川芎 20g，延胡索 15g，赤芍 15g，桃仁 10g，小茴香 15g，炒山药 20g，威灵仙 10g，蒲黄 15g，炮姜 15g，红花 10g，

白术 15g，太子参 15g，附子 9g。

7 剂，每日 1 剂，水煎，分 2 次口服。

二诊：2022 年 11 月 15 日。

自述服药后症状较之前好转，精神尚可，月经前后偶有面部痤疮。舌淡红，苔白，稍腻，脉沉。

［处方］上方加柴胡 10g，枳壳 15g，香附 15g。

7 剂，每日 1 剂，水煎，分 2 次口服。

三诊：2022 年 12 月 20 日。

自述服药后诸症缓解。舌淡红，苔白，脉沉。

［处方］效不更方，予上方 7 剂，每日 1 剂，水煎，分 2 次口服。

【按语】卢教授认为，患者脉沉弱，素有寒邪在体，舌质偏暗，瘀血内阻，治当温经散寒、化瘀止痛。四物汤为妇科疾病常用底方，治疗营血亏虚，血行不畅。方中当归补血养肝，和血调经，为君；熟地黄滋阴补血，为臣；白芍养血柔肝和营，为佐；川芎活血行气，畅通气血，为使。四味合用，补而不滞，滋而不腻，养血活血，可使营血调和。配以延胡索、威灵仙行气，通经止痛；小茴香祛寒止痛，理气和胃；炮姜温中散寒，温经止血；附子补火助阳，散寒止痛；山药、白术、太子参补脾益气以助运化；桃仁、红花、蒲黄活血化瘀，调经止痛。二诊诸症缓解，加柴胡、枳壳、香附加强行气之力，服后肝气条达，血脉通畅，痛止而诸症亦除。三诊诸症缓解，服用原方加以巩固。

病例 5

杨某，女，40 岁。2022 年 8 月 13 日初诊。

［主诉］月经不调 2 月余。

［现病史］患者两个月前生气后出现月经不调，经行一日则停，遂来诊。现症见：平素烦躁易怒，偶有胸痛、胁痛，纳可，睡眠欠佳，二便正常。

［查体］舌淡红，暗滞，苔薄白，脉沉滑无力。

［诊断］中医诊断：月经不调（湿热闭阻证）。

　　　　西医诊断：月经不调。

［处方］柴胡 15g，黄芩 15g，半夏 15g，香附 15g，枳壳 15g，川芎 15g，熟地黄 20g，麦冬 20g，知母 20g，生石膏 30g，牛膝 20g，炙甘草 10g，苍术 15g，陈皮 15g，厚朴 15g。

21 剂，每日 1 剂，水煎，分 2 次口服。

二诊：2022 年 9 月 5 日。

胃脘不适，月经量少，舌淡稍暗，苔薄白，脉沉滑无力。

[处方] 柴胡 15g，茵陈 15g，半夏 15g，香附 15g，枳壳 15g，当归 20g，川芎 20g，红花 10g，桃仁 20g，牛膝 20g，赤芍 20g，炒山药 30g，太子参 20g，白术 20g，苍术 20g，车前子 30g，熟薏苡仁 20g，芡实 20g。

14 剂，每日 1 剂，水煎，分 2 次口服。

三诊：2022 年 9 月 23 日。

1 周前月经来潮，基本正常，情绪改善，经期无胸痛、腰酸。舌淡稍暗，苔薄白，脉沉滑无力。

[处方] 上方去黄芩、半夏，加佛手 20g，香橼 20g，熟地黄改为 30g。

14 剂，每日 1 剂，水煎，分 2 次口服。

【按语】卢教授认为此患者为阳明有余而少阴不足，故以玉女煎清胃滋阴。石膏、知母清阳明有余之火为君；熟地黄补少阴不足之水，为臣；麦冬滋阴生津为佐；牛膝导热引血下行，以降炎上之火；柴胡配黄芩清透少阳郁火；炙甘草补益中气，防止黄芩太过苦寒而伤败脾胃中气；苍术燥湿健脾；枳壳、陈皮、厚朴行气宽中；香附、川芎调血理气，既疏肝木郁滞又可行气和血。二诊，脾胃不适，经行但量少，加重补脾益胃的同时少佐桃仁、红花破血逐瘀。三诊诸症好转，加重熟地黄用量，养血滋阴。

▶▶ 参考文献

[1] 赵晓昃.基于神农中医药管理系统对张珍玉教授月经不调诊疗规律研究 [D].济南：山东中医药大学，2017.

[2] 张玉珍.中医妇科学 [M].北京：人民卫生出版社，2001.

前列腺炎

一、疾病概述

前列腺炎是成年男性的常见病之一，临床有急性和慢性之分。急性前列腺炎常见症状为发热寒战、全身酸痛、大便干结、会阴部不适、尿频、尿急、尿痛等，许多患者还伴有性功能障碍；慢性前列腺炎常伴有排尿不适、放射性疼痛、性功能障碍等问题。虽然它不是一种直接威胁生命的疾病，但严重影响患者的生活质量。

中医学无"前列腺炎"病名，根据其症状属中医学"精浊""淋（证）""白浊""白淫"等范畴。

由于本病在急性期，患者往往选择西医治疗，中医师在临床接诊的大多数是经过西医治疗后效果不佳或反复发作的慢性前列腺炎病患，故侧重于阐述卢教授在慢性前列腺炎方面的诊疗经验。

二、疾病机制

（一）病理生理

慢性前列腺炎是指前列腺在病原体或某些非感染因素作用下，患者出现以骨盆区域疼痛或不适、排尿异常、放射性疼痛、性功能障碍等症状为特征的一组疾病。目前认为慢性前列腺炎是具有各自独特病因、临床特点和转归的一组疾病组成的临床综合征，病程较长。

腺泡及间质充血水肿、腺管阻塞、腺液滞留及间质纤维化，且慢性前列腺炎多表现为前列腺腺管高凝集状态。病理变化除了腺泡周围和内部有各种浆细胞、巨噬细胞浸润并伴有淋巴细胞的局限性浸润等炎症改变外，并有不同程度的结缔组织增生、坏死灶的纤维化，前列腺因纤维性变而质地变硬或缩小，严重者纤维化可波及后尿道而使膀胱颈硬化，甚至引起精囊开口的纤维化。

（二）病因病机

中医学没有"前列腺炎"的病名，但在《黄帝内经》及历代中医古籍中均有相似症状的描述，通常将其归属"白浊""白淫""精浊""淋浊"等范畴。目前对慢性前列腺炎病因病机形成的共识是湿热毒邪为病之标，贯穿于疾病的始终；肾虚是病之本，瘀血浊邪阻滞为病之渐。病至后期，往往湿热毒、虚、瘀三者并存，错综复杂。如《素问·至真要大论》云："诸转反戾，水液浑浊，皆属于热。"《诸病源候论·淋病诸候》曰："诸淋者，因肾虚而膀胱热故也。"《证治准绳·淋浊遗门》云："考之《内经》，则淋病之因……大纲有二，曰热，曰湿。"《医宗必读·淋证》言："淋，湿与热两端。"由此可见，湿（热）、（肾）虚在本病的发生发展中占有重要地位。

明清以后，瘀阻在本病发病中的作用逐渐受到重视。如《证治要诀·白浊》云："如白浊甚……精浊窒塞窍道而结。"《证治汇补·下窍门·便浊·附精浊》："精浊者，因败精流于尿窍，滞而难出。"《类证治裁·淋浊·论治》中言："有过服金石，入房太甚，败精瘀遂而成淋者。"

卢教授认为，慢性前列腺炎基本病机为湿热瘀阻，但在不同阶段、不同患者可表现为不同的证候类型。慢性前列腺炎的病机演变在早期多为湿热下注，中期多为湿热瘀阻，而后期多伴脾肾亏虚。湿、热、瘀、滞、虚、饮、火七大因素贯穿在慢性前列腺炎不同阶段。在长期临证中，卢教授通过询问病史发现，患者在患病之前，每与手淫、性兴奋、熬夜、生活不规律有关，其产生原因是人体君火和相火过旺所致。君相火旺的产生是由心有妄想、劳神太过、心阴暗耗、君火亢盛，心火不能下交于肾，肾水不能上济于心，水亏火旺，从而形成君相火旺这一病理过程。

三、临床表现

慢性前列腺炎的症状多样，表现不一，常见有以下几个方面。

1. 排尿不适

慢性前列腺患者可出现膀胱刺激症，如尿频、尿急、尿不尽、排尿时尿道灼热、疼痛并放射到阴茎头部；清晨尿道口可有黏液等分泌物，还可出现排尿困难的感觉。

2. 局部症状

慢性前列腺患者后尿道、会阴和肛门处坠胀不适感，下蹲、大便及长时间坐在椅凳上胀痛加重。

3. 放射性疼痛

慢性前列腺炎的疼痛并不只局限在尿道和会阴，还会向其附近放射，以下腰痛最为多见。另外，阴茎、精索、睾丸阴囊、小腹、腹股沟区、大腿、直肠等处均可受累。

4. 性功能障碍

慢性前列腺炎可引起性欲减退、射精痛、射精过早症，并影响精液质量，在排尿后或大便时还可以出现尿道口流白，合并精囊炎时可出现血精。

5. 其他症状

慢性前列腺炎可合并神经衰弱症，表现出乏力、头晕、失眠等；长期持久的前列腺炎症甚至可引起身体的变态反应，出现结膜炎、关节炎等病变。

四、疾病诊断

1. 中医诊断

参照《慢性前列腺炎中西医结合诊疗指南（试行版）》（中国中西医结合学会，2007年）、《中药新药临床研究指导原则》（2002年）。

（1）表现为不同程度的尿频、尿急、尿不尽感、尿道灼热，于晨起、尿末时尿道偶有少量白色分泌物流出，会阴部、外生殖区、腰骶等部位坠胀、疼痛不适。

（2）好发于青壮年，易于复发。

2. 西医诊断

参考《吴阶平泌尿外科学》（2004年）、《前列腺炎诊断治疗指南（试行版）》（2006年）、《慢性前列腺炎中西医结合诊疗指南（试行版）》（2007年）。

（1）表现为不同程度的尿频、尿急，尿不尽感，尿道灼热，尿道滴白，会阴部、外生殖区、下腹部、腰骶等部位坠胀、疼痛不适。

（2）前列腺触诊腺体饱满，或软硬不均，或有炎性结节，或质地较韧，局限性压痛。

（3）好发于青壮年，易于复发。

（4）EPS 检查白细胞 ≥ 10/HP，或正常（Ⅲb 型）。

诊断前列腺炎时，应详细询问病史，了解发病原因或诱因；询问疼痛性质、特点、部位、程度和排尿异常等症状；了解治疗经过和复发情况；评价疾病对生活质量的影响；了解既往史、个人史和性生活情况。

五、疾病治疗

（一）西医治疗

目前，在治疗前列腺炎的临床实践中，急性和慢性细菌性前列腺炎患者需要抗生素治疗，为最常用的一线药物，但是只有约5％的慢性前列腺炎患者有明确的细菌感染，部分慢性非细菌性前列腺炎患者可以试用抗生素治疗。由于慢性炎症时抗菌药物难以渗透入前列腺，疗程较长，治疗较为困难。

此外，α-受体阻滞剂、非甾体抗炎镇痛药、植物制剂等药物对缓解慢性前列腺炎的症状有不同程度的疗效。

对慢性前列腺炎应采取综合治疗的方法。虽然治疗方法或药物众多，但其中没有一个能够达到治疗所有患者或缓解所有症状的目的。慢性前列腺炎的治疗目标主要是缓解疼痛和改善排尿症状、提高生活质量。

（二）辨证论治

卢教授认为慢性前列腺炎的病机演变在早期多表现湿热下注，中期多为湿热瘀阻，而后期多伴脾肾亏虚。但结合多年临证经验发现，单独按照几大证型论治，临床效果偶尔有效，总体上往往效果不佳。

卢教授认为湿、热、瘀、滞、虚、饮、火七大要素始终贯穿在慢性前列腺炎发展的不同阶段，几种致病因素互相穿插在疾病过程中，治疗中难以绝对分开。因此，在临证战略上，务必要统筹兼顾，执简驭繁。

1.湿热下注夹瘀证

症状表现为小便淋沥不畅，灼热涩痛，尿黄短赤，尿后滴沥，尿频尿急，会阴部、下腹部、耻骨上区或腰骶及肛周疼痛，多伴见阴囊潮湿，心烦口干，口臭脘痞。舌质暗或有瘀点，舌苔黄腻，舌底可见静脉迂曲，脉滑实或弦数。

肝经阳证属于少阳病，由于肝郁气滞，相火内郁，湿热互结，气、火、湿凝滞前列腺导致炎症；肝失疏泄则尿痛、尿涩、尿频，肝气攻冲而盆腔疼痛；肝失条达则急躁、阳痿、早泄；此证型一般脉弦有力或弦滑数，舌红苔黄腻，口苦，一派肝胆郁火、湿瘀交阻之象。治疗需要疏肝行气活血、清热利湿化瘀。

因此，卢教授认为从肝论治前列腺疾病是最为直接的，方用龙胆泻肝汤加减化裁，实则此方含有四逆散或小柴胡汤之意。本方善治肝胆湿热的诸疾，仔细辨证，灵活应用，疗效确切。临床应用颇为广泛，对肝胆湿热所致的头晕、头痛、眼底出血、耳聋耳鸣、淋证、阴痒、赤白带下、不孕症、泄泻、带状疱疹等病证，验之临床，确有疗效。

卢教授认为，有湿必夹瘀，因此临证运用本方时，常在方中加入少量红花、大黄，既可增加利湿泄热作用又能增强化瘀作用，尤其大黄苦寒能燥湿泄热，是走而不守之药，即使大便稀溏也用大黄，但量宜小，使邪热无所恋，并可速去。

临证时，亦可根据气滞、血瘀、水湿、痰凝的不同情形给予相应化裁。气滞明显者，加乌药、小茴香、青皮；血瘀重，加丹参、赤芍、桃仁、川芎；水湿较重的阴囊潮湿、脘腹胀满，加猪苓、泽泻、萆薢；痰凝成核，可加牡蛎、海藻、昆布、海浮石等软坚散结。

2. 肝肾阴虚夹湿证

症状表现为腰膝酸软或酸痛，五心烦热，咽干口燥，失眠多梦，伴小便白浊或短赤。舌质红，舌体略瘦小，前中部少苔，舌根部苔黄厚腻，脉细滑或细数，尺脉沉取无力。治以滋阴利湿、清热疏肝，卢教授多用滋水清肝饮加减治疗。

滋水清肝饮出自薛己的《医宗己任编》，原方由熟地黄、山茱萸、茯苓、当归、山药、牡丹皮、泽泻、柴胡、白芍、山栀、酸枣仁组成，乃六味地黄丸合丹栀逍遥散化裁而成。卢教授分析认为本方以六味地黄滋养肾阴为主，配归、芍、枣仁以养血柔肝；山栀降火；柴胡疏肝解郁；滋阴与疏肝并用，从而达到肾水足、肝血充、津液润、肝气舒、气滞自除之目的，全方共奏滋阴养血、清热疏肝之功效。卢教授认为临床只要辨证属于肾阴亏虚、肝郁有热，症见胁肋胀痛，胃脘疼痛，咽干口燥，舌红少苔，脉虚弦或细软等症皆可以此方为主化裁应用，扩大了本方的临床治疗范围而颇有效验。

卢教授认为本病为本虚标实，肾虚为本，湿热阻滞为标。前列腺虽然不属于中医学的六腑，但是它的排泄功能与六腑相似，根据六腑以通为用的原则，综合选择滋水清肝饮为主补肾，酌加当归、生地黄、桃仁、红花补血活血；石菖蒲、薏苡仁清热化湿利湿；并加专病用药鬼针草、败酱草以抗凝、抗血栓，改善前列腺局部免疫调节机制；如阴虚明显，可加龟甲、枸杞子、女贞子等以补肾阴；尿痛者，加王不留行、琥珀。

3. 脾肾阳虚夹瘀夹饮证

此证型常出现在患者应用大量抗生素后，症状时好时坏，但身体状况每况愈下时。常因肾阳虚哀、膀胱湿热、寒热互结所致，临床多表现为面色㿠白，精神萎靡，畏寒怕冷，腰膝酸软，腰骶部酸、冷痛，会阴、睾丸胀痛，手足冰冷，饮食无味，喜热饮，大便溏稀，小便清白伴尿后滴沥，舌质淡白胖嫩，苔薄白腻或白厚水滑，脉沉迟或无力。治以温阳化瘀，排脓解毒。方用薏苡附子败酱散温阳化瘀，在此基础上配合大黄牡丹汤排脓解毒。近年来卢教授多将两方合并加减用于治疗慢性细菌性前列腺炎，临床疗效满意。临证加减有明显阳虚者，重用附子加桂枝；疼痛明显，加制乳香、没药、延胡索。

大黄牡丹汤和薏苡附子败酱散皆出自于张仲景《金匮要略》，二方均是张仲景治疗肠痈之经方，前者荡热解毒，消肿排脓，逐瘀攻下；后者排脓消肿、振奋阳气；分别用于脓未成和脓已成之肠痈。两方稍作加减则能寒热并用，泄热化瘀、消肿排浊，与慢性前列腺炎之病机证治甚合。其中，酒大黄通便泄热，合牡丹皮、桃仁、红花、败酱草、红藤活血、化瘀、解毒；薏苡仁祛瘀排浊；冬瓜仁清热利湿通淋；配伍附子温阳扶正、祛邪固本。诸药合用，使邪去正复而病自愈。

4. 君相火旺证

卢教授临床中发现此证型最为多见，尤其是城市生活中青年人多见，常常伴有手淫史。临床多表现为心烦不寐，失眠多梦，头晕耳鸣，腰酸，遗精伴小便白浊或短赤，舌质红，苔薄，脉细数。朱丹溪在《格致余论》中云："心，君火也，为物所感则易动，心动则相火妄动。动则精自走，相火愈然而起，虽不交会，亦暗流而疏泄矣。所以圣贤只是教人收心养心，其旨深矣。"朱氏谆谆告诫后人要收心养心，免动君相之火，勿使精液走泄。此对预防前列腺炎的发生亦有借鉴。情欲人皆有之，若调摄不当，脏气逆乱，君相火旺，诸症丛生，此时当药物治疗。君相火旺一旦产生，在治疗上则以清泻君相之火为要。

针对此证型，卢教授多喜用清心莲子饮治之。清心莲子饮出自《太平惠民和剂局方》，原方主要治疗气虚肾亏、心火上炎之口干舌燥、遗精淋浊等，是清心火、利湿热兼补益气阴的方剂。方中主用莲子肉清心火，固肾涩精，交通心肾。余药可分成三组，一是泻火坚阴的黄芩、地骨皮；二是清热利湿的车前子、白茯苓；三是益气养阴的党参、黄芪、麦冬、炙甘草。合而寒温并用，清补兼施，既补气阴、清心火，又利湿热，故能取佳效。临证时如若君相火旺、阳亢较甚，可去柴胡易黄柏，加强泻相火之力。

六、病例举隅

病例 1

路某，男，41 岁。2022 年 3 月 6 日初诊。

［主诉］尿频、尿急、尿痛，尿无力 2 年半。

［现病史］患者近 2 年无明显诱因出现夜尿频急，排尿涩痛感，就诊于当地医院诊断为"前列腺炎"，应用消炎补肾之品，症状无明显改善，因病情迁延不愈，为求系统治疗来诊。现症见：夜尿频急，排尿涩痛，常伴有少腹胀坠疼痛，乏力纳差，食后腹胀，大便不成形，睡眠欠佳。

［查体］舌质淡暗、胖大，略水滑，苔薄腻微厚，双脉沉细弦滑，右尺沉取略无力。

［诊断］中医诊断：淋证（肾阳亏虚，湿热瘀浊）。

　　　　西医诊断：慢性前列腺炎。

［处方］生薏苡仁 30g，附子 9g，败酱草 30g，肉桂 6g，黄柏 9g，知母 12g，土茯苓 30g，红藤 15g，萆薢 15g，淫羊藿 15g，延胡索 10g，小茴香 6g，乌药 12g，荔枝核 30g。

14 剂，每日 1 剂，水煎，分 2 次口服。嘱其控制饮食，清淡，避免熬夜。

二诊：2022 年 3 月 23 日。

服药后症状明显改善，体力自觉提升明显，食欲佳，少腹疼痛减轻，仍有排尿无力感。舌质淡红，苔薄白，脉沉弦滑。

［处方］原方续服 14 剂。

三诊：2022 年 4 月 12 日。

患者自述症状全部消失，小便畅通有力，纳寐可。舌质淡红，苔薄，脉沉弦滑，和缓有力。

［处方］上方附子改为 6g。

14 剂，每日 1 剂，水煎，分 2 次口服。后随访 3 个月未复发。

【按语】慢性前列腺炎属于中医学下焦病，究其根本原因为下焦阳气不足，不能气化，湿浊酿生，日久化热成毒，故以《金匮要略》薏苡附子败酱散为主，本方主治肠痈内脓已成或慢性反复发作者。方中薏苡仁利湿排脓，并辅以败酱草逐瘀消肿，兼有附子温经祛湿、散寒止痛，契合下焦杂病病机，故结合具体病证，加味应用，药证相合，收效良好。有明显阳虚者，重用附子加桂枝；疼痛明显，加制乳香、没药、延胡索。

病例 2

吴某，男，21 岁。2021 年 9 月 6 日初诊。

［主诉］反复尿道口滴白 1 年，加重 2 个月。

［现病史］患者 1 年前运动训练后出现尿道口滴白，1 年来症状时断时续，曾就诊于多家医院求治，诊为"慢性前列腺炎"，服用西药（具体不详）和清热

利湿的中药等，症状未见明显缓解。近 2 个月症状加重，为求系统治疗遂来诊。现症见：尿道口滴白浊黏液，尿频尿急，小便黄，余沥不尽，阴囊不适，倦怠乏力，口干咽燥，失眠多梦。

[个人史] 喜食牛羊肉，手淫频繁。

[查体] 舌红，苔薄黄，脉弦细，沉取略散无力。

[辅助检查] 前列腺液量多、清稀，卵磷脂小体满视野。

[诊断] 中医诊断：白浊（营阴亏虚，心火上炎）。

西医诊断：慢性非细菌性前列腺炎。

[处方] 莲子肉 30g，茯苓 15g，车前子 15g，柴胡 6g，黄芩 12g，地骨皮 15g，黄连 6g，萆薢 20g，木通 6g，党参 15g，黄芪 30g，生甘草 6g。

7 剂，每日 1 剂，水煎，分 2 次口服。嘱清淡饮食，戒除不良嗜好。

二诊：2021 年 9 月 15 日。

服药后小便转清，睡眠好转，乏力较前减轻，唯尿道口仍有滴白，舌红，苔薄黄，脉弦细。

[处方] 上方去柴胡，加黄柏 15g。

7 剂，每日 1 剂，水煎，分 2 次口服。

三诊：2021 年 9 月 23 日。

尿道口滴白较少，前列腺液量较少，余无明显不适，舌淡红，苔薄黄，脉弦。

[处方] 效不更方，上方继用 7 剂巩固治疗。半年后随访未复发。

【按语】清心莲子饮中莲子肉甘涩平，能清心火，固肾涩精，交通心肾；黄芩、地骨皮泻火坚阴；车前子、茯苓清热利湿；党参、黄芪、麦冬、生甘草益气养阴。诸药合而寒温并用，清补兼施，既补气阴、清心火，又利湿热，用以治疗本病药证合拍，故能取佳效。临证时如君相火旺、阳亢较甚，可去柴胡易黄柏，加强泻相火之力。

感　冒

一、疾病概述

感冒是一种局限于上呼吸道的病症，以鼻咽部卡他症状为主要临床表现，多表现为咽痛、打喷嚏、鼻塞、流涕和咳嗽、头痛、全身不适、发热等症状，其中鼻塞和流涕是令患者感觉不适最突出的，可由不同种类病毒感染引发，可并发细菌感染，为自限性疾病，症状持续时间通常 < 10 日。感冒常见致病原主要有鼻病毒（rhinovirus，RV）、冠状病毒、流感和副流感病毒等。呼吸道合胞病毒（respiratorysyncytialvirus，RSV）、腺病毒、人偏肺病毒（human metapneumovirus，hMPV）、肠道病毒和肺炎支原体、肺炎衣原体感染也可导致感冒样症状。营养不良、缺乏锻炼、老幼体弱、原有慢性呼吸道疾病（如鼻窦炎、扁桃体肿大等）、免疫受损的宿主易患感冒，在气候多变的季节，因呼吸道适应性、防御能力下降而容易造成流行。全年皆可发病，冬春季节多发，可通过含有病毒的飞沫或被污染的手和用具传播，多为散发，但可在气候突变时小规模流行，具有明显的季节性，通常在季节交替时期多发，且患者起病时较急，无并发症者一般 5 ～ 7 日后即可痊愈，若合并细菌感染，则可导致病情加重迁延。老年患者临床表现多不典型，多表现为乏力、全身困倦等，并发症多，病程较长。

本病属于中医学"感冒"范畴，感冒是感受触冒风邪，导致邪犯肺卫，卫表不和的常见外感疾病，临床表现以鼻塞、流涕、喷嚏、咳嗽、头痛、恶寒、发热、全身不适、脉浮为特征。病情轻者多为感受当令之气，称为伤风、冒风、冒寒；病情重者多为感受非时之邪，称为重伤风。在一个时期内广泛流行、证候相类似者，称为时行感冒。

二、疾病机制

（一）病理生理

1. 普通感冒

当病毒到达咽喉部腺体区时，病毒与气道上皮细胞特异性结合。病毒在呼吸道的上皮细胞及局部淋巴组织中复制，引起细胞病变及炎症反应。病毒感染后释放的炎症介质包括激肽、白三烯、1I-1、1I-6、1I-8 和 TNF 等，导致血管通透性增加，使血浆渗入鼻黏膜，鼻腔腺体分泌增加，出现流清涕、鼻塞等呼吸道症状，并产生发热、疼痛等全身症状。症状往往在病毒感染机体后的 16 小时内出现，并在 24 ~ 48 小时达高峰，在 2 ~ 3 日达到病毒排出高峰。病毒还可直接感染下呼吸道，导致相关的炎症反应，诱发气道高反应性及上调支气管上皮细胞表面的黏附分子表达等，导致下呼吸道功能障碍。

2. 季节性流行性感冒

乙型流感病毒通过血凝素（HA）与呼吸道上皮细胞表面的唾液酸受体结合启动感染。流感病毒细胞内吞作用进入宿主细胞，病毒基因组在细胞核内进行转录和复制，复制出大量新的子代病毒并感染其他细胞。流感病毒感染人体后，严重者可诱发细胞因子风暴，导致感染中毒症（Sepsis），从而引起 ARDS、休克、脑病及多器官功能不全等多种并发症。

主要表现为呼吸道纤毛上皮细胞呈簇状脱落、上皮细胞化生、固有层黏膜细胞充血、水肿伴单核细胞浸润等病理改变。重症病例可出现肺炎的改变；危重者可合并弥漫性肺泡损害；合并脑病时出现脑组织弥漫性充血、水肿、坏死，急性坏死性脑病表现为丘脑为主的对称性坏死性病变；合并心脏损害时出现间质出血、淋巴细胞浸润、心肌细胞肿胀和坏死等心肌炎的表现。

（二）病因病机

卢教授认为感冒是由于六淫、时行之邪，趁人体御邪能力不足之时，侵袭肺卫皮毛，致使肺失宣肃，卫表失和。

1. 病因

卢教授认为感冒是由于六淫邪毒侵犯人体、时行病毒所致，主要是由于六淫之邪或时行病毒趁人体抵抗外邪能力下降时，袭于肌肤表面而侵袭肺卫。外邪侵袭后发病与否还与人体御邪能力的强弱有密切关系。根据肺主气，司呼吸，外合皮毛，开窍于鼻的特点，卢教授指出感冒的病位在肺，其病因外为感受外邪，以风邪为主，内则正气不足。

（1）外感六淫，风为主因：卢教授指出风为六淫之首，流动于四时之中，故外感为病，常以风为先导。因四时六气各有偏盛，风邪常与当令之气相合伤人，而表现为不同证型。如深秋与冬令季节，多为风寒证；春夏多见于风热证；夏秋又多表现为暑湿证。但一般以风寒、风热证多见，暑湿证次之。至于梅雨季节之夹湿、秋季兼燥等，亦每可见之。若四时六气失常，"春时应暖而反寒，夏时应热而反冷，秋时应凉而反热，冬时应寒而反温"，则感而发病。此外，卢教授指出人体禀赋体质差异，最易内外因相引而发病，如阳虚之体易感受风寒；阴虚之体易感受风热、燥热；痰湿之体，易感受湿邪。

（2）时邪疫毒伤人：若时邪疫毒伤人，则更易引起发病，病情重而多变，往往相互传染，造成广泛的流行，且不限于季节性。如隋·巢元方《诸病源候论·时气病诸候》言："夫时气病者，此皆因岁时不和，温凉失节，人感乖戾之气而生，病者多相染易。"

（3）正气不足：卢教授认为正气虚弱的情况下，御邪能力减弱，或将息失宜，过度疲劳之后，肺卫功能失调，腠理疏松，外邪乘虚袭于肌表而犯肺卫，则易发病。人体常因劳累、精神刺激（七情太过）、淋雨涉水、饮食不节等使正气不足，卫外失固，为外邪侵袭创造条件。

2. 病机

感冒的基本病机是邪犯肺卫，卫表不和。外邪侵犯肺卫的途径有二：或从口鼻而入，或从皮毛内侵。风性轻扬，为病多犯上焦。肺处胸中，位于上焦，主呼吸，气道为出入升降的通路，喉为其系，开窍于鼻，外合皮毛，职司卫外，为人身之藩篱，故外邪从口鼻、皮毛入侵，肺卫首当其冲，感邪之后，随即出现卫表不和及上焦肺系症状。因病邪在外、在表，故尤以卫表不和为主。若卫阳被遏，营卫失和，邪正相争，则可出现恶寒、发热等卫表之证。外邪犯肺，则气道受阻，肺气失于宣肃，则见咳嗽、鼻塞等肺系之证。而时邪感冒，因其感受时邪较重，故全身症状比较明显。

卢教授认为外邪侵袭人体是否发病，关键在于卫气之强弱，同时与感邪轻重有关。体质较强者，一般仅侵袭于肺卫，多以表证为主，较易治疗，预后较好；若年老体弱者，抗邪能力较差，外邪也可由表入里，则症状加重，甚则变生他病。本病因感受外邪，病位在表，大多属表实证，但由于四时六气不同及体质的差异，故有寒热之异。在病程中还可见寒与热的转化或错杂。

三、临床表现

根据病因和病变范围的不同，有以下类型。

（一）普通感冒

普通感冒俗称"伤风"，主要表现为鼻部症状，如喷嚏、鼻塞、流清水样鼻涕，也可表现为咳嗽、咽干、咽痒或灼热感，甚至鼻后滴漏感。发病同时或数小时后可有喷嚏、鼻塞、流清水样鼻涕等症状。2～3日后鼻涕变稠，常伴咽痛、流泪、味觉减退、呼吸不畅、声嘶等。一般无发热及全身症状，或仅有低热、不适、轻度畏寒、头痛。严重者除发热外，可感乏力不适、畏寒、四肢酸痛、头痛及食欲不振等全身症状。查体可见鼻腔黏膜充血、水肿、有分泌物，咽部轻度充血。一般5～7日可痊愈。老年人和儿童容易出现感冒并发症。若伴有基础疾病的普通感冒患者则临床症状较重、迁延，容易出现并发症，使病程延长。

（二）季节性流行性感冒

季节性流行性感冒（简称"季节性流感"），季节性流感主要由甲型H1N1、H3N2和乙型流感病毒感染引起，潜伏期多为1～3日。典型的临床特征为急骤起病、高热、头痛、全身肌肉酸痛、乏力和轻度呼吸道症状。体温常在数小时至24小时达高峰，可达39～40℃，甚至更高或伴有寒颤，可伴有干咳、鼻塞、流鼻涕等呼吸道症状。部分患者可伴有眼结膜充血、胸骨后不适及呕吐、腹痛、腹泻或便秘等胃肠道症状。无并发症者病程多呈自限性，第3～4日后体温逐渐消退，全身症状好转，但咳嗽和疲倦感可迁延多日，恢复常需1～2周。

重症流感患者病情常进展迅速，主要表现为肺炎、急性呼吸道综合征（ARDS）、急性肾损伤（AKI）、脓毒性休克和多器官功能障碍综合征（MODS）。肺炎是流感最常见的并发症，分为流感病毒性肺炎、继发性细菌性肺炎或混合性肺炎。一般在病程第2～4日后出现，或治疗后病情短暂好转，又重新出现发热、咳嗽、咳脓痰、呼吸困难等症状，肺部有湿性啰音及肺实变体征；继发院内感染时病死率明显增加。流感可导致慢性基础疾病（如心力衰竭、心肌梗死、脑卒中、糖尿病、慢性阻塞性肺病、哮喘、肝肾功能异常）急性加重。与健康同龄人群相比，有慢性基础疾病的患者感染流感病毒后病情更重，死亡风险是健康人群的11.3倍。

本病属于中医学"时行感冒"，具有广泛的传染性、流行性，在同一时期发病人数剧增，且症状相似，多突然起病、恶寒发热（多为高热）、周身酸痛、疲乏无力，病情一般较普通感冒为重，全身症状显著，可以发生传变，化热入里，继发或合并他病。

四、疾病诊断

（一）西医诊断标准

1. 普通感冒

普通感冒主要依据典型的临床症状，结合周围血象和胸部 X 线检查，可作出临床诊断，并在排除其他疾病的前提下确诊。根据细菌培养或病毒分离、病毒血清学检查可确定病因诊断。

（1）临床表现

常在季节交替和冬、春季节发病，起病较急，早期症状主要以鼻部卡他症状为主，可有喷嚏、鼻塞、流清水样鼻涕，初期也可有咽部不适或咽干，咽痒或烧灼感。2～3 日后变为稠涕，可有咽痛或声嘶，有时由于咽鼓管炎可出现听力减退，也可出现流泪、味觉迟钝、呼吸不畅、咳嗽、少量咳痰等症状。一般无发热及全身症状，或仅有低热。严重者除发热外，可感乏力不适、畏寒、四肢酸痛和头痛及食欲不振等全身症状。

无并发症的普通感冒一般 5～7 日后可痊愈。老年人和儿童容易出现感冒并发症。若伴有基础疾病的普通感冒患者则临床症状较重、迁延，容易出现并发症，使病程延长。

（2）查体

可见鼻腔黏膜充血、水肿、有分泌物，咽部轻度充血，颌下淋巴结肿大且触痛，扁桃体肿大、充血，表面有黄色脓性分泌物。胸部体检多无异常，如存在上气道梗阻，可闻及喉部的喘鸣音。伴有基础疾病或出现并发症者可以查到相应体征。

（3）实验室检查

①外周血象：白细胞总数不高或偏低，淋巴细胞比例相对增加，重症患者可有白细胞总数和淋巴细胞数下降。

②病毒学检查：临床上一般不开展普通感冒的病毒学检查，主要用于流行病学研究。包括病毒特异抗原及其基因检测、病毒分离试验、血清学检查等。

2. 流行性感冒

根据《流行性感冒诊疗方案（2020年版）》的最新定义诊断，主要结合流行病学史、临床表现和病原学检查。

（1）流行病学史：发病前7日内在无有效个人防护的情况下与疑似或确诊流感患者有密切接触，或属于流感样病例聚集发病者之一，或有明确传染他人的证据。

（2）临床表现：主要以发热、头痛、肌痛和全身不适起病，体温达39～40℃，可有畏寒、寒战，多伴有全身肌肉关节酸痛、乏力、食欲减退等全身症状，常有咽喉痛、干咳，可有鼻塞、流涕、胸骨后不适、颜面潮红、眼结膜充血等。部分患者症状轻微或无流感症状。无并发症者呈自限性，多于发病3～4日后发热逐渐消退，全身症状好转，但咳嗽、体力恢复常需较长时间。

有上述流感临床表现且排除其他引起流感样症状的疾病，具有以下一种或一种以上病原学检测结果阳性：①流感病毒核酸检测阳性；②流感抗原检测阳性；③流感病毒培养分离阳性；④急性期和恢复期双份血清的流感病毒特异性IgG抗体水平呈4倍或以上升高。

（二）中医诊断标准

1. 初起以卫表及鼻咽部症状为主，可见鼻塞、流涕、多嚏、咽痒、咽痛、周身酸楚、恶风或恶寒，或有发热等。由于风邪易夹暑、夹湿、夹燥，还可兼见相关症状。

2. 时行感冒多呈流行性，在同一时期发患者数剧增，且症状相似，多突然起病，恶寒发热（多为高热），周身酸痛，疲乏无力，病情一般较普通感冒为重。

3. 病程一般3～7日。普通感冒一般不传变，时行感冒少数可传变入里，变生他病。

4. 四季皆可发病，而以冬、春两季为多。

五、疾病治疗

（一）西医治疗

1. 普通感冒

由于感冒目前尚无特效的抗病毒药物，故以对症治疗、缓解感冒症状为主，同时注意休息，适当补充水分，保持室内空气流通，避免继发细菌感染。

（1）一般治疗：适当休息，发热、病情较重或年老体弱患者应卧床休息、多饮水、清淡饮食，保持鼻、咽及口腔卫生。

感冒患者使用药物治疗时应首选口服药物，避免无根据的盲目静脉补液。静脉补液仅适用于以下几种情况：①因感冒导致原有基础疾病加重，或出现并发症，需要静脉给药；②由于患者严重腹泻或高热导致脱水、电解质紊乱，需补充水和电解质；③由于胃肠不适、呕吐而无法进食，需要通过补液维持身体基础代谢。

（2）对症治疗：普通感冒的药物治疗应以对症治疗药物为主。临床常用的药物种类如下。

①减充血剂：该类药物可以使感冒患者肿胀的鼻黏膜和鼻窦的血管收缩，有助于缓解感冒引起的鼻塞、流涕和打喷嚏等症状。伪麻黄碱能选择性收缩上呼吸道血管，对血压的影响较小，是普通感冒患者最常用的减充血剂。其他缩血管药物如麻黄素等如超量使用，可导致血压升高等，应特别注意。这类药物除口服外，还可直接滴鼻或喷鼻，但一般连续使用不宜超过 7 日。

②抗组胺药：该类药物具有抗过敏作用，通过阻断组胺受体抑制小血管扩张，降低血管通透性，有助于消除或减轻普通感冒患者的打喷嚏和流涕等症状。但本类药物的常见不良反应包括嗜睡、疲乏等，从事车船驾驶、登高作业或操作精密仪器等行业工作者慎用。

③镇咳药：常用的镇咳药根据其药理学作用特点分为中枢性镇咳药和周围性镇咳药两大类。中枢性镇咳药为吗啡类生物碱及其衍生物，本类药物直接抑制延髓咳嗽中枢而产生镇咳作用。周围性镇咳药通过抑制咳嗽反射弧中的感受器、传入神经及效应器中的某一环节而起到镇咳作用。

④祛痰药：祛痰治疗可提高咳嗽对气道分泌物的清除率。祛痰药的作用机制包括增加分泌物的排出量，降低分泌物黏稠度，增加纤毛的清除功能。常用祛痰药包括氨溴索、溴己新、乙酰半胱氨酸等；常与抗组胺药、镇咳药、减充血剂配伍使用。

⑤解热镇痛药：主要针对普通感冒患者的发热、咽痛和全身酸痛等症状。本类药物如对乙酰氨基酚、布洛芬等，通过减少前列腺素合成，使体温调节中枢产生周围血管扩张、出汗与散热而发挥解热作用，通过阻断痛觉神经末梢的冲动而产生镇痛作用。对乙酰氨基酚是其中较为常用的药物，但应注意对乙酰氨基酚超量使用可能造成肝损伤甚至肝坏死。有报道，布洛芬可增加感染的严重性。

（二）辨证论治

本病为邪在肺卫，辨证多属表实证，但必须根据病情，求其病邪的性质，区别风寒、风热或暑湿等兼夹之证。卢教授认为治疗应遵"其在皮者，汗而发之"，以解表宣肺为原则。辨证属于实证感冒者，风寒治以辛温发汗，风热治以辛凉清解，暑湿杂感者又当清暑祛湿解表。体虚感邪则应扶正与解表并施，注意固护正气，不可专行发散，重伤肺气。卢教授认为感冒具体辨证分型如下。

1. 风寒束表型

主症：①鼻塞，流清涕；②恶寒；③肢体酸楚甚则酸痛。

次症：①喷嚏，咽痒，咳嗽；②发热；③无汗；④头痛。

舌脉：舌苔薄白，脉浮或紧。

证型确定：具备主症 2 项加次症 1 项，或主症第 1 项加次症 2 项。

治则：辛温解表，宣肺散寒。

方药：荆防败毒散加减。卢教授在治疗过程中常加入麻黄、桂枝以治表寒重者；辛夷、苍耳子以治鼻塞流涕重者；白芷、葛根以治头项强痛；独活以治周身酸楚甚至酸痛；苍术、薏苡仁以治风寒夹湿者。

2. 风热犯表型

主症：①发热；②恶风；③咽干甚则咽痛。

次症：①鼻塞，流浊涕，鼻窍干热；②口干，口渴；③咽痒，咳嗽；④肢体酸楚，头痛。

舌脉：舌尖红，舌苔薄白干或薄黄，脉浮或浮数。

证型确定：具备主症 2 项加次症 1 项，或主症第 1 项加次症 2 项。

治则：辛凉解表，疏风清热。

方药：银翘散合桑菊饮加减。卢教授在治疗过程中常加入夏枯草以治头痛目赤者；蝉蜕以治咽痒；浙贝母、桑白皮以治黄痰多者；黄芩以治咽喉肿痛者；天花粉、北沙参、玄参以治口渴。

3. 风燥伤肺型

主症：①鼻唇干燥，咽干甚则咽痛；②干咳。

次症：①口干，咽痒；②鼻塞；③发热，恶风。

舌脉：舌尖红，舌苔薄白干或薄黄，脉浮或浮数。

证型确定：具备主症 2 项加次症 1 项，或主症第 1 项加次症 2 项。

治则：辛凉宣透，润燥生津。

方药：桑杏汤加减。卢教授在治疗过程中常加入菊花、薄荷、蔓荆子以治头痛；麦冬、天花粉以治烦热口渴者；枇杷叶、百部、紫菀以治干咳；加枳壳、延胡索、白芍以治咳甚胸痛者。发热、恶寒、无汗、头痛属于凉燥者应轻宣凉燥，可用杏苏散加减。

4. 暑湿伤表型

主症：①发热，恶风；②身热不扬，汗出不畅；③肢体困重，头重如裹；④胸闷，纳呆，口黏腻。

次症：①鼻塞，流涕；②头痛，无汗，少汗；③口渴，心烦。

舌脉：舌苔白腻或黄腻，或舌质红，脉濡或滑或濡数。

证型确定：具备主症 2 项加次症 1 项，或主症第 1 项加次症 2 项。

治则：清暑祛湿解表。

方药：藿香正气散加减。卢教授在治疗过程中常加苍术、厚朴、豆蔻以治里湿偏重；加西洋参、麦冬以治汗出而伤气阴者。

5. 气虚感冒型

主症：①鼻塞，流涕；②发热，恶风寒。

次症：①气短，乏力；②神疲，自汗，动则加重，平素畏风寒、易感冒。

舌脉：舌质淡，脉缓，脉沉细或细弱。

证型确定：具备主症 2 项加次症 1 项，或主症第 1 项加次症 2 项。

治则：益气解表，调和营卫。

方药：参苏饮加减。卢教授在治疗过程中常加黄芪以治表虚自汗明显者；加神曲、麦芽以缓纳差少食者；加木香、枳壳以治脘腹胀闷者；加浮小麦、煅牡蛎以治自汗甚者。

6. 气阴两虚型

主症：①鼻塞，流涕；②发热，恶风寒。

次症：①神疲气短，乏力自汗；②盗汗，手足心热；③口干，口渴。

舌脉：舌体胖大甚至舌边齿痕或瘦小，舌质淡或红，舌苔薄或花剥，脉沉细或细数。

证型确定：具备主症 2 项加次症 1 项，或主症第 1 项加次症 2 项。

治则：益气滋阴解表。

方药：生脉散合加减葳蕤汤加减。卢教授在治疗过程中常加栀子、天花粉以治心烦口渴较甚者；加荆芥、防风以治感受风寒者；加麦芽、鸡内金以治纳差、食少者；加莱菔子以治腹胀。

六、病例举隅

病例 1

安某，男，66 岁。2017 年 5 月 2 日初诊。

[主诉] 鼻流清涕 3 天。

[现病史] 患者自述 3 天前因遇风着凉出现鼻塞，鼻流清涕，伴恶寒，倦怠乏力，平素神疲体弱，气短懒言，反复易感，未治疗。现症见：鼻塞，鼻流清涕，恶寒，乏力，腹泻，每日 2～3 次，无咳嗽、恶心呕吐等症。

[既往史] 否认慢性病史。

[查体] 舌淡红，苔白润，舌体稍胖，脉浮无力。

【诊断】中医诊断：感冒（气虚感冒证）。

西医诊断：感冒。

[处方] 生黄芪 30g，白术 20g，苍术 15g，桑叶 10g，桔梗 20g，防风 10g，生薏苡仁 20g，当归 20g，竹叶 10g，车前子 20g，牛蒡子 15g，山药 30g，白芍 25g，桂枝 15g，浮小麦 30g，煅牡蛎 30g，炙甘草 10g，柴胡 15g，黄芩 15g，枳壳 15g，香附 10g。

7 剂，每日 1 剂，水煎，分 2 次口服。

二诊：2017 年 5 月 12 日。

服上方后鼻流清涕、乏力、腹泻等症状缓解，患者自述又见少汗，下肢畏寒怕冷。舌淡，苔白，舌体稍胖，脉浮无力。

[处方] 上方去桂枝、桑叶、牛蒡子、白芍、桔梗，加附子 18g，赤芍 15g，细辛 3g。

7 剂，每日 1 剂，水煎，分 2 次口服。

三诊：2017 年 5 月 20 日。

服上方后下肢畏寒怕冷症状好转，建议可常服玉屏风散以益气固表，以防感冒。

【按语】本案为感冒之气虚感冒。体虚之人，卫外不固，若感受外邪，常缠绵难愈或反复不已，临床表现肺卫不和与正虚症状并见，治疗应当扶正达邪，不可过于辛散发汗，单纯祛邪易伤正气，治以益气解表。患者卫虚腠理不密，易为风邪所袭，故自恶风而易于感冒，舌淡苔白、脉浮虚为气虚之象，治宜益气实卫固表。卢教授选用玉屏风散为主方，以黄芪内可大补脾肺之气，外可固表止汗，为其君药；白术健脾益气，助黄芪以加强益气固表之力，两药相配可气旺表实；佐以防风走表而散风御邪，以黄芪得防风则固表而不留邪，防风得黄芪则祛风而不伤正，对于此类体虚易于感冒者，用之有益气固表、扶正祛邪之功。本患者初诊虽未述手足不温，然每日腹泻2～3次，卢教授因症辨机，以四逆散透邪解郁，疏肝理脾，使邪去郁解，气血调和。柴胡配黄芩取小柴胡汤和解之意，解表清热；白芍、桂枝同用，相辅相成，体现营卫同治，邪正兼顾，然卢教授用药妙处在于白芍用量多于桂枝，相制相成，散中有收，汗中寓补，更用于表虚者；牛蒡子、桔梗、甘草宣利肺气，利咽化痰；薏苡仁、车前子、苍术除湿健脾以增止泻之力；浮小麦、煅牡蛎与黄芪配伍，以增益气固表止汗之效。二诊时，患者自述下肢不温，正验证卢教授初诊时因症辨机之猜想，故此次处方在原方基础上加附子、细辛以发散风寒、温助阳气；赤芍以清泻肝火，泄血分郁热，防入血分。患者经过治疗，症状减轻，兼见症状改善后，以益气固表为主，可常服玉屏风散以提高免疫力。

病例2

陈某，男，24岁。2021年4月14日初诊。

[主诉]发热2天。

[现病史]患者自述2天前因天气冷暖变化出现发热，体温最高达38.6℃，伴鼻塞，流黄白涕，咽痛，头痛，头晕，自服布洛芬颗粒、复方氨酚那敏胶囊，症状稍见好转，为求中医药治疗遂来就诊。现症见：发热，体温达37.9℃，头痛，头晕，鼻塞，鼻流黄白涕，胸部不适，咳嗽咽干，少量黄白黏痰，无恶心呕吐，腹泻等症。

[既往史]否认慢性病史。

[查体]咽赤，舌边尖红，少苔，脉浮数。

[辅助检查]血常规：WBC 10.98×10^9/L，NE% 81.6%，LY% 3.7%，NE 8.96×10^9/L，LY 1.50×10^9/L；CRP 67.26mg/L。

[诊断]中医诊断：感冒（风热犯表证）。

　　　　　西医诊断：感冒。

[处方]金银花30g，连翘20g，蒲公英30g，黄芩20g，桔梗25g，炙甘草30g，桑叶15g，百部15g，荆芥穗15g，陈皮20g，紫菀20g，款冬花20g，白前20g，浙贝母30g，杏仁20g，茯苓20g，法半夏15g。

3剂，每日1剂，水煎，分2次口服。

二诊：2021年4月18日。

服上方1剂后身热渐退，后又因洗澡而致复感，发热，体温38.6℃，头痛，加服上方1剂，汗出后热退。现症见：咳嗽，口干，胸部闷胀不适。舌尖红，少苔，脉浮。

[处方] 上方浙贝母改川贝母 15g，加瓜蒌 20g。

3 剂，每日 1 剂，水煎，分 2 次口服。

三诊：2021 年 4 月 22 日。

服上方后病情好转，咳嗽口干、胸闷不适基本缓解，进食后及夜间偶尔咳嗽，继服前方 3 剂，嘱忌复感外邪，注意保暖，保持饮食有节，情志舒畅。

【按语】 本案属感冒之风热犯表证。病机概要以风热犯表，热郁肌腠，卫表失和，肺失清肃为主，治以辛凉解表、宣肺疏风，主以银翘散合止嗽散加减为基础方。金银花、荆芥穗、连翘配伍，取银翘散之意，以增强其疏散清热之力，改善患者发热而微恶风寒之症，且均系轻清之品，加之用法强调"香气大出，即取服，勿过煮"，体现了吴氏"治上焦如羽，非轻莫举"的用药原则。朱丹溪有言："蒲公英花黄属土，宜入太阴、阳明经。"以蒲公英配伍应用可增其清热之力。卢教授以止嗽散加减，意在取其止咳化痰、疏表宣肺之意，用以改善因风邪犯肺所致之咳嗽咽痒，或有恶寒发热等。以荆芥穗祛风解表，紫菀、百部味苦、性温而不热，均入肺经，润而不寒，可止咳化痰；款冬花为与紫菀相须为用以增强治咳之效；桔梗开宣肺气，白前长于降气化痰，二药配伍，一宣一降，以复肺气之宣降；陈皮理气化痰，甘草与桔梗相伍清利咽喉，又可调和诸药；杏仁有苦泄降气之功，与桑叶、贝母同用以治热咳。方中陈皮、茯苓、半夏、甘草取其二陈汤之意，理气化痰和中，正合"百病多由痰作祟"之意。二诊时自述因再次感邪，风热表证再现，服用原方后，卫表之证消除。表证虽解，而肺气未清，咳嗽不净，仍需要清肺化痰，故而在原方基础上以浙贝母改为川贝母，以川贝母兼润肺之功，用于感冒后咳嗽不净、咽燥之症，并加以瓜蒌增其清肺泄热、化痰止咳之效。

▶▶ 参考文献

［1］中国医师协会呼吸医师分会，中国医师协会急诊医师分会.普通感冒规范诊治的专家共识［J］.中国急救医学，2012，32（11）：961-965.

［2］胡思源.急性上呼吸道感染中药临床试验设计与评价技术指南［J］.药物评价研究，2023，46（2）：237-244.

［3］刘清泉，陈腾飞，赵国桢，等.中医药治疗流感临床实践指南（2021）［J］.中医杂志，2022，63（1）：85-98.

［4］李建生，余学庆.普通感冒中医诊疗指南（2015）［J］.中医杂志，2016，

57（8）：716-720.

［5］中华中医药学会.中医内科常见病诊疗指南：西医疾病部分［M］.北京：
中国中医药出版社，2008：67-68.

［6］中华中医药学会.中医内科常见病诊疗指南：中医病证部分［M］.北京：
中国中医药出版社，2008：24-26.

多囊卵巢综合征

一、疾病概述

多囊卵巢综合征（polyoystie ovary syndrome，PCOS）是青春期及育龄期女性最常见的妇科内分泌疾病之一，以持续无排卵、雄激素过多和卵巢多囊改变为主要特征，常伴有胰岛素抵抗和肥胖。临床表现有月经紊乱、肥胖、多毛、痤疮、黑棘皮症、不孕等。中医学无此病名，根据其临床特征及表现，归属于"不孕""月经过少""月经后期""闭经""癥瘕"等范畴。

二、疾病机制

（一）病理生理

西医学认为 PCOS 发病与遗传、内分泌、代谢、免疫、环境、饮食、生活方式、精神等因素有关。

PCOS 具有明显的家族聚集性，患者一级亲属的风险患病率明显高于正常人群。Lurueg 做了一项关于氧磷酶 – 1（PON1）基因多态性与多囊卵巢综合征的相关性分析，最终发现 PON1 多态性与多囊卵巢综合征的发病风险有着显著的相关性。

国外研究表明，饮食结构和生活方式对多囊卵巢综合征的发生发展起到重要作用。曾有文献报道，如果女性胎儿在出生之前暴露于高水平的雄激素子宫的环境中，成年后可表现出 PCOS 的特征。PCOS 患者伴有雄激素高的情况妊娠后可能会使他们的后代胎儿雄激素过多。因此，环境因素影响着 PCOS 的发生。

慢性焦虑和抑郁是多囊卵巢综合征患者的主要心理问题。有研究发现，PCOS 患者的情绪障碍可能会激活下丘脑 – 垂体 – 肾上腺与下丘脑 – 垂体 – 卵巢轴，同时发现生长激素释放化会影响 PCOS 的焦虑程度及其他症状。此外，PCOS 与胰岛素样生长因子、促炎因子、肿瘤坏死因子等细胞因子有关。

多囊卵巢综合征的病理生理改变尚不明确，目前认为可能与下丘脑－垂体－卵巢轴调节功能异常、雄激素形成分泌过多、雌酮外周转换来源增加、促性腺激素分泌不协调、胰岛素抵抗与高胰岛素血症及卵巢胰岛素样生长因子（IGF）/胰岛素样生长因子结合蛋白（IGFBP）系统异常等有关。而对于PCOS患者，卵巢组织中存在大量胰岛素受体，胰岛素通过自身受体增强卵巢或者是肾上腺组织内部的甾体激素，诱导过量释放出垂体LH，能够对肝脏合成性激素结合球蛋白起到一定抑制作用，下调性激素结合球蛋白浓度。

PCOS的卵巢特点是双侧卵巢呈均匀性增大，多为正常卵巢大小的2～5倍，表面呈灰白色，包膜增厚、变韧，切面可见卵巢白膜增厚，白膜下可见直径在2～9mm大小不等的多个囊性卵泡＞12个。HE染色光镜下可见大鼠卵巢内较多未发育成熟的小卵泡和闭锁卵泡，皮质内黄体较少，呈多个大小不等的囊状扩张卵泡，囊性卵泡内卵母细胞及放射冠消失，间质细胞明显增生，黄体数量明显减少。

PCOS的子宫内膜病理呈不同程度增生性改变，因无排卵，长期受雌激素持续作用的子宫内膜无分泌期改变，如单纯型增生、复杂型增生，甚至不典型增生等。因长期无排卵使得子宫内膜始终呈增生样改变，故可增加子宫内膜癌的发病概率。

（二）病因病机

本病主要是以脏腑功能失调为本，痰浊、瘀血停滞为标，故临床多为虚实夹杂、本虚标实之证。其发病多与肾、脾、肝关系密切，但以肾虚、脾虚为主，加之痰湿、瘀血等病理产物作用于机体，导致肾－天癸－冲任－胞宫生殖轴功能紊乱而致病。

1. 肾虚禀赋不足

早婚房劳，肾气受损，天癸乏源，血海空虚，而致月经稀少，甚至经闭不行而难以受孕。

2. 脾虚痰湿

素体肥胖，湿邪内盛，饮食劳倦，或忧思过度，损伤脾气，脾失健运，痰湿内生，阻滞冲任胞脉，而致月经稀少或经闭不行，不能摄精成孕。

3. 气滞血瘀

精神抑郁或暴怒伤肝，情志不畅，肝气郁结，气滞则血瘀；或经期、产后调摄不慎，复感邪气，寒凝热灼而致血瘀，瘀阻冲任，闭阻胞脉，经血不能下达，而致闭经或不孕。

4.肝郁化火

七情内伤，情志不遂，郁久化火，热扰冲任，冲任不调，气血失和，而致面部多毛、痤疮、月经紊乱、不孕。

卢教授认为本病与肾、肝、脾三脏的功能失调及痰湿、瘀血阻滞胞宫有关，病机以肾虚、肝郁、脾虚为本，痰瘀互结为标，临床以虚实夹杂多见，是本虚标实之证。在治疗过程中，以补肾为主，兼顾健脾疏肝，燥湿化痰，养血活血，辨证论治，效果颇佳。

卢教授认为月经产生的生殖轴为肾－天癸－冲任－胞宫，多囊卵巢综合征的病因病机必与此生殖轴相关，发病的关键为此生殖轴的功能失调，肾虚为根本，同时涉及肝、脾、肾等脏，痰湿证在 PCOS 患者中最常见。《诸病源候论》："肾藏精，精者，血之所成也。"因此，肾虚不能化成血，血不能汇集于冲任，不能使血海按时满溢，会出现月经后期、闭经。《医学正传》曰："月水全赖肾水施化，肾水匮乏，则经血干涸。"因此，肾在多囊卵巢综合征的发病中起到关键的作用，肾虚影响卵泡发育，日久输布失常，形成无排卵的病理表现。肾虚不能温运脾土，导致水湿内停，痰浊内生。《妇科经绝》云："妇人经水与乳，俱由脾胃所生。"脾具有统摄作用，能够统摄血液，并有固摄胞宫的功能。脾为后天之本，能够运化气血，也说明了脾与月经及胞宫的密切关系。脾为气血生化之源，主运化水湿和传输水谷精微，脾虚则运化水湿功能减弱，水湿代谢障碍，湿邪日久酝酿为痰浊，阻滞于冲任血海、胞宫，血液运行障碍而出现月经稀发、月经过少、闭经、不孕等。《血证论·脏腑病机》中云："肝主藏血……其所以能藏之故，则以肝属木，木气冲和条达，不致遏郁，则血脉得畅。"正如叶天士在《临证指南医案》所说："女子以肝为先天。"女子一生要经历经、孕、产、乳，各个阶段都离不开血，女子以血为本，肝藏血，体阴而用阳，同时冲脉为血海，肝的功能与月经的产生关系密切。当肝所藏之血有余，则冲脉血海才能按时满盈，月经才可按时而来；当肝气郁阻，气机不利，加速了水液代谢失常及瘀血的形成，导致阴血不能及时满溢因而出现月经量少、月经后期甚或闭经等月经失调情况。在 PCOS 的疾病进展过程中，可因为肝、脾、肾脏腑功能的紊乱而形成痰浊、瘀血等各种产物，而这些产物又可作为新的致病因素影响胞宫胞脉。

三、临床表现

PCOS 的表现多样，目前认为有四个方面：一是卵巢的内在改变导致雄激素合成过多；二是肾上腺产生的雄激素过多；三是下丘脑 – 垂体功能紊乱所致 LH 分泌过多；四是胰岛素抵抗和继发的高胰岛素血症所致的代谢紊乱。胰岛素对葡萄糖反应减低，导致胰岛素抵抗；高胰岛素血症使卵巢和肾上腺产生的雄激素均增加，同时使肝脏内合成性激素结合球蛋白（sex hormone-binding globulin，SHBG）受到抑制，游离的有生物活性的雄激素增加，卵巢局部雄激素合成过多，而致高雄激素血症。PCOS 主要以高雄激素血症、排卵功能障碍和胰岛素抵抗等为临床特征，主要的症状为月经稀发甚或闭经，外在特征主要为多毛、痤疮、黑棘皮、肥胖等，同时影像学显示为卵巢多囊样改变和体积增大。患病日久可出现 2 型糖尿病、心血管系统疾病及糖脂代谢的异常。

四、疾病诊断

（一）PCOS 的西医诊断标准

参照 2003 年鹿特丹金标准，以下三点必须具备两点。

（1）稀发排卵或无排卵。

（2）临床或生化高雄激素表现。

（3）超声多囊卵巢的表现。

诊断时需除外其他原因所致高雄激素血症，如先天性肾上腺皮质增生、库欣综合征、雄激素性肿瘤等。

（二）PCOS 的中医诊断标准

1. 病史

多起于青春期，初潮后渐现月经稀发或稀少，甚则闭经；或月经频发、淋沥不尽等，可转为继发性闭经、不孕、肥胖、多毛等症状。

2. 症状

（1）月经失调主要表现为月经稀发与闭经，也有表现为月经频发或淋沥不尽等崩漏表现。

（2）不孕主要与月经失调和无排卵有关，且即使妊娠也易出现不良妊娠结局。

3. 体征

（1）多毛，可出现毛发增粗、增多，还可见口唇细须，亦有部分患者出现脂溢性脱发。

（2）痤疮，多见油性皮肤及痤疮，以颜面、背部较著。

（3）黑棘皮症，常在阴唇、项背部、腋下、乳房下和腹股沟等皮肤褶皱部出现灰褐色素沉着，呈对称性，皮肤增厚，质地柔软。

（4）肥胖，多始于青春期前后，其脂肪分布及体态并无特异性，常见腹部肥胖。

五、疾病治疗

（一）西医治疗

对于本病的治疗，大多以调经促排卵、提高妊娠率为主，西医目前的治疗多为应用口服避孕药调整月经周期，应用炔雌醇环丙孕酮片等降低雄激素水平，使用胰岛素增敏剂二甲双胍改善胰岛素抵抗，并对有生育要求的患者应用来曲唑或克罗米芬促排卵治疗。

但使用西药长期治疗会有许多副反应，患者依从性差，如使用氯米芬或克罗米芬促排卵治疗时，易发生卵巢过度刺激综合征；长期应用二甲双胍降胰岛素治疗，易发生乳酸中毒等。

对于多囊卵巢综合征也可以采取手术微创治疗，目前常见的手术治疗方法有腹腔镜下卵巢打孔术和卵巢楔形切除术，腹腔镜下卵巢打孔术可能出现治疗无效、盆腔粘连及卵巢功能低下等问题；卵巢楔型切除术伴有创伤大、术后卵巢周围组织粘连等弊端。

PCOS 患者需加强锻炼，控制体重，研究表明体重下降 10kg 可减少胰岛素水平 40%，减少睾酮水平 3.5%，并或有恢复排卵可能；调整饮食结构，避免服用高雄激素制剂或食品，饮食清淡，戒除烟酒；起居有节；调畅情志。

（二）辨证论治

1. 肾阴亏虚证

主症：月经初潮迟至，月经后期，量少，色淡质稀，渐至闭经，或月经延长，崩漏不止；婚久不孕，形体瘦小，面额痤疮，唇周细须显现。

次症：头晕耳鸣，腰膝酸软，手足心热，便秘溲黄。

舌脉：舌质红，少苔或无苔，脉细数。

治法：滋肾填精，调经助孕。

方药：左归丸加减。若胁胀痛者，加柴胡、香附、白芍疏肝解郁柔肝；若咽干、眩晕者，加玄参、夏枯草养阴平肝清热；若心烦、失眠者，加五味子、柏子仁、首乌藤养心安神。

2. 肾阳亏虚证

主症：月经初潮迟至，月经后期，量少，色淡，质稀，渐至闭经，或月经周期紊乱，经量多或淋沥不尽。

次症：婚久不孕，形体较胖，腰痛时作，头晕耳鸣，面额痤疮，小便清长，大便时溏。

舌脉：舌淡，苔白，脉沉弱。

治法：温肾助阳，调经助孕。

方药：右归丸加减。若患者肾阴虚及阳，致肾阴阳两虚，恐其辛热伤肾，去肉桂、附子，加阿胶；兼有月经不至或延期，为痰湿阻滞脉络所致，可加半夏、陈皮、贝母、香附以理气化痰通络；兼见少腹刺痛不适，月经有血块者，为血滞，可酌加桃仁、红花以活血行滞。

3. 脾虚痰湿证

主症：月经后期，量少色淡，或月经稀发，甚则闭经，形体肥胖，多毛。

次症：头晕胸闷，喉间多痰，肢倦神疲，脘腹胀闷，带下量多，婚久不孕。

舌脉：舌体胖大，色淡，苔厚腻，脉沉滑。

治法：化痰除湿，通络调经。

方药：苍附导痰丸加减。若月经未至，为顽痰闭塞者，可加浙贝母、海藻、石菖蒲软坚散结，化痰开窍；痰湿已化，血滞不行者，加川芎、当归活血通络；脾虚痰湿不化者，加白术、党参以健脾祛湿；胸膈满闷者，加郁金、薤白以行气解郁。

4. 气滞血瘀证

主症：月经后期，量少或数月不行，经行有血块，甚则经闭不孕。

次症：精神抑郁，烦躁易怒，胸胁胀满，乳房胀痛。

舌脉：舌质暗红或有瘀点、瘀斑，脉沉弦涩。

治法：理气活血，祛瘀通经。

方药：膈下逐瘀汤加减。若经血不行者，可加牛膝、卷柏、泽兰等行血通经之品；若寒凝血瘀，见小腹凉，四肢不温者，酌加肉桂、巴戟天等以温阳通脉。

5. 肝郁化火证

主症：月经稀发，量少，甚则经闭不行，或月经紊乱，崩漏淋沥。

次症：毛发浓密，面部痤疮，经前胸胁、乳房胀痛，肢体肿胀，大便秘结，小便黄，带下量多，外阴时痒。

　　舌脉：舌红，苔黄厚，脉沉弦或弦数。

　　治法：疏肝理气，泻火调经。

　　方药：丹栀逍遥散加减。若湿热之邪阻滞下焦，大便秘结明显者，加大黄清利通便；若肝气不舒，溢乳者，加夏枯草、炒麦芽以清肝回乳；胸胁满痛者，加郁金、王不留行以活血理气；月经不行者，加生山楂、牡丹皮、丹参以活血通经；若肝经湿热而见月经不行，带下多，阴痒者，可选用龙胆泻肝汤。

　　卢教授认为本病以肾虚为本，痰湿为标，兼有血瘀、气滞的证型特点。临证时予以补肾活血、运脾祛湿、疏肝解郁法治疗，常使用苍附导痰丸、调经促孕丸、四物汤、五子衍宗丸、加味逍遥丸、参苓白术散、寿胎丸等方剂加减治疗。对本虚为主的，予以肾肝脾同调以固本，对于痰瘀重者行活血化痰祛瘀之法。PCOS 患者子宫内膜生长缓慢，卵巢内有很多小卵泡，无法实现经后期到真机期的过渡和阴阳转化，因此，卢教授常在经后期给予补肾养精血之品，促进子宫内膜和卵泡的生长，同时用超声监测卵泡并测基础体温，待真机期到来之时应用紫石英等补肾温阳活血之品，促进排卵，以助受孕。之后常用《医学衷中参西录》寿胎丸加味予以治疗，"此方乃思患预防之法，非救急之法"，若未受孕，可补肝肾、养精血而调经促孕；若受孕，可益肾安固胎元，一举两得。

六、病例举隅

病例 1

苏某，女，23 岁。2018 年 11 月 17 日初诊。

[主诉] 月经量多半年。

[现病史] 患者近半年无明显诱因出现月经量增多，因无明显不适症状，未系统诊治；近来经量较前明显增加，伴有血块，遂来诊。现症见：月经量多，有血块，经期正常，白带量多，形体肥胖，少气懒言，大便不成形，每日2～3 次。

[查体] 舌淡红，苔白，脉沉细。

[辅助检查] 妇科彩超示：子宫大小 4.2cm×4.3cm×3.6cm，内膜厚度约0.57cm，双侧卵巢内见 8～12 个圆形囊泡样回声，最大直径 0.8cm，提示双侧卵巢呈现多囊样改变。激素六项未见异常。

[诊断] 中医诊断：月经过多（脾虚痰湿证）。

　　　　西医诊断：多囊卵巢综合征。

［处方］熟地黄 20g，人参 20g，焦白术 20g，焦栀子 20g，棕榈炭 20g，侧柏炭 20g，地榆炭 20g，阿胶 20g，三七 5g，血余炭 15g，黄芪 15g，牡蛎 30g。

14 剂，每日 1 剂，水煎，分 2 次口服。

二诊：2018 年 12 月 10 日。

自述 1 周前月经来潮，月经量较前减少，仍有少许血块，舌淡红，苔白，稍暗，脉沉弱。

［处方］陈皮 10g，大腹皮 10g，茯苓 20g，泽泻 15g，白术 10g，苍术 10g，车前子 20g，桂枝 15g，麦冬 15g，生黄芪 15g，白豆蔻 10g，附子 9g。

21 剂，每日 1 剂，水煎，分 2 次口服。

三诊：2019 年 1 月 14 日。

月经基本恢复正常，未见血块，偶有夜眠差，舌淡，苔白，脉沉弱。

［处方］上方去陈皮、麦冬、白豆蔻，加熟地黄 20g，茯苓 20g，茯神 20g，益母草 20g，菟丝子 20g，女贞子 20g。

21 剂，每日 1 剂，水煎，分 2 次口服。

【按语】患者脾失统摄，故月经量多；脾虚温煦失职，水湿不化，聚痰化饮，故形体肥胖；痰湿下注，伤及带脉，故白带量多；痰湿阻塞冲任，气血运行不畅，久而成瘀，则月经可见血块。患者月经不规律多年，首诊以月经量多就诊，彩超提示多囊卵巢综合征，予以益气养血、化瘀止血予以治疗。首诊处方应用棕榈炭、侧柏炭、地榆炭、血余炭、三七化瘀止血；黄芪、阿胶、牡蛎益气固摄，养血止血；血止后，月经恢复正常。二诊予化痰除湿、通络调经之法，陈皮、茯苓、泽泻、苍术、车前子健脾化痰除湿；白豆蔻化湿行气、温中止呕、开胃消食，可增强祛湿作用；附子温肾壮阳益火；桂枝通阳化气利水；桂枝重在温通，附子重在温补，一通一补，则阴去阳生，阴阳和调，肾气得充。三诊去陈皮、麦冬、白豆蔻，加熟地黄、茯苓、茯神、益母草、菟丝子、女贞子等滋补肾阴。

病例 2

徐某，女，25 岁。2022 年 8 月 31 日初诊。

［主诉］月经停闭半年余。

［现病史］患者 2 年前因月经稀发就诊于当地医院，彩超提示双侧卵巢呈多囊样改变，曾口服达英 -35 治疗 1 年，服药期间月经正常，停药后异常，近半年月经未至，今为求系统治疗来诊。现症见：月经停闭，既往月经量少，时有血块，伴腰酸，乏力，面部、腹部、双手前臂散在皮疹，寐差，多梦，大便日 1～2 次，便溏。

［既往史］银屑病病史 2 年。

［个人史］无吸烟饮酒史。

［查体］舌质红，苔白，脉沉滑。

［辅助检查］激素六项未见明显异常；妇科彩超示：双侧卵巢内见 8～12 个圆形囊泡样回声，最大直径 0.8cm，提示双侧卵巢呈现多囊样改变。

［诊断］中医诊断：闭经（肾虚痰湿证）。

西医诊断：多囊卵巢综合征。

［处方］柴胡 10g，枳实 15g，香附 15g，茯苓 20g，桂枝 20g，苍术 20g，白术 20g，车前子 30g，生薏米 30g，苦参 20g，露蜂房 20g，黄柏 20g，荆芥穗 20g，赤芍 20g，牡丹皮 15g，紫草 15g，薄荷 6g。

14 剂，每日 1 剂，水煎，分 2 次口服。

二诊：2022 年 9 月 22 日。

服药后，月经恢复正常，量少，有血块。舌质红，暗滞，苔薄，脉沉细。

［处方］上方去紫草、白术，加川芎 20g，红花 10g，当归 15g，生地黄 20g，菟丝子 20g，茺蔚子 20g。

14 剂，每日 1 剂，水煎，分 2 次口服。

三诊：2022 年 10 月 19 日。

服药后无明显不适，月经恢复正常，量可，无腹痛，无血块，偶有乏力，睡眠欠佳，梦多，舌质红，苔白，暗滞，脉沉弦。

［处方］上方去薄荷、牡丹皮、生地黄，加人参 10g，生黄芪 20g，附子 9g。

14 剂，每日 1 剂，水煎，分 2 次口服。

【按语】 PCOS 患者常出现闭经的症状，卢教授认为肾虚是 PCOS 的根本，气血失调是 PCOS 的基础，肾是促使月经产生和维持月经正常的原动力，对天癸的成熟和冲任二脉的充盛起着主导作用；女子以肝为先天，肝气郁阻，气机不利，故月经量少或闭经。患者因闭经半年来诊，柴胡、香附疏肝解郁；枳实、白术、茯苓健脾消痞；运用车前子、苦参、薏苡仁等健脾祛湿；露蜂房祛风攻毒杀虫；薄荷透疹，治疗银屑病；同时加入赤芍、紫草等活血调经，体现标本同治的原则。二诊银屑病好转，于是加入菟丝子和茺蔚子补肾之品；当归、红花活血补血，调理冲任，月经规律。三诊去清热凉血之品，加人参、黄芪补气，附子补肾壮阳，增强卵巢功能，调理冲任。

咳　嗽

一、疾病概述

咳嗽是机体的一种重要的防御性神经反射，有助于机体清除呼吸道异物及分泌物。按病程分类，咳嗽可分为急性咳嗽（＜3周）、亚急性咳嗽（3～8周）和慢性咳嗽（＞8周）。急性咳嗽常见于感冒和急性气管－支气管炎；亚急性咳嗽的最主要原因是感染，由于急性感染、感冒后，虽然急性期症状消失但咳嗽症状仍迁延不愈，为自限性疾病多能自我缓解。近年来由于新型冠状病毒、甲型流感的广泛流行，导致感染后咳嗽的发病率增加，对日常生活造成困扰。慢性咳嗽病因较为多样，常见病因有咳嗽变异性哮喘、上气道咳嗽综合征、变应性咳嗽、嗜酸性粒细胞性支气管炎等，还有一些由于胃食管反流引起的咳嗽，服用某些药物也会诱发咳嗽，如血管紧张素转换酶抑制剂（ACEI）类降压药。按照咳嗽的性质划分，根据患者有痰无痰分为干咳与湿咳，湿咳为每天痰量＞10mL的咳嗽。不同类型的咳嗽具有不同的病因与特点，但通常咳嗽是唯一或主要的症状。

随着自然环境、社会环境的变化及新型冠状病毒和甲型流感在我国的流行，咳嗽的发病率明显增高，以咳嗽为主诉的就诊患者在内科门诊中最为常见，慢性咳嗽在国内专科门诊中占1/3以上，全球普通人群的患病率为9.6%，严重的咳嗽会伴有尿失禁、咳嗽晕厥、语言障碍等，对患者的工作、学习和生活质量造成严重影响，同时也带来了严重的卫生经济负担。

中医药治疗咳嗽历史悠久，《素问·阴阳应象大论》提出了咳嗽的病名："秋伤于湿，冬生咳嗽。"并且论述了咳嗽的成因、症状、证候分类、病理转归及治疗等。《素问·咳论》提出："皮毛先受邪气，邪气以从其合也。其寒饮食入胃，从肺脉上至于肺，则肺寒，肺寒则内外合，邪因而客之，则为肺咳。"阐明外感邪气与内伤肺寒的内外合邪是咳嗽的主要病因，"五脏六腑，皆令人咳，非独肺也。"说明咳嗽的病因病位不止在于肺，其他脏腑功能失调均可导致咳嗽，以五脏六腑为纲论治咳嗽为后世医家治疗咳嗽奠定了基础。汉代张仲景以六经辨证为纲归类咳嗽表现，建立了射干麻黄汤证、小青龙汤证、麦门冬汤证、甘草干姜汤证等，这些被后世广泛用于咳嗽的治疗。隋代巢元方《诸病源候论·咳嗽候》在五脏咳的基础上加入了风咳、寒咳、支咳、胆咳、厥阴咳，提出了10种咳，进一步丰富了咳嗽的种类和内涵。金元时期，张子和《儒门事亲·咳分六气勿拘于寒说》指出："风、寒、暑、湿、燥、火六气皆令人咳，非独寒邪。"朱震亨认为，咳嗽有风寒、痰饮、火郁、痨嗽、肺胀之分，对内伤咳嗽善从痰、火论治，强调按咳嗽发作的季节、时间用药。明代张介宾认为"咳证虽多，无非肺病"。《景岳全书·咳嗽》云："咳嗽之要，止惟二证。何为二证？一曰外感，一曰内伤而尽之矣。""但于二者之中，当辨阴阳，当分虚实耳。"将咳嗽分为外感、内伤两大类。近代对咳嗽的辨证遵循张景岳的思路，临床治疗首先辨外感与内伤。明清时期医家对咳嗽的辨治尤为详尽，李中梓《医宗必读·咳嗽》提出："大抵治表者，药不宜静；治内者，药不宜动。"喻嘉言在《医门法律》首先提出了燥咳，曰："春伤于风，夏伤于暑，长夏伤于湿，秋伤于燥，冬伤于寒。"沈金鳌在《杂病源流犀烛》中指出："盖肺不伤不咳，脾不伤不久咳，肾不伤火不炽咳不甚，其大较也。"汪昂《医方集解》云："久嗽有痰者燥脾化痰，无痰者清金降火，盖外感久则郁热，内伤久则火炎，俱须开郁润燥。七情气逆者，顺气为先；停水宿食者，分导为要。气血虚者，补之敛之，不宜妄用涩剂。"对慢性咳嗽久咳者的治疗原则提出具体的条例。中医学对咳嗽的认知是根据外感内伤、致病病邪、病位等进行辨证，与西医学根据患病时间、原发病的不同进行区分治疗不同。

二、疾病机制

（一）病理机制

非自主咳嗽反射由完整的咳嗽反射弧参与完成，咳嗽反射弧由咳嗽外周感受器、迷走传入神经、咳嗽高级中枢、传出神经及效应器（膈肌、喉、胸部和腹肌群等）构成。刺激支配气管、肺的C纤维及对机械、酸敏感的有髓机械受体（Aδ纤维），能够直接诱发咳嗽。此外，分布于上气道、咽喉、食管外耳道的迷走神经或其分支受到刺激亦可能导致咳嗽的发生。咳嗽受延髓咳嗽中枢控制，大脑皮层对此具有调节作用。咳嗽高敏感性是慢性咳嗽重要的临床与病理生理学特征，其机制与瞬时受体电位（transient receptor potential，TRP）通路激活、气道炎症、神经通路及咳嗽中枢的易化有关。咳嗽敏感性增高包括外周咳嗽敏感性增高与中枢咳嗽敏感性增高。中枢咳嗽敏感性增高是慢性咳嗽，特别是难治性慢性咳嗽与咳嗽高敏综合征的重要机制。

（二）病因病机

传统咳嗽的辨治分为外感与内伤两类，外感咳嗽多属气候骤变或调摄失宜，外感六淫之邪从口鼻、皮毛侵入机体，使肺气被束，失于肃降所致。外邪如《儒门事亲》中所言："风、寒、暑、湿、燥、火六气皆令人咳。"同时其他外邪多随风邪侵袭人体，所以外感咳嗽常以风为先导，或夹寒，或夹热，或夹燥，内伤咳嗽常由禀赋不足或肺系疾病日久，迁延不愈，耗气伤阴，肺不能主气，肃降无权而肺气上逆作咳。《黄帝内经》有言："五脏六腑，皆令人咳，非独肺也。"其他脏腑功能失调，皆能导致肺的宣降失调而引发咳嗽。如肝肺同病者，常因情志刺激，肝失调达，气郁化火，气火循经上逆犯肺，致肺失肃降而作咳。肺脾（胃）同病者，饮食不当，嗜烟好酒，内生火热，熏灼肺胃，灼津生痰，或生冷不节，肥甘厚味，损伤脾胃，呃逆反酸，致使痰、气、火、饮（胃食管反流性刺激物）等有形或无形之邪上干于肺或咽喉，可直接或间接导致肺气上逆或咽喉不利而作咳。肺肾同病者，肾气亏虚，肾不纳气，肺气失敛而作咳。

卢教授遵从张景岳的思想，认为咳嗽应先辨外感与内伤，外感咳嗽是人体感受外邪，侵袭肺卫，肺气被郁，宣降失常。外感邪气中，风、寒、暑、湿、燥、火六气皆令人咳，卢教授认为其中当以风邪为主，风为六淫之首，善行数变，其他外邪多随风邪侵袭人体，所以外感咳嗽常以风为先导，或夹寒，或夹热，或夹燥，表现为风寒、风热、风燥相合为病。现代随着经济发展、生活环境的变化，一些新的外邪如烟尘、异物秽气等，从口鼻侵入人体，也会导致咳嗽。内伤咳嗽属慢性咳嗽，由于外邪侵袭迁延日久，或内邪干肺，导致脏腑功能失调。饮食不调，嗜烟好酒者，烟酒辛温燥烈，熏灼肺胃；或因过食肥甘辛辣炙煿，酿湿生痰；或因平素脾运不健，饮食精微不归正化，变生痰浊，肺脉连胃，痰邪上干于肺，乃生咳嗽；或由情志不遂，郁怒伤肝，肝失条达，气机不畅，日久气郁化火，因肝脉布胁而上注于肺，故气火循经犯肺，发为咳嗽。肺脏自病者，常因肺系疾病迁延不愈，阴伤气耗，肺的主气功能失常，以致肃降无权，肺气上逆作咳。五脏六腑皆令人咳，卢教授在辨证论治内伤咳嗽时多从五脏辨证论治，其中当属肺咳为多。

三、临床表现

咳嗽的主要临床表现为咳逆有声，伴或不伴咳痰，急性咳嗽除咳嗽外，还伴有其他上呼吸道相关症状，如流涕、喷嚏、鼻塞、咽喉肿痛，可伴恶寒、发热、身痛等症状，慢性咳嗽则伴有其他脏腑功能失调等症状。

四、疾病诊断

咳嗽主要以咳逆有声，伴或不伴咳痰为主要临床症状。急性咳嗽多由外感引发，起病急，病程短，常伴恶寒发热等表证。亚急性、慢性咳嗽可由外感因素伤及脏腑或其他因素引发脏腑功能失调，病程较长，可伴有其他脏腑失调的症状。肺部听诊可闻及双肺呼吸音增粗。肺部 X 线片检查无明显异常或肺纹理增粗。

西医诊断咳嗽原发病可通过仔细询问病史和体格检查缩小咳嗽的诊断范围，提供病因诊断线索，甚至得出初步诊断并进行经验性治疗，或根据病史提供的线索选择有关检查，从而能更快明确病因诊断。

中医辨证包括咳嗽时作，白天多于夜间，咳而急剧，声重，或咽痒则咳作者，多为外感风寒、风热或风燥引起；若咳声嘶哑，病势急而病程短者，为外感风寒、风热或风燥；病势缓而病程长者为阴虚或气虚；咳声粗浊者，多为风热或痰热伤津所致；早晨咳嗽，阵发加剧，咳嗽连声重浊，痰出咳减者，多为痰湿或痰热咳嗽；午后、黄昏咳嗽加重，或夜间有单声咳嗽，咳声轻微短促者，多属肺燥阴虚；夜卧咳嗽较剧，持续不已，少气或伴气喘者，为久咳致喘的虚寒证；咳而直低气怯者属虚；洪亮有力者属实；食肥甘、生冷加重者多属痰湿；情志郁怒加重者因于气火；劳累、受凉后加重者多为痰湿、虚寒；咳嗽伴气喘难续、遗尿者，多属肺肾两虚。

五、疾病治疗

（一）西医治疗

西医一般分期治疗，根据急性期慢性期常见病的不同，根据原发病进行治疗。急性期的普通感冒以对症治疗为主，应用抗菌药物与抗组胺药物。伴发热、咽痛和全身酸痛时应用解热镇痛类药物；咳嗽剧烈者，必要时可使用中枢性或外周性镇咳药。亚急性咳嗽常见病为感染后咳嗽，为自限性疾病，常不需要治疗干预，慢性咳嗽中非变应性鼻炎及普通感冒首选口服第一代抗组胺药和减充血剂治疗，变应性鼻炎首选鼻腔吸入鼻用糖皮质激素和口服第二代抗组胺药治疗。咳嗽变异性哮喘、嗜酸性粒细胞性支气管炎患者可选择吸入糖皮质激素联合支气管舒张剂治疗，胃食管反流性咳嗽主要应调整生活方式，应用一些抑酸性药物和促进胃动力药物治疗。其他原因引起的咳嗽也应根据原发病的特点进行针对性治疗。

（二）辨证论治

咳嗽首辨外感内伤：外感咳嗽，多为新病，起病急，病程短，常伴恶寒、发热、头痛等肺卫表证。以风寒、风热、风燥为主，均属实，多见于西医之普通感冒、流行性感冒和急性气管–支气管炎等。临床所见风咳，多为外感症状已消失，咳嗽持续不愈，伴咽痒，遇刺激即咳，为风盛而气道挛急失畅所致，多见于西医学之亚急性咳嗽。内伤咳嗽，多为久病，常反复发作，病程长，可伴它脏见症。常见证候包括痰湿、痰热、胃气上逆、肝火犯肺等，多以邪实为主，兼有虚象；阴津亏耗咳嗽则属虚。西医所见慢性咳嗽可参考此治疗，其中胃气上逆证多见于胃食管反流性咳嗽。

次辨证候虚实：外感咳嗽以风寒、风热、风燥为主，一般均属邪实。而内伤咳嗽多为虚实夹杂，本虚标实，其中痰湿、痰热、肝火多为邪实正虚；肺阴亏耗咳嗽则属正虚，或虚中夹实，应分清标本主次缓急。

对于急性咳嗽，初期伴有肺卫表证的，应以祛邪为要，多配合疏风解表，同时根据风寒、风热、风燥的不同，分别采用疏风、散寒、清热、润燥等法治疗。咳嗽迁延之亚急性咳嗽，外邪基本消失，但咳嗽未见缓解，多伴干咳阵作、痰少难咳、咽干咽痒等症状，多由于治疗时清热寒凉之药有余，而疏散祛邪之力不足，以致邪恋。慢性咳嗽，首先应分清虚实。对于邪实者，以祛邪为主，标本兼顾为治疗原则。其次除直接治肺外，还应从整体出发注意辨别五脏六腑病位，分别治脾、治肝、治肾等。咳嗽日久应注意调理脏腑，顾护正气，防止宣散太过而伤正。

1. 风寒袭肺证

证候：咳嗽声重，气急咽痒，咳痰稀薄色白，鼻塞，流清涕，头痛，肢体酸痛，恶寒发热，无汗，舌苔薄白，脉浮或浮紧。

病机：风寒外束，内袭于肺，肺气失宣。

治法：疏风散寒，宣肺止咳。

方药：三拗汤（《太平惠民和剂局方》）合止嗽散（《医学心悟》）加减。麻黄 6g，苦杏仁 9g，荆芥 6g，桔梗 9g，紫菀 9g，百部 9g，白前 9g，陈皮 9g，炙甘草 6g。若风寒外束，肺热内郁，形成外寒内热证（俗称"寒包火"），可予华盖散(《太平惠民和剂局方》)或麻杏石甘汤(《伤寒论》);若夹痰湿,咳而痰黏,胸闷,苔腻者,加法半夏、厚朴、茯苓以燥湿化痰。

2. 风热犯肺证

证候:咳嗽频剧,气粗或咳声嘶哑,咽喉燥痛,咳痰不爽,痰黏黄稠,鼻流黄涕,口渴,头痛,恶风,身热,舌质红、苔薄黄,脉浮数或浮滑。

病机:风热犯表,卫表不和,肺失清肃,肺热伤津。

治法:疏风清热,宣肺止咳。

方药:桑菊饮(《温病条辨》)加减。桑叶9g,菊花9g,苦杏仁9g,连翘9g,薄荷6g(后下),桔梗9g,芦根15g,炙甘草6g。若肺热甚者,加黄芩、鱼腥草以清泄肺热;咳甚者,加百部、枇杷叶以清热止咳;咽痛者,加射干以清热利咽;若夹湿邪,症见咳嗽痰多,胸闷汗出,苔黄而腻,脉濡数者,加薏苡仁、佩兰以理气化湿;热伤肺津,咽燥口干,舌质红者,酌加南沙参、天花粉以清热生津;痰中带血者,加白茅根、藕节以凉血;若夏令夹暑湿,症见咳嗽胸闷,心烦口渴,尿赤,舌红,苔薄,脉濡数者,加六一散(包煎)(《伤寒标本心法类萃》)以疏风解暑。

3. 燥邪伤肺证

证候:干咳少痰或无痰,咽干鼻燥,咳甚胸痛,或痰黏不易咳出,初起可有恶寒,身热头痛,舌尖红,苔薄黄,脉数。

病机:燥邪伤肺,耗津灼液,肺失清肃。

治法:疏风清肺,润燥止咳。

方药:桑杏汤(《温病条辨》)加减。桑叶9g,苦杏仁9g,北沙参9g,浙贝母9g,淡豆豉9g,栀子6g,梨皮9g,桔梗6g,连翘6g。若痰质清稀,恶寒无汗,苔薄白而干,脉浮弦,为凉燥之邪犯肺、卫气郁遏的表现,宜疏风散寒、润肺止咳,用杏苏散(《温病条辨》)加减;若痰中带血,配生地黄、白茅根以清热止血;痰黏难出者,加紫菀、瓜蒌以润肺化痰;咽痛明显者,加玄参、马勃以清润咽喉。

4. 邪壅肺窍证

证候:咳嗽并伴有鼻塞咽堵,鼻腔、咽喉分泌物增加,鼻后、咽喉部黏液附着或鼻咽后滴流感。由过敏引起的鼻炎表现为鼻痒、喷嚏、鼻流清涕、眼痒等。鼻窦炎表现为黏液性或脓性浊涕,常伴咽喉不利,可有疼痛(耳面部痛、头痛)、嗅觉障碍等。

病机:风邪留伏,邪气上逆于肺窍。

治法:疏风宣肺,止咳通窍。

方药：苍耳子散（《严氏济生方》）合止嗽散（《医学心悟》）。荆芥 9g，桔梗 9g，紫菀 9g，百部 9g，白前 9g，陈皮 6g，炙甘草 3g，苍耳子 6g，辛夷 6g，薄荷 6g，白芷 6g。鼻涕有清、浊之分，清者宜温宣，可加防风、白芷；浊者宜清，可选用蔓荆子、桑叶、连翘等药；火热甚者，加黄芩、栀子、鱼腥草；肺经湿热，郁热上蒸，清阳不升，不闻香臭者，可用辛夷散（《严氏济生方》）加减；伴有风邪搏结咽喉者，加蝉蜕、僵蚕；伴有痰气交阻于咽喉者，合用半夏厚朴汤（《金匮要略》）化裁。

5. 痰湿蕴肺证

证候：咳嗽痰多，咳声重浊，痰白黏腻或稠厚或稀薄，每于清晨咳痰尤甚，因痰而嗽，痰出则咳缓，胸闷，脘腹胀满，纳差，舌苔白腻，脉濡滑。

病机：脾湿生痰，上渍于肺，痰湿蕴肺，肺失宣降。

治法：燥湿化痰，理气止咳。

方药：二陈汤（《太平惠民和剂局方》）合三子养亲汤（《韩氏医通》）加减。法半夏 9g，茯苓 9g，陈皮 15g，苍术 9g，白芥子 6g，莱菔子 9g，紫苏子 9g，炙甘草 6g。寒痰较重，痰黏白如沫，怕冷者，加干姜、细辛以温肺化痰；久病脾虚者，酌加党参、白术以益气健脾。

6. 痰热郁肺证

证候：咳嗽气息粗促，或喉中有痰声，痰多，痰质黏厚或稠黄，咳吐不爽，或有热腥味，或吐血痰，胸胁胀满，咳时引痛，面赤，或有身热，口干欲饮，舌质红，苔薄黄腻，脉滑数。

病机：痰热郁肺，肺失清肃，热邪久郁，热伤肺络。

治法：清热化痰，肃肺止咳。

方药：清金化痰汤（《医学统旨》）加减。桑白皮 9g，黄芩 9g，栀子 9g，知母 9g，浙贝母 9g，瓜蒌仁 9g，桔梗 6g，橘红 9g。痰热甚者，加竹沥、天竺黄、竹茹以清热化痰；痰黄如脓或腥臭，加薏苡仁、冬瓜仁、金荞麦以清热化痰解毒。

7. 胃气上逆证

证候：阵发性呛咳、气急，咳甚，时呕吐酸苦水，平卧或饱食后症状加重，平素上腹部不适，常伴嗳腐吞酸、嘈杂或灼痛，舌红，苔白腻，脉弦弱。

病机：胃气上逆，痰浊壅中，肺胃失和，气道受累。

治法：降浊化痰，和胃止咳。

方药：旋覆代赭汤（《伤寒论》）加减。旋覆花 9g，代赭石 9g，法半夏 6g，党参 15g，干姜 5g，黄芩 9g，枇杷叶 9g。如反酸、胃灼痛较甚者，加吴茱萸、黄连、煅瓦楞子以降逆制酸；若呃逆较重者，加丁香、柿蒂；痰多者，加款冬花、紫菀以化痰止咳；兼痰气交阻者，可合用半夏厚朴汤；兼寒热错杂者，合用半夏泻心汤（《伤寒论》）；兼肝胃不和者，可用柴胡疏肝散（《医学统旨》）合左金丸（《丹溪心法》）；兼胆胃郁热者，可用龙胆泻肝汤（《医方集解》）合温胆汤（《千金要方》）；兼胃阴不足者，可用沙参麦冬汤（《温病条辨》）。

8. 肝火犯肺证

证候：上气咳逆阵作，咳时面红目赤，咳引胸痛，可随情绪波动增减，烦热咽干，常感痰滞咽喉，咳之难出，量少质黏，或痰如絮条，口干口苦，胸胁胀痛，舌质红，苔薄黄少津，脉弦数。

病机：肝失条达，郁结化火，上逆侮肺，肺失肃降。

治法：清肺泄热，化痰止咳。

方药：黄芩泻白散（《症因脉治》）合黛蛤散（《中华人民共和国药典》）加减。桑白皮 12g，地骨皮 12g，黄芩 9g，青黛 6g，海蛤壳 15g。火热较盛，咳嗽频作，痰黄者，可加栀子、牡丹皮、浙贝母、枇杷叶以增清热止咳化痰之力；胸闷气逆，加枳壳、旋覆花以利肺降逆；胸痛配郁金、丝瓜络以理气和络；痰黏难咯，酌加海浮石、浙贝母、竹茹、瓜蒌以清热化痰降气；火郁伤津，咽燥口干，咳嗽日久不减，酌加北沙参、麦冬、天花粉以养阴生津敛肺。

9. 肺阴亏虚证

证候：干咳，咳声短促，痰少黏白，或痰中见血，或声音逐渐嘶哑，午后潮热，颧红，手足心热，夜寐盗汗，口干咽燥，起病缓慢，日渐消瘦，神疲，舌质红，少苔，脉细数。

病机：肺阴亏虚，虚热内灼，肺失滋润，肃降无权。

治法：养阴清热，润肺止咳。

方药：沙参麦冬汤（《温病条辨》）加减。北沙参 9g，麦冬 9g，天花粉 9g，玉竹 9g，桑叶 9g，知母 9g，川贝粉 2g。久咳气促，加五味子、诃子以敛肺降气平喘；痰中有血丝或带血者，加牡丹皮、白茅根、仙鹤草以清热凉血止血；潮热重者加功劳叶、银柴胡、青蒿、龟甲、胡黄连以清虚热；盗汗加乌梅、牡蛎、浮小麦以收敛止涩；咳吐黄痰，加海蛤粉、黄芩以清热化痰；手足心热，梦遗，加黄柏、女贞子、墨旱莲、五味子以滋肾敛肺；兼气虚者，可用生脉饮（《备急千金要方》）加减。

六、病例举隅

病例1

王某，男，34岁。2022年1月4日初诊。

[主诉] 晨起咳嗽半年余。

[现病史] 患者半年前无明显诱因出现晨起咳嗽，自觉咽部有痰，未进行治疗，近期咳嗽加重，遂来就诊。现症见：咳嗽，痰多，咽痒，咳出痰后自觉症状减轻，乏力，呃逆，嗳气，平素烦躁易怒，眠差，多梦，纳可，二便可。

[既往史] 否认慢性病史。

[查体] 舌淡红，苔白腻，脉沉细。

[诊断] 中医诊断：咳嗽（痰湿蕴肺证）。

西医诊断：咳嗽。

[处方] 陈皮15g，姜半夏15g，茯苓20g，炙甘草10g，枳实10g，竹茹20g，苍术15g，白术15g，薏苡仁20g，苦参10g，厚朴15g，柴胡10g，莪术6g，桔梗15g。

10剂，每日1剂，水煎，分2次口服。

二诊：2022年1月17日。

咳嗽较前好转，但遇冷空气则加重，偶有呃逆，眠可，多梦。舌质淡，边有齿痕，苔白不均，脉沉细。

[处方] 上方去薏苡仁、苦参、姜半夏，加法半夏15g，防风15g，麻黄5g，五味子15g，干姜5g，玄参10g。

10剂，每日1剂，水煎，分2次口服。

三诊：2022年2月1日。

患者咳嗽明显好转，舌淡红，苔白，脉沉。

[处方] 效不更方，原方续服5剂，咳嗽未再复发。

【按语】患者咳嗽来诊，病来时痰湿为盛，咳嗽因痰而生，加之患者寐差梦多、烦躁易怒，梦为心之火，痰邪渐有化火上扰之势，古云："见肝之病，知肝传脾，当先实脾。"未病先防，遂以二陈汤和温胆汤化裁，以陈皮、半夏、茯苓、甘草燥湿化痰兼以利气，枳实、竹茹以祛湿除烦，再加以祛湿之药对兼以疏肝理气，共奏其功。二诊见患者病情好转未愈，饮留于肺，改以苓甘五味姜辛汤化裁，以上方加五味子、玄参以保肺祛肺中留饮，又因患者时有遇寒加重，便加以防风、麻黄祛湿兼以解表，后观其疗效可，预后未发。

病例 2

刘某，女，61 岁。2021 年 9 月 27 日初诊。

[主诉] 咳嗽 2 周余。

[现病史] 患者 2 周前因着凉后感冒，咳嗽，未经治疗，咳嗽迁延不愈，遂来就诊。现症见：咳嗽剧烈，咽痒，痰少，心烦，睡眠欠佳，二便可。

[查体] 舌淡红，苔白，脉滑。

[诊断] 中医诊断：咳嗽（燥邪伤肺证）。

　　　　西医诊断：咳嗽。

[处方] 玄参 20g，夏枯草 20g，枇杷叶 20g，杏仁 20g，麦冬 20g，桑叶 10g，防风 15g，蝉蜕 15g，桔梗 20g，陈皮 20g，山豆根 20g，金银花 20g，蒲公英 20g，白芍 20g，炙甘草 6g。

10 剂，每日 1 剂，水煎，分 2 次口服。

二诊： 2021 年 10 月 8 日。

患者咽痒好转，仍咳嗽，午后潮热。舌淡红，苔白腻，脉沉滑。

[处方] 上方去防风、蝉蜕、夏枯草，加地骨皮 20g。

7 剂，每日 1 剂，水煎，分 2 次口服。

三诊： 2021 年 10 月 17 日。

患者咳嗽明显减轻，有少量白痰。舌淡暗，苔白腻，脉沉滑。

[处方] 首诊处方去防风、蝉蜕、夏枯草，加半夏 15g，茯苓 20g，浙贝母 30g。

10 剂，每日 1 剂，水煎，分 2 次口服。

【按语】 患者初诊时咽痒，迁延难愈，且仍咳嗽剧烈，是为燥邪袭肺，遂以清燥救肺汤化裁以清燥润肺止咳，配以药对防风、蝉蜕解痉镇咳，加以他药保肺利气利咽，又因其热象渐起，佐以金银花、蒲公英以止其热。复诊症状好转，又现阴虚证候，遂改以养阴清肺汤化裁，在前方基础上兼以养肺阴，退虚热，清肺降火。三诊有痰象，遂又加以化痰止咳利湿之品，后观其疗效可，预后未发。

冠状动脉粥样硬化性心脏病

一、疾病概述

冠状动脉粥样硬化性心脏病（coronary atherosclerotic heart disease）指冠状动脉（冠脉）发生粥样硬化引起管腔狭窄或闭塞，导致心肌缺血缺氧或坏死而引起的心脏病，简称冠心病（coronary heart disease，CHE），也称缺血性心脏病（ischemic heart disease）。

冠心病是动脉粥样硬化导致器官病变的最常见类型，严重危害人类健康。本病多发生于 40 岁以上成人，男性发病早于女性，经济发达国家发病率较高，近年来发病呈年轻化趋势，已成为威胁人类健康的主要疾病之一。由于该疾病病理解剖和病理生理变化的不同，冠心病有不同的临床表现。根据其发病特点和治疗原则不同分为两大类：慢性冠脉疾病（chronic coronary artery disease，CAD），也称慢性心肌缺血综合征（chronic ischemic syndrome，CIS），包括稳定型心绞痛、缺血性心肌病和隐匿性冠心病等；急性冠状动脉综合征（acute coronary syndrome，ACS）包括不稳定型心绞痛、非 ST 段抬高型心肌梗死、ST 段抬高型心肌梗死等。本篇主要介绍临床常见疾病——稳定型心绞痛。

稳定型心绞痛（stable angina pectoris）也称劳力性心绞痛。其特点为阵发性的前胸压榨性疼痛或憋闷感觉，主要位于胸骨后部，可放射至心前区和左上肢尺侧，常发生于劳力负荷增加时，持续数分钟，休息或用硝酸酯制剂后疼痛消失。疼痛发作的程度、频率、持续时间、性质及诱发因素等在数个月内无明显变化。

冠心病属于中医学"胸痹""心痛"范畴，其临床表现最早见于《黄帝内经》，指胸部闷满，甚则胸痛彻背，喘息不得平卧为主症的一种疾病，轻者仅仅感觉胸闷如窒，呼吸欠畅，重者则疼痛如刺、如灼、如绞，严重者心痛彻背、背痛彻心。本病有急发与缓作之别，急发者，平素无不适，或许久不发作，遇寒冷、情志不畅、劳倦等诱因猝然心痛如窒；缓作者，始则偶感心胸憋闷不舒，继而心痛，发作频繁，日积月累，甚则心胸后背牵引作痛，喘息不得平卧。

二、疾病机制

（一）病理生理

当冠脉狭窄或部分闭塞时，其血流量减少，对心肌的供血量相对比较固定。在休息时尚能维持供需平衡可无症状；在劳力、情绪激动、饱食、受寒等情况下，心脏负荷突然增加，使心率增快、心肌张力和心肌收缩力增加等而致心肌氧耗量增加，而存在狭窄冠状动脉的供血却不能相应增加以满足心肌对血液的需求时，即可引起心绞痛。

稳定型心绞痛患者的冠状动脉造影显示：有 1～3 支冠脉管腔直径减少＞70% 的病变者分别各占 25% 左右，5%～10% 有左冠脉主干狭窄，其余约 15% 患者无显著狭窄。后者提示患者的心肌血供和氧供不足，可能是冠脉痉挛、冠脉循环的小动脉病变、血红蛋白和氧的离解异常、交感神经过度活动、儿茶酚胺分泌过多或心肌代谢异常等所致。

患者在心绞痛发作之前，常有血压增高、心率增快、肺动脉压和肺毛细血管压增高的变化，反映心脏和肺的顺应性减低。发作时可有左心室收缩力和收缩速度降低、射血速度减慢、左心室收缩压下降、心搏量和心排血量降低、左心室舒张末期压和血容量增加等左心室收缩与舒张功能障碍的病理生理变化。左心室壁可呈收缩不协调或部分心室壁有收缩减弱的现象。

（二）病因病机

卢教授认为冠心病稳定型心绞痛的发生与寒邪内侵、饮食失调、情志失节、劳倦内伤、年迈体虚等因素有关。寒性收引凝滞，既可抑遏阳气，又可致血液运行不畅，或素体阳虚，胸阳不振，阳虚则寒，寒凝气血阻滞，痹阻胸阳，发为本病。饮食不节，脾胃受损，运化功能失职，痰湿内生，上犯心胸，痰湿等病理产物阻遏心阳，影响气机运行，闭阻心脉；脾为后天之本，脾失健运，气血生化乏源，不荣则痛，形成胸痹。情志失调，影响肝、脾等脏腑功能，如怒郁伤肝，肝失疏泄，肝郁气滞，导致气血运行不畅，日久气郁化火，灼津成痰；或忧思伤脾，脾失健运，津液失于输布，凝聚为痰，阻遏心阳；不论气滞还是痰湿，日久均可导致血液运行不畅，脉络不利，气血瘀滞或痰湿瘀结，胸阳不运，心脉痹阻，不通则通，发为本病。劳倦伤脾及肾，脾虚运化失能，气血生化乏源，无以濡养心脉，拘急心痛；积劳伤阳，日久心肾阳微，鼓动无力，血行滞涩，而发胸痹。年老体弱，肾气渐衰，或久病伤肾，肾精不足，肾为先天之本，元阴元阳之所，若肾阳不足，则不能鼓舞五脏之阳气，致心气不足，心阳不振，阳虚则温煦失职，血脉失于鼓动或温运，心脉痹阻；或心肾阳虚，阴寒、痰饮乘于阳位，阻滞心脉，发为胸痹；若肾阴亏虚，则不能濡养五脏之阴，水不涵木，水火不交，则心肝火旺，心阴耗伤，心脉失于濡养，发为胸痹；阴虚则阳亢，心阴不足，心火燔炽，水火不济，日久耗伤肾阴，此为本虚。在本虚的基础上可形成寒凝、气滞、痰浊、血瘀之标实，致胸阳不振，血脉运行不畅，发生胸痹。卢教授认为本病以各种因素形成瘀血所致心脉痹阻为主。

胸痹的病机主要为心脉痹阻，病位在心，涉及肝、肺、脾、肾等脏。心主血脉，肺主治节，心主血脉失职，则血液运行不畅；肺主治节失司，辅助心脏治理调节全身气血津液及脏腑生理功能失职，血行瘀滞；肝主疏泄，肝之疏泄失调，气滞血瘀；脾失健运，聚湿生痰，或气血生化乏源；肾阳虚衰，温煦失常，肾阴亏虚，水火不济，均可致心脉痹阻而发胸痹。胸痹为本虚标实之证，虚实夹杂，"阳微阴弦"，本虚为气、血、阴、阳亏虚，心脉失养；标实为寒凝、气滞、血瘀、痰浊等病理产物痹阻胸阳，阻滞心脉；或相兼为病，如气滞血瘀、寒凝血瘀、痰瘀交阻、气阴两虚等。若本病失治误治，迁延日久，病情进一步发展，则可见"真心痛"之证候，表现为心胸猝然大痛，甚则"旦发夕死，夕发旦死"。

三、临床表现

（一）西医临床表现

1. 症状

（1）诱因：发作常由体力劳动或情绪激动（如愤怒、焦急、过度兴奋等）所诱发，饱食、寒冷、吸烟、心动过速、休克等亦可诱发。疼痛多发生于劳力或激动的当时，而不是在劳累之后。典型的稳定型心绞痛常在相似的条件下重复发生。

（2）部位：主要在胸骨体之后，可波及心前区，手掌大小范围，也可横贯前胸，界限不清。常放射至左肩、左臂内侧达无名指和小指，或至颈、咽或下颌部。

（3）性质：胸痛常为压迫、发闷或紧缩性，也可有烧灼感，但不像针刺或刀扎样锐性痛，偶伴濒死感。有些患者仅觉胸闷不适而非胸痛。发作时患者往往被迫停止正在进行的活动，直至症状缓解。

（4）持续时间：心绞痛一般持续数分钟至 10 余分钟，多为 3～5 分钟，一般不超过半小时。

（5）缓解方式：一般在停止原来诱发症状的活动后即可缓解；舌下含用硝酸甘油等硝酸酯类药物也能在几分钟内使之缓解。

2.体征

平时一般无异常体征，心绞痛发作时常见心率增快、血压升高、表情焦虑、皮肤冷或出汗，有时出现第四或第三心音奔马律。可有暂时性心尖部收缩期杂音，是乳头肌缺血以致功能失调引起二尖瓣关闭不全所致。

（二）中医症状

胸痹以胸部闷满，甚则胸痛彻背，喘息不得平卧为主要症状，轻者仅仅感觉胸闷如窒，气短；重者则疼痛如刺、如灼、如绞，喘息不得平卧，甚者心痛彻背、背痛彻心，常反复发作，伴心悸、气短、自汗等症状，同时因中医证型不同，兼有相应证型的临床表现。

四、疾病诊断

（一）西医诊断标准

参考教材及国内外冠心病稳定型心绞痛指南，根据典型心绞痛的发作特点和体征，休息或含用硝酸甘油后症状有所缓解，结合年龄和存在冠心病危险因素，除外其他疾病所致的心绞痛，一般即可建立诊断。发作不典型者，诊断需要依靠观察服用硝酸甘油的疗效和心绞痛发作时心电图（electrocardiogram，ECG）检查可见 ST-T 改变，症状消失后 ECG 的 ST-T 改变亦逐渐恢复的特点，支持心绞痛诊断。未捕捉到发作时 ECG 者可行 ECG 负荷试验或动态 ECG 监测，若负荷试验出现 ECG 阳性变化或诱发心绞痛时亦有助于诊断。冠状动脉 CTA 有助于无创性评价冠脉管腔狭窄程度及管壁病变性质和分布，冠状动脉造影可以明确冠状动脉病变的严重程度，有助于诊断和决定进一步治疗。考虑介入治疗或外科手术者，必须行选择性冠状动脉造影。

（二）中医诊断标准

1.胸痹以胸部闷痛为主症，患者多见膻中或心前区突发憋闷疼痛，甚则痛彻左肩背、咽痛、胃脘部、左上肩内侧等部位，常呈反复发作，持续时间不长，一般持续几分钟或 10 余分钟，休息或用药后有所缓解。

2. 常伴心悸、气短、自汗等症状，甚则喘息不得平卧，严重者可见胸痛剧烈、持续不解、汗出肢冷、面色苍白、唇甲青紫、脉散乱或细微欲绝等危重症，可发生猝死。

3. 多见于中年以上人群，常因气候变化、感寒、情绪激动、饱食、劳累过度等因素而诱发，亦有无明显诱因或安静状态下发病者。

五、疾病治疗

（一）西医治疗

治疗原则是改善冠脉血供和降低心肌耗氧以改善患者症状，提高生活质量，同时治疗冠脉粥样硬化，预防心肌梗死和死亡，延长生存期。

1. 发作期的治疗

（1）休息：发作时立刻休息，一般患者在停止活动后症状即逐渐消失。

（2）药物治疗：较重的发作，可舌下含服作用较快的硝酸酯制剂，如硝酸甘油、硝酸异山梨酯等，反复发作也可以静脉使用，但要注意耐药可能。

2. 缓解期的治疗

（1）调整生活方式：宜尽量避免各种诱发因素。清淡饮食，一次进食不应过饱；戒烟限酒；调整日常生活与工作量；减轻精神负担；保持适当的体力活动，但以不致发生疼痛症状为度；一般不需卧床休息。

（2）药物治疗：①改善缺血、减轻症状的药物，包括 β 受体拮抗剂，如美托洛尔、比索洛尔等。注意有严重心动过缓和高度房室传导阻滞、窦房结功能紊乱、有明显的支气管痉挛或支气管哮喘的患者禁用，外周血管疾病及严重抑郁相对禁忌；硝酸酯类药，如二硝酸异山梨酯、单硝酸异山梨酯等，注意硝酸酯类药物的不良反应包括头痛、面色潮红、心率反射性加快和低血压等；钙通道阻滞剂，常用非二氢吡啶类如维拉帕米、地尔硫卓，但因其能减慢窦房结心率和房室传导，不能应用于已有严重心动过缓、高度房室传导阻滞和病态窦房结综合征的患者；二氢吡啶类包括硝苯地平、氨氯地平等，注意钙通道阻滞剂常见副作用包括外周水肿、便秘、心悸、面部潮红、头痛、头昏、虚弱无力等；其他药物如曲美他嗪、尼可地尔等。②预防心肌梗死、改善预后的药物，包括抗血小板药物，如环氧化酶抑制剂（阿司匹林、吲哚布芬等）；P2Y12 受体拮抗剂（氯吡格雷、替格瑞洛）。降低低密度脂蛋白胆固醇的药物，包括他汀类药物（辛伐他汀、阿托伐他汀、普伐他汀、瑞舒伐他汀等），其他如依折麦布等降低低密度脂蛋白胆固醇的药物。血管紧张素转化酶抑制剂（ACEI）或血管紧张素Ⅱ受体拮抗剂（ARB），可使冠心病患者的心血管死亡、非致死性心肌梗死等主要终点事件的相对危险性显著降低；β受体拮抗剂对于心肌梗死后的稳定型心绞痛患者，可能减少心血管事件的发生。③血管重建治疗。采用药物保守治疗还是血运重建治疗（包括经皮介入治疗或者旁路移植术），需根据冠脉的病变解剖特征、患者临床特征及当地医疗中心手术经验等综合决定。

以上所有药物的用法用量、使用注意事项、血管重建技术具体方法等不加赘述，具体介绍请参照相关教材或指南。

（二）辨证论治

卢教授认为冠心病心绞痛发作期，中医药干预能够缓解胸痛等相应临床症状，但仍以辅助治疗为主，进而改善心功能，减少不良事件的发生。缓解期根据不同分型，结合临床症状、体征及舌象、脉象等四诊合参，进行辨证论治。

发作期中医用药一般可选用中成药治疗，包括速效救心丸舌下含服，以行气活血，祛瘀止痛；复方丹参滴丸舌下含服，以活血化瘀，理气止痛；胸痛兼畏寒肢冷者，可选用麝香保心丸舌下含服；缓解期治疗具体辨证分型治疗如下。

1. 心血瘀阻型

主症：心胸疼痛，如刺如绞，痛有定处，入夜尤甚。

次症：①面色紫暗；②肢体麻木；③可因暴怒、劳累加重。

舌脉：舌质暗红或紫暗，舌体有瘀点瘀斑，舌下络脉紫暗，苔薄白，脉弦涩或结代。

证型确定：证候诊断具备主症1项+次症2项，参考舌脉，即可诊断。

治则：活血化瘀，通络止痛。

方药：血府逐瘀汤加减。卢教授在治疗过程中常加入香附、延胡索、郁金等药理气止痛；加入丹参加强活血、调气止痛之功效；加入乳香、没药增强活血理气之功；加入桂枝温通散寒；加入黄芪、人参等益气温阳；若舌苔黄腻，痰瘀热互结者，加用温胆汤。

2. 气滞心胸型

主症：胸痛以心胸满闷胀痛为特点。

次症：①善太息；②急躁易怒；③胸腹胀闷。

舌脉：舌淡，苔薄白，脉弦。

证型确定：证候诊断具备主症1项+次症2项，参考舌脉，即可诊断。

治则：疏肝理气，活血通络。

方药：柴胡疏肝散加减。卢教授在治疗过程中若胸闷心痛明显者，常加入当归、桃仁、红花以增强活血化瘀止痛之作用；日久气郁化火，常加入栀子、牡丹皮等疏肝泻热，凉血化瘀；便秘者，加入枳实、厚朴、桃仁等行气润肠通便；失眠者，加入酸枣仁、茯苓、茯神、柏子仁或煅龙骨、煅牡蛎等养心重镇安神。

3. 痰浊闭阻型

主症：①胸痛以胸闷痛为特点；②形体肥胖。

次症：①头晕多寐；②肢体困重，倦怠乏力；③纳呆便溏。

舌脉：舌胖大，边有齿痕，苔白滑或厚腻，脉滑。

证型确定：证候诊断具备主症 2 项 + 次症 1 项，参考舌脉，即可诊断。

治则：通阳泄浊，豁痰宣痹。

方药：瓜蒌薤白半夏汤合涤痰汤加减。卢教授在治疗过程中常加入陈皮、白术、苍术等健脾祛湿化痰；痰浊日久化热，加入黄连、栀子、竹茹等药以清热化痰；若气滞明显者，加入柴胡、香附、白芍、川芎等理气止痛；大便秘结者，加入大黄、桃仁等泄热通便。

4. 寒凝心脉型

主症：①猝然心痛如绞，心痛彻背，多因感寒发病或加重；②面色苍白，形寒肢冷拘挛。

次症：①腰骶、腹部寒冷或痛；②手足不温，冷汗自出；③心悸气短。

舌脉：舌淡，苔薄白，脉沉紧或沉细。

证型确定：证候诊断具备主症 2 项 + 次症 2 项，参考舌脉，即可诊断。

治则：温经散寒，活血通痹。

方药：当归四逆汤加减。卢教授在治疗过程中常加入高良姜、细辛等温中散寒；加入薤白、桂枝温通经脉。

5. 气虚血瘀型

主症：胸痛以胸痛胸闷或固定不变为特点。

次症：①神疲乏力，少气懒言；②面色淡白或晦暗；③自汗；④肢体麻木。

舌脉：舌淡暗，苔薄白，脉沉涩。

证型确定：证候诊断具备主症 1 项 + 次症 2 项，参考舌脉，即可诊断。

治则：益气活血，补虚止痛。

方药：八珍汤加减。卢教授在治疗过程中常加入黄芪、柴胡、桔梗、升麻、牛膝等治疗气虚明显，乏力较甚甚则气不上接者；若胸闷胀痛较重，短气喘促，气滞明显者，加入柴胡、香附、川芎、枳壳等疏肝行气止痛；若痰多体胖，肢体困重，兼有痰浊者，加入陈皮、半夏、白术、苍术、茯苓等健脾益气、祛湿化痰。

6. 气阴两虚型

主症：①心胸隐痛，时作时止；②心悸气短。

次症：①神疲乏力，声息低微；②五心烦热；③口干不欲饮。

舌脉：舌红少津，边有齿痕，舌苔薄白，脉细弱无力。

证型确定：证候诊断具备主症 1 项＋次症 2 项，参考舌脉，即可诊断。

治则：益气养阴，活血通络。

方药：生脉散加减。卢教授在治疗过程中常加黄芪、女贞子等益气养阴；若兼气滞血瘀者，加柴胡、川芎、郁金、枳壳等行气止痛；兼痰浊者，加白术、苍术、茯苓、陈皮、半夏、薏苡仁等健脾祛湿化痰；兼失眠者，加茯苓、茯神、酸枣仁、柏子仁养心安神；兼便秘者，加当归、桃仁等益气润肠通便。

7. 心肾阴虚型

主症：①心胸憋闷疼痛，时作时止；②腰膝酸软，五心烦热，潮热盗汗。

次症：①头昏耳鸣；②眼目干涩；③口干不欲饮。

舌脉：舌红少津，苔薄白，脉细数。

证型确定：证候诊断具备主症 2 项＋次症 2 项，参考舌脉，即可诊断。

治则：滋阴清热，养心安神。

方药：天王补心丹或左归饮加减。卢教授在治疗过程中常加入酸枣仁汤以治心烦不寐，舌尖红少津者；若伴畏寒肢冷、自汗盗汗之阴阳两虚者，常加入人参、黄芪、山药、牛膝、炙甘草等阴阳并补。

8. 心肾阳虚型

主症：①心胸闷痛，动则尤甚；②心悸怔忡。

次症：①面色㿠白；②畏寒肢冷，肢体浮肿；③大便稀溏，夜尿频多。

舌脉：舌质淡胖，苔白，脉沉细迟。

证型确定：证候诊断具备主症 2 项＋次症 2 项，参考舌脉，即可诊断。

治则：温补阳气，振奋心阳。

方药：右归饮加减。卢教授在治疗过程中常加入附子、肉桂、生姜、人参等益气温阳；加入车前子、黄芪、茯苓、白术、桂枝等温化水饮，治疗水饮凌心所致心悸、喘促、浮肿等症。

此外，卢教授嘱患者调畅情志，避免情绪波动，避风寒，饮食有节，起居有常，坚持适当进行活动，劳逸结合，保持大便通畅等。

六、病例举隅

病例 1

李某，女，46 岁。2021 年 5 月 29 日初诊。

[主诉] 心悸伴右背部疼痛半年，加重 3 天。

[现病史] 患者半年前无明显诱因出现心悸伴右背部疼痛，自行口服硝酸甘油可缓解，就诊于当地医院查心电图示：ST-T 改变，诊断为冠心病（稳定型心绞痛），予阿司匹林 0.5g 每日 1 次口服；近 3 天患者心悸伴右背部疼痛加重，遂来诊。现症见：心悸，右背部刺痛，头晕，胃脘不适，纳呆便溏，睡眠欠佳。

[查体] 舌淡红，暗滞，苔白根腻，脉沉弦。

[诊断] 中医诊断：胸痹（痰瘀互结证）。

西医诊断：冠状动脉粥样硬化性心脏病（稳定型心绞痛）。

[处方] 柴胡 15g，枳实 15g，白芍 20g，川芎 20g，当归 20g，熟地黄 20g，桃仁 20g，红花 15g，桔梗 20g，牛膝 20g，半夏 15g，厚朴 20g，茯苓 20g，海螵蛸 30g，鸡内金 20g，苍术 20g，炙甘草 10g。

7 剂，每日 1 剂，水煎，分 2 次口服。

二诊：2021 年 6 月 9 日。

患者仍头晕，胸闷，时有心悸，二便正常，舌淡红，苔白腻，脉沉细。

[处方] 上方去白芍，加赤芍 20g，浮小麦 30g，牡蛎 30g，竹茹 20g。

7 剂，每日 1 剂，水煎，分 2 次口服。

三诊：2021 年 8 月 11 日。

患者近来生气后再次出现胸闷胸痛，上肢麻木有针刺感。舌质红，苔白腻，脉沉滑。

[处方] 柴胡 15g，枳壳 15g，赤芍 20g，川芎 20g，桃仁 20g，红花 10g，牛膝 20g，地龙 20g，香附 15g，当归 20g，白术 20g，苍术 20g，桂枝 20g，黄芪 30g，人参 10g，陈皮 15g，炙甘草 10g。

7 剂，每日 1 剂，水煎，分 2 次口服。

四诊：2021 年 8 月 18 日。

上述症状均明显好转，舌质红，苔白，脉沉细。

[处方] 上方去牛膝、地龙、苍术、白术、人参、陈皮，枳壳改为枳实 15g，加瓜蒌 20g，薤白 15g，半夏 15g，竹茹 20g。

7剂，每日1剂，水煎，分2次口服。

【按语】患者半年前诊断为"冠心病"，结合其症状及舌、脉象，中医诊断为胸痹之痰瘀互结证，气机运行不畅则痰浊、瘀血互结。卢教授首诊以柴胡、枳实、川芎行气化瘀；桔梗、牛膝一升一降调畅气机，气行则血行；当归、桃仁、红花活血化瘀止痛；白芍缓急止痛；半夏、厚朴、茯苓、苍术健脾益气化痰；脉沉，以熟地黄滋阴益气；胃脘部不适，海螵蛸、鸡内金为卢教授常用对药，用以保护胃黏膜；炙甘草调和诸药。二诊患者时有心悸，故加入浮小麦、牡蛎养心重镇安神，气郁日久化火，故将白芍改为赤芍，加入竹茹以清热除烦。三诊患者自觉胸闷胸痛，且上肢麻木，故卢教授更方，以活血祛瘀为主。除柴胡、枳壳、川芎、香附行气活血外，加入大队活血化瘀之品，如赤芍、桃仁、红花、牛膝、地龙、当归；患者日久有虚象，故加入黄芪、人参益气健脾，桂枝温通经脉。患者服药后症状有所好转，加入瓜蒌薤白半夏汤以温阳化痰祛湿。卢教授认为胸痹多气滞、痰浊、血瘀互结为标，日久伤及人体正气，故扶正祛邪同用，同时根据不同阶段证型侧重有所不同，辨证论治。

病例2

王某，女，62岁。2022年6月1日初诊。

[主诉] 冠心病病史20年，心悸加重1周。

[现病史] 患者20年前诊断为"冠状动脉粥样硬化性心脏病（稳定性心绞痛）"，间断性口服丹参滴丸、阿司匹林治疗；近1周患者受惊吓后出现心悸，持续不缓解，遂来诊。现症见：心悸胸闷，乏力，头昏，呃逆，盗汗，夜眠欠佳，入睡困难且易醒，食欲欠佳，大便溏，3～4次/日。

[既往史] 高血压病史20年，血压最高达180/80mmHg，现口服替米沙坦片，血压控制尚可。

[查体] 舌淡红，苔白腻，脉沉。

[诊断] 中医诊断：心悸（心虚胆怯型）。

西医诊断：冠状动脉粥样硬化性心脏病（稳定性心绞痛）。

[处方] 太子参20g，熟地黄20g，炒山药20g，麸炒白术20g，生黄芪30g，白芍20g，桂枝15g，茯苓10g，茯神10g，浮小麦30g，煅牡蛎30g，陈皮15g，黄连10g，竹茹20g，海螵蛸30g，鸡内金20g，姜半夏15g，厚朴15g，炙甘草10g。

7剂，每日1剂，水煎，分2次口服。

二诊：2022年6月11日。

呃逆好转，仍头昏，乏力，面部潮红，烘热汗出，汗出则心悸，夜间尤甚，血压控制不稳定。舌淡红，偏暗红，苔白腻，脉沉。

［处方］上方去黄芪、桂枝、白芍、姜半夏，厚朴加到20g，加牡丹皮15g，知母15g，生地黄20g，百合15g，麦冬20g，柏子仁20g，酸枣仁20g。

7剂，每日1剂，水煎，分2次口服。

三诊：2022年6月20日。

入睡后自觉身热、盗汗，睡眠欠佳，偶尔有呃逆。舌淡暗红，苔白腻，脉沉。

［处方］上方去白术、山药，加苍术15g，栀子15g，决明子15g，代赭石20g。

7剂，每日1剂，水煎，分2次口服。

四诊：2022年7月4日。

盗汗、失眠、呃逆较前好转，无心前区不适，出汗时偶有心慌，自觉腿部发凉。舌淡红，暗滞，苔白腻，脉沉。

［处方］二诊处方去牡丹皮、知母，煅牡蛎加到50g，加附子9g，巴戟天10g，龟胶15g。

7剂，每日1剂，水煎，分2次口服。

五诊：2022年7月20日。

症状均较前有所好转。舌质偏暗红，苔白稍腻，脉沉细。

［处方］上方加泽泻20g，车前子20g。

7剂，每日1剂，水煎，分2次口服。

【按语】患者自觉心慌多年，结合其临床表现及舌脉，辨为心虚胆怯证。故卢教授以太子参、熟地黄、炒山药健脾益气；生黄芪、白术、浮小麦益气固表止汗；茯苓、茯神、煅牡蛎养心重镇安神；海螵蛸、鸡内金顾护胃气；陈皮、黄连、竹茹、姜半夏、厚朴温清共施，清心除烦；桂枝振奋心阳；炙甘草调和诸药。诸药合用以补益为主。二诊时患者热象明显，故首方去黄芪、桂枝、白芍、姜半夏等温性之品，加入牡丹皮、知母、生地黄、百合、麦冬滋阴清热；柏子仁、酸枣仁养心安神。三诊患者热象仍明显，故上方去白术、山药温性之品，加栀子、决明子清热除烦，代赭石重镇安神。四诊患者自觉腿凉，虚寒性症状明显，故在二诊处方的基础上去牡丹皮、知母寒凉之品，加入附子补火助阳；巴戟天、龟胶补肾滋阴；因患者仍汗出心慌，故煅牡蛎加到50g，固表止汗安神。五诊时症状均有所好转，苔白腻，故守方加入泽泻、车前子健脾祛湿。整体治疗以补益为主，随证论治调方，效果显著。

▶▶ **参考文献**

[1] 葛均波，徐永健，王辰 . 内科学［M］. 北京：人民卫生出版社，2018.

[2] 吴勉华，石岩 . 中医内科学［M］. 北京：中国中医药出版社，2021。

[3] MONTALESCOT G, SECHTEM U, ACHENBACH S, etal. 2013 ESC guidelines on the management of stable coronary artery disease : the task force on the management of stable coronary artery disease of the European Society of Cardiology［J］. Eur Heart J, 2013, 34（38）: 2949–3003.

[4] 王阶，陈光 . 冠心病稳定型心绞痛中医诊疗专家共识［J］. 中医杂志，2018，59（5）: 447–450.

[5] 中华医学会心血管病分会介入心脏病学组，中国医师协会心血管内科医师分会，血栓防治专业委员会和中华心血管病杂志编辑委员会 . 稳定性冠心病诊断和治疗指南［J］. 中华心血管病杂志，2018，46（9）: 680–694.

更年期综合征

一、疾病概述

更年期综合征（climacteric syndrome，CLS），又称"围绝经期综合征"，是指妇女（一般为 40～60 岁）在绝经前后由于卵巢功能衰退引起的一系列以自主神经系统功能紊乱为主，伴有神经心理证状的一组证候群。

中医古籍中并无围绝经期综合征的记载，根据疾病特点多称之为"经断前后诸证"，亦称"绝经前后诸证"，指妇女在绝经期前后，围绕月经紊乱或绝经出现明显不适证候，如烘热汗出、烦躁易怒、潮热面红、眩晕耳鸣、心悸失眠、腰背酸楚、面浮肢肿、情志不宁等症状。

二、疾病机制

（一）病理生理

西医学认为卵巢功能衰退及失调是导致更年期综合征症状的主要病因。卵巢功能储备下降，以卵巢作为主导器官的下丘脑 – 垂体 – 卵巢轴、下丘脑 – 垂体 – 甲状腺轴和下丘脑 – 垂体 – 肾上腺轴等神经内分泌器官和组织功能快速衰退甚至衰竭，可引发一系列躯体及精神心理症状、神经内分泌变化、血管舒缩因子活性改变、免疫因素、自由基的影响及细胞凋亡导致。

更年期综合征的病理机制主要有三个方面：内分泌学说、神经递质 – 内分泌变化学说、免疫学说。处于围绝经期的女性会经常性的月经紊乱，是因为女性的生殖内分泌轴紊乱，导致卵巢不能够产生相应的卵子和足够水平的激素。焦虑、抑郁等心理活动会抑制下丘脑 – 垂体 – 卵巢轴的活动，从而影响女性生殖内分泌活动。围绝经期综合征妇女的生殖内分泌及免疫系统的调节作用，发现 $CD3^+$、$CD4^+$ 等比例降低，免疫功能系统紊乱，卵巢功能减退，出现一系列神经功能紊乱的证候群。神经递质是中枢神经信息传递的媒介，影响人的心理及其行为方式。

（二）病因病机

《素问·上古天真论》中云："女子七岁，肾气盛，齿更发长；二七而天癸至，任脉通，太冲脉盛，月事以时下，故有子……七七，任脉虚，太冲脉衰少，天癸竭，地道不通，故形坏而无子也。"它提出了妇女的生殖衰老与肾气关系密切，妇女到了一段时期必见肾气耗竭，并且可以见到月经的产生将逐渐减少并步入绝经，这是女性的生理现象。若这期间妇女无任何明显症状则无病，但若这期间因七情所伤、饮食失调、劳倦过度、经孕劳伤阴血等原因而见病理现象，如月经紊乱、烘热汗出、手足心热、头晕目眩、失眠心悸、烦躁易怒等，可诊断为"更年期综合征"。

卢教授认为此病病机根本在于肾虚，尤指肾阴肾阳亏虚，七七肾气渐衰，气血津液不足，阴阳失去平衡，脏腑功能失调而出现更年期症状，肾虚为本，心、肝、脾三脏可累及。此阶段的妇女多经历了经、孕、产、乳等阶段，气血耗伤，肾气渐衰，肾精亏虚，故以肾阴虚为多见。阴水不足则无法上升濡养心血、心神，致水火失交，心火亢盛；肾阴不足，煎熬阴津，肾津不足，水不涵木，肝阴亏耗，肝阳失于守摄独浮于外，久而肝阳上亢；乙癸同源，肾精不足，则肝失所养；脾与肾为先后天互相资养，肾虚则脾运化失调，则气血乏源，水谷之精稀少，肾精失其充养，久之肾气将尽，天癸将竭，阴阳失衡，阴失于内敛，阳失于卫外，津液外泄。

三、临床表现

西医认为更年期综合征的症状分为近期症状及远期症状。近期症状有月经周期紊乱如月经先期、量多或少、经期延长、崩漏，或月经后期、闭经；血管舒缩症状如烘热、汗出、眩晕、心悸等，皮肤干燥、瘙痒、感觉异常，或有蚁行感。全身血管舒缩症状是影响80%围绝经期和绝经后妇女的典型群集。自主神经失调、精神神经症状如烦躁易怒、情绪抑郁、失眠多梦、健忘多疑。远期症状包括泌尿生殖器绝经后综合征，又称绝经后泌尿生殖系统综合征，以前称为萎缩性阴道炎或外阴阴道萎缩，影响超过一半的绝经后妇女，由于经后激素的缺乏，改变结缔组织的代谢，减少胶原蛋白的生成，导致阴道干涩、瘙痒、性交困难，尿急和尿频增加及尿道感染等令人烦恼的症状；由于骨质疏松导致的肌肉、关节疼痛，腰背、足跟酸痛，易骨折等；阿尔兹海默病及心血管病变。

中医临床表现为年龄在 45 ～ 55 岁的妇女，已经绝经或月经紊乱，伴有典型的烘热汗出症状，可伴有烦躁易怒、潮热面红、眩晕耳鸣、心悸失眠、胸闷头痛、情志异常、记忆力衰退、血压波动、面浮肢肿等症；除了几个主要的症状群，卢教授认为更年期综合征的症状还应包括食欲、体重增加，腹痛、背痛、腰痛，乳房肿胀和压痛，恶心，便秘，疲劳，不安、情绪波动和哭泣。

四、疾病诊断

诊断标准如下：40 ～ 60 岁的妇女；出现月经紊乱或停经，或有手术切除双侧卵巢及其他因素损伤双侧卵巢功能病史。常伴有以下症状。

1. 月经改变

月经紊乱，如月经先期、量多或少、经期延长、崩漏，或月经后期、闭经。

2. 血管舒缩症状

烘热、汗出、眩晕、心悸等。

3. 精神神经症状

烦躁易怒、情绪抑郁、失眠多梦、健忘多疑等。

4. 泌尿生殖系统症状

绝经后期可出现尿频尿急或尿失禁，阴道干涩、灼热，阴痒，性交疼痛，易反复发作膀胱炎。

5. 皮肤症状

皮肤干燥、瘙痒，感觉异常，或有蚁行感。

6. 骨、关节肌肉症状

绝经后期可出现肌肉、关节疼痛，腰背、足跟酸痛，易骨折等。

7. 体征

妇科检查绝经后期可见外阴及阴道萎缩，阴道分泌物减少，阴道皱襞消失，宫颈、子宫可有萎缩。

8. 辅助检查

（1）阴道细胞学涂片：阴道脱落细胞以底、中层细胞为主。

（2）生殖内分泌激素测定：绝经过渡期血清 FSH > 10U/L，提示卵巢储备功能下降。闭经、FSH > 40U/L 且 E_2 < 10 ～ 20pg/mL，提示卵巢功能衰竭。

（3）氯米芬兴奋试验：月经期第 5 日口服氯米芬，每日 50mg，共 5 日，停药第 1 日测血清 FSH > 12U/L，提示卵巢储备功能降低。

五、疾病治疗

激素治疗以补充雌激素最为关键。雌激素受体分布于全身各重要器官，例如心肌、冠状动脉、颈动脉，主动脉、脑膜、骨骼、皮肤、脂肪、泌尿道、肾脏和肝脏都有雌激素受体，雌激素参与脂肪、糖、蛋白质与骨代谢，对维持妇女健康和延缓衰老具有特殊重要性，围绝经期体内雌激素水平急剧下降，会出现一系列功能失调的临床表现，影响健康与寿命。因此，可适时补充雌激素。但雌激素能使子宫内膜增生，有诱发子宫内膜癌危险，使用时，必须加用孕激素以对抗子宫内膜增生，保护子宫内膜，以免诱发子宫内膜癌。雌激素是最有效的治疗全身血管舒缩症状和更年期泌尿生殖系统综合征，预防骨质疏松症，缓解症状和预防慢性疾病的妇女；对于有雌激素治疗禁忌症或个人反对的女性，可以提供全套的非激素治疗方法来治疗全身和局部的更年期症状。

中医药治疗女性更年期综合征可从整体调节患者状态，有较高的安全性，副作用相较于西药少，尤其是联合西药的运用，可有效缓解患者临床症状，增强临床疗效，延缓衰老，提高生活质量。多数医家治疗更年期综合征的药物五味主要以辛、甘、苦为主，少运用酸涩药物，善用寒性药物，其次为温性和平性药物，过于寒凉、燥热的药物使用较少。

（一）西医治疗

1. 一般治疗

治疗目的为缓解更年期症状，早期发现并预防骨质疏松、心血管等老年疾病。如失眠患者安眠治疗；围经期神经精神症状可因神经类型不稳定，或精神状态不健全而加剧，谷维素有助于调整自主神经功能，可镇静助眠、改善精神神经失调症状；钙剂有助于缓解骨质的流失。

2. 对症治疗

主要治疗手段为激素治疗。用药制剂选择原则上尽量选用天然雌激素，剂量应个体化，以取最小有效量为佳。

（1）激素治疗

①尼尔雌醇：对子宫已切除妇女，可每月服 5mg，长期服用。对子宫内膜需保护妇女，则需采用尼尔雌醇与安宫黄体酮合用，方法是每半月服尼尔雌醇 2mg，连服 3 个月后，加服安宫黄体酮，每日 6mg，共 7 ～ 10 天，以对抗雌激素的作用，保护子宫内膜。

②倍美力：围绝经期序贯给药：倍美力 0.625mg，1 次 / 日，连服 28 日，后 14 日加服安宫黄体酮 5mg；绝经后连续联合给药：倍美力 0.625mg，1 次 / 日，安宫黄体酮 4mg，1 次 / 日。

③利维爱：常用于绝经后妇女，每日 2.5mg，口服 3 个月后改为每日 1.25mg，长期服用，不需加用孕激素。

（2）非激素治疗

选择性血清素再吸收抑制剂（selective serotonin reuptake inhibitors，SSRIs）多用于治疗精神疾病如抑郁或焦虑，疗效最佳的为帕罗西汀、西酞普兰和艾司西酞普兰；最有效的血清素和去甲肾上腺素再摄取抑制剂（SNRIs）依次为文拉法辛、去甲文拉法辛。对于曾患有乳腺癌病史并正在服用他莫昔芬（tamoxifen）的妇女则需避免服用 SSRIs 而改服 SNRIs。可乐定、甲基多巴等为 α- 肾上腺受体激动药的常用药，能够调节下丘脑的体温中枢，也能直接对周围血管产生作用，缓解因血管扩张而产生的面赤潮热症状。

（3）心理治疗

心理治疗是通过言语、态度、表情、行为和环境来影响和改变患者的感受、情绪、认知和行为，以改善患者的心理状态、行为方式。

（二）辨证论治

更年期综合征以肾虚为本，常影响心、肝、脾等脏腑，辨证时需注意有无水湿、痰浊、瘀血之兼夹证。卢教授认为更年综合征具体辨证分型如下。

1. 肝肾阴虚证

主症：绝经前后，月经紊乱，月经提前，量或多或少，经色鲜红。

次症：眩晕耳鸣，目涩，五心烦热，口燥咽干，失眠多梦，健忘，腰膝酸痛，阴部干涩，或皮肤干燥、瘙痒，感觉异常，溲黄便秘。

舌脉：舌红，少苔，脉细数。

证型确定：绝经前后判断为更年期，患者出现月经改变、血管舒缩症状、皮肤干燥等可以判断为更年期综合征，而眩晕耳鸣、目涩健忘、腰膝酸软提示病位在肝肾，五心烦热、口燥咽干、舌红少苔、脉细数等为阴虚证候，此证型为肝肾阴虚证。

治则：滋养肝肾，育阴潜阳。

方药：杞菊地黄丸加减。卢教授在治疗过程中常用枸杞子、菊花、熟地黄、山药、山茱萸、牡丹皮、茯苓、泽泻等。

2. 肾虚肝郁证

主症：绝经前后，月经紊乱，烘热汗出，精神抑郁，胸闷叹息。

次症：烦躁易怒，睡眠不安，大便时干时溏。

舌脉：舌红，苔薄白或薄黄，脉沉弦或细弦。

证型确定：绝经前后判断为更年期，患者出现月经改变，情志改变可以判断为更年期综合征，烦躁易怒、精神抑郁、胸闷叹息多为肝郁，肝郁则脾虚，会出现大便溏稀，本病病机为肾虚，则此证型为肾虚肝郁。

治法：滋肾养阴，疏肝解郁。

方药：一贯煎加减。卢教授在治疗过程中常用生地黄、沙参、当归、枸杞子、麦冬等。

3. 心肾不交证

主症：绝经前后，月经紊乱，烘热汗出，失眠健忘，多梦易惊。

次症：心悸怔忡，心烦不宁，腰膝疲软，精神涣散，思维迟缓。

舌脉：舌红，少苔，脉细或细数。

证型确定：绝经前后判断为更年期，患者出现烘热汗出、失眠健忘、多梦易惊等血管舒缩及失眠症状，可诊断为更年期综合征，兼见心悸怔忡、心烦不宁、腰膝疲软、精神涣散、思维迟缓则与心肾有关，舌红、少苔、脉细或细数则为阴虚，则此证为心肾阴虚，即心肾不交证。

治则：滋阴降火，补肾宁心。

主方：天王补心丹加减。卢教授在治疗过程中常用柏子仁、酸枣仁、麦冬、天冬、生地黄、当归、人参、玄参、桔梗、五味子、远志、茯苓等。

4. 肾阴阳两虚证

主症：绝经前后，月经紊乱，经色暗或淡红，时而烘热，时而畏寒。

次症：自汗盗汗，头晕耳鸣，失眠健忘，腰背冷痛，足跟痛，水肿便溏，小便频数。

舌脉：舌淡，苔白，脉沉细弱。

证型确定：绝经前后，月经紊乱可判断为更年期综合征。经色暗或淡红、时而烘热、自汗盗汗、头晕耳鸣、失眠健忘、腰背冷痛、足跟痛、水肿便溏、小便频数等症状均与肾有关，盗汗、头晕耳鸣、失眠健忘为肾阴精亏虚，无法滋养髓窍导致；自汗、时而畏寒为肾阳虚，此证为肾阴阳两虚证。

治则：阴阳双补。

主方：二仙汤加减。卢教授在治疗过程中常用淫羊藿、熟地黄、龟甲、菟丝子、知母、肉苁蓉、巴戟天、仙茅、桃仁、红花等。

六、现代研究

随着现代研究的深入，更年期不单单指绝经期的女性，男性更年期综合征近年来也多有研究，其概念是指男性从中年向老年期过渡时，由于机体逐渐衰老，内分泌功能尤其是性腺功能减退、性激素调节紊乱而出现的一组临床症状群，主要表现为精神、心理症状及性功能障碍等一系列临床、生化、生理综合征，多数男子是在无任何症状情况下不知不觉中度过的，但也有部分男子会出现临床症状。因中年向老年过渡时其体内雄激素水平下降及内分泌功能减退尤以性功能减退较明显，故又称中老年男性雄性激素部分缺乏综合征、年龄相关性睾酮缺乏综合征、男性迟发型性腺功能减退症等。西医学治疗本病时以睾酮补充替代疗法为主，并根据相应的临床症状酌加抗抑郁药或调整植物神经功能药物。男性更年期综合征的中医病因病机同女性类似，其病机与天癸衰竭、肾脏虚衰有重要关系，肾为先天之本，真阳真阴之所在，五八肾气衰，肾阳始衰，则肾阳亏虚，水不荣木、肝气郁结也是病机关键。在治疗方法上应重视生理和心理双重诊治，身心同治。治疗还包括肝肾同补以益虚损，滋肾疏肝祛邪以调气血，选方用药精当，还可以通过言语疏导、运动减压等方式调节情志。

七、病例举隅

病例 1

张某，女，50 岁。2021 年 6 月 12 日初诊。

[主诉] 眩晕 2 年。

[现病史] 患者 2 年前停经后开始出现头晕眼花、视物模糊，未治疗；2 周前自觉加重，为求中医系统治疗来诊。现症见：头晕眼花，耳鸣，腰膝酸软，口干，口苦，咽干，眼睛干涩，五心烦热，烘热汗出，神疲倦怠，眠差，入睡困难，饮食可，二便正常。

[既往史] 否认有冠心病、高血压、糖尿病等慢性疾病史，否认有结核病等传染病史，否认手术外伤史。

[个人史] 适龄结婚，48 岁绝经，孕 2 子产 2 子，顺产。

[查体] 舌淡红，苔薄黄，脉沉细。

[诊断] 中医诊断：绝经前后诸证（肝肾亏虚型）。

　　　　西医诊断：更年期综合征。

[处方] 熟地黄 20g，当归 15g，白芍 20g，生地黄 20g，煅牡蛎 30g，麦冬 20g，枸杞子 20g，女贞子 20g，覆盆子 20g，白术 15g，茯苓 20g，牡丹皮 15g，栀子 15g，玄参 15g，桔梗 20g，菊花 20g，决明子 20g，鸡内金 20g，浮小麦 30g，百合 20g，炙甘草 10g。

7 剂，每日 1 剂，水煎，分 2 次口服。

二诊：2021 年 6 月 19 日。

患者自述症状好转，仍有烘热汗出，胸闷气短，情志欠佳。

[处方] 上方去栀子、牡丹皮、玄参，加竹茹 20g，柴胡 10g，香附 10g，枳实 10g。

7 剂，每日 1 剂，水煎，分 2 次口服。

三诊：2021 年 6 月 26 日。

患者前来复诊，上述症状明显好转，无明显不适。

[处方] 上方续服 7 剂。

【按语】更年期综合征，中医又称"经断前后诸证"，亦称"绝经前后诸证"，病机在于"虚"，尤指肾虚贯穿始终。此患者为典型的肝肾亏虚之证，肾精亏虚，开窍于耳及二阴，症见耳鸣；肾主骨，肾虚则腰膝酸软；乙癸同源，肾虚累及肝虚，则头晕目眩、口干口苦咽干、眼干眼涩；因其"虚"，可见阴虚证候，如五心烦热等。因此，患者初诊时以肝肾亏虚为病机，治以补益肝肾、滋阴清热为主，既要抓住核心（肝肾亏虚），又要兼顾诸证。如熟地黄、麦冬、白芍、白术、枸杞子、女贞子、覆盆子等补肝肾之阴，生新血；栀子、菊花、决明子清肝明目，桔梗载药上行，助其清热；百合、茯苓宁心安神治疗失眠；浮小麦用来固表止汗；生地黄、牡丹皮、玄参以推动新血运行，使之可以濡养脏腑器官。患者二诊、三诊症状好转，而见情志欠佳、胸闷气短，为肝气郁滞的表现，热象已减，所以去栀子、牡丹皮、玄参等清热药，加柴胡、香附、枳实疏肝解郁、调理气机，竹茹除烦、缓解烘热症状。

高脂血症

一、疾病概述

近 30 年来，中国人群的血脂水平逐步升高，血脂异常患病率明显增加，成人血脂异常总体患病率高达 40.40%。预示未来中国成人血脂异常患病及相关疾病负担将继续加重。高脂血症（HLP）又称血脂异常，是血浆中总胆固醇（TC）、甘油三酯（TG）、低密度脂蛋白胆固醇（LDL-C）中的一种或多种超过正常值或高密度脂蛋白胆固醇（HDL-C）低于正常值的病理性脂代谢症。高脂血症是冠心病、脑卒中等多种心脑血管疾病的主要危险因素之一。其中以 LDL-C 或 TC 升高为特点的血脂异常与动脉粥样硬化性心血管疾病（ASCVD）的发生密切相关。

传统中医文献中并无"高脂血症"这一病名的记载，也没有血脂异常的具体治疗方法，但早在《素问》中就有"肥""膏""肉"等相关论述。张介宾也指出："膏，脂膏也。"根据高脂血症患者的临床症状及体征，多数学者认为本病可归为中医学"痰浊""瘀血""湿浊""眩晕""湿热"等范畴。

二、疾病机制

（一）病理生理

1. 生理

临床上血脂检测的基本项目为 TC、TG、LDL-C 和 HDL-C。TC 是指血液中各种脂蛋白所含胆固醇之总和。TG 水平受遗传和环境因素的影响，个体差异较大，与年龄、性别及生活习惯有关，血清 TG 水平轻至中度升高者患冠心病危险性增加。当 TG 重度升高时，常可伴发急性胰腺炎。LDL 是动脉粥样硬化（AS）表现出持续慢性炎症的基本要素，LDL-C 浓度增高是动脉粥样硬化发生发展的主要危险因素，故 LDL-C 常作为 ASCVD 危险性的评估指标。HDL 能将外周组织的胆固醇转运至肝脏进行分解代谢，即胆固醇逆转运，可减少胆固醇在血管壁的沉积，起到抗动脉粥样硬化作用。据统计，糖尿病、肝炎和肝硬化等疾病状态或吸烟可导致 HDL-C 下降。血清中 HDL-C 水平与 ASCVD 发病危险呈负相关。正常人群血清载脂蛋白 A1 水平多在 1.2～1.6g/L 范围内，女性略高于男性，且与 HDL-C 水平呈明显正相关。正常人群中血清载脂蛋白 B 多在 0.8～1.1g/L 范围内，主要反映 LDL 水平，与血清 LDL-C 水平呈明显正相关。

2. 病因

血脂异常的病因可分为继发性和原发性两种。继发性是由于全身性疾病引起，如肥胖、糖尿病、肾病综合征、肝脏疾病、甲状腺功能减退症、多囊卵巢综合征等。此外，利尿剂、糖皮质激素等也可能引起血脂异常。临床认为原发性高脂血症除了不良生活习惯（高脂高糖饮食、过量饮酒等）导致的血脂异常，60% 以上的血脂失调与基因突变有关。基因突变所导致的高脂血症具有明显家族聚集性和明显遗传倾向。

3. 发病机制

（1）内质网应激：内质网是蛋白质和脂质合成的中心细胞器。在病理状态下，糖脂合成增加，内质网稳态失衡，蛋白质折叠障碍和错误折叠可以产生内质网应激。内质网应激是机体的自我保护作用，有助于细胞的自我修复，但机体长时间处于内质网应激状态时，就会产生对机体的损伤效应。

（2）炎症：在高脂血症的形成、发展中可引发炎症反应，同时出现多种炎症因子的活性和表达增强，其可加速肝脏细胞对脂肪的蓄积，而脂肪的大量堆积又继续加重炎症反应，如此恶性循坏，导致血脂升高。

（3）氧化应激：生理状态下，机体的氧化与抗氧化能力处于平衡状态，氧化应激是导致活性氧簇（ROS）家族在体内或细胞内蓄积而引起的氧化损伤过程。当体内长期血脂过高时，会产生过多的 ROS，使机体抗氧化酶活性降低，促进 LDL-C 氧化，导致脂质在血管内皮的过量沉积，动脉硬化进程加快，增加冠心病的风险。

（4）肠道菌群：肠道菌群的基因总量是人类自身基因数量的 150 倍，被称为人类的"第二基因组"。肠道菌群的失衡会引起炎症反应，进而引起胰岛素抵抗和脂肪堆积，造成脂质代谢紊乱。当机体处于高脂血状态时，肠道有益菌数量显著减少，导致结合胆汁酸水解酶合成受限，减少胆汁酸的合成，最终胆固醇在大量肝脏蓄积，进一步导致血脂升高。

（二）病因病机

1. 病因

卢教授认为高脂血症的病因不外乎内外两种。外因在于饮食不节、情志失调、过逸少劳等，造成脏腑功能失调，形成痰浊、瘀血等病理产物，血行脉道不利，或壅塞于脉中，最终致病；内因在于肝、脾、肾三脏功能失调。

（1）先天禀赋不足：先天禀赋受之于父母，主推动各器官脏腑生理机能。先天真阴真阳不足，后天之本失却温煦推动，营血的化生必受影响。先天之精偏衰，一则无以资后天之本损及脾胃运化；二则肾主水的功能失调，津液代谢异常使水液弥散或停留；三则在疾病发展中更易受痰浊瘀血之害。故以禀赋不足或肾脏亏虚为发病之根本。

（2）饮食不节：《素问·痹论》有言："饮食自倍，肠胃乃伤。"提示饮食不节或影响胃肠道运化的功能。脾胃运化功能与全身水液代谢密切相关，饮食不节，运化失常，水湿停聚，继而成痰，痰浊随血行，是高脂血症发病的关键。

（3）情志失调：肝的疏泄功能对调畅气机，促进脾胃运化，血液、津液输布代谢和情志活动有重要作用。肝郁化火，"木旺乘土"则脾失健运，水谷精微不能散精于肝，滞留血脉，引起高脂血症。情志失常，七情内伤尤甚者可伤及五脏气机，气能行津，气乱、气滞或气郁化火则津行失常，热灼津液，或痰或浊发为此病。

（4）过逸少劳：《备急千金要方》有言："养性之道，常欲小劳。"动则生阳，若劳逸过度致阴盛阳虚，浊阴上犯亦不利清阳运行。《儒门事亲·饮当去水温补转剧论》曾载："人因劳役远来，乘困饮水，脾胃力衰。"意在过劳而伤脾胃，脾胃衰则致水湿停聚为饮。过度安逸、运动量少皆可导致痰湿、痰浊聚集，进而引起高脂血症的发生。

2. 病机

卢教授认为该病属于本虚标实之证，以气滞、痰浊、瘀血为标，正虚为本，主要涉及肝、脾、肾三脏。病机关键在于肝、脾、肾三脏功能失调，痰浊凝聚注入血脉。脾虚、肝肾阴虚是高脂血症的内在病因，加之嗜食肥甘厚味或食积不化，脾胃纳运失常，外源性脂质摄入过多，而致运化失司，影响水谷精微代谢，中焦聚湿碍脾，于是痰湿瘀浊内生，沉积血府，脉道失柔。若禀赋不足或年老肾虚，肾主水的功能失调，水液停聚或偏渗泛滥，津液代谢失常而发为此病。此三脏功能不及或太过均能导致气血津液输布或代谢失常。故治疗上需标本兼顾，补虚泻实，柔肝、健脾、补肾以扶正，理气、活血、化瘀以祛邪。

三、临床表现

（一）西医临床表现

高脂血症多危及动脉、心脏、脑、皮肤等处，临床主要表现为黄色瘤、早发型角膜环、眼底改变及动脉硬化等，也有些患者出现肥胖、眼袋显著、肌腱损坏等。但大多数情况下，患者并无明显症状。

因血脂异常是临床常见的代谢性疾病，其本身不会引起器质性病变，故其常见的临床相关的并发症有糖尿病、高血压病、脂肪肝、动脉粥样硬化、冠心病等。

（二）中医临床表现

高脂血症的高频症状体征有眩晕、体倦乏力、肢重麻木、胸闷痞满、脘腹胀满、形体肥胖、大便溏泄、失眠健忘、食少纳呆、呕恶痰涎、口中黏腻、畏寒肢冷、腰膝酸软、胸痛等，但仍有一部分患者没有临床表现。

胖大舌和齿痕舌为血脂异常患者突出舌体表现，舌质以红、瘀点瘀斑、淡多见，舌苔以白腻、厚腻、薄为主，脉象滑脉居多，其次为细脉、弦脉、沉细脉。

四、疾病诊断

（一）西医诊断标准

临床通过检测被测者空腹的血清或血浆中 TC、TG、HDL–C、LDL–C 和 Lp（a）及载脂蛋白等进行诊断。根据《中国成人血脂异常防治指南》，中国人血清TC 的合适范围为 < 5.18mmol/L，5.18 ～ 6.19mmol/L 为边缘升高，> 6.19mmol/L为升高；血清 LDL–C 的合适范围为 < 3.37mmol/L，3.37 ～ 4.12mmol/L 为边缘升高，> 4.12mmol/L 为升高；血清 HDL–C 的合适范围为 1.04 ～ 1.55mmol/L，> 1.55mmol/L 为升高，< 1.04mmol/L 为降低；血清 TG 的合适范围为 < 1.70mmol/L，1.70 ～ 2.25mmol/L 为边缘升高，> 2.25mmol/L 为升高。

血脂异常的定义为：高总胆固醇血症（TC ≥ 5.18mmol/L）、高三酰甘油血症（TG ≥ 1.70mmol/L）、高低密度脂蛋白胆固醇血症（LDL–C ≥ 3.37mmol/L）、低高密度脂蛋白胆固醇血症（HDL-C < 1.04mmol/L），上述血脂指标有一项异常则可诊断为血脂异常。

临床将高脂血症分为4种：①高胆固醇血症，血清 TC 升高；②高三酰甘油血症，血清 TG 升高；③混合型高脂血症，血清 TC、TG 均升高；④低高密度脂蛋白血症，血清高密度脂蛋白胆固醇（HDL-C）降低。

（二）中医诊断标准

中医文献虽无高脂血症这一病名，历代医家各有论述，病名繁复杂乱，不一而足。但从临床症状看，与中医学中的"膏"和"脂"相类似，记载类似的症状和体征还分散在"肥人""痰浊""中风""眩晕""胸痹"等病证中。根据《中华人民共和国国家标准中医临床诊疗术语证候部分》《中医诊断学》《中医内科学》《中药新药临床研究一般原则》和《血脂异常中医诊疗标准》，血脂异常被诊断为"血浊"。脾虚是 HLP 发病的病理生理基础，肾亏是 HLP 发病的重要因素，痰瘀胶结是 HLP 缠绵难愈的关键环节。

五、疾病治疗

（一）西医治疗

1. 一般治疗

饮食治疗和生活方式改善是治疗血脂异常的基础措施，无论是否进行药物调脂治疗，都必须坚持控制饮食和改善生活方式。

（1）饮食治疗，建议每日摄入胆固醇 < 300 mg，尤其是 ASCVD 等高危患者，摄入脂肪不应超过总能量的20% ~ 30%。饱和脂肪酸摄入量降至总热量的7% 以下，或至少在10% 以下。每日摄入碳水化合物占总能量的50% ~ 65%，且以谷类、薯类和全谷物为主，其中添加糖摄入不应超过总能量的10%。

（2）控制体重。

（3）适当锻炼，建议每周5 ~ 7日、每次30分钟中等强度代谢运动。对于 ASCVD 患者应先进行风险评估。

（4）戒烟，限制饮酒。

2. 对症治疗

（1）他汀类药物

他汀类药物用于治疗高胆固醇血症，是防治 ASCVD 证据最充足的药物，可减缓和逆转动脉粥样硬化病变，减少心血管事件，降低心血管疾病的病死率及总死亡率。老年患者服用他汀类药物应由小剂量起步，缓慢增加用量，以避免不良反应。对于不能耐受他汀类药物的老年患者，可考虑更换不同的他汀类药物或减少剂量。

（2）贝特类药物

贝特类药物用于治疗高三酰甘油血症及以 TG 升高为主的混合型高脂血症，包括非诺贝特、吉非贝齐、苯扎贝特。常见不良反应与他汀类药物类似，包括肝脏、肌肉和肾毒性等，使用期间应监测肝酶与肌酶的变化。

（3）烟酸类药物

烟酸也称作维生素 B_3，属人体必需维生素。大剂量时具有降低 TC、LDL-C 和 TG，以及升高 HDL-C 的作用。常见不良反应包括颜面潮红、高血糖、高尿酸血症（或痛风）等。由于在他汀基础上联合烟酸的临床研究提示与单用他汀相比无心血管保护作用，欧美多国已将烟酸类药物淡出调脂药物市场。

（4）胆固醇吸收抑制剂

依折麦布主要抑制小肠胆固醇转运蛋白，有效减少肠道内胆固醇的吸收，常用剂量为 10mg/d，使 LDL-C 降低约 18%；依折麦布安全性和耐受性良好，常见不良反应包括头痛和恶心，可出现肌酶、肝酶升高，但禁用于妊娠期和哺乳期。

（5）高纯度鱼油制剂

鱼油主要成份为 n-3 脂肪酸即 ω-3 脂肪酸，主要用于治疗高 TG 血症，不良反应少见，发生概率为 2% ～ 3%，包括消化道症状，少数病例出现转氨酶或肌酸激酶轻度升高，偶见出血倾向。

（6）其他调脂药物

①胆酸螯合剂：可使血清 TC 降低 15% ～ 20%，LDL-C 降低 15% ～ 30%，HDL-C 升高 3% ～ 5%；常见的不良反应包括胃肠不适、便秘。

②普罗布考：可使血清 TC 降低 20% ～ 25%，LDL-C 降低 5% ～ 15%，HDL-C 明显升高；常见不良反应包括恶心、腹泻、消化不良等，可引起嗜酸粒细胞增多、血尿酸升高、QT 间期延长；室性心律失常或 QT 间期延长者禁用。

（7）联合降脂方案

联合降脂方案多由他汀类药物与另一种降脂药物组成。

①他汀类药物与依折麦布联用可提高降低胆固醇的疗效，降低高剂量他汀类药物不良反应发生风险，对于中等强度他汀治疗胆固醇水平不达标或不耐受者，可考虑中 / 低强度他汀与依折麦布联合治疗。

②他汀类药物与贝特类药物联用能更有效降低 LDL–C 和 TG 水平及升高 HDL–C 水平，用于治疗混合型高脂血症老年患者。推荐小剂量使用，以避免不良反应的发生。

③他汀与鱼油制剂 n–3 脂肪酸联合应用可用于治疗混合型高脂血症，且不增加各自的不良反应。

④他汀类药物与胆酸螯合剂联用能协同降低血清 LDL–C，仅用于其他治疗无效或不耐受者。

（二）辨证论治

高脂血症的形成与人们的饮食习惯、生活方式、情志及环境等因素密切相关。现代众多医家认为高脂血症的病因病机为"湿浊""火毒""痰瘀"等。卢教授认为高脂血症由多种内外因素影响，导致肝、脾、肾三脏功能失调。肝主疏泄，调畅津液运行输布助水行；脾运化水液，居中输转津液以灌四旁；肾为主水之脏，参与全身津液代谢。因脏腑气血失和，水谷精微输布不畅，聚而生痰浊，膏脂停于脉中。痰浊既是水液代谢障碍形成的病理产物，又是致病因素之一，阻滞于不同部位，则可引起不同的临床表现。痰阻脉中，脉道不利则气血运行不畅，日久则生气滞和瘀血。本病为本虚标实之证，以气滞、痰浊、瘀血为主要病理产物，涉及肝、脾、肾三脏。具体辨证分型如下。

1. 痰浊内阻证

主症：①倦怠乏力；②形体肥胖。

次症：①胸闷或痛；②纳呆腹胀；③咳嗽有痰。

舌脉：舌红或淡，苔腻，脉滑或弦滑。

证型确定：具备主症 1 项及次症 1 项可确定为痰浊内阻证。

治则：健脾祛痰，化浊降脂。

方药：泽明红山方。卢教授在治疗过程中常将黄芪用于乏力严重，表虚自汗者；日久身目色黄，发为黄疸者，用茵陈、大黄、虎杖；脘腹胀满、咳嗽食少者，用陈皮；胸痹心痛、心烦不眠或头晕者，用丹参；腹胀纳差、食欲不振者，用白术。

2. 痰瘀互结证

主症：①头重如裹；②肢麻沉重；③胸痛胸闷。

次症：①口粘不渴；②倦怠懒言；③纳呆恶心；④大便溏泻；⑤咳痰气短。

舌脉：舌质暗，舌体胖大或有瘀点瘀斑、苔腻、脉沉紧或涩。

证型确定：具备主症 1 项及次症 2 项可确定为痰瘀互结证。

治则：健脾化痰，活血化瘀。

方药：二陈汤合丹参饮。卢教授在治疗过程中常加入川芎、三七，用于心腹坚痛、胸胁刺痛、头痛严重者；泄泻、大便不成形者，加薏苡仁；脘腹胀满、便溏者，加四君子汤；恶心、嗳气反酸者，加以砂仁、木香；咳嗽、咳痰气喘者，加桔梗、百部、杏仁。

3. 气滞血瘀证

主症：①胁肋疼痛；②胸胁或胸背刺痛，痛处固定不移。

次症：①烦躁易怒；②胸胁闷胀；③打嗝嗳气。

舌脉：舌紫黯或有瘀点瘀斑，脉沉涩或细涩。

证型确定：具备主症1项及次症1项可确定为气滞血瘀证。

治则：舒肝理气，化瘀通络。

方药：血府逐瘀汤。卢教授在治疗过程中常加入白芍、香附用于胁痛、腹痛、四肢挛痛较重者；气滞食积者，加焦神曲、焦麦芽、焦山楂；身微热，兼有小便不利或尿频尿急者，加茯苓、泽泻；精神抑郁或急躁易怒者，加柴胡、厚朴、枳实；嗳气、呃逆反酸者，加竹茹、黄连。

4. 湿热内蕴证

主症：①头身沉重；②脘腹灼热疼痛。

次症：①口干口苦；②口黏；③嗳腐吞酸；④身目色黄；⑤腹胀纳呆。

舌脉：舌红，苔黄厚腻，脉濡数或滑数。

证型确定：具备主症1项及次症2项可确定为湿热内蕴证。

治则：理气健脾，清热利湿。

方药：温胆汤。卢教授在治疗过程中常加入金银花、菊花，用于口干、口苦、口臭者；口中黏腻，加藿香、白豆蔻、薏苡仁；身目色黄者，加大黄、茵陈；心悸、虚烦不眠或目赤肿痛者，加栀子；食滞消化不良者，加保和丸；脘腹胀满痞闷、呕吐下利者，加黄连、厚朴。

5. 脾肾阳虚证

主症：①体倦乏力；②腰膝酸软；③眼花耳鸣；④月经不调。

次症：①腹胀纳呆；②尿少浮肿；③胃冷喜暖；④腹泻便溏；⑤形寒肢冷；⑥面色淡白。

舌脉：舌质淡，或边有齿痕，苔薄白，脉沉细或迟，无力。

证型确定：具备主症2项及次症2项可确定为脾肾阳虚证。

治则：温补脾肾。

方药：附子理中丸合五苓散。卢教授在治疗过程中常加入熟地黄、山萸肉、炒山药，用于腰膝酸软，畏寒肢冷者；腹胀、胸胁胀满、纳呆者，加人参、黄芪、杜仲、枸杞子；尿少浮肿，加茯苓、泽泻、猪苓；五更泄泻者，加吴茱萸、肉豆蔻、五味子、补骨脂；面目及四肢浮肿者，加车前子、淫羊藿；四肢厥冷者，加附子、肉桂。

6. 肝肾阴虚证

主症：①眩晕耳鸣；②腰膝酸软；③五心烦热；④咽干目涩；⑤形体消瘦。

次症：①盗汗少寐；②胁肋胀痛；③失眠健忘；④男子遗精或女子经少。

舌脉：舌红，苔少或薄、脉细数。

证型确定：具备主症 2 项及次症 2 项可确定为肝肾阴虚证。

治则：滋阴清热，补肝益肾。

方药：一贯煎合六味地黄丸。卢教授在治疗过程中常加入钩藤、石决明、天麻，用于眩晕耳鸣、头胀痛、急躁易怒者；腰膝酸软、尿少者，加熟地黄、山药、山萸肉；五心烦热、口燥咽干者，加知母、黄柏；咽干目涩者，加当归、生地黄、白芍；虚烦不眠者，加柏子仁、酸枣仁、沙参、麦冬；男子遗精，女子经少者，加五味子、牡蛎。

六、病例举隅

病例 1

年某，女，65 岁。2022 年 10 月 12 日初诊。

[主诉]高脂血症 1 年，胁肋疼痛 1 周。

[现病史]患者 1 年前体检时发现血脂升高，未系统用药治疗；近 1 周无明显诱因出现胁肋疼痛，周身乏力，遂来诊。现症见：胁痛，周身乏力，反酸，胃灼痛，纳可，每临外出欲便，2～3 次／日，成形，眠不实，多梦。

[既往史]否认其他慢性病史。

[查体]舌淡红，暗滞，苔白腻，脉弦。

[诊断]中医诊断：胁痛（痰浊内阻证）。

西医诊断：高脂血症。

[处方]柴胡 10g，陈皮 15g，姜半夏 15g，厚朴 20g，苍术 15g，白术 15g，茯苓 20g，黄连 10g，竹茹 20g，木香 20g，生薏苡仁 30g，车前子 20g，海螵蛸 30g，鸡内金 20g，炙甘草 10g，苏梗 10g，太子参 20g。

7 剂，每日 1 剂，水煎，分 2 次口服。

二诊：2022 年 10 月 21 日。

周身乏力稍有缓解，胃脘不适，嘈杂，口干，自汗出。舌淡红，暗滞，苔白，脉沉弦。

[处方]上方去生薏苡仁、苍术，加沙参15g，麦冬15g，石斛15g，灯心草10g。

14剂，每日1剂，水煎，分2次口服。

三诊：2022年11月14日。

服药后诸症减轻，食欲欠佳，纳呆食少。舌质红，苔薄，稍腻，脉沉细。

[处方]上方去木香、苏梗、石斛，加苍术15g，白豆蔻10g，佩兰10g。

14剂，每日1剂，水煎，分2次口服。

【按语】患者以胁痛、周身乏力、脉弦为主症，提示气机不畅。予以柴胡、陈皮重在调理气机，疏肝理气化痰。患者自述生气后胃肠不适加重，方中含厚朴、半夏、苏梗、茯苓，为半夏厚朴汤加减，重在行气降逆化痰。黄连、竹茹、白术、茯苓、陈皮为黄连竹茹汤组成，清胃热，改善患者食管反流症状。加木香善行气，兼有消食健胃之功，善治痰火导致气机不畅发呃者。易人参为太子参，甘苦微温，用以益气健脾、生津润肺。方中海螵蛸和鸡内金配伍具有中和胃酸、消食健胃的作用。苍白二术相配以燥湿健脾，使湿去脾自健，脾健湿自化，为脾胃病常用药对。患者脉弦，又兼见脾虚之象，肝强脾弱，予生薏苡仁、车前子健脾渗湿止泻。全方以炙甘草调和诸药。二诊乏力有所缓解，但胃阴亏虚，见胃脘嘈杂口干等表现，故加沙参、麦冬、石斛以养胃阴为要，去苍术以防其燥湿伤阴。舌色淡红、暗滞，加灯心草清心火，利水道。三诊纳呆食少，去木香、苏梗改为白豆蔻、佩兰配伍，芳香行气化湿兼健脾开胃。

病例2

夏某，女，54岁。2023年1月29日初诊。

[主诉]心悸1个月余。

[现病史]患者近1个月无明显诱因出现心慌心悸，周身乏力，以下肢为重，行相关检查除血脂升高，余未见明显异常；近来乏力加重，遂来诊。现症见：心悸，乏力，咳嗽咳痰，咽干，腰酸痛，排便不畅，2～3日一行，眠差。

[既往史]高脂血症病史2年，现口服瑞舒伐他汀钙及阿司匹林。

[查体]舌淡红，暗滞，苔白腻，脉沉细。

[辅助检查]血脂：TC 6.88mmol/L、LDL-C 3.8mmol/L。

[诊断]中医诊断：心悸（心肾亏虚证）。

西医诊断：高脂血症。

[处方]熟地黄20g，麦冬20g，玄参20g，天冬20g，丹参20g，柏子仁

20g，酸枣仁 20g，五味子 20g，茯苓 20g，桔梗 20g，生地黄 20g，炙甘草 10g，桂枝 15g，生龙骨 30g，生牡蛎 30g，鸡内金 20g，人参 10g。

14 剂，每日 1 剂，水煎，分 2 次口服。

二诊：2023 年 2 月 15 日。

乏力心悸较前明显减轻，口干，咳嗽咳痰，痰白量少，夜间咳嗽加重，夜尿频，寐差，舌淡，暗滞，苔白，脉沉细。

［处方］上方去生龙骨、生牡蛎、桂枝，加炒山药 30g，桑螵蛸 20g，车前子 20g，附子 9g，百合 20g，橘红 15g。

14 剂，每日 1 剂，水煎，分 2 次口服。

三诊：2023 年 3 月 2 日。

咳嗽明显缓解，夜间排尿次数减少，舌淡红，暗滞，苔白稍腻，脉弦滑。

［处方］上方 14 剂，每日 1 剂，水煎，分 2 次口服。

【按语】本方以天王补心丹为基础进行加减。天王补心丹为治疗心肾阴血亏虚导致神志不安的常用方。心悸、神疲、寐差，皆为阴虚血少，阴虚阳亢而致。本方重用生地黄，一滋肾水补阴，水盛制火，二与熟地黄合用入血分养血，血不燥则津自润，是为主药。玄参、天冬、麦冬三者甘寒清润有降火之效；丹参补血养血，以上皆为滋阴、补血而设。方中人参、茯苓益气宁心，酸枣仁、五味子酸以收敛心气，配合柏子仁共奏养心安神之功。方中加以桂枝加龙骨牡蛎汤去生姜、大枣、芍药，起调阴阳、和营卫、交通心肾的作用，善治虚劳心悸。最后桔梗载药上行，炙甘草调和药性。本方一治虚烦少寐之标，二补心肾阴血不足之本，标本兼治，所生诸症，乃可自愈。二诊出现咳嗽，橘红理气宽中、燥湿化痰，善治肺失宣降，用于治疗咳嗽痰多。患者咳痰量少而色白，百合润肺止咳，清心安神。夜间尿次、尿量增多反映肾气不足，不能固摄尿液。桑螵蛸味甘、咸，既补益又收涩，为补肾助阳、固精缩尿之良药。炒山药入肺、脾、肾，可补脾益肺、补肾填精，尤宜脾胃虚弱、肺肾气虚所致多尿者。附子上通心脉、中温脾阳、下补肾火。三诊患者自述诸症好转，效不更方，予以原方巩固。

病例 3

肖某，女，62 岁。2021 年 8 月 26 日初诊。

［主诉］右胁胀痛不适 2 年。

［现病史］患者近 2 年无明显诱因出现间断右胁胀闷不适，生气后加重，伴胃脘部不适，平素口服舒肝和胃丸，效果欠佳；近来不适症状加重，遂来诊。现症见：胁肋胀痛，偶有反酸，胃灼痛，恶心呕吐，口干，纳差，尿黄，大便干稀不调，眠差易醒，入睡困难。

［既往史］高脂血症病史 2 年，曾口服他汀类药物短暂治疗，现停药。

［查体］舌淡红，稍暗，齿痕，苔白腻，脉沉弦。

［辅助检查］血脂：TG 3.45mmol/L，TC 8.17mmol/L，HDL 1.39mmol/L，LDL 5.9mmol/L。彩超示：脂肪肝，脑动脉硬化。

［诊断］中医诊断：胁痛（痰浊内阻证）。

西医诊断：高脂血症。

［处方］柴胡 10g，枳实 10g，香附 10g，陈皮 10g，厚朴 20g，法半夏 15g，茯苓 20g，黄连 10g，制大黄 5g，红曲 3g，竹茹 20g，海螵蛸 30g，炙甘草 10g，鸡内金 20g，焦三仙各 10g，木香 15g。

10 剂，每日 1 剂，水煎，分 2 次口服。

二诊：2021 年 9 月 16 日。

胁痛较前减轻，仍有夜眠不实，舌淡红，苔白稍腻，脉沉弦。

［处方］上方去焦三仙、香附，加栀子 10g，连翘 15g，郁金 15g。

15 剂，每日 1 剂，水煎，分 2 次口服。

三诊：2022 年 10 月 10 日。

睡眠改善，偶有口干。舌质红，暗滞，苔白，脉沉细。

［处方］上方加玉竹 15g，佩兰 15g。

14 剂，每日 1 剂，水煎，分 2 次口服。

【按语】患者首诊以右胁胀闷不适为主症，生气后加重，治疗当以理气为要。遂予柴胡、厚朴，取柴胡厚朴汤之意，可以疏肝理气，行气消胀，调理中焦气机。枳实、陈皮、法半夏、茯苓、竹茹、甘草合而成温胆汤。温胆汤主治情志不遂，气郁生痰，胆胃不和。胆胃不和，胃失和降，则呕吐痰涎或呃逆、心悸。方中半夏与竹茹君臣相伍，一温一凉，化痰和胃、止呕除烦之功备；陈皮与枳实相合，亦为一温一凉，而理气化痰之力增。茯苓健脾渗湿，以健生痰之源。香附、木香两者皆可行气止痛，一者入气，一者入血，两者配伍通三焦，解六郁，善治各种气滞所致疼痛。以甘草为使，调和诸药。患者反酸，胃灼痛，纳差尿黄，舌稍暗，加以黄连、制大黄配伍，两者一守一走，降火泄热，治疗热邪内结于胃的痞证。海螵蛸、鸡内金为卢教授常用药物配伍，消食健脾，制酸止痛；二者与红曲相合，共奏化瘀降脂之功。焦三仙为消食健胃常用药。二诊患者自述夜眠不实，加栀子、连翘、郁金，三者皆可清心除烦解郁，改善患者虚烦失眠之症。三诊患者睡眠好转，但出现热血伤阴之口干，舌色红、暗滞，加佩兰、玉竹入肺胃，养阴润燥除烦。

▸▸ **参考文献**

［1］王增武，刘静，李建军，等.中国血脂管理指南（2023）［J］.中国循环杂志，2023，38（3）：237-271.

［2］诸骏仁，高润霖，赵水平，等.中国成人血脂异常防治指南（2016年修订版）［J］.中国循环杂志，2016，31（10）：937-953.

［3］安冬青，吴宗贵，梁春，等.血脂异常中西医结合诊疗专家共识［J］.中国全科医学，2017，20（3）：262-269.

［4］张伟宝，田相同，冯玲，等.中医辨证治疗高脂血症的研究进展［J］.湖北中医杂志，2023，45（2）：57-61.

［5］刘桂荣，袁汝明.对高脂血症几个问题的探讨［J］.山东中医药大学学报，2001（5）：330-332.

［6］田时秋，李依林，裴海鸾，等.高脂血症发病机制及药物治疗［J］.生命的化学，2022，42（12）：2237-2247.

［7］李艳，孙珂焕，白芳，等.高脂血症相关疾病发病机制研究进展［J］.辽宁中医药大学学报，2019，21（4）：84-87.

［8］柏帆，唐露霖，尚文斌.高脂血症的中医分类治疗探讨［J］.中医药学报，2022，50（2）：10-13.

［9］王小刚，赵娴，李悦，等.高脂血症发病机制及治疗研究进展［J］.辽宁中医药大学学报，2020，22（12）：196-200.

［10］冯利民，李立凤，杜武勋，等.高脂血症基本病机与证型规律研究进展［J］.时珍国医国药，2012，23（12）：3101-3103.

［11］俞赟丰，胡伊蕾，周曼丽，等.袁肇凯从病理因素辨治高脂血症的经验［J］.时珍国医国药，2022，33（6）：1434-1436.

［12］张德光，麦祖满.520例高脂血症患者的临床分析［J］.中国循环杂志，2018，33（S1）：90-91.

［13］占程燕，唐凌，成颜琦，等.基于中医治未病理念对"血浊病"易发人群的临床干预研究［J］.江西中医药，2022，53（12）：39-41，44.

［14］辛元元.基于期刊文献对高脂血症证治特点的研究［D］.哈尔滨：黑龙江中医药大学，2019.

［15］李艳，宋亚刚，苗明三，等.基于高脂血症临床病症特点的动物模型分析［J］.中华中医药杂志，2018，33（8）：3557-3561.

[16] 郭静，郭利平. 基于"气涩血浊"理论浅析高脂血症的中医辨病 [J]. 中华中医药杂志，2017，32（5）：2323-2325.

[17] 沈学耕，王自芬. 不同职业人群高血压病、糖尿病、高脂血症的发病率分析 [J]. 中国疗养医学，2012，21（1）：82-83.

[18] 张沛然，郭改会. 高脂血症的发病机制及分类 [J]. 中国临床医生杂志，2012，40（3）：18-20.

[19] 侯承志，陈兴娟，胡木，等. 冯玲教授从"因郁致浊"论治高脂血症的经验探析 [J]. 中国医药导报，2022，19（13）：123-126.

[20] 左可可，顾宁. 顾宁教授从痰浊辨治高脂血症经验 [J]. 中西医结合心脑血管病杂志，2021，19（14）：2469-2470.

抑郁焦虑

一、疾病概述

抑郁症是由各种原因引起的以心情低落为主要症状的一种疾病，是现在最常见的一种心理疾病，以连续且长期的心情低落为主要的临床特征，是现代人心理疾病最重要的类型。据 WHO 统计，全球约有 3.5 亿人正在遭受抑郁症的折磨，且发病率逐年攀升，带来严重的社会经济负担。

抑郁症的病名来源于西医，大多数学者认为抑郁症属中医学"郁证"范畴，为情志病的范围。《黄帝内经》首次提出"郁"的概念，指出人五脏之气化生五气之郁，是最早关于抑郁症的描述。明代虞抟在《医学正传》中第一次将其命名为"郁证"。

二、疾病机制

（一）病理生理

目前针对抑郁症发病机制已经开展了大量深入研究，但仍然无法找到其确切的发病机制。抑郁症并非简单的功能性精神障碍，而是一种涉及遗传、心理、生物化学和社会环境等因素的疾病。较为公认而经典的单胺类递质学说认为，是由于中枢神经系统突触间 5- 羟色胺、去甲肾上腺素等单胺类递质异常减少所引起。应用抑制单胺类递质重吸收或降解，从而增加递质含量的抗抑郁药是治疗的主要方法。根据现有的抑郁症病理生理方面的研究，形成了多种假说，包括单胺学说、神经营养因子与神经发生学说、神经免疫学说等。

（二）病因病机

抑郁症的发病为阴阳失衡、气血失和、五脏功能失调、元神失养、痰浊阻滞等多种因素共同作用导致的结果。抑郁症初病体实，气滞为标，由于病程较长且易与他病合并而发，故反复发作，不易治愈，迁延日久则耗伤精气，以致疾病后期多表现为多脏器之不足。抑郁症总的发病机制可总结为湿热侵袭，肝郁气滞，气血失调，脏器虚损。众多医家对本病的病因病机认识各有不同，在治疗上也各有侧重，但在临床上均取得较好的疗效。

卢教授认为抑郁症病位在肝，病机关键在于肝郁气滞。卢秉久教授通过总结数十年临床经验得出，抑郁症多伴随其他疾病并发，且尤以肝病为甚。多数患者由于痰、湿、瘀等病理因素引起肝郁气滞，以致肝失疏泄，气血阴阳失调，发为本病。

三、临床表现

抑郁症是一种消极的心理状态，表现多种多样，日常生活中，由于消极情绪的影响，最直观的感觉是患者精神不振奋，情绪低落，表情淡漠，眼形较小而深陷，眼睛活动减少，目光羞怯，害怕目光接触，睡眠不良，丧失自尊心和失去明辨是非的能力。伴随着抑郁症而来的是疲惫不堪，精力不支，避人怕事，性欲减退，胃口不佳，体重下降，神经过敏，惊恐不安，脾气暴躁，性格孤僻，经不起指责，遇事难以下决心，办事拖拉。由于情绪消极，常常影响人们的思维与行动。在这方面，女性、老人表现得更为突出。抑郁症不同于通常的情绪波动和应对日常生活中挑战产生的短暂情绪反应。尤其是当抑郁症反复发病，并达到中度或重度时，可能成为一个严重的健康疾患。最严重时，可导致自杀。

四、疾病诊断

采用辨病与辨证相结合的诊断方式。首先根据西医诊断标准确定抑郁症的辨病诊断，在此基础上运用中医审证求机、辨证分型方法，进行辨证诊断。

（一）西医诊断标准

参照《精神障碍诊断统计手册（DSM-5）》《中国精神障碍分类与诊断标准第三版（CCMD-3）》抑郁症诊断标准，包括症状标准、严重程度标准、病程标准和排除标准，需符合此4项诊断才能成立。

1. 症状标准

以心境低落为主（感到悲伤、空虚、无望，流泪），并至少有下列条件的任何4项：①兴趣丧失，无愉快感；②精力减退或疲乏感；③精神运动性迟滞或激越（由他人看出来，而不仅是主观体验到的迟钝或坐立不安）；④自我评价过低、自责，或有内疚感；⑤联想困难或自觉思考能力下降；⑥反复出现想死的念头或有自杀行为；⑦睡眠障碍；⑧食欲降低或体重明显减轻；⑨性欲减退。

2. 严重程度标准

根据抑郁症评定量表评定：①自评量表：9 条目患者健康问卷（PHQ-9）评分，用于抑郁症状的快速筛查和评估，5～9 分轻度抑郁，10～14 分中度抑郁，15～19 分中重度抑郁，20～27 分重度抑郁。②他评量表：汉密尔顿抑郁量表（HAMD），17 项和 24 项评分，是临床应用最普遍的经典抑郁症状他评量表。HAMD-17 评分：7～17 分可能有抑郁症，18～24 分肯定有抑郁症，＞24 分严重抑郁症；HAMD-24 评分：9～20 分可能有抑郁症，21～35 分肯定有抑郁症，＞35 分严重抑郁症。

3. 病程标准

符合症状标准，且至少持续 2 周。

4. 排除标准

排除器质性精神障碍、精神分裂症和双相障碍、精神活性物质和非成瘾物质所致抑郁障碍。

（二）中医诊断标准

参考中华中医药学会脑病专业委员会《抑郁症中医证候诊断标准及治疗方案》、周仲瑛主编《中医内科学·郁证》及《抑郁症中西医结合诊疗专家共识》，分为以下五个主要证型。

1. 肝气郁结证

主症：心情抑郁，胸闷，喜太息，胁肋胀满。

次症：脘闷，嗳气，纳差，女性经前乳胀，症状随情绪波动。

舌脉：舌苔薄，脉弦。

伴腹痛肠鸣，稍遇情志怫郁或饮食不慎即便溏、腹泻者，属肝郁脾虚证；伴急躁易怒，烦热，面红目赤，头目胀痛，口苦，便干，属肝郁化火证。

2. 痰热扰神证

主症：心烦不宁，胸闷脘痞，口黏口臭。

次症：噩梦，困倦嗜睡，肢体困重酸胀，恶心，便秘，面红油腻。

舌脉：舌质红，舌苔黄腻，脉弦滑或滑数。

3. 心脾两虚证

主症：多思善虑，心悸，气短，面色无华。

次症：头昏，疲劳乏力，自汗，纳差，便溏。

舌脉：舌质淡嫩，边有齿痕，舌苔白，脉细弱。

4. 心胆气虚证

主症：多思善虑，易惊善恐，悲伤善忧，心悸不安。

次症：气短，自汗，失眠，多梦，面白无华。

舌脉：舌质淡，舌苔白，脉细弱。

5. 心肾阴虚证

主症：心慌，五心烦热，健忘，腰膝酸软。

次症：咽干口燥，目花干涩，耳鸣耳聋，盗汗，遗精早泄，月经不调。

舌脉：舌质红，舌体瘦小，舌苔少，脉细数。

五、疾病治疗

（一）西医治疗

1. 抗抑郁药物治疗

治疗目标：基于美国精神病学会 2010 年《抑郁症治疗指南》及 2015 年《中国抑郁障碍防治指南（第二版）》制定。①临床治愈：症状完全消失，HAMD-17 评分＜7 分，HAMD-24 评分＜9 分，或 PHQ-9 评分＜5 分。②提高生活质量，恢复社会功能，达到稳定和真正意义的痊愈，而不仅是症状的消失。③预防复燃和复发。

治疗原则：全病程治疗，即急性期治疗控制症状，巩固期治疗预防复燃，维持期治疗预防复发。抗抑郁药物的选择主要基于药物的药理作用、不良反应、安全性或耐受性对个体的影响。首选推荐使用 5- 羟色胺再摄取抑制剂（SSRIs）、5- 羟色胺和去甲肾上腺素再摄取双重抑制剂（SNRIs）、去甲肾上腺素能与特异性 5- 羟色胺能抗抑郁药（NaSSA）等安全性高、疗效好的第二代抗抑郁药物。初始剂量建议为最小常规剂量的 1/4～1/2，缓慢加量。同时充分遵循个体化治疗原则，并考虑风险因素及患者（家属）意愿等，根据患者症状特点、年龄、躯体共病状况、药物耐受性等选择治疗药物。

常用抗抑郁药的种类及适应证：① SSRIs：代表药物有氟西汀、帕罗西汀、舍曲林、氟伏沙明、西酞普兰、艾司西酞普兰，为临床一线使用的抗抑郁药，适用于各种类型和不同严重程度的抑郁障碍，具有疗效好、不良反应少等特点。② SNRIs：主要有文拉法辛、度洛西汀，适用于抑郁症、伴焦虑症状的抑郁障碍及广泛性焦虑症，对伴有躯体症状特别是疼痛的抑郁症疗效较好。③ NaSSA：代表药物米氮平，适用于各种抑郁障碍，尤其是重度抑郁和明显焦虑、激越及失眠的抑郁患者。④ 5-HT 受体平衡拮抗剂（SARIs）：代表药物曲唑酮，适用于伴焦虑、失眠的轻、中度抑郁。⑤三环类抗抑郁药（TCAs）：代表药物阿米替林、丙米嗪、氯米帕明、多塞平等，此类药物不良反应明显，剂量应个体化。

特定人群的抗抑郁药治疗：①儿童青少年抑郁障碍：可选用 SSRI 类药物，如舍曲林、氟西汀和西酞普兰，从小剂量开始，缓慢加至有效剂量。②老年抑郁障碍：注意用药后老年人的病理生理改变，监测躯体功能状况。首选 SSRI 类药物，如舍曲林、西酞普兰、艾司西酞普兰等。SNRI 类药物也可用于老年抑郁障碍治疗，但高剂量可引起血压升高，起始剂量一般低于年轻成人患者，注意药物蓄积作用。③孕产期抑郁障碍：轻度患者可采用人际心理治疗、认知行为治疗和中医药治疗。症状持续加重或有严重自杀倾向患者可考虑抗抑郁治疗，一般选用 SSRI 类药物。但应权衡使用与不使用抗抑郁药对母亲和胎儿的风险，向患者（家属）详述风险和获益。产后抑郁障碍的治疗要考虑产后代谢改变、乳汁对胎儿影响。

2. 心理治疗

各种心理认知支持治疗可以改善抑郁症状，改善患者的心理状态及生活质量，增加对疾病的认识，对患者的康复具有积极意义。①心理干预教育：主要是为患者提供有关疾病及药物治疗的知识，提高对疾病及不同治疗方案的理解和接受度，提高治疗依从性，加强对前驱症状的早期识别与干预，建立规律的生活模式与健康的行为习惯。主要形式是小组模式，心理教育每组 8 ～ 12 例患者，由 2 位治疗师完成，每周 1 ～ 2 次，每次 1.5 ～ 2 小时。②认知行为治疗：目的在于减轻抑郁症状与提高自尊，通过自我监控、自我审查与自我调节纠正自动化非理性认识。应用模式一般为个体干预，通常 10 ～ 25 次，每次 0.5 ～ 2 小时，每 1 ～ 2 周 1 次，治疗期 3 ～ 6 个月。③家庭中心治疗：对象包括患者及其所有可参加的家庭成员，主要包括心理教育（7 次），学习疾病知识及治疗特点、家庭给予方式等；沟通与交流强化训练（7 ～ 10 次），主要是角色扮演、倾听及相互释放反馈；问题解决技术训练（4 ～ 5 次），参加者学习辨识特殊的家庭问题，讨论有益的、潜在的解决问题的方法，评估建议的优缺点。④其他：如行为治疗和行为激活、人际与社会和谐治疗、精神动力学治疗、问题解决疗法、网络心理治疗等。因为对于抑郁障碍的证据较少，需进一步研究评估其疗效。

3. 物理治疗

改良电抽搐治疗为非常规治疗，对于伴有精神病性症状、紧张综合征、有严重消极自杀企图的患者及使用药物治疗无效的患者可考虑使用。重复经颅磁刺激能促进抑郁症状缓解，缩短疗程，疗效确切。其他疗法如迷走神经刺激、深部脑刺激等，临床研究尚未得出一致结论，其治疗抑郁症的疗效和耐受性还有待进一步研究。

（二）辨证论治

中医学对郁证具有较为系统的理论认识和丰富的诊治经验，在抑郁症防治中发挥积极作用，尤其是对轻中度抑郁及抑郁症巩固治疗、维持治疗阶段可发挥重要作用。卢教授在抑郁症的治疗上有独到的见解，具体辨证分型如下。

1. 肝郁脾虚型

主症：①胁肋胀满，善太息；②纳差，腹胀，大便溏结不调。

次症：①呃逆嗳气，嘈杂反酸；②口干口苦；③夜寐欠佳；④体倦乏力。

舌脉：舌淡红，苔薄白，脉弦细。

证型确定：具备所有主症者，即属本证；具备主症中的1项及次症中的2项即属本证。

治则：疏肝健脾，理气解郁。

方药：逍遥散。卢教授在治疗过程中常加入栀子、豆豉发散郁热；加白豆蔻、砂仁，以助化湿健脾。

2. 气滞血瘀型

主症：①心情抑郁，急躁易怒；②胁肋不适，胀满刺痛，善太息。

次症：①呃逆嗳气，食后腹胀；②胸部满闷；③妇女可见痛经、闭经、有血块，乳房胀痛等。

舌脉：舌暗红，苔薄白，脉弦涩。

证型确定：具备所有主症者，即属本证；具备主症中的1项及次症中的2项即属本证。

治则：行气活血，疏肝解郁。

方药：柴胡疏肝散。卢教授在治疗过程中常加入当归、桃仁等，以加强活血之力，气血同调，体现了"气为血之帅，血为气之母"的思想；加熟地黄、栀子等，滋阴清热除烦；加山楂、神曲、麦芽，顾护脾胃，以助消化。

3. 痰热扰神型

主症：①心烦不宁；②胸闷脘痞；③口黏口臭。

次症：①困倦嗜睡，或失眠多梦；②肢体困重；③恶心，便秘。

舌脉：舌质红，苔黄腻，脉弦滑或滑数。

证型确定：具备所有主症者，即属本证；具备主症中的1项及次症中的2项即属本证。

治则：清热化痰，宁心安神。

方药：黄连温胆汤。卢教授在治疗过程中常加入牡蛎配合竹茹引痰热下行，镇神魂；加茯神配合茯苓，通心气，安心神，定魂魄，用以治疗失眠明显者。若出现烦渴不宁或寒热往来，加黄芩，配伍黄连清肺胃之热，配伍柴胡解少阳之邪。"胃不和，则卧不安。"若见饮食积滞者，加鸡内金、厚朴，助消化，防食积；若肝胆火盛扰胃，则易出现胃酸、胃痛等症状，可加海螵蛸制酸止痛；太子参凉，补而能清，若肝胆之火伤及脾胃之气，可酌情加之。

4. 脏腑虚损型

主症：①忧思伤悲，焦虑心烦；②心悸心慌，健忘。

次症：①头晕乏力，耳鸣耳聋；②自汗盗汗；③失眠多梦；④腰膝酸软。

舌脉：舌淡，苔薄白，脉沉细。

证型确定：具备所有主症者，即属本证；具备主症中的1项及次症中的2项即属本证。

治则：固本培元，补虚开郁。

方药：归脾汤合天王补心丹。卢教授在临床中发现，本证患者多出现在疾病后期，常五脏俱虚，以心、脾、肾为主，认为治疗时应统筹兼顾，根据各脏损耗程度，用药时随症加减，有所侧重。

六、病例举隅

病例1

崔某，男，48岁。2015年11月13日初诊。

[主诉]情绪抑郁2年余，伴右胁胀满刺痛2个月。

[现病史]患者2009年因疲乏无力就诊于当地医院，发现乙肝大三阳，肝功能、HBV-DNA均异常，经保肝治疗后病情稳定，肝功能恢复正常。2014年病情反复，遂采用干扰素治疗，现已停药半年。时常忧心忡忡，担忧疾病复发，曾于当地医院心理科诊断轻度抑郁症，因担忧抗抑郁药物对肝功影响，遂拒绝抗抑郁药物治疗。近2个月，时感右胁肋胀满刺痛，遂来就诊。现症见：心情低落，情绪不宁，右胁不适，胀满刺痛，随情绪波动而加重，倦怠懒动，纳差，

稍多食即感腹胀，口淡不渴，夜眠不实，梦多，晨起恶心，厌油腻，小便可，大便时溏。

[既往史] 乙肝大三阳6年余。

[家族史] 父亲、哥哥均为乙肝病毒携带者，祖母死于肝硬化，大伯死于肝癌，哥哥现肝硬化腹水。

[查体] 舌淡红，暗滞，苔白稍腻，脉弦涩。

[辅助检查] 乙肝五项示：HBsAg（＋），HBeAg（＋），抗–HBc（＋）。HBV–DNA测定示：1.25×10^3 IU/ml。肝功示：ALT 61U/L，AST 32U/L，GGT 55U/L，DBIL 11μmol/L，TBIL 21μmol/L，ALP 136U/L，余指标正常。彩超示：肝脏稍大，内部回声粗糙增强；脾脏正常。

[诊断] 中医诊断：郁证（气滞血瘀证）。

　　　　　西医诊断：抑郁症（轻度）；慢性乙型肝炎。

[治法] 行气活血，疏肝解郁。

[处方] 柴胡15g，陈皮15g，枳壳15g，川芎15g，白芍20g，当归15g，木香15g，荔枝核20g，苍术20g，焦山楂20g，麦芽15g，荷叶5g，炙甘草10g。

10剂，每日1剂，水煎，分2次口服。

二诊：2015年11月23日。

自述服药后夜眠渐好，多梦症状明显改善，食欲渐佳，腹胀缓解。现右胁肋仍时有刺痛，乏力，夜眠不实，晨起恶心。舌淡红，苔白，脉弦。

[处方] 上方加香附15g，郁金20g，佛手20g。

10剂，每日1剂，水煎，分2次口服。

三诊：2015年12月3日。

自述服药后右胁痛已基本缓解，仅情绪紧张时略感不适，虽仍易疲乏，但精力已较前明显好转，纳寐可，舌淡红，苔白，脉弱。

[处方] 首诊处方去荔枝核、麦芽，加黄芪50g，山药20g，五味子15g，枸杞子20g。

10剂，水煎取汁150mL，早晚饭后，每日2次，口服。

四诊：2015年12月14日。

患者自觉不适症状消失，饮食、睡眠、二便正常，体力明显恢复，舌淡红，苔白，脉沉。复查肝功已基本正常；彩超示：肝脏稍大，内部回声粗糙，脾脏正常。

患者服药效果良好故继服前方10剂，以巩固疗效。

【按语】柴胡疏肝散出自《景岳全书》，其功疏肝解郁、行气止痛，为治疗肝气郁滞证之常用方剂。卢教授据患者病情加减化裁，方中柴胡味苦平，主入肝胆二经，功善调达肝气；陈皮辛香而行，理气行滞和胃；枳壳行气止痛；川芎味辛气温，入肝胆经，行气活血，开郁止痛；木香、荔枝核理气止痛。诸药合用，主疏肝解郁，调畅中气。白芍、当归养血柔肝，养肝之体且能防止诸辛香之品耗伤气血。卢教授认为"见肝之病，知肝传脾"，由于长久肝郁气滞，一则脾土受肝木克伐，二则肝郁不能疏土，因此肝郁必兼脾虚，脾虚亦贯穿于慢性乙型肝炎病程的始终，患者即使没有明显脾虚之证，也要考虑湿热之邪羁留于肝，邪气伏而待发，即脾气虚弱、正气不足之机。《黄帝内经》云："正气存内，邪不可干。"治疗上疏肝应不忘健脾，脾喜燥恶湿，故以苍术、荷叶健脾燥湿；焦山楂、麦芽健脾和胃；炙甘草和中缓急且调和诸药。另嘱调整生活方式，注意休息，调节情志。

服首方后，患者症状改善明显，肝气稍舒，肝火稍平，心神渐安，情志渐爽。故于原方中加入香附、郁金、佛手。《证治汇补·郁证》云："郁病虽多，皆因气不周流，法当顺气为先，开提为次，至于降火、化痰、消积，尤当分多少治之。"故以原方中入香附，《本草纲目》谓其"利三焦，解六郁"，"乃气病之总司"，香附性平气香，味辛微苦微甘，辛能散，苦能降，甘能和，且香附得木香能散滞和中，伍川芎、苍术能解诸郁；郁金辛苦气寒，功能行气解郁，配伍柴胡、白芍、香附等可解胸胁刺痛；佛手辛苦行泄，善疏肝解郁，行气止痛。诸药相合可增强原方疏肝理气之功。

三诊时患者气血渐畅，但正气仍未恢复，此时治疗当以扶正健脾益气为主。故于原方中去理气之荔枝核、麦芽，加入黄芪、山药补气健脾。重用黄芪，以其甘温为补中益气之要药，张锡纯认为黄芪非但能补脾气，亦可补肝气，因此对肝病患者尤其适用。《本经》谓五味子"其性酸温，主益气"；枸杞子甘平，可肝肾同补。肝肾同源，盖肾精充足则肝阴得养；肾气充则脾气健，令正气足。故于方中入五味子、枸杞子以补益肝肾。

卢秉久教授认为家族史对于疾病的发展具有很大的指导意义，一定程度上可预见疾病最终的发展方向和结局。对于具有慢性乙型肝炎家族遗传史患者，如其亲属多有因慢性乙型肝炎发展至肝硬化或肝癌者，其最终发展为肝硬化或肝癌的概率将大大增加，这无疑给患者带来巨大的精神思想压力，使其常担忧自己病情发展、恶化。本患者性格偏内向，遇事容易思虑过度，本属偏阴体质，对湿邪具有易感性，加之忧思气结，更易导致疾病的发生与反复。卢教授认为此类患者，平素思虑过极，《黄帝内经》云："思则气结。"故治疗之关键在于移情易性，改变性情即能改变体质，再辅以中药理气开郁，调畅气机，则更易收事半功倍之效。但由于影响情绪的因素繁多且不可控，故中药调理显得尤为关键。中药通过理气开郁、健脾化痰、温阳益气活血等，使气机调畅则肝脾调和，阳生则湿化，故患者服药期间体重下降，此乃痰湿温化的表现。

病例 2

吴某，女，40 岁。2016 年 6 月 30 日初诊。

［主诉］精神抑郁伴胸胁胀满不适 6 个月，加重 2 周。

［现病史］患者 6 个月前因女儿临近高考，每日焦虑，始觉胸胁胀满不适，夜眠欠佳，且每因思虑过多或生气后加重，未经重视。2 周前，与家人争执后胁肋刺痛明显，持续不解，伴口干口苦。家人述其平素性情内向易思虑。现症见：精神不振，面色无泽，两胁肋部胀满不适，乏力，善太息，腹胀，纳差，胃脘部嘈杂不适，偶有反酸，口干口苦，夜寐欠佳，噩梦纷扰。小便黄，大便偏干，时便溏。

［既往史］慢性乙型肝炎病史 10 余年，各项指标均为正常值上限。

［查体］舌淡红，齿痕，苔白稍腻，脉弦。

［辅助检查］乙肝五项示：HBsAg（＋），HBeAg（－），抗 –HBc（＋）。肝功能示：ALT 75U/L，AST 48U/L，GGT 28U/L，TBIL 47.5μmol/L，DBIL 10.2μmol/L，ALP 28U/L。HBV–DNA ＜ 500 IU/mL。彩超示：肝表面欠光滑，肝实质回声略粗糙，脾面积大。HAMD 评分：14 分。

［诊断］中医诊断：郁证（肝郁脾虚证）。

　　　　西医诊断：抑郁症（轻度）；慢性乙型肝炎。

［治法］疏肝健脾，理气解郁。

［处方］柴胡 15g，当归 20g，白芍 20g，茯苓 20g，白术 15g，枳壳 15g，香附 15g，川芎 20g，白豆蔻 15g，砂仁 10g，淡豆豉 15g，栀子 10g，炙甘草 15g。

10 剂，每日 1 剂，水煎，分 2 次口服。

二诊：2016 年 7 月 11 日。

患者服药后胁肋胀满减轻，心情渐佳，体力增加，夜眠好转，二便可，舌淡红，苔薄白，脉沉。

［处方］上方去栀子、淡豆豉、柴胡，加陈皮 15g，泽兰 15g。

10 剂，每日 1 剂，水煎，分 2 次口服。

三诊：2016 年 7 月 21 日。

患者已无明显不适症状，复查肝功能正常；HAMD 评分：7 分。嘱患者保持心情舒畅，定期复查肝功能。

【按语】逍遥散方出《太平惠民和剂局方》，功能疏肝解郁、养血健脾，为肝郁血虚脾弱证之经典组方。卢教授强调，肝为少阳之脏，其气应于春，乃气之萌芽，不宜过伐，治肝之法须以补为泻，补肝之药须以柔润为先，然补肝之法并非单纯强调以补进补，肝主疏泄，体阴而用阳，调理气机以复肝之疏泄即为补肝。故以逍遥散方加减化裁，以柴胡疏肝解郁，芍药、当归养肝柔肝，白芍与柴胡一散一收之间可以复肝气之疏泄；香附、川芎散滞解郁；白术、茯苓、白豆蔻、砂仁、甘草益气健脾化湿，健脾可防肝木之克伐，益气可利气血之生化，化湿以利中州之健运；肝体阴而用阳，内寄龙雷之火，疏泄不及，郁而化热，然此热宜宣不宜折，故方中入栀子、淡豆豉发散郁热。诸药相合，既具有疏肝之力，又兼养肝、柔肝之功，且疏而不过，养而不腻，清而不寒。

二诊时患者肝气调畅，郁热已除，故去栀子、淡豆豉、柴胡。卢教授认为柴胡芳香疏泄，且古有"柴胡劫肝阴"之戒，故不宜多服久服。患者肝气已舒，但脾气未复，血郁未除，故方中入陈皮、泽兰以健脾活血祛湿。

卢教授认为，人体保持健康的关键是气血阴阳平衡，正所谓："阴平阳秘，精神乃至。"认为情志不遂是人体发病的内在主要因素。因此，卢教授在临床中常告诫患者务必要调畅情志。患者乙肝病毒携带 10 余年，正气渐耗，加之性情急躁易怒，怒为肝志，"怒伤肝"，不良的刺激扰动伏邪，亢而为害，遂邪气胜而发病。治疗之关键在于疏肝理气，以复肝疏泄之机。卢教授强调，肝主疏泄，调节脏腑气机，虽然五脏分藏五志，但五志过极，皆可令气机失调，血脉失和而损伤肝脏，故肝病患者保持平稳的精神状态极为重要。尊《素问·上古天真论》言："恬淡虚无，真气从之，精神内守，病安从来。"良好的精神状态可令五脏安和，阴阳平衡，正气充足，从而可却病延年并有助于疾病的治疗和恢复。

▶▶ 参考文献

［1］过伟峰，曹晓岚，盛蕾，等．抑郁症中西医结合诊疗专家共识［J］.中国中西医结合杂志，2020，40（2）：141-148.

［2］中国精神障碍分类与诊断标准第三版（精神障碍分类）［J］.中华精神科杂志，2001（3）：59-63.

［3］唐启盛．抑郁症中医证候诊断标准及治疗方案［J］.北京中医药大学学报，2011，34（12）：810-811.

[4] 冷娇，杨婧，罗润.慢性肝病与抑郁：从联系到病理生理 [J].胃肠病学和肝病学杂志，2022，31 (8)：933-937.

[5] 艾妍利.卢秉久教授论治慢性乙型肝炎合并抑郁障碍经验 [D].沈阳：辽宁中医药大学，2017.

[6] 刘蔚.慢性乙型肝炎合并抑郁障碍的相关因素分析及中医证型分布特点 [D].沈阳：辽宁中医药大学，2020.

高血压

一、疾病概述

高血压是以体循环动脉压升高为主要表现，伴或不伴有多种心血管危险因素的临床心血管综合征。高血压是多种心、脑血管疾病的重要病因和危险因素，影响心、脑、肾等重要脏器的结构和功能，最终导致器官功能衰竭。

高血压属于中医学"眩晕""头痛"等范畴。中医药在治疗高血压前期、高血压、肥胖性高血压、难治性高血压等方面积累了大量经验，在治疗 1～2 级高血压及部分 3 级高血压方面优势显著，不仅能改善症状，提高生活质量，还能稳定血压，平稳降压，缓和降压，改善危险因素，保护靶器官，使部分患者达到停药减量目的。

二、疾病机制

（一）病理生理

高血压是一种常见的心血管疾病，其病理生理机制比较复杂。以下是高血压较为常见的病理生理机制。

1. 神经机制

各种原因使大脑皮质下神经中枢功能发生变化，各种神经递质浓度与活性异常，包括去甲肾上腺素、肾上腺素、多巴胺、5- 羟色胺、血管加压素、脑钠肽和中枢肾素 - 血管紧张素系统，最终使交感神经系统活性亢进，血浆儿茶酚胺浓度升高，阻力小动脉收缩增强而导致血压增高。

2. 肾脏机制

各种原因引起肾性水、钠潴留，增加心排血量，通过全身血流自身调节使外周血管阻力和血压升高，启动压力 - 利尿钠机制再将潴留的水、钠排泄出去，例如内源性类洋地黄物质，在排泄水、钠的同时使外周血管阻力增高而使血压增高。这个学说的理论意义在于将血压升高作为维持体内水、钠平衡的一种代偿方式。现代高盐饮食的生活方式加上遗传性或获得性肾脏排钠能力的下降是许多高血压患者的基本病理生理异常。有较多因素可引起肾性水、钠潴留，例如亢进的交感活性使肾血管阻力增加；肾小球有微小结构病变，肾脏排钠激素（前列腺素、激肽酶、肾髓质素）分泌减少，肾外排钠激素（内源性类洋地黄物质、心房肽）分泌异常，或者潴钠激素释放增多。低出生体重儿也可以通过肾脏机制导致高血压。

3. 激素机制

肾素-血管紧张素-醛固酮系统（RAAS）激活。经典的 RAAS 包括肾小球入球动脉的球旁细胞分泌肾素，激活从肝脏产生的血管紧张素原（AGT），生成血管紧张素 I（AT I），然后经肺循环的转换酶（ACE）生成血管紧张素 II（AT II）。AT II 是 RAAS 的主要效应物质，使小动脉平滑肌收缩，刺激肾上腺皮质球状带分泌醛固酮，通过交感神经末梢突触前膜的正反馈使去甲肾上腺素分泌增加，这些作用均可使血压升高。近年来发现很多组织，如血管壁、心脏、中枢神经、肾脏及肾上腺也有 RAAS 各种组成成分。组织 RAAS 对心脏、血管的功能和结构所起的作用，可能在高血压发生和维持中有更大影响。

4. 血管机制

大动脉和小动脉结构与功能的变化，也就是血管重构在高血压发病中发挥着重要作用。覆盖在血管壁内表面的内皮细胞能生成、激活和释放各种血管活性物质，例如一氧化氮、前列环素、内皮素、内皮依赖性血管收缩因子等，调节心血管功能。年龄增长及各种心血管危险因素，例如血脂异常、血糖升高、吸烟、高同型半胱氨酸血症等，导致血管内皮细胞功能异常，使氧自由基产生增加，NO 灭活增强，血管炎症、氧化应激等影响动脉的弹性功能和结构。由于大动脉弹性减退，脉搏波传导速度增快，反射波抵达中心大动脉的时相从舒张期提前到收缩期，出现收缩期延迟压力波峰，可以导致收缩压升高，舒张压降低，脉压增大。阻力小动脉结构和功能改变，影响外周压力反射点的位置或反射波强度，也对脉压增大起重要作用。

5. 胰岛素抵抗

胰岛素抵抗（insulin resistance，IR）是指必须以高于正常的血清胰岛素释放水平来维持正常的糖耐量，表示机体组织对胰岛素处理葡萄糖的能力减退。约 50% 原发性高血压患者存在不同程度的 IR，在肥胖、血甘油三酯升高、高血压及糖耐量减退同时并存的四联症患者中最为明显。近年来认为 IR 是 2 型糖尿病和高血压发生的共同病理生理基础，但 IR 是如何导致血压升高，尚未获得肯定解释。多数认为是 IR 造成继发性高胰岛素血症引起的，继发性高胰岛素血症使肾脏水钠重吸收增强，交感神经系统活性亢进，动脉弹性减退，从而使血压升高。在一定意义上，胰岛素抵抗所致交感活性亢进使机体产热增加，是对肥胖的一种负反馈调节，这种调节以血压升高和血脂代谢障碍为代价。

（二）病因病机

卢教授认为中医药临床疗效的提高，在于抓住主症，精准辨证，采用因时、因地、因人的个体化治疗方案。卢教授强调该病与情志失调、饮食不节、久病过劳、年迈体虚等因素有关，应注重"肝肾""气机升降运动"在高血压发病中的作用和地位，并指出其病机主要与肝阳上亢、痰饮内停、肾阴亏虚、瘀血阻络等相关。

三、临床表现

高血压病临床常见眩晕耳鸣、头痛、头胀、目赤、心悸、乏力、口苦、失眠多梦、急躁易怒等症状，归属于中医学"眩晕""头痛"范畴。

四、疾病诊断

高血压定义为：在未使用降压药物的情况下，非同日 3 次测量诊室血压，SBP ≥ 140mmHg 和（或）DBP ≥ 90mmHg。SBP ≥ 140mmHg 和 DBP < 90mmHg 为单纯收缩期高血压。患者既往有高血压史，正在使用降压药物，血压虽然正常，也诊断为高血压。根据血压升高水平，又进一步将高血压分为 1 级、2 级和 3 级。ABPM 的高血压诊断标准为：平均 SBP/DBP 24 小时 ≥ 130/80mmHg；夜间 ≥ 120/70mmHg。白天收缩压平均值 ≥ 135/85mmHg，与诊室血压的 140/90mmHg 相对应。

五、疾病治疗

（一）西医治疗

1. 一般治疗

预防高血压的发生和有效控制高血压患者的风险水平都需要健康的生活方式。落实控烟措施，限制过量饮酒，减少食盐摄入，增加运动及健康饮食。

在中医"治未病"理论指导下的预防调摄包括"未病先防"和"既病防变"两方面。其对降低血压，保护靶器官，提高远期生存率，延缓疾病进展具有重要作用。具体方法包括避风寒，预防疾病外感；调情志，避免情绪波动；慎起居，生活起居规律；劳逸结合，坚持适当活动；合理饮食，低盐低脂饮食；保持大便通畅等。

2. 对症治疗

目前常用降压药物可归纳为五大类，即利尿剂、β 受体阻滞剂、钙通道阻滞剂（CCB）、血管紧张素转化酶抑制剂（ACEI）、血管紧张素 Ⅱ 受体拮抗剂（ARB）。此外，α 受体阻滞剂和其他种类降压药有时亦可应用于某些高血压人群。

（1）利尿剂：主要通过利钠排尿、降低容量负荷而发挥降压作用。主要有噻嗪类、保钾利尿剂、袢利尿剂 3 类。其中，噻嗪类使用最多，主要是氢氯噻嗪，此类药物尤其适用于老年高血压、单纯收缩期高血压、盐敏感型高血压、更年期女性、合并心力衰竭患者，也是难治性高血压的基础药物之一；其不良反应是低血钾症和影响血脂、血糖、血尿酸代谢，往往发生在大剂量时，因此推荐使用小剂量。保钾利尿剂如阿米洛利、醛固酮受体拮抗剂如螺内酯等也可用于控制难治性高血压，在利钠排尿的同时不增加钾的排出，不宜与 ACEI、ARB 合用，肾功能不全者慎用；螺内酯长期应用有可能导致男性乳房发育等不良反应。袢利尿剂主要用于合并肾功能不全的高血压患者。

（2）β 受体阻滞剂：主要通过抑制过度激活的交感神经活性、抑制心肌收缩力、减慢心率发挥降压作用。主要有选择性（β1）、非选择性（β1 与 β2）和兼有 α 受体拮抗 3 类。尤其适用于心律较快的中、青年患者或合并心绞痛和慢性心力衰竭者，对老年高血压疗效相对较差。不良反应有乏力、心动过缓、四肢发冷等。急性心力衰竭、病态窦房结综合征、房室传导阻滞、哮喘患者禁用。长期应用者突然停药可发生反跳现象，即原有的症状加重或出现新的表现，较常见有血压反跳性升高，伴头痛、焦虑等，称之为撤药综合征。

（3）CCB：主要通过阻断血管平滑肌细胞上的钙离子通道，发挥扩张血管、降低血压的作用。包括二氢吡啶类 CCB 和非二氢吡啶类 CCB，前者以硝苯地平为代表，后者有维拉帕米和地尔硫卓。二氢吡啶类 CCB 可与其他 4 类药联合应用，尤其适用于老年高血压；对嗜酒患者也具有显著降压作用；可用于糖尿病、冠心病及外周血管病患者。常见不良反应包括反射性交感神经激活导致心跳加快、面部潮红、脚踝部水肿、牙龈增生等。临床上常用的非二氢吡啶类CCB，常见不良反应包括抑制心脏收缩功能和传导功能，不宜在心力衰竭、窦房结功能低下或心脏传导阻滞患者中应用。

（4）ACEI：作用机制是抑制血管紧张素转换酶，阻断肾素血管紧张素Ⅱ的生成，抑制激肽酶的降解而发挥降压作用。在欧美国家人群中进行了大量的大规模临床试验，结果显示此类药物对于高血压患者具有良好的靶器官保护和心血管终点事件预防作用。ACEI降压作用明确，对糖脂代谢无不良影响。限盐或加用利尿剂可增加ACEI的降压效应。尤其适用于伴慢性心力衰竭、心肌梗死后心功能不全、心房颤动预防、糖尿病肾病、非糖尿病肾病、代谢综合征、蛋白尿或微量白蛋白尿患者。最常见不良反应为干咳，多见于用药初期，症状较轻者可坚持服药，不能耐受者可改用ARB。其他不良反应有低血压、皮疹，偶见血管神经性水肿及味觉障碍。长期应用有可能导致血钾升高，应定期监测血钾和血肌酐水平。禁忌证为双侧肾动脉狭窄、高钾血症及妊娠妇女。

（5）ARB：作用机制是阻断血管紧张素Ⅱ1型受体而发挥降压作用。在欧美国家进行了大量较大规模的临床试验研究，结果显示，ARB可降低有心血管病史（冠心病、脑卒中、外周动脉病）的患者心血管并发症的发生率和高血压患者心血管事件风险，降低糖尿病或肾病患者的蛋白尿及微量白蛋白尿。ARB尤其适用于伴左心室肥厚、心力衰竭、糖尿病肾病、冠心病、代谢综合征、微量白蛋白尿或蛋白尿患者及不能耐受ACEI的患者，并可预防心房颤动。不良反应少见，偶有腹泻，长期应用可升高血钾，应注意监测血钾及肌酐水平变化。双侧肾动脉狭窄、妊娠妇女、高钾血症者禁用。

除上述五大类主要的降压药物外，包括交感神经抑制剂，例如利血平、可乐定；直接血管扩张剂，例如肼屈嗪；α_1受体拮抗剂，例如哌唑嗪、特拉唑嗪、多沙唑嗪等；曾多年用于临床并有一定的降压疗效，但因副作用较多，目前不主张单独使用，但可用复方制剂或联合治疗。

（二）辨证论治

1. 肝阳上亢型

主症：①头痛，头胀。

次症：①颜面潮红；②肢麻震颤；③目赤口苦；④急躁易怒。

舌脉：舌红，苔薄黄，脉弦数。

证型确定：证候诊断具备主症1项+次症2项，参考舌脉，即可诊断。

治则：平肝潜阳，补益肝肾。

方药：天麻钩藤饮。卢教授在治疗过程中常加入菊花、牡丹皮、龙骨、牡蛎等。

2. 肝肾阴虚型

主症：①眩晕；②头胀头痛。

次症：①腰膝酸软无力；②两目干涩；③健忘耳鸣；④盗汗；⑤失眠多梦。

舌脉：舌质红，少苔，脉细数。

证型确定：证候诊断具备主症 1 项 + 次症 2 项，参考舌脉，即可诊断。

治则：滋补肝肾，养阴填精。

方药：左归丸。卢教授在治疗过程中常加入知母、黄柏、牡丹皮、地骨皮。

3. 痰湿中阻型

主症：①眩晕；②头重头痛。

次症：①胃脘痞闷；②恶心呕吐；③多寐；④大便或溏或秘。

舌脉：舌淡，苔白腻，脉濡滑。

证型确定：证候诊断具备主症 1 项 + 次症 2 项，参考舌脉，即可诊断。

治则：燥湿化痰，健脾和胃。

方药：半夏白术天麻汤。卢教授在治疗过程中常加入郁金、石菖蒲、竹茹、生姜等。

4. 气滞血瘀型

主症：①头痛固定不移。

次症：①胸闷，心悸；②唇甲色暗。

舌脉：舌质紫暗，有瘀点，舌下脉络曲张，脉涩。

证型确定：气滞血瘀证。

治则：证候诊断具备主症 1 项 + 次症 2 项，参考舌脉，即可诊断。

方药：血府逐瘀汤。卢教授在治疗过程中常加入白芷、桃仁、红花、赤芍。

六、病例举隅

病例 1

马某，女，70 岁。2022 年 8 月 8 日初诊。

[主诉] 头晕间歇发作 1 年余，加重 1 周。

[现病史] 患者 1 年前无明显诱出现血压升高，最高约 160/80mmHg，伴头晕头痛，当地医院诊断为"高血压 2 级（高危）"，规律口服贝尼地平，服药后血压控制良好；近来无明显诱因血压再次升高，伴头晕，为求系统治疗来诊。现症见：头晕眼花，周身不适，晨起面目浮肿，右肩背拘急不适，大便不成形，纳眠可。

［既往史］冠心病病史 5 年，口服通心络，中药汤剂治疗。

［家族史］母亲高血压病史。

［查体］舌淡红，苔白，脉沉滑。

［诊断］中医诊断：眩晕（肝胃不和，痰湿中阻证）。

西医诊断：高血压 2 级（高危），冠状动脉粥样硬化性心脏病。

［治则］调和肝胃，化湿和中。

［处方］天麻 20g，法半夏 15g，茯苓 20g，川芎 15g，远志 15g，石菖蒲 15g，陈皮 15g，白术 20g，川芎 15g，炙甘草 10g，柴胡 10g，竹茹 20g，枳实 15g，枸杞子 20g，菊花 20g，决明子 20g。

14 剂，每日 1 剂，水煎，分 2 次口服。忌辛辣、油腻、过寒、过咸之品，调节情绪，避免劳累。

二诊：2022 年 9 月 14 日。

患者服药后头晕较前缓解，睡眠质量改善，近来偶有头痛头胀，视物模糊。舌质红，暗滞，苔白，脉弦。

［处方］上方加益母草 20g，泽泻 20g。

14 剂，每日 1 剂，水煎，分 2 次口服。

三诊：2022 年 9 月 28 日。

患者上述症状明显改善，舌质红，暗滞，苔白，脉弦。

［处方］上方续服 14 剂，每日 1 剂，水煎，分 2 次口服。

【按语】患者老年女性，脏腑功能渐衰，脾胃虚弱，脾胃运化功能失常，水湿内生，痰浊充斥三焦，加之情志不遂，木失条达，周身气机不畅，故见胸脘部隐隐闷痛，克脾犯胃出现多思、焦虑之症。心血不足，血不养心则见心悸、胸闷等心系症状，易形成肝胃不和、痰湿中阻之证。故尊《黄帝内经》"木郁达之"之旨，治疗当调和肝胃、化湿和中，恢复正常中焦运化功能，使脾运健旺，胃复和降，才能使心脉气血流畅，五脏安和。同时佐以消积、化痰、安神等药物，使气机调，升降和。方中天麻平肝息风，止眩晕；陈皮、清半夏、茯苓、白术化痰祛湿，健脾和中；远志与石菖蒲合用起到安神、和胃等作用；柴胡、厚朴、枳实调整周身的气机；枸杞子、菊花、决明子补肝肾明目；甘草调和诸药，为使药；竹茹止呕，葛根取升阳之意。诸药配伍，共奏肝心同治，肝气条达，心神内守，情志调畅，从而使脾胃升降和调，气机通畅，则诸症可消。二诊因湿气困脾，上扰清窍，眼前模糊，故加益母草、泽泻。三诊，原方有效，效不更方。

病例 2

于某，女，20 岁。2021 年 8 月 12 日初诊。

［主诉］头晕 1 年余，加重 1 个月。

［现病史］患者 1 年前无明显诱出现血压升高，最高约 150/105mmHg，伴头晕，平素口服缬沙坦，血压控制良好。近 1 个月头晕加重，遂来就诊。现症见：头晕，脚凉，乏力自汗，心悸，晨起口干，平素急躁易怒，纳可，入睡困难，易醒，小便黄，大便黏腻，2～3 日一行。

［既往史］否认其他慢性病史。

［查体］舌暗红，苔白腻，脉沉细。

［诊断］中医诊断：眩晕（上热下寒证）。

　　　　西医诊断：高血压 2 级。

［治则］寒温并用，清上温下。

［处方］陈皮 10g，白术 15g，苍术 15g，茯苓 20g，茯神 20g，人参 10g，清半夏 15g，干姜 10g，黄连 10g，黄柏 20g，炙甘草 10g，海螵蛸 30g，赤芍 20g，白芍 20g，肉桂 6g，巴戟天 15g。

10 剂，每日 1 剂，水煎，分 2 次口服。

二诊：2021 年 8 月 30 日。

患者服药后头晕明显减轻，偶有自汗出，脚凉，舌淡红，暗滞，苔白腻，脉沉弦。

［处方］上方去黄柏、半夏、巴戟天、赤芍，炙甘草改为 30g，加附子 9g。

14 剂，每日 1 剂，水煎，分 2 次口服。

三诊：2021 年 9 月 23 日。

患者诸症好转，舌质红，苔白腻，暗滞，脉沉细。

［处方］上方去肉桂、附子，陈皮改为 15g，加清半夏 15g，桂枝 15g。

14 剂，每日 1 剂，水煎，分 2 次口服。

【按语】患者平素急躁易怒，为肝旺之体。肝郁化火，心神不宁，故入睡困难，易醒；迁延未愈，肝木乘脾，脾失健运，清阳不升，则大便黏腻；下焦阳气不足，故脚凉。当用清上温下法治疗，其中陈皮、半夏配合，能加强祛痰、和胃、止呕的作用；白术、苍术、人参、干姜健脾祛湿止呕；黄连、黄柏清热燥湿；白芍柔肝敛阴养血，平抑肝阳；茯苓、茯神养心安神；巴戟天、肉桂健脾温阳，补益脾土，并防滋腻太过。诸药共奏清上温下之功。二诊患者呕吐、尿黄缓解，故去黄柏、半夏、巴戟天、赤芍，增加炙甘草用量，加附子以增温肾阳之效。三诊患者寒邪已去大半，湿邪壅滞上焦明显，故加用半夏、陈皮、桂枝，取温阳燥湿之意，效果显著。

▶▶ **参考文献**

［1］葛均波，徐永健，王辰.内科学［M］.第9版.北京：人民卫生出版社，2018.

［2］汤笑尘，张久亮，李琳，等.高血压病中医病机探析［J］.中华中医药杂志，2022，37（8）：4619-4621.

［3］戴方圆，李思琪，李平.高荣林从肝脾辨治高血压病经验［J］.中国中医药信息杂志，2021，28（3）：120-122.

［4］高血压中医诊疗专家共识［J］.中国实验方剂学杂志，2019，25（15）：217-221.

［5］中国高血压防治指南（2018年修订版）［J］.中国心血管杂志，2019，24（1）：24-56.

类风湿性关节炎

一、疾病概述

类风湿性关节炎（rheumatoid arthritis，RA）是一种以侵蚀性、对称性多关节炎为主要临床表现的慢性、全身性自身免疫性疾病，其确切发病机制不明，基本病理改变为关节滑膜的慢性炎症、血管翳形成，并逐渐出现关节软骨和骨破坏，最终导致关节畸形和功能丧失。本病呈全球性分布，是造成人类丧失劳动力和致残的主要原因之一。流行病学资料显示，RA 可发生于任何年龄，80%发病于 35～50 岁，女性的发病率是男性的 2～3 倍。因此，早期诊断及治疗至关重要。

类风湿性关节炎病名最早可追溯于《黄帝内经》，将其归属为"痹证"范畴，并对其病因病机、证候分类进行了简要地概括。张仲景在《金匮要略·历节病》一文中提到"历节疼痛，不可屈伸"，并以"历节病"命名。张景岳等又相继提出了"鹤膝风""顽痹""白虎病"等名称。痹证是指以肢体筋骨、关节、肌肉等处疼痛、酸楚、麻木、重着，甚或关节屈伸不利、僵硬、肿大、变形等为主要临床表现的病证。临床上具有反复发作或逐渐加重的特点。

二、疾病机制

（一）病理生理

RA 的基本病理改变是滑膜炎。急性期滑膜表现为渗出和细胞浸润，滑膜下层小血管扩张，内皮细胞肿大，细胞间隙增大，间质有水肿和中性粒细胞浸润。病变进入慢性期，滑膜变得肥厚，形成许多绒毛样突起，突向关节腔内或侵入到软骨和软骨下的骨质，绒毛又名血管翳（pannus），有很强的破坏性，是造成关节破坏、畸形、功能障碍的病理基础。这种绒毛在显微镜下呈现为滑膜细胞层由原来的 1～3 层增生到 5～10 层或更多，其中大部分为具有巨噬细胞样功能的 A 型细胞及成纤维细胞样的 B 型细胞，滑膜下层有大量淋巴细胞，呈弥漫状分布或聚集成结节状，如同淋巴滤泡，其中大部分为 CD4$^+$ T 细胞，其次为 B 细胞和浆细胞。另外，还出现新生血管和大量被激活的成纤维样细胞及随后形成的纤维组织。

血管炎可发生在 RA 关节外的任何组织。它累及中、小动脉和（或）静脉，管壁有淋巴细胞浸润、纤维素沉着，内膜有增生，导致血管腔狭窄或堵塞。类风湿结节是血管炎的一种表现，结节中心为纤维素样坏死组织，周围有上皮样细胞浸润，排列成环状，外被以肉芽组织。肉芽组织间有大量的淋巴细胞和浆细胞。

（二）病因病机

中医认为本病的病因病机主要有以下三个方面。

1. 正虚体弱

患者素体虚弱，或年老体虚，或久病耗损，致正气不足，腠理空虚，卫外不固，或脾虚气血生化乏源，易感外邪，是本病发生的内在因素。

2. 外邪侵袭

风、寒、湿、热等邪气是引发本病的外在因素。若久居潮湿或严寒之地或长期贪凉露宿、水中作业、涉水冒雨等，而未采取防湿保暖措施，致风、寒、湿邪侵袭肌肤腠理，日久留滞于筋脉、肌肉、关节、气血运行不通，而发为行痹、痛痹、着痹。若风、寒、湿邪郁久化热，或素体阳盛或阴虚有热，感邪后易从热化，或感受风热之邪，与湿邪合并为患，均可导致风湿热邪与气血相搏，气血壅滞，筋脉拘急而发为热痹。

3. 劳逸失度

劳欲耗精，精气亏虚，卫外不固；或剧烈运动，气随汗泄，汗出肌疏，外邪乘虚侵袭。日久迁延不愈，水液停聚而为痰，血液凝滞而成瘀，痰瘀互结，闭阻经络，深入骨节，可出现关节肿胀、僵硬、变形，而致病程漫长，顽固难愈，甚则内舍脏腑，出现脏腑痹。

痹证发生主要由于正虚感受风、寒、湿、热之邪所致。痹证病变部位在经脉，累及肢体、筋骨、关节、肌肉，日久耗伤气血，累及肝肾等脏腑。

卢教授认为风寒湿邪是痹证致病之基本病机，而湿邪是其中心要素，故有"无湿不成痹"之论。此外，卢教授认为痹证的发生不需三邪俱备，其中一邪或两邪相合均可致痹，亦有三邪杂合而致者，但不论二邪或者三邪杂合，所致的邪气绝非等量而入，而是各有所偏盛。痹即是邪痹、脉闭，气血瘀滞，其发病总因外邪入侵、痹阻经脉，气血经脉运行不畅所致。由于感邪有风、寒、湿之异，体质有强弱之分，病有新久之别，故临床表现的症状有所不同，临证时需认真加以辨析，从中掌握必要的客观依据。

三、临床表现

西医认为 RA 的临床表现个体差异大，多为慢性起病，以对称性双手、腕、足等多关节肿痛为首发表现，常伴有晨僵，可伴有乏力、低热、肌肉酸痛、体重下降等全身症状。少数则急性起病，在数天内出现典型的关节症状。

中医认为痹证可有肢体关节疼痛剧烈，游走不定或痛如锥刺，遇热则缓，遇寒则加重肌肉酸楚，痛有定处或局部灼热红肿，痛不可触，得冷反痛减。初期常伴有恶寒发热等表证，舌象可以表现为舌淡红、苔薄白，舌淡红、苔白腻，舌苔黄燥或黄腻。脉象可以表现为脉浮、脉弦紧、脉濡缓或脉滑数等。

四、疾病诊断

（一）西医诊断标准

对 RA 的诊断主要以 1987 年美国风湿病学会分类标准或 2010 年美国风湿病学会 / 欧洲抗风湿病联盟 RA 分类标准为参考标准。

1. 体征

对称性的关节肿胀、变形、活动受限，以四肢小关节多见，或可见皮下类风湿结节等。

2. 理化检查

（1）一般检查：轻重度贫血，活动期血沉（ESR）增快，C 反应蛋白（CRP）增高。

（2）免疫学检查：血清免疫球蛋白升高，早期 IgG 增高有参考意义，抗核抗体（ANA）有 10%～20% 患者呈阳性，类风湿因子（RF）有 60%～80% 患者呈阳性。

（3）类风湿性关节炎特异性自身抗体：抗 RA33 抗体、抗核周因子抗体（APF）、抗角蛋白抗体（AKA）、角蛋白抗体（AKA）、抗聚角蛋白微丝抗体（AFA）、抗环瓜氨酸肽抗体（CCP）等检查有助于本病的早期诊断，敏感性在 30%～40%，免疫复合物（CIC）阳性者表示疾病呈进行性。

（4）滑液检查：半透明或不透明，黄色，黏度差。

（5）特殊检查：①X线：早期关节周围软组织肿胀，骨质疏松，后期关节软骨破坏、侵蚀，关节间隙狭窄、强直和畸形。②磁共振成像（MRI）：可发现早期类风湿滑膜炎及骨质破坏，对本病的早期诊断有重要价值。

3. 诊断要点

参考1987年修订的美国风湿病协会（ARA）类风湿关节炎的诊断要点。

①晨僵至少1小时，≥6周；②3个或3个以上的关节肿，≥6周；③腕、掌指或近端指间关节肿，≥6周；④对称性关节肿，≥6周；⑤类风湿结节；⑥类风湿因子阳性；⑦手X线变化（至少有骨质疏松或关节间隙狭窄）。

凡具备以上4条或4条以上者，即可诊断。

五、疾病治疗

（一）西医治疗

目前RA不能根治，最佳的治疗方案需要临床医生与患者之间共同协商制订，应按照早期、达标、个体化方案治疗原则，密切监测病情，减少致残。治疗的主要目标是达到临床缓解或降低疾病活动度，临床缓解的定义是没有明显的炎症活动症状和体征。

1. 一般治疗

一般治疗包括患者教育、休息、关节制动（急性期）、关节功能锻炼（恢复期）、物理疗法等。卧床休息只适宜于急性期、发热及内脏受累的患者。

2. 药物治疗

治疗RA的常用药物分为5大类，即非甾体抗炎药（NSAIDs）、传统DMARDs、生物DMARDs、糖皮质激素（GC）及植物药等。初始治疗必须应用一种DMARDs。

（1）非甾体抗炎药（NSAIDs）：具有镇痛抗炎作用，是缓解关节炎症状的常用药，但控制病情方面作用有限，应与DMARDs同服。

（2）传统DMARDs：该类药物较NSAIDs发挥作用慢，需1～6个月，不具备明显的镇痛和抗炎作用，但可以延缓和控制病情的发展。

（3）生物DMARDs：是近30年来类风湿关节炎治疗的一个革命性进展，其治疗靶点主要针对细胞因子和细胞表面分子。

（4）糖皮质激素（GC）：本药有强大的抗炎作用，能迅速缓解关节肿痛症状和全身炎症，GC治疗RA的原则是小剂量、短疗程。

（5）植物药制剂：已有多种治疗 RA 的植物制剂，如雷公藤多苷、芍总苷、青藤碱等，对缓解关节症状有较好作用，长期控制病情的作用尚待进一步研究证实。

3. 外科治疗

外科治疗包括人工关节置换和滑膜切除手术，前者适用于较晚期有畸形并失去功能的关节，滑膜切除术可以使病情得到一定的缓解，但当滑膜再次增生时病情又趋复发，所以必须同时应用 DMARDs。

（二）辨证论治

卢教授认为中医痹证的治疗总则以祛风、散寒、除湿、清热及疏通经络为主，常用方剂有独活寄生汤、羌活胜湿汤、蠲痹汤、二妙汤、木瓜丸、活络丹等。这些方剂诚然有效，但若原方不动地应用，实难达到理想的效果。卢教授遴选诸方之优势，根据临床症状重新组方、对症加减。具体辨证分型如下。

1. 风痹型

症状：肢体关节疼痛，游走不定，多见于腕、肘、踝、膝等处关节，屈伸不利，初期常伴有恶风、发热。

舌脉：舌淡，苔薄白，脉浮。

治则：活血祛风，散寒除湿。

方药：防风汤加减。卢教授认为当风邪偏盛时，用药当先活血为主，因风为阳邪，善行而数变，风邪虽盛，但随着血液运行而风势日减，故宜活血，风随血行，血行风自灭，不用疏风之药而风自散也，故临床常用当归、川芎、赤芍、鸡血藤、红花等。

2. 寒痹型

症状：肢体关节疼痛剧烈，痛如针刺，痛有定处，得热则痛解，遇寒则疼痛加重，关节屈伸不利，痛处皮色不红并有冷感。

舌脉：舌质淡，苔薄白，脉弦紧。

治则：温经散寒，活血通络。

方药：大黄附子细辛汤。卢教授认为寒邪较盛的痹痛不应用草乌、川乌、附子之类，用活血通络的温热药则疾病恢复较快。若用辛温大热之药，会使体内寒湿之邪凝聚，热包裹于外，邪不能出，疾病恢复缓慢。临床常用川芎、桂枝、赤芍、红花、五灵脂、鸡血藤之类以活血温经。

3. 湿痹型

症状：肢体关节疼痛重着，肌肉酸楚，痛有定处，四肢沉重，甚则关节肿胀散漫，活动不利，肌肤麻木不仁。

舌脉：舌质淡，苔白腻，脉濡缓。

治则：活血通络，利水化湿。

方药：羌活胜湿汤加减。卢教授认为湿为阴邪，其性黏滞重着，病邪在里，尤忌燥湿，燥而散发，犹如沸水之气散发于体内其他部位，终为隐患而后发病。在临床治疗湿邪较盛者主张"治湿先治血，血行湿自除，祛湿不利水，湿邪无路行"。常用茯苓、泽泻、防己、萆薢除湿，木通引湿邪从小便而出；若偏湿热者，用茵陈、黄柏、黄芩、木通。不宜用知母、石膏，因知母、石膏虽能清湿热，但有生津滋阴之作用，用之则邪恋不出。

4. 顽痹型

症状：除痹证一般表现外，必须具备寒热交替，或上热下寒，口苦，关节肿胀，双下肢重着无汗之证。

舌脉：舌淡红，苔白，脉细。

治则：活血通络，散寒利湿。

方药：小柴胡汤加减。卢教授认为顽痹是痹症日久，由于失治、误治等原因，使外邪（风寒湿或风湿热）留于少阳；或外邪（风寒湿或风湿热）直接侵袭少阳，与瘀血相互搏结于少阳经脉而成。主要表现为关节肿胀、疼痛、重着，寒热往来或上热下寒。故不能外散风寒湿（或风湿热）使邪从外而解，亦不能活血化瘀使邪从内而散，唯有和解少阳，外通太阳之经，内畅三焦之枢，而后疏风透表，活血利湿，方可获效。

六、病例举隅

何某，女，37 岁。2009 年 5 月 31 日初诊。

[主诉]手部关节疼痛 1 年余，双手食、中指关节疼痛加重 1 个月。

[现病史]患者 1 年前发现手部关节疼痛，未系统治疗；近一个月双手食、中指关节疼痛明显加重，活动轻度受限，双脚浮肿，遂来诊。现症见：手部关节疼痛，中指、食指疼痛明显，手心出汗多，关节热感。纳可，寐可，二便正常。

[查体]双手食、中指关节疼痛，活动轻度受限；舌淡红，苔白，脉沉滑。

[辅助检查]类风湿因子定量 115 IU/mL；血沉 36 mm/h。

[诊断]中医诊断：痹证（风湿痹阻证）。

　　　　　西医诊断：类风湿性关节炎。

[处方]羌活 20g，独活 20g，川芎 20g，赤芍 20g，老鹳草 30g，青风藤

20g，络石藤 20g，鸡血藤 20g，牛膝 20g，桃仁 20g，红花 10g，五灵脂 20g，没药 20g，炙甘草 20g，大枣 10g，豨莶草 20g。

7 剂，每日 1 剂，水煎，分 2 次口服。

二诊：2009 年 6 月 8 日。

手腕关节稍缓解疼痛，手心汗量减少，舌质偏红，苔薄，脉沉。

［处方］上方去青风藤、络石藤、大枣，加地龙 20g，秦艽 20g，香附 15g，苍术 20g。

7 剂，每日 1 剂，水煎，分 2 次口服。

三诊：2009 年 6 月 26 日。

患者自觉疼痛症状明显减轻，舌质偏红，苔薄，脉沉。

［处方］首诊处方加丝瓜络 20g。

7 剂，每日 1 剂，水煎，分 2 次口服。

四诊：2009 年 7 月 17 日。

患者近来因工作原因长期接触凉水，手关节再次出现疼痛，舌质偏暗，苔薄，脉沉细。

［处方］黄芪 50g，桂枝 20g，赤芍 20g，当归 20g，川芎 20g，生地黄 20g，桃仁 20g，红花 10g，炙甘草 15g，丝瓜络 20g。

7 剂，每日 1 剂，水煎，分 2 次口服。

五诊：2009 年 7 月 27 日。

关节疼痛明显减轻，舌淡红，苔白，齿痕，脉滑濡。

［处方］原方续服 7 剂，嘱患者平时注意生活调摄。

【按语】卢秉久教授认为该病的病因和病机为外受风寒湿邪侵袭，内为肝肾精血虚弱，以致经络闭阻，气血凝滞，为肿为痛。外邪侵入，深入筋骨，久病导致肝肾更虚，筋骨失养，出现挛急、骨枯，形成关节僵硬变形。患者要做到得病及早就医，尽量做到早发现，早医治，合理饮食，适量运动，这样预后较好。在生活中要有合理饮食和生活起居，适量运动，慎防外感，如有不适随时就诊，以免延误病情。

▶▶ **参考文献**

［1］卢秉久，刘欣 . 同病异治话痹证［J］. 辽宁中医杂志，1998，（3）：126.

［2］李莹，卢秉久 . 王文彦教授治疗痹证经验［J］. 环球中医药，2017，10（5）：581–582.

［3］黄燕，王承德，陈伟，等.类风湿性关节炎诊疗指南［J］.中国中医药现代远程教育，2011，9（11）：150-151.

［4］李贵，黄刚.寒湿痹阻型类风湿关节炎中医治疗进展［J］.实用中医内科杂志：1-5.

［5］段翔宇，钟新林.钟新林教授治疗风寒湿痹型类风湿关节炎经验［J］.中国中医药现代远程教育，2023，21（6）：93-96.

［6］白艳娇，卢秉久.小柴胡汤加减治疗杂病验案［J］.山东中医杂志，2016，35（9）：834-835.

头 痛

一、疾病概述

头痛是指局限于头颅上半部的疼痛，主要有额、顶、颞及枕部的疼痛，具体部位为眉毛上缘与耳郭上缘连线以上部位，以及后脑勺。

中医认为头痛是指因外感六淫、内伤杂病致使头部脉络拘急或失养，清窍不利，以自觉头痛为临床特征的一种常见病证，既可单独出现，亦见于多种疾病的过程中。

二、疾病机制

（一）病理生理

头痛的先兆源自脑神经元兴奋过度，这种兴奋过度与神经元细胞膜离子通道先天性缺陷或基因突变有关，主要是与 Ca^{2+} 通道有关，在触发因子的作用下，大脑皮质发生自枕叶开始的皮质扩散性抑制，作用于脑干，激活三叉神经血管系统，释放钙基因相关肽等血管活性物质，一方面引起软脑膜血管扩张，同时产生血管壁的水肿和无菌炎症，导致搏动性头痛，并导致交感与副交感神经系统功能失调，出现畏光、畏声、恶心、呕吐等症状。

（二）病因病机

卢教授认为头为"诸阳之会"，头痛的病因不外乎外感与内伤两种。基本病机为不通则痛，不荣则痛。外感之头痛，多责之于风，卢教授认为因外感风邪而头痛的患者，多为风邪上扰清窍，壅滞经络而致头痛。风为阳邪，其性轻扬开泄，易袭阳位。人体中，头居于最高位，且为"诸阳之会"，故易伤于风邪。其次，风邪善行数变，聚散无常，故其所致的头痛时发时止，易反复。最后，风为百病之长，故风邪为主要病因，多夹杂寒、热、湿等。内伤之头痛多以虚损为主，因虚而致脑府失于濡养，不荣则痛。肾者为先天之本，主藏精生髓，充脑荣发。肾虚者头痛多发为空痛，常常伴有生殖系统症状。脾胃为后天之本，气血生化之源，且脾主升清，使得清阳上升头目，脾虚而致头痛多病势绵绵不休，时作时止，遇劳加重，伴有消化系统症状。内伤头痛另有肝阳上亢之头痛，肝气具有疏通、条达、升发等生理功能，古人以木气的冲和调达之象来类比肝的疏泄功能，肝气的疏泄功能正常，有利于气机的疏通、畅达、升发；肝气怫郁，疏泄失常，则致肝经气郁而出现头痛；气郁日久可化火，形成肝火；肝为刚脏，但升而无制或火热之邪灼伤阴血，阴不制阳，则又出现肝阳上亢之头痛。故头痛的病位在头脑，多于肝、脾、肾三脏密切相关。

三、临床表现

头痛程度有轻有重，疼痛时间有长有短，疼痛形式多种多样，常见胀痛、闷痛、撕裂样痛、电击样疼痛、针刺样痛，部分伴有血管搏动感及头部紧箍感，以及恶心、呕吐、头晕等症状。继发性头痛还可伴有其他系统性疾病症状或体征，如感染性疾病常伴有发热，血管病变常伴偏瘫、失语等神经功能缺损症状等。依据头痛程度产生不同危害，病情严重可使患者丧失生活和工作能力。

中医将疼痛分为外感与内伤，外感头痛主要表现为突然发作、疼痛剧烈、痛无休止，其痛以刺痛、灼痛、跳痛、胀痛为主。内伤头痛主要表现为缓慢起病，痛势绵绵，时痛时止，久而不愈，其痛以空痛、引痛、昏痛为主。

四、疾病诊断

头痛诊断依据患者头部疼痛部位即可诊断。西医认为在头痛的诊断过程中，应首先区分是原发性或是继发性。原发性头痛多为良性病程，继发性头痛则为器质性病变所致，任何原发性头痛的诊断应建立在排除继发性头痛的基础之上。头痛病因复杂，在头痛患者的病史采集中应重点询问头痛的起病方式、发作频率、发作时间、持续时间、部位、性质、疼痛程度，有无前驱症状及有无明确的诱发因素、头痛加重和减轻的因素等。同时，为更好鉴别头痛病因及性质，还应全面了解患者年龄与性别、睡眠和职业状况、既往病史和伴随疾病、外伤史、服药史、中毒史和家族史等一般情况对头痛发病的影响。全面详尽的体格检查尤其是神经系统和头颅、五官的检查，有助于发现头痛的病变所在。适时恰当的选用神经影像学或腰穿脑脊液等辅助检查，能为颅内器质性病变提供诊断及鉴别诊断的依据。

中医认为头痛是以头部疼痛为主要临床表现。头痛的部位可发生在前额、两颞、颠顶、枕部或全头部。疼痛性质可分为跳痛、刺痛、胀痛、灼痛、空痛、隐痛等；头痛发作形式可为突然发作或缓慢起病，或反复发作，时痛时止。疼痛的持续时间可长可短，可数分钟、数小时或者数天、数周，甚则长期疼痛不已。外感头痛者多有起居不慎、感受外邪的病史；内伤头痛者常有情绪波动、失眠、病后体虚等病史。

五、疾病治疗

（一）西医治疗

头痛西医治疗包括药物治疗和非药物治疗两部分。治疗原则包括对症处理和原发病治疗两方面。原发性头痛急性发作和不能立即纠正的继发性头痛可给予止痛等对症治疗，以终止或减轻头痛症状，同时亦可针对头痛伴随症状如眩晕、呕吐等予以适当的对症治疗。对于病因明确的继发性头痛应尽早祛除病因，如颅内感染应抗感染治疗，颅内高压者宜脱水、降颅压，颅内肿瘤需手术切除等。

1. 药物治疗

止痛药物包括非甾体抗炎止痛药、中枢性止痛药和麻醉性止痛药。

（1）非甾体抗炎止痛药具有疗效确切，没有成瘾性优点，是头痛最常使用的止痛药，这类药物包括阿司匹林、布洛芬、消炎痛、扑热息痛、保泰松、罗非昔布、塞来昔布等。

（2）以曲马多为代表的中枢性止痛药，属于二类精神药品，为非麻醉性止痛药，止痛作用比一般的解热止痛药要强，主要用于中、重度头痛和各种术后及癌性病变疼痛等。

（3）以吗啡、杜冷丁等阿片类药为代表的麻醉性止痛药，止痛作用最强，但长期使用会成瘾，这类药物仅用于晚期癌症患者。

2. 非药物治疗

非药物治疗包括物理磁疗法、局部冷（热）敷、吸氧等，对慢性头痛呈反复发作者应给予适当的治疗，以控制头痛频繁发作。

（二）辨证论治

1. 风寒头痛

主症：头痛，时常有拘急收紧感。

次症：常伴有恶风畏寒，遇风、寒尤剧。

舌脉：舌淡红，苔薄白，脉浮。

治则：疏风散寒止痛。

方药：川芎茶调散加减。卢教授认为川芎性味辛温，为"诸经头痛之要药"，善于祛风活血而止头痛，长于治疗少阳、厥阴之头痛，为君药；薄荷、荆芥疏风止痛并能清利头目，为臣药；羌活、白芷均能疏风止痛，细辛散寒止痛，并长于治少阴经头痛，以上各药协助君、臣以增强疏风止痛之效，均为佐药；炙甘草益气和中，调和诸药，为使。用时以茶清调下，取茶叶苦凉之性，既可上清头目，又能制约风药过于温燥与升散，诸药合用，共奏疏风止痛之效。卢教授在川芎茶调散的基础上，常常加入柴胡、陈皮等诸多疏肝行气之药，是以使得肝气调达，助川芎疏风止痛之效。

2. 风热头痛

主症：头痛而胀，甚至头痛欲裂，发热，面红目赤。

次症：口渴喜饮，小便黄。

舌脉：舌红，苔黄，脉浮数。

治则：疏风清热，活络止痛。

方药：芎芷石膏汤加减。卢教授认为方中川芎为血中之气药，集辛散、解郁、通达、止痛之功，又秉升散之性，能上行头目，活血祛瘀止痛；白芷味辛性温，芳香开窍，活血止痛。两药相使为用，增强通络止痛之功。生石膏，善清气分之热，合川芎可清泻郁热，通络止痛，三药合用，辛能止痛，甘寒清热，以达泻热止痛之功。菊花、羌活，祛风止痛；葛根活血通络止痛；石菖蒲理气活血开窍；制远志安神以助睡眠；甘草调和诸药。使全方共奏泄热止痛之功。此外卢教授在治疗过程中常加入天麻、陈皮、桔梗等药。

3. 肝阳头痛

主症：头胀痛，两侧为重，心烦易怒。

次症：口苦面红，胁肋痛，夜寐不佳。

舌脉：舌红，苔黄，脉沉。

治则：平肝潜阳，息风止痛。

方药：天麻钩藤饮加减。卢教授认为方中天麻、钩藤平肝息风，为君药。

石决明咸寒质重，功能平肝潜阳，并能除热明目，与君药合用，加强平肝息风之力；川牛膝引血下行，并能活血利水，共为臣药。杜仲、桑寄生补益肝肾以治本；栀子、黄芩清肝降火，以折其亢阳；益母草合川牛膝活血利水，有利于平降肝阳；首乌藤、茯神宁心安神，均为佐药。诸药合用，共奏平肝息风、清热止痛之功。

4. 瘀血头痛

主症： 头痛经久不愈，痛处固定不移，痛如针刺。

次症： 夜晚尤甚。

舌脉： 舌暗红，苔薄白，脉弦细。

治则： 活血化瘀，通窍止痛。

方药： 通窍活血汤加减。卢教授认为方中赤芍、川芎行血活血；桃仁、红花活血通络；葱、姜通阳，麝香开窍，黄酒通络，佐以大枣缓和芳香辛窜药物之性。其中麝香味辛性温，功专开窍通闭，解毒活血，因而用为主药；与姜、葱、黄酒配伍更能通络开窍，通利气血运行的道路，从而使赤芍、川芎、桃仁、红花更能发挥其活血通络的作用。

5. 气虚头痛

主症： 头痛隐隐，劳累后加重，神疲乏力，气短懒言。

次症： 纳食减少，便溏。

舌脉： 舌淡红，苔薄白，脉弱。

治则： 健脾益气止痛。

方药： 补中益气汤加减。卢教授认为方中黄芪味甘微温，入脾、肺经，补中益气，升阳固表，故为君药。配伍人参、炙甘草、白术，补气健脾为臣药。当归养血和营，协人参、黄芪补气养血；陈皮理气和胃，使诸药补而不滞，共为佐药；少量升麻、柴胡升阳举陷，协助君药以升提下陷之中气，共为佐药。炙甘草调和诸药为使药。卢教授常在治疗气虚头痛时加入蔓荆子、川芎、白芷等药，川芎为"诸经头痛之要药"，善于祛风活血而止头痛，长于治疗少阳、厥阴之头痛，故加入川芎以助其疏风止痛之功，又加入蔓荆子、白芷，是以助川芎疏散风热、清利头目、祛风止痛之功，与补中益气汤合用，共奏良效，对气虚之头痛效果明显。

6. 血虚头痛

主症： 头痛隐隐，面色不华，神疲乏力，遇劳加重。

次症： 心悸失眠，头晕眼花。

舌脉： 舌淡，苔白，脉细弱。

治则：养血滋阴，和络止痛。

方药：四物汤加减。卢教授在治疗过程中常加入川芎、蔓荆子、天麻。卢教授认为方中当归补血养肝，和血调经为主；熟地黄滋阴补血为臣；白芍养血柔肝和营为佐；川芎活血行气，畅通气血为使。四味合用，补而不滞，滋而不腻，养血活血，可使脉血调和。卢教授在治疗血虚之头痛时常常加入川芎、蔓荆子、天麻等药，川芎为血中之气药，集辛散、解郁、通达、止痛之功，又秉升散之性，能上行头目，活血祛瘀止痛。加入蔓荆子，助川芎活血行气之功，再加入天麻祛风通络。诸药合用，共奏养血活血、通络止痛之功。

7. 肾虚头痛

主症：头空痛，眩晕耳鸣，腰膝酸软。

次症：神疲乏力，滑精带下。

舌脉：舌淡红，苔少，脉细弱。

治则：养阴补肾。

［处方］金匮肾气丸。卢教授认为肾虚头痛当以金匮肾气丸补肾助阳为法，"益火之源，以消阴翳"，辅以利水渗湿。方用桂枝、附子温肾助阳；熟地黄、山茱萸、山药滋补肝、脾、肾三脏之阴，阴阳相生，刚柔相济，使肾之元气生化无穷；再以泽泻、茯苓利水渗湿；牡丹皮擅入血分，伍桂枝可调血分之滞。诸药合用，助阳之弱以化水，滋阴之虚以生气，使肾阳振奋，气化复常。

六、病例举隅

病例 1

车某，女，48 岁。2022 年 2 月 9 日初诊。

［主诉］间断头痛 3 个月。

［现病史］患者 3 个月前无明显诱因出现头痛，两侧跳痛为主，伴眩晕，无视物旋转，无恶心呕吐，每次持续半小时，自行口服天麻片等药物，症状缓解不明显，今为求中医系统治疗来诊。现症见：头部两侧跳痛，每日发作 3～4 次，平素性情急躁易怒，晨起口干，纳差，食后腹胀，大便 2～3 日一行，便质干硬，眠差，入睡困难，易醒。

［既往史］否认慢性病史。

［体格检查］舌淡红，暗，苔黄，脉沉细。

［诊断］中医诊断：头痛（肝阳上亢证）。

西医诊断：头痛。

［处方］柴胡 10g，陈皮 15g，白术 15g，天麻 20g，大黄 5g，海螵蛸 30g，鸡内金 20g，远志 15g，石菖蒲 15g，川芎 20g，蔓荆子 20g，白芷 10g，炙甘草 10g，桔梗 15g。

7 剂，每日 1 剂，水煎，分 2 次口服。

二诊：2022 年 3 月 14 日。

头痛较前明显好转，纳可，食后腹胀好转，仍有眠差，入睡困难，易醒。舌淡，苔黄，脉沉细。

［处方］上方加酸枣仁 15g，合欢花 15g。

7 剂，每日 1 剂，水煎，分 2 次口服。

三诊：2022 年 3 月 29 日。

头痛明显好转，近半个月未复发，睡眠较前明显改善。舌淡，苔薄黄，脉沉细。

［处方］原方续服 7 剂，随访未再复发。

【按语】卢教授认为患者头部两侧胀痛并伴有眩晕，性情急躁易怒，此为肝阳上亢之头痛，故应用天麻、川芎、蔓荆子以平肝潜阳疏风。肝阳头痛病位在脑，与肝、脾密切相关，故加入疏肝气之柴胡、陈皮、桔梗，又加入健脾行气之白术；患者便干难排，故加入泄下攻积之大黄；食后腹胀则加入消食导滞、制酸止痛之海螵蛸、鸡内金；患者眠差，入睡困难，睡眠不实，加入石菖蒲、远志以改善睡眠。二诊时，头痛复发次数减少，证明原方对症有效，针对患者入睡困难再加入养心安神之酸枣仁、合欢花，使得患者在三诊时诸症好转，头痛半月未复发，排便、睡眠、食后腹胀均有改善。

病例 2

张某，女，65 岁。2021 年 4 月 28 日初诊。

［主诉］间断头痛 1 年余。

［现病史］患者 1 年前摔倒后出现针刺样头痛，伴有头晕，无视物旋转，无恶心呕吐，平均每次持续半小时，自行服用去痛片，可稍缓解；近来疼痛加重，后背灼热，遂来诊。现症见：头部针刺样疼痛，夜晚尤甚，眠差，入睡困难，纳差，偶有胃痛，便干难排，4～5 日一行。

［既往史］否认慢性病史。

［体格检查］舌淡红，暗滞，苔白腻，脉沉细。

［诊断］中医诊断：头痛（瘀血阻滞）。

西医诊断：头痛。

［处方］陈皮 10g，白术 10g，苍术 10g，大黄 5g，海螵蛸 30g，煅牡蛎

30g，地榆炭 20g，血余炭 15g，鸡内金 20g，酸枣仁 20g，茯苓 20g，茯神 20g，焦三仙各 10g，炙甘草 10g，川芎 20g，白芷 10g。

7 剂，每日 1 剂，水煎，分 2 次口服。

二诊：2021 年 5 月 10 日。

头痛稍有好转，失眠症状改善明显，舌淡红，苔白，脉沉。

［处方］上方加当归 10g，赤芍 15g，细辛 3g。

7 剂，每日 1 剂，水煎，分 2 次口服。

三诊：2021 年 5 月 22 日。

头痛明显好转，近半月未复发，余无明显不适。舌淡红，苔白，脉沉。

【按语】本患者 1 年前因摔倒出现头痛，头痛性质为针刺样疼痛，夜晚尤甚，故卢教授认为患者为瘀血阻络之头痛。应用地榆炭、血余炭、煅牡蛎用以活血化瘀，软坚散结；又因血瘀则气滞，故佐以陈皮、苍术、白术用以健脾行气；再加川芎、白芷用以活血行气，使肝气条达，气血通畅；患者便干难排，故加入泄下攻积之大黄；纳差，食后腹胀，加以消食导滞的鸡内金、海螵蛸、焦三仙；眠差，睡眠不实，加入养心安神的酸枣仁、茯苓及茯神用以调养心神，改善睡眠。二诊时，胃胀、失眠症状改善明显，但仍偶有头痛，卢教授认为此为瘀血阻塞经脉致痛，故加入当归、赤芍、细辛三味药，用以活血化瘀、通窍止痛，使得患者在三诊时诸症好转，头痛半月未复发，排便、睡眠、纳差均有改善。

▶▶ 参考文献

［1］于生元. 从宏观到微观认识头痛［J］. 中国疼痛医学杂志，2014，20（1）：2-4.

［2］赵永烈，王永丽，胡坤，等. 内伤头痛从肝治疗的理论探讨［J］. 世界中医药，2018，13（11）：2706-2708.

［3］任泳燕，李慧，王洋洋，等.《中医内科常见病诊疗指南——头痛》指南更新与解读［J］. 中国循证医学杂志，2020，20（6）：643-650.

再生障碍性贫血

一、疾病概述

再生障碍性贫血（aplasticanemia，AA），简称再障，是一种可能由不同病因和机制引起的获得性骨髓造血功能衰竭症，导致骨髓造血干祖细胞和三系血细胞产生减少，但骨髓中无恶性细胞浸润，无广泛网硬蛋白纤维增生。主要表现为骨髓造血功能低下、全血细胞减少及所致的贫血、出血、感染综合征。

中医古籍中并没有关于再生障碍性贫血的记载，但根据其临床表现，可将其归属于"虚劳""骨劳""热劳""血虚""血证""血枯""髓枯"等范畴，现代中医学将其命名为"髓劳"，认为其病变部位主要在骨髓，急性再障为"急髓劳"，慢性再障为"慢髓劳"。涉及脾、肾、肝三脏。

二、疾病机制

（一）病理生理

1. 病因

（1）病毒感染，特别是肝炎病毒、微小病毒 B19 等。

（2）化学因素，特别是氯霉素类抗生素、磺胺类药物、抗肿瘤化疗药物及苯等。抗肿瘤药与苯对骨髓的抑制与剂量相关，但抗生素、磺胺类药物及杀虫剂引起的再障与剂量关系不大，与个人敏感有关。

（3）长期接触 X 射线、镭及放射性核素等可影响 DNA 的复制，抑制细胞有丝分裂，干扰骨髓细胞生成，导致造血干细胞数量减少。

传统学说认为，在一定遗传背景下，AA 作为一组后天暴露于某些致病因子后获得的异质性"综合征"，可能通过 3 种机制发病：原发、继发性造血干祖细胞（"种子"）缺陷，造血微环境（"土"）及免疫（"虫子"）异常。

目前认为 T 淋巴细胞异常活化、功能亢进造成骨髓损伤在原发性获得性 AA 发病机制中占主要地位，新近研究显示遗传背景在 AA 发病中也可能发挥一定作用，如端粒酶基因突变及其他体细胞突变等。

2. 发病机制

（1）造血干祖细胞缺陷：包括量和质的异常。AA 患者骨髓 CD34$^+$ 细胞较正常人明显减少，减少程度与病情相关；其 CD34$^+$ 细胞中具有自我更新及长期培养启动能力的 "类原始细胞（blast-like）" 明显减少。有学者报道，AA 造血干祖细胞集落形成能力显著降低，体外对造血生长因子（HGFs）反应差，免疫抑制治疗后恢复造血不完整，部分 AA 有单克隆造血证据且可向具有造血干细胞质异常性的阵发性睡眠性血红蛋白尿症（PNH）、骨髓增生异常综合征（MDS）甚至白血病转化。

（2）造血微环境异常：AA 患者骨髓活检除发现造血细胞减少外，还有骨髓 "脂肪化"，静脉窦壁水肿、出血，毛细血管坏死；部分 AA 骨髓基质细胞体外培养生长情况差，其分泌的各类造血调控因子明显不同于正常人；骨髓基质细胞受损的 AA 做造血干细胞移植不易成功。

（3）免疫异常：AA 患者外周血及骨髓淋巴细胞比例增高，T 细胞亚群失衡，T 辅助细胞 I 型（Th1）、CD8$^+$T 抑制细胞细胞比例增高，T 胞分的造血负调因子（IL2、IFN-γ、TNF）明显增多，髓系细胞凋亡亢进，多数患者用免疫抑制治疗有效。

（二）病因病机

卢教授认为病理性质总体来说以虚为主，常表现为虚实夹杂或本虚标实之证。病位主要在肝、脾、肾三脏。主要因肾精亏虚、脾肾阳虚、肝肾阴虚及瘀血阻络造成气血生化不足、气血妄行或气血瘀滞不通，从而导致贫血、出血、瘀斑瘀点形成等症状。在治疗上应立足于以肾为本，同时兼顾肝、脾二脏。

从生理角度来看，肾藏精，寓元阴元阳于一脏，肾精包括肾阴肾阳，阴阳互根，相互资生。此病本属虚，早期阶段主要是肾阳亏损，元阳不足，推动、激发人体生长发育无力，所以主要表现为贫血，随着病情进一步发展，阳损及阴，可致阴阳两虚；在本虚的基础上，由于卫外不固，反复感邪，热邪耗伤及阴，或治疗不当，失治误治，致使肾阴耗竭，或形成本虚标实之证，同时转为重型。

肾为先天之本，脾为后天之本，肾阳为一身阳气之根，脾阳依赖肾阳之温煦，才能正常运化腐熟水谷。因房劳过度，饮食不节，损失肾阳，不能温煦脾阳；或恣食生冷瓜果，或感受外寒，损伤中阳，致使脾肾阳虚，不能腐熟水谷，化生精微；或水谷不化，水湿精微混杂而下，精微不能被吸收利用，使气血生化乏源；久病血虚未能及时治疗，或治疗失当，使病情进一步发展，从而导致阴血亏虚；或因房劳过甚，耗伤肾精，精不化血，同样可致阴血亏虚。

气血是构成人体生命活动的基本物质，本病以肾虚为本，肾虚可导致气血亏虚，血虚则脉络不充，气虚则血流缓慢，血行不畅，脉络瘀阻，日久成瘀。本病日久，脏腑功能减退，气虚无力统血而成瘀；或阳虚内寒，寒凝血瘀；或阴虚火旺，熬炼成瘀；或外邪留驻，气机壅滞，血流不畅而瘀。

三、临床表现

（一）西医临床表现

1.重型再生障碍性贫血（SAA）

起病急，进展快，病情重；少数可由非重型进展而来。

（1）贫血：多呈进行性加重，苍白、乏力、头晕、心悸和气短等症状明显。

（2）感染：多数患者有发热，体温在39℃以上，个别患者自发病到死亡均处于难以控制的高热之中。以呼吸道感染最常见，感染菌种以革兰阴性杆菌、金黄色葡萄球菌和真菌为主，常合并败血症。

（3）出血：均有不同程度的皮肤、黏膜及内脏出血。皮肤表现为出血点或大片瘀斑，口腔黏膜有血疱，有鼻出血、牙龈出血、眼结膜出血等。深部脏器出血时可见呕血、咯血、便血、血尿、阴道出血、眼底出血和颅内出血，颅内出血常危及患者的生命。

2.非重型再生障碍性贫血（NSAA）

起病和进展较缓慢，病情较重型轻。

（1）贫血：慢性过程，常见苍白、乏力、头晕、心悸、活动后气短等。输血后症状改善，但不持久。

（2）感染：高热比重型少见，感染相对易控制，很少持续1周以上。上呼吸道感染常见，其次为牙龈炎、支气管炎、扁桃体炎，而肺炎、败血症等重症感染少见。常见感染菌种为革兰阴性杆菌和各类球菌。

（3）出血：出血倾向较轻，以皮肤、黏膜出血为主，内脏出血少见。多表现为皮肤出血点、牙龈出血，女性患者有阴道出血。出血较易控制。久治无效者可发生颅内出血。

（二）中医临床表现

除上述贫血、高热、出血症状外，还可出现畏寒肢冷、手足不温、腰膝酸软或手足心热、低热盗汗、口渴欲饮、食少便溏、头晕眼花、失眠健忘、肌肤甲错、面色苍白、两胁刺痛、舌质暗淡，有齿痕或有裂纹，或有瘀斑等。

四、疾病诊断

（一）西医诊断

1. AA 诊断标准

（1）血常规检查：全血细胞（包括网织红细胞）减少，淋巴细胞比例增高。至少符合三项中两项：HGB < 100g/L；PLT < 50×10^9/L；中性粒细胞绝对值（ANC）< 1.5×10^9/L。

（2）骨髓穿刺：多部位（不同平面）骨髓增生减低或重度减低；小粒空虚，非造血细胞（淋巴细胞、网状细胞、浆细胞、肥大细胞等）比例增高；巨核细胞明显减少或缺如；红系、粒系细胞均明显减少。

（3）骨髓活检（髂骨）：全切片增生减低，造血组织减少，非造血细胞增多，网硬蛋白不增加，无异常细胞。

（4）除外检查：必须除外先天性和其他获得性、继发性 BMF。

2. AA 严重程度确定（Camitta 标准）

（1）重型 AA（SAA）诊断标准：骨髓细胞增生程度 < 正常的 25%；如≥正常的 25% 但 < 50%，则残存的造血细胞应 < 30%。血常规需具备下列三项中的两项：ANC < 0.5×10^9/L；网织红细胞绝对值 < 20×10^9/L；PLT < 20×10^9/L。若 ANC < 0.2×10^9/L，则诊断为极重型 AA（VSAA）。

（2）非重型 AA（NSAA）诊断标准：未达到 SAA。根据是否依赖血制品输注，将 NSAA 分为输血依赖型（TD-NSAA）和非输血依赖型（NTD-NSAA），TD-NSAA 有向 SAA 转化风险。成分输血指征：HGB ≤ 60g/L；PLT ≤ 10×10^9/L，或 PLT ≤ 20×10^9/L 伴有明显出血倾向。平均每 8 周至少 1 次成分输血且输血依赖持续时间 ≥ 4 个月者称为 TD-NSAA。

（二）中医诊断

中医古籍中并没有关于再生障碍性贫血的记载，但根据其临床表现，可将其归属于"虚劳""骨劳""热劳""血虚""血证""血枯""髓枯"等范畴。根据《2009 年国家中医药管理局"十一五"血液病重点专科协作组髓劳病病种临床诊疗方案》《中医诊断学》《中医内科学》《中药新药临床研究指导原则》，现代中医学将其命名为"髓劳"，急性再障为"急髓劳"，慢性再障为"慢髓劳"。临床表现为进行性血亏，出血及反复感染邪毒。急性型者起病急，进展迅速，常以体表及内脏出血、发热、感染邪毒为首发及主要表现。慢性者起病和进展缓慢，主要表现为疲乏无力，劳累后气促心悸、头晕、面色苍白等血亏症状，而出血和感染邪毒症状较轻微。

五、疾病治疗

（一）西医治疗

1. 一般治疗

预防感染（注意饮食及环境卫生，SAA 保护性隔离）；避免出血（防止外伤及剧烈活动）；杜绝接触各类危险因素（包括对骨髓有损伤作用和抑制血小板功能的药物）；酌情预防性给予抗真菌治疗；必要的心理护理。

2. 对症治疗

（1）纠正贫血：通常认为血红蛋白＜ 60g/L 且患者对贫血耐受较差时，可输血，但应防止输血过多。

（2）控制出血：用促凝血药（止血药），如酚磺乙胺（止血敏）等。合并血浆纤溶酶活性增高者可用抗纤溶药，如氨基己酸（泌尿生殖系统出血患者禁用）。女性子宫出血可肌注丙酸睾酮。输浓缩血小板对血小板减少引起的严重出血有效。当任意供者的血小板输注无效时，改输 HLA 配型相配的血小板。凝血因子不足（如肝炎）时，应予纠正。

（3）控制感染：感染性发热，应取可疑感染部位的分泌物或尿、大便、血液等作细菌培养和药敏试验，并用广谱抗生素治疗；待细菌培养和药敏试验有结果后再换用敏感窄谱的抗生素。长期广谱抗生素治疗可诱发真菌感染和肠道菌群失调，真菌感染可用两性霉素 B 等。

（4）护肝治疗：AA 常合并肝功能损害，应酌情选用护肝药物。

（5）祛铁治疗：长期输血的 AA 患者血清铁蛋白水平增高，血清铁蛋白超过 1000μg/L，即"铁过载"，可酌情祛铁治疗。

（6）疫苗接种：已有一些报道提示接种疫苗可导致骨髓衰竭或 AA 复发，

故除非绝对需要否则不主张接种疫苗。造血干细胞移植后，推荐 AA 患者规律接种的疫苗除外。

3. 针对发病机制的治疗

（1）免疫抑制治疗

①抗淋巴／胸腺细胞球蛋白（ALG/ATG）：主要用于 SAA。马 ALG 10-15mg/（kg·d）连用 5 天，兔 ATG 3～5mg/（kg·d）连用 5 天；用药前需做过敏试验；用药过程中用糖皮质激素防治过敏反应；静脉滴注 ATG 不宜过快，每日剂量应维持滴注 12～16 小时可与环孢素（CsA）组成强化免疫抑制方案。

②环孢素：适用于全部 AA，3～5mg/（kg·d），疗程一般长于 1 年。使用时应个体化，参照患者造血功能和 T 细胞免疫恢复情况、药物不良反应（如肝、肾功能损害，牙龈增生及消化道反应）、血药浓度等调整用药剂量和疗程。

③其他：有学者使用 CD3 单克隆抗体、吗替麦考酚酯（MMF）、环磷酰胺、甲泼尼龙等治疗 SAA。

（2）促造血治疗

①雄激素：适用于全部 AA。常用 4 种：司坦唑醇（康力龙）2mg，每日 3 次；十一酸睾酮（安雄）40～80mg，每日 3 次；达那唑 0.2g，每日 3 次；丙酸睾酮 100mg/d 肌注。疗程及剂量应视药物的作用效果和不良反应（如男性化、肝功能损害等）调整。

②造血生长因子：适用于全部 AA，特别是 SAA。常用粒－单系集落刺激因子（GM-CSF）或粒系集落刺激因子（G-CSF），剂量为 5μg/（kg·d）；红细胞生成素（EPO），常用 50～100U/（kg·d）。一般在免疫抑制剂治疗 SAA 后使用，剂量可酌减，维持 3 个月以上为宜。艾曲波帕是血小板受体激动剂，美国 FDA 已批准应用于 SAA 免疫抑制治疗未完全痊愈患者的治疗，50mg 日 1 次口服。重组人血小板生成素（TPO），已有单中心研究显示其对 AA 的疗效，ATG 后每周 3 次，每次 15000U，可提高患者的血液学缓解率及促进骨髓恢复造血。

（3）造血干细胞移植

对 40 岁以下、无感染及其他并发症、有合适供体的 SAA 患者，可首先考虑异基因造血干细胞移植。

（二）辨证论治

卢教授认为 AA 的临床表现以面色不华、乏力、头昏等血虚、气虚表现为主，但临证表现尚有肝、脾、肾三脏侧重之不同，临床上亦常有两脏或三脏俱虚者。治疗应首先明辨脏腑阴阳，将此病分为以下证型。

1. 肾阳虚证

主症：①腰膝酸痛；②畏寒肢冷，尤以下肢为甚；③舌淡苔白；④脉沉迟。

次症：①精神萎靡；②夜尿频多；③下肢浮肿；④动则气喘；⑤发脱骨槁。

舌脉：舌质淡，舌体胖，边多有齿痕，苔白，脉沉迟。

证型确定：具备所有主症或主症中的 2 项及次症中的 2 项者，即属本证。

治则：温肾助阳，益精填髓。

方药：右归丸加减。卢教授在治疗过程中常加入人参、黄芪，用于乏力、气短者；脾虚甚者，加白术、茯苓、砂仁健脾和胃；衄血者，加仙鹤草、三七粉凉血活血止血；虚胖浮肿者，加茯苓、泽泻、桂枝温阳利水；阳虚明显者，加补骨脂、淫羊藿、巴戟天、锁阳以加强温肾助阳之功。

2. 肾阴虚证

主症：①手足心热；②盗汗；③心悸；④面色、口唇、指甲苍白；⑤周身乏力。

次症：①口渴喜饮；②大便干结；③舌尖红或舌质淡；④脉细数。

舌脉：舌尖红或舌质淡，苔薄，脉细数。

证型确定：具备所有主症或主症中的 2 项及次症中的 2 项者，即属本证。

治则：滋补肝肾。

方药：大补阴丸加减。卢教授在治疗过程中常加入太子参、炙黄芪，治疗兼气虚者；出血者，加仙鹤草、茜草、紫草凉血止血；加淫羊藿、补骨脂以阳生阴长；阴虚明显者，加女贞子、旱莲草、枸杞子、菟丝子滋补肝肾。

3. 脾肾阳虚证

主症：①胁肋隐痛；②畏寒肢冷；③舌质暗淡，有齿痕。

次症：①腰膝酸软；②腹胀便溏；③脉沉细无力；④下肢浮肿。

舌脉：舌质暗淡，有齿痕，脉沉细无力。

证型确定：具备所有主症或主症中的 2 项及次症中的 2 项者，即属本证。

治则：温补脾肾，助阳益髓。

方药：黄芪建中汤合右归丸加减。卢教授在治疗过程中常加入补骨脂，温补肾阳，赖以化精；脾虚明显者，加人参或党参、白术益气健脾；肾虚失固，滑精早泄者加金樱子、益智仁收涩固精；虚风内扰，头晕耳鸣者，加刺蒺藜、淫羊藿等。

4. 肝肾阴虚证

主症：①胁肋隐痛；②腰膝酸软；③舌红少苔。

次症：①五心烦热；②失眠多梦；③脉细数。

舌脉：舌红或有裂纹，少苔或无苔，脉细数。

证型确定：具备所有主症或主症中的 2 项及次症中的 2 项者，即属本证。

治则：滋补肝肾。

方药：左归丸加减。卢教授在治疗过程中常加入当归补血活血，女贞子、墨旱莲滋阴凉血止血；若头昏眼花、心悸气短等血虚证明显者，可酌加生地黄、白芍、阿胶以滋阴养血；若阴虚火旺较盛，灼伤血络而见鼻衄，甚至肌衄者，可加生地黄、茜草根、紫草等以养血凉血止血。

5. 瘀血阻络证

主症：①两胁刺痛；②肌肤甲错；③舌质紫暗或有瘀斑瘀点。

次症：①衄血；②脉沉细涩；③口干不欲饮。

舌脉：舌质紫暗或有瘀斑瘀点，脉沉细涩。

证型确定：具备所有主症或主症中的 2 项及次症中的 2 项者，即属本证。

治则：活血化瘀，益精填髓。

方药：血府逐瘀汤加减。卢教授在治疗过程中常加入菟丝子、补骨脂、鹿角胶填补肾精，阴阳双补；气虚血行不畅加炙黄芪、当归补气养血；加三七粉活血止血，止血而不留瘀，地龙其性走窜，祛瘀生新。出血较重者，可加炒蒲黄、花蕊石、白及粉化瘀止血；皮肤青灰或如古铜色者，加土鳖虫、泽兰以化瘀血，生新血。

六、病例举隅

病例 1

秦某，男，52 岁。2009 年 4 月 7 日初诊。

[主诉] 乙肝相关性再障半年余，加重伴发热 1 周。

[现病史] 患者 20 余年前体检时发现乙肝标志物（1、3、5）阳性，其间采用抗病毒、保肝降酶等多种西药联合中药治疗，半年前患者出现齿龈及皮下出血，就诊于当地医院查骨髓增生不良，血象全血细胞减少，诊断为乙肝相关性再障。近 1 周乏力明显伴发热，为求系统治疗来诊。现症见：面色苍白，周身乏力伴低热，头晕耳鸣，腰膝酸软，睡眠欠佳，纳可，二便正常。

[查体] 贫血貌，心肺无异常，肝脾不肿大，舌红，少苔，脉细数。

[辅助检查] 血常规示：HGB 92g/L，WBC 3.5×10^9/L，NEUT 0.58，LYMPH 0.42，PLT 40×10^9/L；骨髓象：骨髓三个部位穿刺，均增生活跃，粒、

红系分类正常，唯巨核细胞减少。乙肝五项示：HbsAg（+），HbeAb（+），HbcAb（+）， 肝 功：ALB 38g/L，GLOB 33g/L，ALT 67U/L，AST 54U/L。HBV-DNA：3.26E+05IU/mL。

［诊断］中医诊断：虚劳（肝肾阴虚证）。

西医诊断：乙肝相关性再障。

［处方］熟地黄20g，生地黄20g，女贞子20g，阿胶20g，山茱萸15g，山药15g，鸡血藤15g，枸杞子15g，淫羊藿15g，白芍15g，煅牡蛎25g，甘草10g。

10剂，每日1剂，水煎，分2次口服。

二诊：2009年4月22日。

腰膝酸软、耳鸣症状减轻，但仍感周身乏力。舌红，少苔，脉细。

［处方］上方加党参20g，白术20g，黄芪30g。

20剂，每日1剂，水煎，分2次口服。

三诊：2009年5月25日。

自觉症状明显减轻，全身无明显不适。舌红，苔薄白，脉细。

［处方］当归15g，白芍20g，郁金15g，炒白术15g，炒川楝子15g，川断15g，香附10g，熟地黄15g，女贞子20g，枸杞子15g，鸡血藤25g，龟甲25g，生地黄20g，藿香15g，地骨皮20g。

20剂，每日2次，水煎服。后随访半年，病情无明显起伏。

【按语】本病应以温补脾肾、调益气血为主要治法，临床上常有急性和慢性之分，在症状表现上也有贫血、出血、低热之不同。如不明辨主次，分清缓急，就不能达到预期的效果。卢教授认为发热、出血、贫血均为病标，体内病毒的存在为病本，治疗当急则治其标，缓则治其本。

治标之法：治其发热分内外因，内因发热一般以低热为主，并随本病治疗的好转而缓解；外因发热多见高热，常可影响疾病转归，应及时治疗。贫血越重，高热患者越易出血，故治疗高热刻不容缓，即所谓"无粮之师，贵在速战"，常以温病论治，如邪热入营，则以犀角地黄汤或清营汤加味施治。而出血多由虚、热引起，治疗上虚则补之，气虚者，用党参、西洋参、黄芪、白术等补气健脾摄血；阴虚者，以龟甲、生地黄、麦冬、玄参等滋阴潜阳。热则清之，治法以凉血止血为主，肝旺者可合用丹栀逍遥散或龙胆泻肝丸。另常用止血药如阿胶、地榆、仙鹤草、旱莲草、三七、茜草等。贫血常以当归、阿胶、白芍、熟地黄等补血，同时气行则血行，可辅以人参、党参、炙黄芪等补气药物改善贫血症状。

治本之法：本病归根到底是由于感染乙肝病毒所导致，可为疫毒之邪。张子和言："治病必先祛邪，邪去则正安。"故卢教授常用白花蛇舌草、山豆根、败酱草、板蓝根、茵陈、泽泻等清热利湿解毒药物，起到对抗病毒的作用。该类药物具有抑制或清除乙肝表面抗原的作用，同时可调整机体免疫功能，防止肝细胞变性、坏死，改善肝功能。如若效果不佳，还可结合西药进行保肝降酶及其抗病毒，以期从根本上达到对本病的治疗。

▶▶ 参考文献

［1］Kordasti S, Marsh J, l-Khan S, et al. Functional characteriza-tion of CD4[+] T cells in aplastic anemia［J］. Blood, 2012, 119（9）: 2033-2043.

［2］Yan L, Fu R, Liu H, et al. Abnormal quantity and function of reg-ulatory T cells in peripheral blood of patients with severe aplas-tic anemia［J］. Cell Immunol, 2015, 296（2）: 95-105.

［3］Zhang T, Y uan X, Liu C, et al. Decreased TIM-3 expression ofperipheral blood natural killer cells in patients with severe aplas-tic anemia［J］. Cell Immunol, 2017, 318: 17-22.

［4］Fu R, Liu H, Zhang J, et al. Expression of NK-Activating Recep-tor-NKp46/NCR1 on NK Cells in Patients with Severe AplasticAnemia［J］. Clin Lab, 2015, 61（9）: 1221-1229.

［5］穆慧，贾惠，林赠华，等. 骨髓巨噬细胞M1/M2亚群失衡对免疫介导的新型再生障碍性贫血模型小鼠发病的影响［J］. 中华血液学杂志，2021，42（11）: 945-951.

［6］明瑶，徐川岚，陶杰，等. 从肝脾肾论治纯红细胞再生障碍性贫血肾阳虚证的单病例随机对照试验［J］. 中国中医药现代远程教育，2019，17（5）: 46-49.

［7］刘凯. 再生胶囊2号治疗慢性再障肾阴虚证的临床观察及对IL-10的影响［D］. 长沙：湖南中医药大学，2017.

［8］杜宗彦，林凤茹. 再生障碍性贫血的病理生理及治疗［J］. 临床血液学杂志，2010，23（3）: 126-128.

［9］李海涛. 关于乙肝相关性再障的治疗经验述要［D］. 沈阳：辽宁中医药大学，2010.

［10］朱逸东，甘欣锦. 再生障碍性贫血的中医治疗进展［J］. 湖北中医杂志，

2020，42（07）：60-63.

[11] 鲁维德. 裴正学教授治疗再生障碍性贫血学术思想初探［D］. 北京：中国中医科学院，2013.

[12] 杨丽，王树庆，王海霞，等. 慢性再生障碍性贫血中医证型的相关因素研究［J］. 中国中医基础医学杂志，2017，23（11）：1578-1579，1586.

[13] 傅晋翔，张学光，虞斐. 再生障碍性贫血患者骨髓造血干/祖细胞对细胞因子反应性下降［J］. 中华血液学杂志，2001（4）：36-38.

[14] 李爱，张莉，孙建华，等. 再生障碍性贫血患者骨髓CD34+细胞及粒细胞集落刺激因子受体的表达及意义［J］. 临床血液学杂志，2009，22（1）：45-46.

肥　胖

一、疾病概述

肥胖是指机体总脂肪含量过多和（或）局部脂肪含量增多及分布异常，是由遗传和环境等因素共同作用而导致的慢性代谢性疾病。肥胖既是一种慢性疾病状态，也是一种可防控的慢性非传染性疾病危险因素。超重和（或）肥胖还在一定程度上影响国民的心理健康和生活状态，因此肥胖已成为相对严重的公共卫生问题。生活方式管理是肥胖治疗的基础，尤其是饮食、运动和行为管理，在肥胖自然病程任何阶段的预防和控制中均不可或缺。

中医学对于肥胖早有记载，最早在《黄帝内经》中就有关于肥胖症状的描述，《灵枢·卫气失常》按照人体皮肉气血的充盈程度把肥胖分为"有脂""有膏""有肉"3类。《黄帝内经》中"肥贵人，则高粱之疾也"与"必数食甘美而多肥也"等对肥胖人饮食特征的描述也符合如今痰湿人群喜食肥甘厚味的特点。此外，《灵枢·逆顺肥瘦》把人分为5种，即肥人、瘦人、常人、壮士和婴儿，每种都有不同的针刺要点。《灵枢·卫气失常》根据皮肉气血之区别将肥胖人分为"膏者""肉者"和"脂者"3型。其他古代医籍中也有不少体现肥胖者体质特点的论述，如宋代《仁斋直指方》中记载"肥人气虚生寒，寒生湿，湿生痰……故肥人多寒湿"，说明了肥胖人气虚导致了寒湿滋生；朱震亨提出"肥白人多痰湿"与"肥白之人，沉困怠惰，是气虚"的观点；清代陈修园认为"大抵素禀之盛，从无所苦，惟是痰湿颇多"，可见肥胖者的体质类型多偏于痰湿和气虚。

中医认为，肥胖属本虚标实证，病因多与年龄、体质、饮食、情志、劳逸因素有关，单纯性肥胖的辨证涉及痰、湿、热等病理因素，常兼夹痰湿、血瘀、气郁等标实之证。《景岳全书》认为"肥人多气虚"，《丹溪心法》有言"肥人多痰湿"，其病位多在脾，与肝、肾相关。脾是运化水湿之主要脏腑，脾失健运，则水湿积聚，散落于皮下、组织、脏腑等。肝是调节气机的主要脏腑，气机调则推动水湿运行，而不致水液、水湿、痰浊等聚集成病理状态。肾是推动气化的主要脏腑，气化失司则水液不能通过二便代谢出体外，正所谓："肾者，胃之关也。"气化正常，水液代谢亦可通过二便代谢而形成良性循环。

卢教授认为肥胖的病机是脾气虚弱，痰湿内盛，治以健脾化湿祛痰。脾气虚弱，膏脂布于肌肤，卢教授尊从《素问·奇病论》"必数食甘美而多肥也"的原则，认为肥胖常与过度食用油腻、肥甘之品相关，而脾主运化，若脾气虚弱，运化不及，酿成湿热，蕴结于脾，则水谷和水液输布发生障碍而生肥胖，故以健脾益气、化痰祛湿为治则。

二、疾病机制

肥胖是许多慢性非传染性疾病的危险因素，与肥胖相关疾病的发病率也随之上升，与肥胖直接或间接相关的病死率明显升高。肥胖是2型糖尿病等代谢性疾病、心脑血管疾病、呼吸系统疾病及恶性肿瘤等病的主要危险因素，被WHO认定为影响健康的第五大危险因素。

（一）病理生理

肥胖是2型糖尿病的独立危险因素。我国目前成人糖尿病患病率约为9.7%，总数约有9000万，其中2型糖尿病占90%，已知的相关研究表明大部分的2型糖尿病患者均有肥胖症或是体质量超重。除2型糖尿病外，肥胖还是多种代谢性疾病如脂肪肝、高血压、高脂血症等的危险因素。

心脑血管疾病是多种危险因素累加的结果。高血脂、高胆固醇、高血糖、高血压等是肥胖的重要并发症，引起动脉管壁硬化、血液黏稠度增加及血液含氧量下降，导致心、脑等重要器官缺血、缺氧，最终导致心脑血管疾病的发生。而肥胖问题的日趋年轻化必将加速心脑血管疾病的年轻化。

肥胖对呼吸系统的影响可能与脂肪堆积引起上气道结构改变、胸壁和肺实质顺应性降低、气道阻力增加、呼吸中枢功能紊乱及肥胖神经内分泌改变等有关，严重则影响正常的呼吸动力学及气体交换，导致一系列呼吸系统疾病，阻塞性睡眠呼吸暂停是肥胖患者普遍遇到的伴随疾病之一。

直肠癌、乳腺癌、子宫内膜肿瘤、肾细胞肿瘤、腺癌、食管肿瘤等多种恶性肿瘤与肥胖有一定关系。大量前瞻性研究表明，与正常体重人群相比，肥胖人群明显增加了患结直肠癌的风险，肥胖在结直肠癌的发展过程中起到十分重要的作用。

（二）病因病机

卢教授认为肥胖的病因可总结为饮食不节、劳逸失常、情志不调、年老体弱、先天禀赋不足，以内伤为主，伤及元气或五脏，间接致脾气虚弱、肾阳虚衰，水谷运化转枢失司，化为膏脂和水湿，留滞体内而致肥胖，此外，也与肺失宣降、肝失疏泄引起气血津液运行失常有关。病机多为脾虚湿盛，脾虚失于运化，痰湿积聚于皮肤经络，形成肥胖。

三、临床表现

肥胖，多为形体盈满，四肢及躯干的脂肪异常堆积，由体征状态可知亚洲人肥胖多表现为腹型肥胖，研究认为腹型肥胖可能是代谢性疾病的前期状态，亦可被称作是一种危险因子。

中医临床表现为形盛体胖，身体重着，肢体困倦，懒动，喜太息，或伴脘痞胸满，或伴头晕，口干不欲饮，大便稀少或多日不排。舌质淡胖或大，苔白腻，脉滑。

四、疾病诊断

由于肥胖的发生、发展非常复杂，影响因素众多。因此，肥胖的确切病因在临床上很难明确。肥胖可根据发生的原因分为原发性肥胖和继发性肥胖，目前临床上多根据肥胖发生的时间及部位进行分类，如单纯性肥胖和获得性肥胖、中枢性肥胖和外周性肥胖、均匀性肥胖和内脏性肥胖。近年提出根据肥胖伴发的疾病分为代谢正常性肥胖和代谢异常性肥胖，或根据 BMI 将肥胖分级，也可以根据肥胖伴发的代谢异常和并发症分为轻、中、重度肥胖。

原发性肥胖和继发性肥胖：按病因不同，肥胖可分为原发性肥胖和继发性肥胖两大类。原发性肥胖又称单纯肥胖症，指单纯由遗传及生活行为因素造成的肥胖，原发性肥胖可能与遗传、饮食和运动习惯等因素有关。继发性肥胖约占肥胖的 1%，是指由于其他明确诊断的疾病，如下丘脑、垂体炎症、肿瘤及创伤、库欣综合征、甲状腺功能减退症、性腺功能减退症、多囊卵巢综合征等所致的肥胖。医源性肥胖指在治疗其他疾病过程中因为药物和治疗手段导致的肥胖。

外周性肥胖和中心性肥胖：脂肪分布与内分泌和代谢相关性较强，因此，临床上根据脂肪积聚部位不同将肥胖分为外周性肥胖（亦称全身性肥胖、均匀性肥胖）或中心性肥胖（亦称腹型肥胖、内脏性肥胖）。外周性肥胖患者脂肪主要积聚在四肢及皮下，下半身脂肪较多，也称为"梨形肥胖"，女性多见。中心性肥胖以脂肪聚集在躯干部和腹内为主，内脏脂肪增加、腰部变粗、四肢相对较细，多称为"苹果形肥胖"，此类肥胖更易发生糖尿病等代谢综合征，男性多见。内脏脂肪蓄积与代谢紊乱及心血管疾病相关性较强，亦称病态肥胖，会同时导致脂肪心、脂肪肝、脂肪肾、脂肪胰等器官功能异常。

肥胖相关并发症：肥胖症相关并发症尚无明确定义，多以美国临床内分泌协会（American Association of Clinical Endocrinologists，AACE）2016 年发布的指南作为评估标准。指南提出 16 种肥胖相关并发症或伴发症，包括代谢综合征、糖尿病前期、2 型糖尿病、脂代谢异常、高血压病、非酒精性脂肪肝（或代谢相关脂肪性肝病）、多囊卵巢综合征、女性不孕症、男性性腺功能减退症、阻塞性睡眠呼吸暂停综合征、哮喘和（或）反应性呼吸道疾病、骨关节炎、张力性尿失禁、胃食管反流综合征及抑郁症等。此外，肥胖与痛风、心脑血管疾病、肿瘤等的关系也极为密切，有待进一步探讨。

可为临床诊断与治疗提供帮助的肥胖临床评估包括以下几个方面：①一般指标，BMI 是测定肥胖的最常用指标和公认标准；腰围、臀围和腰臀比可作为区分外周性肥胖和中心性肥胖的初步判断指标；进一步可检查脂肪含量和全身脂肪分布，多采用腹内脂肪测定或双能 X 线检查。②代谢指标及肥胖并发症评估，可根据具体情况进行器官功能测定（如心、肺、肝、肾）、代谢状态（糖、脂代谢指标）和内分泌指标（如甲状腺功能、性腺功能及下丘脑–垂体功能）评估，必要时测定炎症因子和免疫指标，根据代谢异常程度或并发症数量对肥胖程度进行评估。

1. BMI BMI（kg/m^2）=体质量（kg）/身高（m^2）。目前对于肥胖的诊断标准因地区、种族、不同学会等仍不统一。WHO 诊断标准：BMI 18.5～25.0kg/m^2 为正常体质量，25.0～29.9kg/m^2 为超重，≥ 30kg/m^2 为肥胖。1999 年 WHO 发布针对亚洲人的 BMI 分级标准，将 BMI 25～29.9kg/m^2 诊断为 I 度肥胖，BMI ≥ 30kg/m^2 诊断为 II 度肥胖。中国肥胖工作组和中国糖尿病学会将 BMI < 18.5kg/m^2 定义为体质量过低，BMI 18.5～23.9kg/m^2 定义为正常体质量，BMI 24.0～27.9 kg/m^2 定义为超重，BMI > 28.0kg/m^2 定义为肥胖。

2. 腰围、臀围及腰臀比 腰围及臀围测定为临床上常用判断代谢性肥胖和中心性肥胖的简易辅助指标，部分研究也提示颈围和腕围在肥胖症诊断与治疗中的价值。腰臀比 = 腰围 / 臀围。中国目前参考 WHO 标准：成年男性腰围

≥ 90cm、成年女性腰围 ≥ 85cm，或男性、女性腰臀比＞ 1.0 即可诊断为腹型肥胖。

3. 体脂含量 指体内脂肪的含量或脂肪占总体质量的百分比，可初步评估体质脂肪成分的多少及分布，正常成年男性的脂肪含量占体质量 10% ～ 20%，女性为 15% ～ 25%。目前测定脂肪含量的方法有：双能 X 线吸收法（dual energy X-ray absorption method，DEXA）、生物电阻抗法（bioelectrical impedance method，BIA）、超声、皮褶厚度法、水下称重系统法。DEXA 可较为准确地评估脂肪、肌肉、骨骼的含量及分布，是目前公认的检测方法；BIA 存在误差，可作为初步筛查应用。目前多以男性体脂含量 ≥ 25%、女性体脂含量 ≥ 30% 作为肥胖的判定标准。

4. 内脏脂肪面积（visceral fat area，VFA） VFA 作为腹型肥胖诊断金标准，可以准确直观地反映内脏脂肪聚积，常用的方法有腹部 CT 和 MRI 检查，并且可同时测量皮下脂肪面积（subcutaneous fat area，SFA），从而较为精准地反映脂肪分布。但由于费用昂贵，限制了临床推广，中国参考 WHO 标准将 VFA ≥ 80cm^2 诊断为腹型肥胖。

5. 标准体质量百分率 常用于儿童及特殊人群的肥胖症判断，标准体质量百分率 = 被检者实际体质量 / 标准体质量 ×100%。标准体质量百分率 ≥ 120% 且＜ 125% 为轻度肥胖，≥ 125% 且＜ 150% 为中度肥胖，≥ 150% 为重度肥胖。

6. 其他 基于人体学测量指标计算出的相关参数也可用于肥胖的评估，如身体形态指数（a body shape index，ABSI）= 腰围 /（BMI× 身高），ABSI 作为 2012 年提出的人体学参数，联合 BMI 可更好预测心血管事件在内的肥胖相关风险，且 ABSI 与 VFA 呈显著正相关。内脏脂肪的质地（CT 检查图像特征）在肥胖患者代谢结局、手术干预疗效预判中均具有较强的指示意义。

肥胖症的中医认识和分类：中医学对肥胖的认识和治疗历史悠久，揭示肥胖发生主要病因为过食肥甘、缺乏运动、情志所伤、先天禀赋、年老体弱等导致的湿浊痰瘀内聚；主要病位在脾，与肾关系密切；主要病机为本虚标实，本虚多为脾肾气虚，标实多为痰湿、膏脂、血瘀内停，形成"肥人多痰""肥人多湿""肥人多气虚"等观点。病程中可出现虚实之间的转化、病理产物之间的转化、变生他病等 3 种转归趋势。国内多位学者在继承的基础上，结合现代医学技术手段及中西医联合诊断与治疗，对肥胖症进行更详细、精确的分类，使肥胖症的诊断与治疗更为合理和具有针对性，如以《黄帝内经》"膏人""脂人""肉人"的形体特点进行辨证作为肥胖分型的定量判别标准，以及结合患者的形体表征、代谢水平及中医证候特征，将肥胖分为代谢正常性肥胖（脂人）、高代谢性肥胖（肥人）、低代谢性肥胖（膏人）、炎症代谢性肥胖（肉人）4种类型。或从体质学入手，将肥胖分为气虚肥胖、痰湿肥胖和血瘀肥胖3型。

五、疾病治疗

（一）西医治疗

1. 一般治疗

肥胖的发生由多因素所致，因此肥胖症的干预和治疗需运用多种手段，包括教育、饮食、运动、生活方式及心理干预，中医疗法（包括针灸、埋穴位线）及药物治疗作为辅助治疗，减重代谢手术是治疗重度肥胖的有效手段。

2. 对症治疗

现代临床多以辅助减重为主进行对症治疗，主要通过营养干预，具体为能量摄入＞消耗是肥胖的根本成因，因此对于肥胖的营养防控首先是控制总能量摄入，保证机体蛋白质及其他各种营养素需要，维持机体摄入与消耗之间的负平衡状态，并持续一定时间，使体质量逐渐下降，接近标准体质量，达到减重目的。控制饮食和体力活动的联合治疗是取得疗效和巩固疗效的保证。

（二）辨证论治

1. 脾胃郁热证

主症：多食，消谷善饥，形体肥胖，脘腹胀满。

次症：面色红润，心烦头昏，口干口苦，胃脘灼痛，嘈杂，得食则缓。

舌脉：舌红，苔黄腻，脉弦滑。

治法：清胃泻火，佐以消导。

代表方：小承气汤、白虎汤、保和丸。卢教授临床治疗过程常加入黄连、煅龙骨、煅牡蛎。

2. 痰湿内盛证

主症：形盛体胖，身体重着，肢体困倦，或伴脘痞胸满。

次症：伴头晕，口干不欲饮，大便稀少或多日不排。

舌脉：舌质淡胖或大，苔白腻，脉滑。

治法：燥湿化痰，理气消痞。

代表方：导痰汤、四苓散。卢教授在治疗过程常加入焦三仙。

3. 气郁血瘀证

主症：肥胖懒动，喜太息，胸闷胁满，面晦唇暗，肢端色泽不鲜，甚或青紫。

次症：便干，失眠，男子性欲下降甚至阳痿，女性月经不调、量少甚或闭经，经血色暗或有血块。

舌脉：舌暗或有瘀斑瘀点，舌苔薄，脉弦涩。

治法：理气解郁，活血化瘀。

代表方：血府逐瘀汤。卢教授在治疗过程常加入醋莪术、夏枯草、桑寄生。

4. 脾虚湿盛证

主症：形体肥胖，神疲乏力，身体困重，胸闷脘胀，四肢轻度浮肿，晨轻暮重，劳累后明显。

次症：饮食如常或偏少，既往多有暴饮暴食史，小便不利，便溏或便秘。

舌脉：舌淡胖，边有齿痕，苔薄白或白腻，脉濡细。

治法：健脾益气，渗利水湿。

代表方：参苓白术散、防己黄芪汤。卢教授在治疗过程中常加入白术、苍术、薏苡仁、茯苓、砂仁。

5. 脾肾阳虚证

主症：形体肥胖，颜面浮肿，面色㿠白，神疲乏力，腹胀便溏，自汗气喘，动则更甚。

次症：畏寒肢冷，下肢浮肿，夜尿频。

舌脉：舌胖，苔薄白，脉沉细。

治法：温补脾肾，利水化饮。

代表方：真武汤合苓桂术甘汤。卢教授在治疗过程常加入锁阳、巴戟天、肉桂。

卢教授认为，以上5种证型常相伴出现，但大多是以脾虚湿盛和肾阳虚为主，治法以健脾益气、温阳化气利水为主，兼以行气导滞、活血化瘀，标本兼治，内外同调。

六、病例举隅

病例1

王某，女，33岁。2022年7月11日初诊。

［主诉］体重异常增加2年。

[现病史] 患者近 2 年无明显诱因出现体重增加 20kg，伴体倦乏力，自汗，未治疗；近来乏力加重，为求系统治疗来诊。现症见：腹胀，乏力倦怠，自汗，四肢不温，大便不成形，每日 1 次，小便正常，纳眠可。

[既往史] 否认慢性病史。

[个人史] 身高 160cm，体重 80kg；月经周期正常，常伴乳胀，月经量多，色淡，血块（＋），痛经（＋），末次月经 2022 年 6 月 22 日。

[查体] 舌淡红，苔白，齿痕，脉沉细。

[辅助检查] 激素六项：雌二醇 86.42pg/mL，促黄体生成素 6.44IU/L，垂体泌乳素 17.19ng/mL，睾酮 0.28ng/mL，孕酮 11.15ng/mL，卵泡生成素 337IU/L。

[诊断] 中医诊断：肥胖（脾虚湿盛证）。

　　　　西医诊断：肥胖症。

[处方] 柴胡 15g，陈皮 15g，白术 15g，苍术 15g，白豆蔻 10g，砂仁 10g，茯苓 20g，薏苡仁 20g，黄芪 20g，泽泻 10g，山楂 10g，车前子 30g，人参 10g，白扁豆 10g，山药 15g，炙甘草 15g。

7 剂，每日 1 剂，水煎，分 2 次口服。

二诊：2022 年 7 月 18 日。

服上方后，倦怠乏力、自汗等症明显减轻，但便仍稀溏，舌淡，苔白，齿痕，脉沉细。

[处方] 上方去泽泻，加牡蛎 30g，补骨脂 10g。

7 剂，每日 1 剂，水煎，分 2 次口服。

三诊：2022 年 7 月 25 日。

服上方后，症状基本好转，体重减轻 4kg，舌淡，苔白，脉沉。

[处方] 上方去豆蔻、砂仁、车前子，加益智仁 10g。

7 剂，每日 1 剂，水煎，分 2 次口服。

【按语】据此患者的临床症状分析其属脾虚湿盛型，卢教授以参苓白术散为主方，功为益气健脾、祛湿理气。因患者体重突然暴增，其病理产物多为水液痰湿，根据其不适症状乏力倦怠、大便不成形、四肢不温等可判断出此患者多由脾阳虚衰，脾失于运化所致痰湿异常聚集于皮下、经络和脏腑，从而形成体重增加，根据其月经期多伴有乳房胀痛，可推断出多由痰湿积聚引起气滞，而气滞则成胀痛不止，量多色淡多由于脾气亏虚，气不摄血而导致出血较多，血块及痛经乃气滞血瘀之征象。因此加入柴胡行肝气，调畅全身气机，推动水液运行；加入苍术和白豆蔻温中行气，健脾祛湿，鼓舞中焦之气以行水气；加入黄芪是在参苓白术散的基础上增强其健脾的功力，益气固表止汗，缓解患者自汗之症状，脾健则湿化；加入泽泻和车前子，将水湿痰浊通过二便排除体外；加入山楂有化浊降脂之意。二诊，患者倦怠乏力、自汗等症状减轻，但大便仍溏泻不爽，多为水湿凝结于下焦，因此去泽泻，加牡蛎和补骨脂温补脾肾之阳气以止泻。三诊，患者诸症减轻，体重有所下降，因此上方去豆蔻、砂仁、车前子，加益智仁以温脾助运化。总体治疗过程体现出卢教授治疗脾虚湿盛型肥胖主要是应用辛温药，温、补、行三法同施，根据其肥胖的病因病机可知，痰湿多积聚，湿为阴邪易伤阳气，因此温补脾阳以行气祛湿化痰。

病例 2

王某，男，45 岁。2023 年 3 月 4 日初诊。

［主诉］体重异常增加 5 个月。

［现病史］患者近 5 个月无明显诱因出现体重突然增加 15kg，平素易怒，情志不佳，未治疗；近来胁肋部疼痛，为求系统治疗来诊。现症见：胁肋偶有疼痛不适，片刻缓解，情绪激动时明显，伴乏力倦怠，善叹息，反酸，嗳气，大便先干后稀，小便常，眠差，多梦易醒。

［既往史］否认慢性病史。

［个人史］身高 175cm，体重 126kg。

［查体］舌淡红，苔白，齿痕，脉弦细数。

［辅助检查］肝胆脾彩超示：中度脂肪肝。

［诊断］中医诊断：肥胖（肝郁脾虚）。

　　　　西医诊断：肥胖症。

［处方］柴胡 15g，陈皮 15g，煅龙骨 30g，煅牡蛎 30g，荷叶 10g，佩兰 10g，白豆蔻 10g，砂仁 10g，薏苡仁 15g，酸枣仁 10g，茯苓 10g，茯神 10g，决明子 10g，山楂 10g，黄连 10g，白术 10g，炙甘草 15g。

7 剂，每日 1 剂，水煎，分 2 次口服。

二诊：2023 年 3 月 11 日。

服上方后，胁痛明显缓解，眠差缓解，偶见乏力，大便溏。舌淡红，苔白，齿痕，脉弦细。

［处方］上方去荷叶、决明子、茯苓，加红曲 10g，黄芪 15g。

7 剂，每日 1 剂，水煎，分 2 次口服。

三诊：2023 年 3 月 18 日。

服上方后，症状基本好转，体重减轻 5kg。

［处方］上方去黄连，加白芍 10g。

7 剂，每日 1 剂，水煎，分 2 次口服。嘱患者加强体育锻炼，饮食清淡。

【按语】据患者的临床症状分析其属肝郁脾虚，卢教授以疏肝解郁、健脾化湿为主治之法。柴胡和陈皮为君，疏肝解郁，燥湿健脾，开气机之通路，化湿邪之阻隔，标本兼治，缓解其胁痛、易怒等症；加茯苓和薏苡仁健脾益气，缓解其大便不成形等症；加煅龙骨、煅牡蛎缓解其反酸、嗳气的症状；佩兰、白豆蔻、砂仁三者合用化湿和中，助脾健以化湿；酸枣仁和茯神养心安神同时可健脾养血，防止温燥伤及气血；加入荷叶、山楂和决明子是卢教授治疗肥胖常用药对，功为化浊降脂，并通过动物实验验证其效果显著；白术健脾，利水消肿，将水液分消，促进脾健以运化水湿；黄连引药入中焦，同时防止温热伤津耗气；加入炙甘草调和诸药。二诊患者胁痛、眠差缓解，而便溏尚存，因此上方去荷叶、决明子、茯苓，加红曲和黄芪增强其健脾利湿之效。三诊患者诸症好转，体重减轻，遂去黄连，加白芍柔肝坚阴，功为调和肝脾。总体治疗过程体现出卢教授治疗肥胖多从整体出发，重视肝脾调和及气机的运行。

▶▶ 参考文献

［1］Whitlock G, Lewington S, Sherliker P, et al. Body-mass index and cause-specific mortality in 900 000 adults : collaborative analyses of 57prospective studies［J］. Lancet, 2009, 373（9669）: 1083–1096.

［2］7 Blüher M. Adipose tissue dysfunction contributes to obesity related metabolic diseases［J］. Best Pract R es Clin Endocrinol Metab, 2013, 27（2）: 163–177.

［3］Mackay J, Mensah GA, Mendis S, et al. The atlas of heart disease and stroke［J］. Indian J Med Sci, 2004, 58（9）: 405–406.

［4］Yang W, Lu J, Weng J, et al. Prevalence of diabetes among men and women in China［J］. N Engl J Med, 2010, 362（12）: 1090–1101.

［5］Tabesh M, Hariri M, Askari G, et al. The relationship between vege-tables and fruits intake and glycosylated hemoglobin values, lipidsprofiles and nitrogen status in type II inactive diabetic patients［J］. Int J Prev Med, 2013, 4（1）: S63–S67.

［6］谢芳，韩芳. 肥胖低通气综合征的诊治进展［J］. 国际呼吸杂志，2007, 27（14）: 1117–1120.

［7］Gabrielsen AM, Lund MB, Kongerud J, et al. The relationship between anthropometric measures, blood gases, and lung function inmorbidly obese white subjects［J］. Obes Surg, 2011, 21（4）: 485–491.

［8］Ahmad S, Nagle A, Mc Carthy R J, et al. Postoperative hypoxemia inmorbidly obese patients with and without obstructive sleep apnea un-dergoing laparoscopic bariatric surgery［J］. Anesth Analg, 2008, 107（1）: 138-143.

［9］Kitahara CM, Berndt SI, de González AB, et al. Prospective investi-gation of body mass index, colorectal adenoma, and colorectal canc-er in the prostate, lung colorectal, and ovarian cancer screeningtrial［J］. J Clin Oncol, 2013, 31（19）: 2450-2459.

［10］周仲英.中医内科学［M］.北京：中国中医药出版社，2003.

［11］中国超重/肥胖医学营养治疗指南（2021）［J］.中国医学前沿杂志（电子版），2021，13（11）: 1-55.

［12］杨胜富，吴东波.肥胖的流行病学病理生理及治疗的研究进展［J］.中国临床新医学，2016，9（4）: 358-362.

［13］孙铭遥，陈伟.《中国超重/肥胖医学营养治疗指南（2021）》解读［J］.协和医学杂志，2022，13（2）: 255-262.

［14］张潞潞，苏晓鹏，朱玲慧，等.肥胖与中医体质相关研究进展［J］.世界中医药，2022，17（17）: 2512-2516，2523.

［15］宋昌梅，呆春阳，付燕来，等.肥胖中医研究进展［J］.现代中医药，2021，41（3）: 6-9.

［16］曲伸，陆灏，宋勇峰.基于临床的肥胖症多学科诊疗共识（2021年版）［J］.中华肥胖与代谢病电子杂志，2021，7（4）: 211-226.

［17］韩艳珍，白明，邱广楠，等.基于中、西医临床病症特点的药物性肝损伤动物模型分析［J］.中药新药与临床药理，2021，32（12）: 1833-1838.

［18］张泓雨，苑滋潭，朱杰，等.中医治疗单纯性肥胖的临床研究进展［J］.中国民间疗法，2022，30（21）: 117-121.

帕金森病

一、疾病概述

帕金森病（Parkinson's Disease，PD）又称震颤麻痹，是慢性神经系统退行性疾病，好发于中老年人，男性高于女性。临床表现为静止性震颤、肌强直、运动迟缓、姿势步态障碍的运动症状，以及胃肠功能失调、认知功能障碍、失眠等非运动症状。据流行病学调查显示，65 岁以上的老年人群帕金森病发病率约为 1.7%，每 1000 人中就有 1～2 人患有本病，随着全球人口老龄化加剧，患患者数预计将逐渐升高。

本病属中医学"颤证"范畴，早在《黄帝内经》中就有对该病的相关记载，如"掉""鼓栗""振"等。明代王肯堂的《证治准绳》中首次出现"颤证"病名，《证治准绳·杂病》云："筋脉约束不住而未能任持，风之象也。"《医学纲目·颤振》说："风颤者，以风入于肝脏……故使头招面摇，手足颤掉也。"《素问·阴阳应象大论》有"风胜则动"之说，病机十九条中记载"诸风掉眩，皆属于肝"，"诸暴强直，皆属于风"，揭示了肝风是颤证的主要病因，奠定了后世医家对其病机认识的理论基础。

二、疾病机制

（一）病理生理

帕金森病的确切病因至今未完全阐明，目前大家普遍认为是遗传因素、环境因素、年龄老化所致，氧化应激、细胞内钙超载、线粒体损伤、溶酶体自噬、铁沉积、神经炎症反应等均可能参与本病的多巴胺能神经元的变性死亡过程。现代研究发现，帕金森病病理变化并非始于黑质致密部，而是始于延髓，并逐渐依次进展到桥脑、中脑，最后到间脑和皮层。本病最重要的病理改变是中脑黑质多巴胺能神经元的丢失、纹状体多巴胺含量显著性减少。另一个帕金森病的病理标志就是黑质残存神经元胞质内出现嗜酸性包涵体，即路易小体，异常折叠蛋白聚集，这是许多神经退行性疾病的共同特点，帕金森病主要是表现 α-synuclein 错误折叠蛋白聚集，因为发现 SNCA 基因突变导致 α-synuclein 蛋白聚集。

有研究表明，PD 起源于肠道，肠道微生物通过肠-脑轴相互作用参与了 PD 的病理过程。肠道微生物的紊乱可以促使 α-突触核蛋白在肠道神经系统内积聚，通过迷走神经传播至脑影响中枢神经系统，多巴胺能神经元损伤又加剧了 PD 患者肠胃功能的失调、肠道微生物的紊乱。

（二）病因病机

帕金森病被归为"颤证"，又称"震颤""振掉"。最早可以追溯到《黄帝内经》，《黄帝内经》中虽然未出现病名，但有了初步的认知。《素问·至真要大论》记载："诸风掉眩，皆属于肝。""掉"字就是震颤的意思。《素问·五常政大论》提到"其病摇动""掉振鼓栗""掉眩巅疾"等，说明了颤证以肢体震颤摇动为主要表现。《素问·脉要精微论》记载："骨者，髓之府，不能久立，行则振掉，骨将惫矣。"

卢教授认为本病病位在肝、脾、肾，病位在筋脉，肝肾不足、虚风内动为基本病机，属本虚标实之证。肝、脾、肾三脏受损为本，风火痰瘀为标，病久则成虚实夹杂之证。多由年老体衰、情志不遂、饮食不节、外感毒邪等因素引起。

肾藏精，主骨生髓，脑为髓海，肝藏血生血，肝肾不足，阴精亏虚，肾虚则精不上承，髓海失充，神机失用，发为神识呆滞；脾虚不运，气血生化无源，痰浊内生，痰瘀互结，阻滞脉络，筋脉失于濡润，则肢体拘挛，动作迟缓；水不涵木，肝阴不足，虚风内动，而致四肢震颤。故临床多以滋补肝肾、平肝息风为主要治法。

发病初期，年老体衰，肾精亏虚，肝肾乙癸同源，水不涵木，加之脾运化不足，气血生化乏源，肝肾不足，阴不制阳而致虚风内动，筋脉失养，故见肢体拘急颤动。疾病中期，痰湿内生，风痰凝于肌肤，可见麻木不仁，阻滞筋脉，可见肢体屈伸不利。疾病末期，气血亏虚，运行不畅，留滞为瘀，最终形成气血亏虚、痰瘀互结的复杂病机，脾虚、痰浊、瘀血三者并行交错，使脑窍失养，可见神识痴呆、懒言息惰，病久则肌肉萎缩、形神枯萎，甚则丧失自主生活能力。

三、临床表现

帕金森病好发于 50～60 岁，男性略多于女性。起病通常以单侧或单个肢体开始，逐渐累及另一肢体，病情发展缓慢，症状逐渐加剧。主要运动症状临床表现为震颤、肌强直及运动迟缓。起病症状通常是一侧上肢抖动、强直感、不灵活，也有以乏力、起步困难、声音低顿、构音含糊为主要表现，同时合并一些非运动症状。

1. 运动症状

（1）静止性震颤：大约70%的患者均有震颤，4～6Hz的"搓丸样"震颤，主要是肢体处于静止状态时出现，做随意活动时消失或减轻，故称静止性震颤，情绪激动时加重，睡眠时完全消失。震颤多自一侧上肢开始，然后逐渐扩展到同侧下肢和对侧；下颌、口唇、舌和头部在晚期才累及。

（2）肌强直：肌强直呈全身性，在近端肢体和沿上肢轴性转动时更易发觉肌张力增高。活动患者的肢体、颈部或躯干时可觉察到有明显的阻力，这种阻力的增加呈现各方向均匀一致的特点，故称为"铅管样强直"；患者合并有肢体震颤时，可在均匀阻力中出现断续停顿，如转动齿轮，故称"齿轮样强直"。

（3）运动迟缓：随意运动减少，动作变慢，始动困难，运动幅度减小；面部呆板，称作"面具脸"；说话语音低调、吐字不清；写字可越写越小，称为"小写征"；行走的速度变慢，手臂摆动幅度会慢慢变小；做快速重复性动作如拇、示指对指时表现为运动速度缓慢和幅度减少。

（4）姿势步态障碍：姿势反射消失往往在疾病的中晚期出现，患者不易维持身体的平衡，稍不平整的路面即有可能跌倒。PD患者行走时常常会越走越快，不易止步，称为慌张步态；晚期帕金森病患者可出现冻结现象，表现为行走时突然出现短暂的不能迈步，双足似乎粘在地上，须停顿数秒钟后才能再继续前行或无法再次启动。

2. 非运动症状

本病患者除运动症状外，可出现嗅觉减退、流涎、情绪低落、抑郁、焦虑、睡眠障碍、认知障碍、自主神经功能障碍、尿失禁、体位性低血压、麻木、疼痛等非运动症状。

四、疾病诊断

（一）西医诊断

传统诊断标准为运动减慢加下列中的1项：①静止性震颤4～6Hz；②强直，通常是铅管样或齿轮样，存在于肢体、颈部或躯干等；③姿势不稳定，排除视觉性、小脑性、深感觉性；④排除帕金森综合征，必要时可以结合左旋多巴试验或阿朴吗啡试验。

影像学诊断方法：脑部 MRI、CT 检查可以排除其他疾病，单光发射型计算机断层显像（SPECT）及正电子发射计算机断层显像（PET）等检查方法能够较特异性地确诊帕金森病。

参照 2015 年国际运动障碍协会帕金森病临床诊断标准和《中国帕金森病的诊断标准（2016 版）》，帕金森病分期参考 Hoehn-Yahr 分级和日常生活能力。早期：Hoehn-Yahr 分级 1 或 2 级，日常生活可以自理；中期：Hoehn-Yahr 分级 3 或 4 级，日常生活需要帮助；晚期：Hoehn-Yahr 分级 5 级，日常生活完全不能自理。

（二）中医诊断

参照新世纪全国高等中医药院校规划教材《中医内科学》中"颤病"的诊断（周仲英主编，2007 年），具有两个以上主症，其中必须具有运动迟缓，慢性起病或进行性加重，结合年龄、兼症等特点可确诊。诊断标准如下：

主症：运动迟缓，肢体或头部静止性震颤，肢体拘痉，颈背僵。

兼症：表情呆板，头倾背驼，言语呆板或语音低弱，上肢摆动减少或肢体动作笨拙，皮脂外溢，流涎，嗅觉减退或丧失，大便秘结，认知功能减退或精神障碍，生活自理能力降低；发病年龄多在 50 岁以上；发病多无明显诱因；慢性起病、慢性进行性加重。

五、疾病治疗

帕金森病是严重影响人类健康的第二大神经退行性疾病，随着社会逐渐老龄化，帕金森病的发病趋势呈逐年上升趋势。

传统中医药治疗帕金森病具有独特的优势，卢教授长期致力于帕金森病的中西医结合治疗，精研临床，注重"整体观念""形神合一""同病异治"等中医理论，对本病的病因病机及辨证论治独具匠心。根据患者的不同症状和体征进行精准的辨证施治，着眼于疾病本身，予以不同的方药治疗，疗效确切，安全性高，可长期服用，极少耐药，简便有效，可以明显提高患者的生存质量。

（一）西医治疗

1. 一般治疗

对于帕金森病的治疗，西医主要以左旋多巴替代、神经保护等为主，需终身服药。抗帕金森病的大多药物都通过肠肝循环，随着药物代谢影响及病情的进展，患者常出现胃肠道症状、肝肾功能损伤、精神症状等不良反应，严重影响 PD 患者的生活能力及生活质量。

帕金森病程较长，多呈进行性发展，目前尚无法根治，其众多的临床表现严重影响患者的工作及生活，且非运动症状愈发显著。

2. 对症治疗

目前帕金森病抑郁的治疗仍然以抗抑郁药为主体，缓解抑郁症状，改善生活质量及避免不良事件。临床用于帕金森病抑郁的抗抑郁药包括三环类（TCAs）类、选择性 5-HT 再摄取抑制剂（SSRIs）、选择性 5-HT 及 NE 再摄取抑制剂（SNRIs）、NE 及特异性 5-HT 能抗抑郁药（NaSSA）、选择性 NE 再摄取抑制剂（NRI）、NE 及 DA 再摄取抑制剂（NDRIs）、可逆性单胺氧化酶抑制剂（RMAOI）及部分多巴胺受体激动剂。

（二）辨证论治

在临床中，卢教授常给予患者心理疏导和精神安慰，帮助患者正确面对病情，树立战胜疾病的信心，告诫患者改变饮食习惯，宜清淡饮食，多吃有营养的食物，忌暴饮暴食及嗜食肥甘厚味，并嘱咐患者加强肢体功能锻炼，通过太极拳、八段锦等运动改善症状。卢教授认为治疗该病要滋补肝肾、健脾助源、益气养血、活血化瘀，随症加减，灵活辨治，配伍精妙，方可对本病治疗大有裨益。具体辨证分型如下。

1. 肝肾阴虚型（最常见）

主症：头摇体颤，手足颤动，持物不稳，腰膝酸软，肢体麻木，四肢无力。

次症：心烦少寐，眩晕耳鸣，或兼有健忘痴呆，口涎吐舌，步态异常，语言謇涩，腰膝酸软，五心烦热，失眠健忘，潮热盗汗，小便频数，大便秘结。

舌脉：舌体瘦，舌质暗红，少苔，脉弦细。

治则：培补肝肾，滋阴养血，息风止颤。

方药：大定风珠加减。主要药物为生地黄、当归、白芍、熟地黄、山茱萸、龟甲、炙甘草、杜仲等。兼有大便燥结者，可加肉苁蓉；兼失眠多梦，加酸枣仁、远志、石菖蒲；大便干结，加火麻仁；小便频或遗尿者，加山药、益智仁以暖肾缩尿。

2. 气血两虚型

主症：头摇肢颤，面色无华，神疲乏力，动则气短，头晕眼花。

次症：表情淡漠，心悸健忘，眩晕，纳呆。

舌脉：舌体胖大，舌质淡红，苔薄白滑，脉沉细弱。

治则：益气养血，息风通络。

方药：四物汤加减。卢教授在治疗过程中常应用熟地黄、生地黄、白芍、当归、人参、黄芪、白术、甘草、丹参、五味子、女贞子等随症加减。兼有大便燥结者，可加肉苁蓉；失眠多梦者，加酸枣仁、首乌藤、龙骨、牡蛎等。

3. 瘀血阻络型

主症：头摇肢颤，表情呆板，面色晦暗，口唇紫暗。

次症：发甲焦枯，皮脂外溢。

舌脉：舌质紫黯或有瘀斑瘀点，脉弦滑。

治则：活血化瘀，息风通络。

方药：补阳还五汤加减。主要药物为黄芪、桃仁、红花、川芎、当归、赤芍、牛膝、地龙等。兼有言语不利者，加石菖蒲、郁金、远志；兼大便秘结者，加火麻仁；兼心烦失眠多梦者，加酸枣仁、首乌藤、龙骨、牡蛎；下肢无力者，加杜仲补肝肾、强筋骨。

4. 阴阳两虚型

主症：头摇日久，项背僵直，肢体拘挛，表情呆板，言语艰涩，失眠健忘，形寒肢冷。

次症：汗出体倦，或腰酸腿痛，阳痿遗精，溲少便溏。

舌脉：舌质淡红或淡黯，舌苔薄白，脉沉细。

治则：阴阳双补，兼以息风。

方药：地黄饮子加减。主要药物为熟地黄、生地黄、山茱萸、石斛、巴戟天、肉苁蓉、五味子、肉桂、茯苓、麦冬、附片、远志、石菖蒲等。若震颤较重者，加生龙骨、生牡蛎、珍珠母；兼心烦失眠者，加酸枣仁。

5. 痰热动风型

主症：头摇，肢麻震颤，重则手不能持物，头晕头胀，胸闷脘痞。

次症：口苦、口黏，甚则口吐痰涎，小便短赤，大便秘结。

舌脉：舌体胖大有齿痕，舌质红，舌苔黄腻，脉弦滑数。

治则：清热豁痰，息风定颤。

方药：柴胡加龙骨牡蛎汤加减。主要药物为柴胡、黄芩、半夏、龙骨、牡蛎、磁石、酒大黄、肉桂、茯苓、党参、甘草、麦冬、白芍、桑寄生、龟甲等。

六、现代研究

帕金森病诸多运动及非运动症状的改善，不仅有利于防止帕金森病抑郁的发生，也是提高患者生活质量的关键。芍药甘草汤能够快速有效地改善帕金森病共病抑郁患者的抑郁和运动症状，最大程度地提高患者生活质量。

现代药理学研究证明：熟地黄有抗氧化作用，对骨髓造血系统、血液系统、免疫系统均有积极影响，临床常用于益智、抗焦虑、抗肿瘤、免疫增强、抗氧化、抗疲劳等。毛蕊花糖苷（Verbascoside）又名麦角甾苷或毛蕊花苷，是熟地黄的活性成分，毛蕊花苷治疗帕金森病的机制与黑质中酪氨酸羟化酶免疫反应性神经元的再生有关，毛蕊花糖苷可通过抑制线粒体通路细胞凋亡，从而起到保护神经的作用。熟地黄的有效成分——豆甾醇是一种植物甾醇，具有抗炎、镇痛、解热、抗氧化、促生长的作用。山茱萸的抗氧化能力可以降低自由基对机体的损害；山药具有一定的抗衰老能力；天麻具有较好的抗衰老作用；芍药的解痉效果较好。临床以芍药甘草汤为基础加减能够改善帕金森病肌张力障碍、肢体疼痛等症状，改善帕金森病患者生活质量。动物实验表明，芍药甘草汤改善帕金森病肌张力障碍机制与提高脑内神经递质水平有关。五味子可镇静、抗氧化、减少自主活动，并对线粒体损伤有保护作用。

七、病例举隅

刘某，男，57岁。2020年12月10日初诊。

[主诉] 肢体震颤伴行走迟缓8年余，加重3个月。

[现病史] 患者8年前出现肢体震颤，于当地医院诊断"帕金森病"。近3个月以来患者自觉肢体震颤不能自制，运动迟缓、转身困难等症状加重。现症见：肢体震颤，紧张生气时加重，伴双下肢无力、疼痛，无法行走，神疲乏力，健忘，表情呆板，起步困难，头晕，纳呆食少，眠可，小便正常，大便干燥，3～4日一行。

[既往史] 否认高血压、冠心病、糖尿病病史。

[查体] 舌质暗红，苔白，脉沉滑。

[诊断] 中医诊断：颤证（肝肾阴虚证）。

西医诊断：帕金森病。

［处方］熟地黄 20g，生地黄 20g，山萸肉 15g，当归 15g，肉苁蓉 15g，白芍 20g，巴戟天 15g，茯苓 20g，远志 15g，五味子 15g，石菖蒲 10g，太子参 15g，麦冬 15g，附子 10g，牡蛎 20g，龟胶 15g，石斛 15g，甘草 15g。

14 剂，每日 1 剂，水煎，分 2 次口服。

二诊： 2021 年 3 月 15 日。

患者自诉仍有肢体颤动、活动迟缓，症状较前略有减轻，纳可，眠可，大便略干，余病情稳定。舌质偏暗，苔白不均，脉沉弦。

［处方］上方白芍加到 40g，龟甲 15g。

14 剂，每日 1 剂，水煎，分 2 次口服。

三诊： 2021 年 3 月 30 日。

患者诉诸症好转，病情控制稳定，未进展恶化。遇情绪紧张时肢体震颤明显，偶有下肢不温，右腿无力，行动迟缓，纳寐可，小便正常，大便秘结明显改善，每日 1～2 次。舌淡红，苔白，舌根腻，脉沉弦。

［处方］首诊处方去白芍、生地黄，加肉桂 6g。

14 剂，每日 1 剂，水煎，分 2 次口服。

【按语】 患者为老年男性，素体虚弱，肝肾不足，木火上盛，水不涵木，肝阳上亢，虚风内动，早期以阴虚内热为主，筋失濡养，加之久病入络，耗伤气血，致气血不足，筋脉失养而致肢体震颤、运动迟缓、神疲乏力；肾阴不足，髓海不得濡养，损伤脑络，神机失用，故见记忆力下降，认知障碍；脾为生痰之源，健运失司，故见纳呆食少；湿邪聚集而痰生，痰热动风，痰浊滞阻，蒙蔽神窍，阻滞于脑络和经脉，故见头晕；久病耗气伤阴，久则气血俱虚，加之情志刺激，肝气郁结，肝郁克脾，气虚大肠传导无力，血虚肠道失于滋润，故见大便秘结。本证属气血亏虚、肝肾不足、阴虚风动，治宜滋补肝肾、益气养血、息风止颤。

卢教授善用生地黄清热凉血、润肠滋阴。熟地黄归肝、肾经，配伍山茱萸、龟甲，共助养血滋阴、益肾填精之效，以补益先天之本，滋肾水以充养脾土，使气血生化有源，筋脉得以濡养。太子参、麦冬滋补肾阴。石菖蒲其性芳香宣散，可升清以开窍、理气活血，配伍远志可补益脑髓、豁痰化瘀、开窍醒神。五味子防止气机宣散过度，收敛一身之气，五味子、石菖蒲配伍，一升一降，一宣一散。肉苁蓉温壮肾阳，可化肢体动作，兼气虚阳虚便秘者，宜加重肉苁蓉温阳通便之力。当归补血行血，补而不滞，滑肠润燥，与白芍合用养血柔肝，缓急止颤。附子、肉桂助膀胱气化。巴戟天补肾温阳。牡蛎镇惊安神。炙甘草调和诸药。卢教授从调整升降之机入手，甘草与茯苓合用，取四君子汤之义，健脾益气，培补中焦，与白芍配伍取"芍药甘草汤"之义，是酸甘缓急的经典药对，可养血柔肝、缓急止痛。

诸药配伍，补散兼施，升降相宜，既可滋肾阴、补肾阳，又可补肝健脾，气血通畅，经脉得养，共达补益肝肾、填精益髓、滋阴养血、柔肝息风、化痰祛瘀、通经活络之功。

▶▶ 参考文献

［1］LIDDLE R A.Parkinson's disease from the gut［J］. Brain Res, 2018, 1693 : 201–206.

［2］CAPUTI V, GIRON M C.Microbiome–Gut–Brain Axis and Toll–Like Receptors in Parkinson's Disease［J］. Int J Mol Sci, 2018, 9（6）: 1689.

［3］PARASHAR A, UDAYABANU M. Gut microbiota : Implications in Parkinson's disease［J］. Parkinsonism Relat Disord, 2017（38）: 1–7.

［4］FITZGERALD E, MURPHY S, MARTINSON H A.Alpha–Synuclein Pathology and the Role of the Microbiota in Parkinson's Disease［J］. Front Neurosci, 2019, 13 : 369.

［5］于彩媛.熟地黄功效与临床运用源流考证［J］.中国中医基础医学杂志，2015，21（8）: 1009–1010.

［6］JIAN Q L, LI W, JIAN CH, et al.Verbascoside promotes the regeneration of tyrosine hydroxylase–immunoreactive neurons in the substantianigra［J］. Neural Regeneration Research, 2016, 11（1）: 101–106.

［7］曲彦洁，甄蓉蓉，安红梅.毛蕊花糖苷治疗神经退行性疾病作用及机制［J］.中华中医药学刊，2021，39（2）: 69–72.

［8］王恬.植物甾醇的性质、功能及其在动物生产上的应用［J］.饲料工业，2018，39（20）: 1–10.

［9］赵贝贝，崔晓峰，占大权，等.加味芍药甘草汤治疗早中期僵直少动型帕金森病的临床观察［J］.内蒙古中医药，2017，36（22）: 97–99.

［10］胡茸.芍药甘草汤加减治疗帕金森病继发肌张力障碍24例［J］.四川中医，2011，29（1）: 78–79.

［11］黄汝成，赵贝贝，孔杰，等.芍药甘草汤对帕金森病大鼠脑内神经递质及肌强直的影响［J］.中医学报，2019，34（4）: 760–765.

不明原因发热

一、疾病概述

不明原因发热（feverofunknownorigin，FUO）是指发热持续3周及以上，经过至少1周详细询问病史、查体及相关检查仍不能确诊的一类疾病，同时还应与发热原因待查相区别，二者不能混淆。原因待查的发热是还没查出，不明原因发热是查不出来，属于临床上常见的疑难杂症，由于其病因难以查清，因此在病因诊断和治疗上都有一定难度。因此临床中常常是对症治疗同时筛查病因，以期治愈。

本病以发热为主要表现，临床中可单一表现为发热或者为某一疾病发病过程中的某一病理阶段，可与中医病名中的外感发热和内伤发热相对应。本病多起病较缓，病程较长，病势轻重不一。中医治疗不明原因发热历史悠久，早在《黄帝内经》就有过详细的论述。"今夫热病者，皆伤寒之类也"指的是外感发热，这里的"伤寒"指的是所有外感性发热疾病的总称。"有所劳倦，形气衰少，谷气不盛，上焦不行，下脘不通，胃气热，热气熏胸中，故内热"，讲的是劳倦内伤，阴虚生热的发病机理。《伤寒杂病论》中通过六经辨证和内伤杂病对各种发热分析更为透彻。

二、疾病机制

（一）病理生理

不明原因发热的病因难以查出和确定，但根据有关临床总结，可见于下面多种病因。

1. 感染

感染如结核、非结核分枝杆菌，播散性真菌病或巨细胞病毒等，尤其对于HIV感染者，临床中常较难查出。

2. 结缔组织疾病

结缔组织疾病如类风湿性关节炎、系统性红斑狼疮、甲状腺炎、巨细胞动脉炎、血管炎和风湿性多肌痛等，此类疾病引起的发热常常隐匿或不典型，缺乏明显的规律性，抗生素治疗也往往无效。

3. 肿瘤因素

肿瘤因素如淋巴瘤、白血病、肾细胞癌、卵巢癌、心房黏液瘤、巨大淋巴结病或血管滤泡性淋巴结增生症（Castleman 病）、肝癌和转移性癌等。但近些年肿瘤引起的不明原因发热占比较以前有所下降，可能是与影像学技术在发病初期使用更加普遍有关。

4. 混杂因素

混杂因素如深静脉栓塞、急性播散性脑脊髓炎、药物热、肾上腺功能不全、结节病、炎症性肠病、主动脉肠瘘、反复肺栓塞、异常胸导管和伪装热等。除此之外，仍然有 10% 左右的发热患者不能明确病因。发热的病机一般为外源性致热原进入体内后，与体内起到防御作用的粒细胞、单核细胞、巨噬细胞等发生作用而产生内源性致热原，内源性致热原经血流运到下丘脑视前区和前部时，即提高了体温调定点而引起发热反应，这一点认识与中医的正邪交争理论相吻合。目前不明原因发热可分为以下 4 个类别：经典不明原因发热、医院相关不明原因发热、粒细胞缺乏不明原因发热、HIV 相关不明原因发热。

（二）病因病机

卢教授认为发热的病因病机错综复杂，但是不外乎陈无择的三因学说。外感风、寒、暑、湿、燥、火六淫之邪为其外因；情志过极为其内因；饮食劳倦、金刃虫兽外伤为其不内外因。由于发热的病因不同，病机也随之各异。发热为机体邪正斗争时的表现，也从一定程度上反映了正邪的盛衰程度和变化趋势。除了正邪交争本身能够引起发热，交争中产生的瘀血、痰饮、结石等病理产物也是发热的致热原因。另外，交争中若正气愈衰，邪气愈盛，正邪失去平衡制约，阴阳、气血、津液失调也都可以导致发热。而典型的不明原因发热多病程缠绵，迁延难愈，因此多数患者可表现为夹痰、夹瘀而有热象。再由于正邪交争往往损耗正气，久而久之可出现正气不足之证，即气血阴阳虚损，发热愈加严重。

三、临床表现

由于致病因素不同，不明原因发热的临床表现也各不相同，发热为其唯一共同症状。根据其发热的特点可以分为以下不同热型，这些热型也对疾病的鉴别有一定的临床意义，如稽留热、弛张热、双峰热、间歇热、波状热、回归热、双相热、不规则热等。本病在体格检查时应全面了解患者的一般情况，尤其是恶病质、黄疸和皮肤苍白。应当全面检查皮肤，寻找局灶性红斑或皮疹；应观察足部和会阴，尤其是糖尿病患者更容易出现这些部位的感染；应检查感染性心内膜炎的皮肤表现，包括肢端疼痛性充血性皮下结节、掌跖无痛性出血性红斑、瘀斑和甲下出血等；应做全身触诊（尤其是脊柱、骨骼、关节、腹部和甲状腺），触诊时要注意任何区域性淋巴结肿大；听诊心脏杂音和摩擦音；有时FUO患者关键的异常体征不明显，需要反复体格检查以提示病因（如检查新的淋巴结肿大、心脏杂音、皮疹或颞动脉结节及波动减弱）。

中医学外感发热和内伤发热临床表现各有不同。一般外感发热以中高热多见，病势猛，传变迅速，伴随一些畏寒、流涕、身痛、脉浮等外感表现；内伤发热则常见低热，包括体温正常的自觉发热，病势稳，传变缓慢，多不伴有畏寒，伴随一些手足心热、形体消瘦、面色少华、自汗盗汗、脉弱无力等内伤表现。

四、疾病诊断

（一）中医诊断

参考国家中医药管理局"十一五"计划拟定的关于外感发热诊疗方案及中华中医药学会出版的《中医内科常见病诊疗指南》，不明原因发热的诊断依据分外感和内伤论述。

外感发热的诊断标准为：①发热，体温常＞37.4℃，一般发病较急，病程较短，常伴有恶寒、咳嗽、全身疼痛（以头痛为主）等外感病证；②有感受外邪病史；③辅助检查，血常规白细胞总数降低或明显升高，中性粒细胞总数增高或降低，淋巴细胞总数增高或降低。有时，静脉血中不成熟粒细胞的百分比（杆状核粒，早、中、晚幼粒细胞）增高（≥5%以上）时，称为核左移现象，有时出现核极度左移等感染中毒表现。

内伤发热的诊断标准为：①表现为发热周期较长且不规律，病势多缓慢，病情迁延不断，复杂多变，常常反复发作，多表现为低热，也可出现高热，或自感发热，但体温并不升高，如骨蒸潮热、五心烦热、面部烘热，或躯干、肢体某些部位发热，局部皮肤触及可有热感。大多数发热很少出现怕冷症状。

②发热同时可有其他伴随症状，如精神疲倦、头晕、自汗盗汗、食欲不振、胸胁胀满、某些部位固定性疼痛。③疾病或病症类型多复杂，可有情志、饮食失调、劳倦、久病失血等内伤病史。④排除外感发热相关的病证，同时具有发热为主症（症状）的独立病证。

（二）西医诊断

不明原因发热（FUO）最早由 Peterstorf 和 Beeson 在 1961 年提出，指发热持续 3 周及以上（包括住院 1 周）且 T > 38.3℃，通过详尽的病史采集、查体及辅助检查后仍未能明确诊断者。由于病因繁杂，临床诊断时更应该谨慎地采集病史、体格检查，通过各种检查手段尽早地确定病因，为针对性治疗节省时间。国内外关于确诊 FUO 的检查项目尚无统一标准，但至少应该包括血尿常规、血生化、风湿免疫性疾病相关检查、细菌培养、结核病相关检查、胸部 X 线片、腹部超声等。其他非特异性指标，如降钙素原、内毒素、CRP、铁蛋白、乳酸脱氢酶等也为辅助诊断提供了依据。对于存在淋巴结肿大的患者，可通过淋巴结活检术进行确诊。如果侵犯到骨髓，可通过骨髓活检进明确诊断。

五、疾病治疗

（一）西医治疗

1. 一般治疗

通常情况下，对于不明原因发热的患者，西医学常根据既往经验使用抗生素或抗炎治疗。但是，如果患者检查过程中发现中性粒细胞数量减少、免疫功能严重低下或病情短时间内迅速恶化，首先还应尽一切努力确定诊断。对于不明原因发热始终未能确诊的患者尤其如此，因为此类患者通常预后良好，甚至发热可自行消退。

2. 对症治疗

（1）控制体温：对于体温 ≤ 39℃的发热，建议维持水、电解质的平衡即可，不需处理发热。对于体温在 39 ~ 40℃的发热，建议积极使用物理降温和退热药物，使核心体温降至 39℃以下；同时维持水电解质的平衡；不推荐在患者体温调控机制正常时单独使用物理降温。对于体温 > 40℃的发热，不除外脑组织损伤或感染性休克风险的患者，可在退热药物的基础上，用冷水或冰水擦拭皮肤或擦拭皮肤后使用风扇、冰毯和冰袋增加水分的蒸发，以尽快控制体温，保护内脏器官。

（2）诊断性治疗：当临床怀疑患者为某些特定性疾病但缺乏相应依据时，在对进一步检查无影响情况下，可进行诊断性治疗，如怀疑疟疾、结核感染等。但是不应将其作为常规治疗手段。

（3）抗感染药物的使用：在经典型不明原因发热中，可应用抗感染药物，但在使用时应严格遵循临床病原学依据，把握抗感染药物使用指征，避免滥用。

（4）糖皮质激素的应用：糖皮质激素对于发热患者无论是感染性还是非感染性，均具有良好的退热功能，但应用后可能改变患者热型或临床表现，影响诊断，长期应用还可能造成二重感染，因此不主张用于原因未明的发热，尤其不应将其作为退热药使用。

（二）辨证论治

1. 湿热瘀阻型

主症：①长时间发热或反复发热；②身热不扬，汗出热不解。

次症：①脘腹胀满，纳呆呕恶；②渴不欲饮。

舌脉：舌红，苔黄腻，脉滑数。

证型确定：证候诊断具备主症 1 项 + 次症 2 项，参考舌脉，即可诊断。

治则：清热利湿。

方药：甘露消毒丹或黄连竹茹汤方。卢教授在治疗过程中常加入行气药以疏利气机，佐以利水药给邪以出路，使湿从小便而出。

2. 正虚湿郁型

主症：①发热且热势不高或仅自觉发热而体温不升；②乏力汗出或恶风较甚。

次症：①心悸气短，五心烦热或骨蒸潮热，畏寒等；②脘痞纳呆，不思饮食，大便溏薄或黏滞不爽。

舌脉：舌淡，苔白腻或边有齿痕，脉细弱或濡滑。

证型确定：证候诊断具备主症 1 项 + 次症 2 项，参考舌脉，即可诊断。

治则：扶正祛湿。

方药：四君子汤或四物汤合平胃散或八正散方。卢教授在治疗过程中常根据不同情况选择相应补气养血、敛阴助阳等方，同时兼顾正邪性质，祛邪而不伤正气，补正而不留瘀。

3. 外邪犯肺型

主症：①发热恶寒，鼻塞流涕，头身疼痛，咳嗽；②恶寒甚而无汗。

次症：①口干咽痛；②身重脘闷。

舌脉：苔薄白或薄黄，脉浮。

证型确定：证候诊断具备主症 1 项 + 次症 2 项，参考舌脉，即可诊断。

治则：解表退热。

方药：荆防败毒散、银翘散方。卢教授在治疗过程中常加入清热解毒药物，如金银花、蒲公英、紫花地丁等，防治传变，同时顾护阴液，防止热毒伤阴。

六、现代研究

随着科技的发展，核医学成像技术在不明原因发热的诊断过程中扮演越来越重要的角色。18F- 氟脱氧葡萄糖正电子发射断层扫描 -CT，作为以往超声、CT 和 MRI 等影像技术的补充，它可以更早发现机体炎症等病变，从而追踪其发展过程和定位可能的病变部位，对进一步明确病因、诊断起到积极作用。因此将其运用于不明原因发热的早期诊断可能会成为未来的发展趋势。

七、病例举隅

病例 1

王某，女，65 岁。2013 年 2 月 20 日初诊。

[主诉] 间断发热 20 余日。

[现病史] 患者无明显诱因间断发热 20 余日，最高体温 39.5℃，每于下午及夜间发热明显，且发热前伴有恶寒、汗出，自服解热镇痛类药物，效果欠佳，为求系统治疗来诊。现症见：发热，恶寒，乏力汗出，无咳嗽咳痰，无恶心呕吐，小便黄，大便秘结，5 ~ 6 日一行。

[过敏史] 头孢类药物过敏史。

[查体] 舌红，苔腻，脉沉弦。

[辅助检查] CT 未见异常；血常规：RBC 3.28×10^{12}/L，WBC 8.0×10^9/L，HGB 94g/L，PLT 228×10^9/L；血沉 50mm/h。

[诊断] 中医诊断：发热（湿热互结型）。

西医诊断：不明原因发热。

[处方] 茵陈 30g，黄芩 15g，黄柏 15g，滑石 30g，炙甘草 10g，生石膏 60g，竹叶 10g，荷叶 10g，苍术 20g，藿香 20g，连翘 20g，金银花 20g，牛蒡子 15g，木通 15g。

7剂，每日1剂，水煎，分2次口服。

二诊： 2013年2月28日。

患者诉服药后每于下午5时开始发热，持续约2小时热退，期间体温约37.2℃左右，伴乏力，仍自汗，腹部偶有疼痛，大便秘结，4～5日一次。舌淡红，苔白腻，脉沉弦。

［处方］上方去黄芩、木通，加白术15g，太子参20g，牡丹皮15g，白薇15g，知母20g，鸡内金20g。

10剂，每日1剂，水煎，分2次口服。

三诊： 2013年3月11日。

患者诉本次服药至第6天后不再发热，现已停止发热一周，目前未出现发热感，自觉乏力有所好转，精神状态转佳，唯自觉小便刺痛，频数不适。舌淡红，苔白，稍腻，脉沉。

［处方］上方加当归20g，黄芪30g，灯心草10g。

7剂，每日1剂，水煎，分2次口服。

四诊： 2013年3月20日。

患者诉偶有寒战感，但发作次数不多，每次持续10分钟左右可缓解，且体温不高，食纳较佳，偶有乏力，口渴欲饮，夜尿频多，大便秘结。舌淡红，苔白，脉沉。

［处方］黄芪50g，白术20g，防风20g，白芍20g，桂枝20g，当归20g，陈皮15g，熟地黄20g，枸杞子20g，菊花20g，桑叶10g，草决明30g，首乌20g，桑螵蛸30g，益智仁15g。

7剂，每日1剂，水煎，分2次口服。

【按语】 此例患者发热20余日，初起时伴有恶寒，可知其病因由外感引起，后转属阳明，致大便秘结，加之病情缠绵，舌苔厚腻，可知其湿热互结，法当清热利湿，予甘露消毒丹加减。二诊时患者热邪已去大半，但仍有虚热残留，湿邪未完全祛除，此时患者乏力汗出明显，正气仍显不足，故去黄芩、木通，加白术、太子参顾护正气；牡丹皮、白薇、知母清虚热；鸡内金护脾胃助运化。三诊时患者发热已除，稍作加减。四诊患者已无发热征象，故改方补气养血、滋养肝肾而愈。

病例2

王某，女，41岁。2022年11月16日初诊。

［主诉］自觉发热半年。

［现病史］患者半年前无明显诱因自觉发热，每天上午9～12点加重，面

部尤甚，满面通红，未系统治疗；近来发热伴心悸明显，遂来诊。现症见：自觉发热，心悸，口干苦，平素易怒，纳寐可，二便正常。

［既往史］否认慢性病史。

［个人史］否认吸烟饮酒史，月经周期正常，量少，色暗。

［查体］舌淡红，苔腻，脉滑。

［诊断］中医诊断：发热（肝胆湿热型）。

西医诊断：不明原因发热。

［处方］柴胡 10g，黄连 10g，竹茹 20g，白术 15g，苍术 15g，法半夏 15g，当归 15g，陈皮 15g，炙甘草 10g，茯苓 20g，栀子 15g，车前子 30g，决明子 20g，生地黄 20g，通草 10g。

10 剂，每日 1 剂，水煎，分 2 次口服。

二诊：2023 年 2 月 2 日。

患者诉用药后发热症状明显减轻，发热时面红减轻，月经量较以前增加，期间自行服用上方月余，无明显不适。舌质红，偏暗，苔白腻，脉沉滑。

［处方］柴胡 10g，黄连 10g，连翘 20g，黄柏 20g，干姜 10g，肉桂 6g，附子 9g，人参 10g，当归 10g，花椒 6g，细辛 3g，炙甘草 10g。

7 剂，每日 1 剂，水煎，分 2 次口服。

三诊：2023 年 2 月 13 日。

诸症好转。舌红，暗滞，苔白腻，脉沉细。

［处方］上方加川芎 15g，牛膝 20g，制大黄 3g，红花 10g。

10 剂，每日 1 剂，水煎，分 2 次口服。

【按语】患者平素易怒、口苦，病在肝胆，由于发热时间较久，且苔腻明显，考虑为湿热交蒸于肝胆，热邪上扰，故面部发热较重，予龙胆泻肝汤合黄连竹茹汤加减而愈。

病例 3

陈某，女，73 岁。2010 年 4 月 7 日初诊。

［主诉］发热 2 月余。

［现病史］患者 2 月前无明显诱因出现发热，每于中午加重，体温维持在 38.6℃左右，为求系统治疗来诊。现症见：发热，全身酸痛，乏力自汗，食纳欠佳，胃胀，大便不成形。

［既往史］慢性支气管炎病史 30 余年，2008 年 10 月行子宫内膜癌术，术后癌转移。

［查体］舌质鲜红，苔腻，暗滞，脉沉滑。

［诊断］中医诊断：发热（湿热瘀阻型）。

西医诊断：癌性发热？

［处方］茵陈50g，黄芩20g，滑石50g，生甘草10g，连翘20g，赤芍20g，砂仁10g，草果20g，生薏苡仁100g，白豆蔻15g，荷叶10g，射干20g，藿香20g，苍术20g，木通15g，鸡内金20g，焦山楂10g，神曲10g，炒麦芽10g。

5剂，每日1剂，水煎，分2次口服。

二诊： 2010年4月12日。

患者用药后发热症状减轻，自测体温37.7℃左右，舌红，苔腻，暗滞，脉沉滑。

［处方］上方去木通、射干，加生石膏60g，人参10g，麦冬20g。

7剂，每日1剂，水煎，分2次口服。

三诊： 2010年4月19日。

患者自觉症状好转，体温37.5℃左右，舌红绛，苔腻，脉滑。

［处方］首方去白豆蔻、草果、砂仁，生石膏改为100g，牡丹皮20g，水牛角20g。

7剂，每日1剂，水煎，分2次口服。

……

六诊： 2010年6月30日。

患者发热已退，目前厌食，乏力，消瘦，舌红绛，苔白，脉沉。

［处方］人参10g，麦冬20g，白术15g，厚朴20g，木香15g，苍术15g，鸡内金20g，焦三仙各10g，半夏15g，陈皮15g，茯苓20g，枳实15g，竹茹20g，荷叶10g，生薏苡仁100g，花蕊石30g。

7剂，每日1剂，水煎，分2次口服。

【按语】患者的发热考虑不除外癌症本身引起，所应用的药物副作用或者由于本身抵抗力降低容易被其他细菌、病毒感染，从而引起发热，临床治疗时应考虑标本兼治，即在治疗时应注意扶正。患者主证仍考虑属于湿热壅滞，由于其纳差，在治疗时加入鸡内金、山楂、神曲、麦芽以助消化，后守方加减服用两月余逐渐退热，随诊未见发热反复。

▶▶　**参考文献**

[1] 王永炎.中医内科常见疾病诊疗指南［M］.北京：中国中医药出版社，2008.

［2］宿明.80例不明原因发热病因及中医辨证分析［D］.乌鲁木齐：新疆医科大学，2015.

［3］PetersdorfRg, BeesonPb. Feverofunexplainedorigin : reporton100cases［J］. Medicine（Baltimore），1961, 40 : 1–30.

［4］程继海.不明原因发热病因分析及诊治体会［J］.中国药物与临床，2014, 14（2）：222–223.

［5］李彤，王荣英，贺振银，等.不明原因发热的病因及诊断方法研究进展［J］.中国全科医学，2017, 20（32）：4081–4085, 4090.

［6］《中华传染病杂志》编辑委员会.发热待查诊治专家共识［J］.中华传染病杂志，2017, 35（11）：641–655.

［7］KANGL, XUXJ, FANY, etal. Diagnosticvalueoffluorine –18fluorodeoxyglucosepositronemissiontomography/computedtomographyinfeverofunknownorigin［J］. JournalofPekingUniversity（HealthSciences），2015, 47（1）：175–180.

肠易激综合征

一、疾病概述

肠易激综合征（irritable bowel syndrome，IBS）是典型的消化系统心身疾病之一。IBS 以腹痛、腹胀或腹部不适为主要症状，与排便相关或伴随排便习惯，如频率或粪便性状改变。目前 IBS 尚无可通过临床常规检查发现解释其症状的器质性病变。根据患者排便异常时的主要粪便性状，可将 IBS 分为腹泻型肠易激综合征、便秘型肠易激综合征、混合型肠易激综合征和未定型肠易激综合征4 种亚型。我国普通人群 IBS 总体患病率为 1.4% ～ 11.5%，女性略高于男性，中青年（18 ～ 59 岁）更为常见，老年人（≥ 60 岁）中有所下降。IBS 患病率与教育水平、工作状态、婚姻状况、收入水平无显著相关性。仅 25% 的 IBS 患者到医院就诊，但有增高趋势。饮食因素可诱发或加重 IBS 症状，且与亚型无关。肠道感染是中国人群患 IBS 的重要危险因素，约 10% 的肠道感染会发展为IBS，有肠道感染史患者的 IBS 发病率是无肠道感染史患者的 5 倍。频繁到医院就诊的 IBS 患者大多是由于长时间腹痛及肠道外症状，且多有心理障碍，如伴有焦虑、抑郁、神经质、受虐史，以及缺乏社会支持。有研究表明，患者的生活质量与合并精神心理状态明显相关，且合并精神心理异常越明显，生活质量受影响的维度越广。

二、疾病机制

（一）病理生理

IBS 的病理生理机制尚未被完全阐明，目前认为是多种因素共同作用引起肠 – 脑互动异常，其外周因素主要表现为动力异常、内脏高敏感、黏膜通透性增加、肠道免疫激活、肠道微生态紊乱、中枢神经系统对外周传入信号的处理存在异常，以及外周与中枢因素相互作用、相互联系。《2020 年中国肠易激综合征专家共识意见》强调了大脑和肠道通过脑 – 肠轴紧密联系，精神心理因素可与肠道症状相互作用，证据如下。

（1）仅有焦虑、抑郁而无肠道症状的功能性胃肠病患者大约在12年后出现IBS肠道症状，发病前仅有IBS症状的患者随访发现其焦虑、抑郁的风险明显增加，因此说明中枢神经系统及外周存在互相作用及影响。

（2）在合并心理异常的患者中，腹痛或腹部不适的频次及严重程度的比例均高于无心理异常的患者。内脏高敏感即内脏组织对于刺激的感受性增强，包括痛觉过敏（由伤害性刺激导致）和痛觉异常（由生理性刺激导致），是IBS的核心发病机制，涉及肠道感染、肠道菌群紊乱、心理应激、炎症和免疫、肠-脑互动、饮食和基因等多方面因素，是导致腹痛、腹部不适等症状的核心机制。胃肠道动力异常是IBS的重要发病机制，主要表现在结肠，但食管和胃、小肠、肛门、直肠等也存在一定程度的动力学异常，可能与饮食、社会文化背景和遗传因素等有关。《2020年中国肠易激综合征专家共识意见》着重指出，高质量证据表明急性和慢性应激均可诱发或加重IBS症状，IBS患者常伴发焦虑、抑郁、紧张、压力、失眠和神经过敏等表现，其中焦虑及抑郁障碍因其高发生率已成为IBS的显著危险因素。

（二）病因病机

卢教授认为IBS的发病基础多为先天禀赋不足及后天失养，情志失调、饮食不节、感受外邪等是主要的发病诱因。IBS发病的3个主要环节：脾胃虚弱或肝失疏泄是IBS发病的重要环节，肝郁脾虚是导致IBS发生的重要病机，脾肾阳虚、虚实夹杂是导致疾病迁延难愈的关键因素。诸多原因导致脾失健运，运化失司，形成水湿、湿热、痰瘀、食积等病理产物，阻滞气机，导致肠道功能紊乱；肝失疏泄，横逆犯脾，脾气不升则泄泻；若腑气通降不利则腹痛、腹胀；肠腑传导失司则便秘；病久则脾肾阳虚，虚实夹杂。此病初期多为肝气郁结，失于疏泄，肝气横逆乘脾；继则脾失健运，湿从中生；脾虚日久而致脾阳不足，继则肾阳受累。所以此病以湿为中心，肝气郁结贯穿始终，气机失调为标，脾肾阳虚为本。在整个发病过程中，肝失疏泄，脾失健运，脾阳及肾阳失于温煦，最终导致IBS的病机转归由实转虚，虚实夹杂。

三、临床表现

IBS无特异性症状，但相对于器质性胃肠疾病，具有一些特点：起病缓慢，间歇性发作；病程长但全身健康状况不受影响；症状的出现或加重常与精神因素或应激状态有关；白天明显，夜间睡眠后减轻。

（1）腹痛或腹部不适：是 IBS 的主要症状，伴有大便次数或形状的异常，腹痛多于排便后缓解，部分患者易在进食后出现，腹痛可发生于腹部任何部位，呈局限性或弥漫性，疼痛性质多样。腹痛不会进行性加重，夜间睡眠后极少有痛醒者。

（2）腹泻：①持续性或间歇性腹泻，粪量少，呈糊状，含大量黏液；②禁食 72 小时后症状消失；③夜间不出现，有别于器质性疾患；④部分患者可因进食诱发；⑤患者可有腹泻与便秘交替现象。

（3）便秘：排便困难，大便干结，量少，可带较多黏液，便秘可间断或与腹泻相交替，常伴排便不尽感。

（4）腹胀：白天较重，尤其在午后，夜间睡眠后减轻。

（5）上胃肠道症状：近半数患者有胃烧灼感、恶心、呕吐等上胃肠道症状。

（6）肠外症状：背痛、头痛、心悸、尿频、尿急、性功能障碍等胃肠外表现较器质性肠病显著多见，部分患者尚有不同程度的心理精神异常表现，如焦虑、抑郁、紧张等。

（7）体征：通常无阳性发现，或仅有腹部轻压痛。部分患者有多汗、脉快、血压高等自主神经失调表现，有时可于腹部触及乙状结肠曲或痛性肠襻。直肠指检可感到肛门痉挛、张力高，可有触痛。

四、疾病诊断

《2020 年中国肠易激综合征专家共识意见》在参考罗马Ⅲ及罗马Ⅳ诊断标准基础上，结合我国临床实际，提出我国 IBS 诊断标准建议：反复发作腹痛、腹胀、腹部不适，具备以下任意 2 项或 2 项以上。

1. 与排便相关。

2. 伴有排便频率改变。

3. 伴有粪便性状或外观改变，诊断前症状出现至少 6 个月，近 3 个月符合以上诊断标准。

五、疾病治疗

IBS 的治疗目标是改善症状、提高生活质量。应采取包括饮食、生活方式调整、药物治疗、精神心理、认知和行为学干预在内的个体化综合治疗策略，并对临床医师的诊疗方式提出了更加细致的指导建议：①以信任、专业、同情、平易近人的态度，尽可能采用患者易于接受的语言和逻辑思维进行沟通；②真正了解和把握患者关切的问题，消除患者的恐病疑虑，尽量用客观的证据使患者确信 IBS 是不会危及生命的疾病；③准确、全面把握和区分各种致病因素对症状的不同影响，细致解释产生症状的原因；④努力使患者充分理解并自愿接受处置策略；⑤帮助患者建立合理的生活方式，明确行为改善的目标，增强对治疗措施的依从性。饮食和生活方式调整共识指出，IBS 疾病管理流程应从调整饮食和生活方式开始，避免诱发或加重症状的因素。

（一）西医治疗

1. 常规药物治疗

（1）常规药物包括解痉剂、止泻剂、肠道不吸收的抗生素、渗透性泻剂、促分泌剂及益生菌。

（2）对于存在腹痛症状的 IBS 患者，可以选择肠道平滑肌解痉剂如匹维溴铵、奥替溴铵、阿尔维林、曲美布汀进行治疗。

（3）止泻剂中，应用洛哌丁胺、蒙脱石散治疗腹泻型肠易激综合征可降低患者排便频率，增加粪便硬度，减轻排便失禁症状。

（4）肠道不吸收的抗生素可改善非便秘型肠易激综合征患者的总体症状及腹胀、腹泻症状，其中包含药物主要为利福昔明，但小肠细菌过度生长阳性是否可作为利福昔明治疗 IBS 的指征仍有待进一步证实，且重复使用利福昔明是否会引发耐药尚不明确。新霉素及诺氟沙星治疗 IBS 症状亦有疗效，但证据样本量较小。

（5）渗透性泻剂中，聚乙二醇可显著改善便秘型肠易激综合征患者排便频率、粪便硬度等便秘症状，但对腹痛、腹胀无效。

（6）促分泌剂（包括鸟苷酸环化酶 –C 激动剂和选择性氯离子通道激动剂）可改善便秘症状，其中鸟苷酸环化酶 –C 激动剂（利那洛肽及鲁比前列酮）同时对腹痛的治疗效果明显。

（7）益生菌对改善 IBS 患者腹胀、腹痛、腹泻、便秘及总体症状有一定疗效。

2. 特殊治疗

IBS 患者常存在的心理症状与肠道功能紊乱共病是导致患者生活质量降低及肠道负担加重的重要原因。神经递质调节药物可用于 IBS 患者的治疗。

（1）IBS 合并存在精神心理障碍的临床表现（包括抑郁、焦虑和躯体化症状等）时，仅使用常规药物治疗时常效果欠佳，尽管此类患者以胃肠道症状为主，但是精神类药物对精神心理障碍表现和 IBS 症状可能均有帮助。

（2）对于消化专科常规药物疗效不理想的难治性 IBS，患者躯体症状与精神症状之间的界限非常模糊，患者治疗过程尝试使用神经递质调节药物可能会有获益。三环类抗抑郁药因可延长口盲肠运输时间被推荐用于治疗腹泻型肠易激综合征；而选择性 5- 羟色胺再摄取抑制剂因可缩短口盲肠运输时间被推荐用于治疗便秘型肠易激综合征。

（二）辨证论治

1. 肝郁脾虚型

主症：①腹痛即泻，泻后痛减；②急躁易怒。

次症：①两胁胀满；②纳呆；③身倦乏力。

舌脉：舌淡胖，边有齿痕，苔薄白，脉弦细。

证型确定：主症 2 项加次症 2 项，参考舌脉，即可诊断。

治则：疏肝健脾。

方药：痛泻药方加减。卢教授在治疗过程中遇腹痛甚者，加延胡索、香附；嗳气频繁者，加柿蒂、豆蔻；泻甚者，加党参、乌梅、木瓜；腹胀明显者，加槟榔、大腹皮；烦躁易怒者，加牡丹皮、栀子。

2. 脾肾阳虚型

主症：①腹痛即泻，多晨起时发作；②腹部冷痛，得温痛减。

次症：①腰膝酸软；②不思饮食；③形寒肢冷。

舌脉：舌淡胖，苔白滑，脉沉细。

证型确定：主症 2 项加次症 2 项，参考舌脉，即可诊断。

治则：温肾补脾。

方药：四神丸加减。卢教授在治疗过程中遇忧郁寡欢者，加合欢花、玫瑰花；腹痛喜按、怯寒便溏者，加重干姜用量，另加肉桂。

3. 脾胃湿热型

主症：①腹中隐痛；②泻下急迫或不爽；③大便臭秽。

次症：①脘闷不舒；②口干不欲饮，或口苦口臭；③肛门灼热。

舌脉：舌红，苔黄腻，脉濡数或滑数。

证型确定：主症 2 项加次症 2 项，参考舌脉，即可诊断。

治则：清热利湿。

方药：葛根黄芩黄连汤加减。卢教授在治疗过程中遇苔厚者，加石菖蒲、藿香、豆蔻；口甜、苔厚腻者，加佩兰。

4. 寒热错杂型

主症：①大便时溏时泻；②便前腹痛，得便减轻；③腹胀或肠鸣。

次症：①口苦或口臭；②畏寒，受凉则发。

舌脉：舌质淡，苔薄黄，脉弦细或弦滑。

证型确定：主症 2 项加次症 2 项，参考舌脉，即可诊断。

治则：平调寒热，益气温中。

方药：乌梅丸加减。卢教授在治疗过程中遇少腹冷痛者，去黄连，加小茴香、荔枝核；胃脘灼热或口苦者，去花椒、干姜、附子，加栀子、吴茱萸；大便黏腻不爽、里急后重者，加槟榔、厚朴、焦山楂。

六、病例举隅

孔某，男，43 岁。2016 年 11 月 14 日初诊。

[主诉] 间断性腹痛腹泻 3 个月，加重 1 周。

[现病史] 患者自述 3 个月前进食寒凉食物后腹痛腹泻，未系统治疗，期间反复发作，体重减轻 5kg。近一周因工作原因思虑过度，腹泻等症状加重，于当地医院行相关检查未见异常，诊断为"肠易激综合征"，今为求中医系统治疗来诊。现症见：腹痛，腹泻，4～5 次 / 日，泻后痛减，食欲欠佳，寐差，乏力，健忘。

[既往史] 否认慢性病史。

[查体] 下腹部轻微压痛，肠鸣音亢进。舌淡红，齿痕，苔白腻，脉沉弦。

[诊断] 中医诊断：腹痛（肝郁脾虚证）。

西医诊断：肠易激综合征。

[处方] 陈皮 15g，白术 20g，白芍 30g，防风 15g，炙甘草 10g，苏叶 10g，黄连 6g，木香 15g，半夏 10g，厚朴 10g，茯苓 20g，茯神 20g，竹茹 15g，煅牡蛎 30g，海螵蛸 30g，鸡内金 20g，炒山药 30g，补骨脂 10g，赤石脂 20g。

7 剂，每日 1 剂，水煎，分 2 次口服。

二诊：2016 年 11 月 24 日。

腹痛、腹泻较前缓解，食欲好转，偶有大便不实，夜眠不安，小腹凉，腰酸乏力。

[处方] 上方去半夏，加白扁豆 20g，车前子 20g，小茴香 10g，杜仲 20g。

7剂，每日1剂，水煎，分2次口服。

三诊：2016年12月7日。

诸症减轻，自述体重增加。舌淡红，苔白，齿痕，脉濡滑。

［处方］首诊处方去白芍、陈皮，加柴胡10g，枳壳15g，赤芍20g，车前子20g。

14剂，每日1剂，水煎，分2次口服。嘱调整情绪，均衡饮食，随访后未复发。

【按语】患者属饮食寒凉及情志所伤，表现为下元虚损，责之脾肾，故用药以入脾肾二经为主。方用陈皮、白术健脾燥湿以除邪；防风、苏叶、木香、厚朴宽中以行气通腑；海螵蛸、鸡内金消食和胃兼有止痛之功；煅牡蛎、补骨脂、赤石脂起收敛之功以止泻。方中药味寒热并调，补泻兼施，重在调补脾肾二经，疏导气机，绝非纯补或纯泻，同时兼顾情志调节，做到攻守兼备，收放自如。

▶▶ **参考文献**

［1］吴寒，张振玉.肠易激综合征东西方指南对比解读［J］.胃肠病学和肝病学杂志，2019，28（9）：961-967.

［2］李彦楠，杨丽旋，赵钟辉，等.《2020年中国肠易激综合征专家共识意见》解读［J］.中国临床医生杂志，2021，49（10）：1151-1155.

［3］张声生，魏玮，杨俭勤.肠易激综合征中医诊疗专家共识意见（2017）［J］.中医杂志，2017，58（18）：1614-1620.

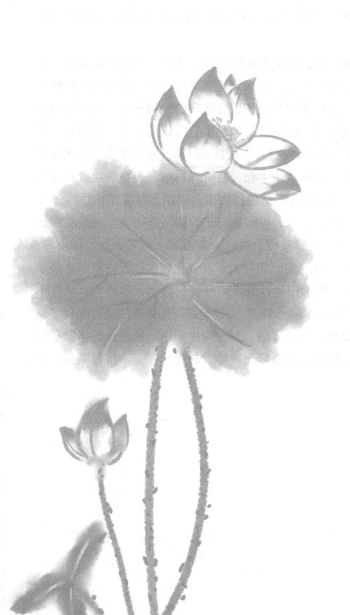

第三部分

杏林随笔，临证碎金

药如其名——水红花子

水红花子，性寒，味咸。入肝、胃、脾三经。具有散血消癥、消积止痛、利水消肿的功效。

肝主藏血，体阴而用阳，故肝脏类疾病最终都会导致血瘀的病理表现。肝脾同属中焦，肝郁日久，必伤及脾气，脾失健运，痰湿内生，故湿也是肝病重要的病理产物。药物精妙之处在于同时擅长活血化瘀以及利水湿，故卢教授喜用本药治疗肝脏疾病。卢教授闲暇时间常带领学生上山认药，有一次看到一株生长在溪水边的带有粉红花串的绿色植物，"这就是红蓼，它的果实就是水红花子。首先红色即入血，其次常常在水边生长，故可以利水。药物的功效和生长环境关系紧密"，卢教授不禁感叹道！卢教授临床上运用水红花子治疗癥瘕痞块、胃脘胀痛、肝脾肿大、臌胀、水肿等疾病。正如诸多药物著作对其功效的描述，《本草汇言》："消积血，化癖散痞之药也。善消磨，能入血分，逐留滞，去痹气……"《全国中草药汇编》："主治脾肿大，肝硬化腹水。"《新疆中草药手册》："健脾利湿，清热明目。在治疗慢性肝炎，肝硬化腹水，脾肿大，消化不良，腹胀胃痛等疾病方面有着显著的疗效。"无论是肝硬化代偿期或者失代偿期甚至是原发性肝癌，均可应用。配伍方面，与大腹皮同用，功能温通辛散、行气宽中、宣通水道；与大黄同用，功效行血破瘀；与泽兰、王不留行同用，功效祛瘀利水通络。

小柴胡汤的妙用

小柴胡汤出自医圣张仲景《伤寒杂病论》，此方寒热并用、攻补兼施，其功用为和枢机、解郁结、行气机、畅三焦、化痰浊。卢教授指出临床应用小柴胡汤不必拘泥于《伤寒论》条文，可多变通，如加寒药能治热病，加热药能治寒疾，加理气药能开郁，加宣通药能畅三焦，加活血药能化瘀行滞。卢教授临证多以此方加减治疗各科疑难杂病，屡起沉疴。

痞证：卢教授认为，此病多与精神情绪因素有关，病机关键在于气机失调。外邪侵袭、饮食、内伤与七情因素等，均可引起肝胆气机郁而不畅，久而影响脾胃纳运功能，中焦气机不畅而发诸证。临床若单从脾胃入手，往往疗效欠佳。小柴胡汤调畅气机、开郁散结，中焦气机畅通，则痞满胸闷自除。

痹证：顽证多是痹症日久，由于失治、误治等原因，使外邪（风寒湿或风湿热）留于少阳；或外邪（风寒湿或风湿热）直接侵袭少阳，与瘀血相互搏结于少阳经脉而成。痹证主要表现为关节肿胀、疼痛、重着，寒热往来或上热下寒。故不能外散风寒湿（或风湿热）使邪从外而解，亦不能活血化瘀使邪从内而散，唯有和解少阳，外通太阳之经，内畅三焦之枢，而后疏风透表，活血利湿，方可获效。卢教授认为顽痹需首先和解少阳，枢机得利，内外得通，再行祛寒湿活血或清湿热活血之品而愈。认清病机，理解少阳枢机作用，领悟小柴胡汤之通利枢机之功。

久咳低热：现代生活节奏加快，饮食起居失常，抗生素广泛使用，加之清热解毒类中药的滥用，使得一些外感病日久症状复杂，颇为棘手。对一些受凉后出现的恶寒发热，久咳不愈，伴胸胁满闷、纳呆食少者，卢教授常予小柴胡汤加减治之。卢教授谓《素问·咳论》篇论咳嗽妙且精当，即"五脏六腑皆令人咳"。此类患者当属外受风寒，肌表郁闭，太阳经气不利，治未从汗而解，故邪气内陷，深入少阳表里之间，邪无出路，枢机不利，三焦气机不畅，肺气壅塞失宣，故见久咳低热迁延难愈。《黄帝内经》所云"久咳不已则三焦受之，三焦咳状，咳而腹满，不欲饮食"与此证颇符。治当以和解少阳为主，使少阳枢机得复，升降有序，三焦通畅，邪有出路，配合宣肺利气、益气养阴之品可期痊愈。

胸痹：卢教授认为肝胆经相为表里，经脉均分布于胸胁，故肝胆经气不利，均可致胸闷、胸痛，而胆气不利，与小柴胡汤和枢机、解郁结，屡获良效。

药食同源——丝瓜

神农尝百草虽然讲的是古人探索药物的故事，但也从侧面反映出药物和食物在自然界中是混杂在一起的，没有明显的界限。中医四大经典之一的《黄帝内经》中用谷、肉、果、菜等食物滋养身体以治病的观点也体现了"药食同源"思想。现代中医总结前人经验，逐渐构建出药食同源理论，将其正式纳入养生的范畴。

药食同源理论认为，食物和药物其实都具有营养和调理脏腑功能的作用，只是大部分食物对人体脏腑功能的影响较小，长期食用也不会对人体的整体健康状况造成明显影响，如我们每天都吃玉米、小麦等谷物，但体质却没有明显变化；药物供给人体的营养物质很少，不足以维持正常的生命活动，如柴胡除了植物纤维外，几乎不含有任何糖类、油脂和蛋白质等营养物质，吃再多也不能满足人体的营养需求；而有些食材则兼具食物和药物的优点，在满足人体营养需求的同时，还能调理脏腑功能、强身健体、防治疾病。如丝瓜为葫芦科植物丝瓜或粤丝瓜的鲜嫩果实，又名天罗、布瓜、绵瓜、絮瓜等，原产于印度尼西亚，大约在宋朝时传入我国，目前全国均有栽培。丝瓜色泽青绿，味道清淡，历来被认为是夏令佳蔬。丝瓜具有很高的药用价值，全身都可入药。

中医学认为，丝瓜性凉味甘，具有清热解毒、凉血止血、通经络、行血脉、美容抗癌等功效，并可治疗诸如痰喘咳嗽、乳汁不通、热病烦渴、筋骨酸痛、便血等病证；丝瓜络具有祛风、通络、活血的功效，对风湿痹证、胸胁胀痛、乳汁不通、乳痈等有良好的治疗作用。丝瓜络在临床上还有一个妙用，即治疗肝纤维化及肝硬化。卢教授治疗肝硬化的方剂中，几乎都可以见到丝瓜络，主要取其活血通络的功效。卢教授曾让一位家境贫寒的肝硬化患者连续服用丝瓜，春夏鲜吃，秋冬干吃，五年后复查肝硬化治愈，足以见得丝瓜络的强大功效。

脂肪肝的克星——山楂与泽泻

山楂味酸而甘，性微温，归脾、胃、肝经，消食化积，活血散瘀。《本草纲目》曰："化饮食，消肉积，癥瘕，痰饮痞满吞酸，滞血胀痛。"山楂尤善消化油腻肉食积滞。李东垣曾在《珍珠囊》中谓其"消食积而不伤于刻，行气血而不伤于荡"。张锡纯谓山楂"苦以甘药佐之，化瘀血而不伤新血，开郁气而不伤正气，其性尤和平也"。泽泻甘寒，归肾、膀胱经，利水渗湿，泄热。《药性论》云："主肾虚精自出，治五淋，利膀胱热，宣通水。"现代药理研究表明山楂可以降血脂、抗动脉粥样硬化、减轻脂类在器官的沉积，认为其主要是抑制肝脏总胆固醇合成而发挥降脂作用。泽泻中的有效成分被证实对各种类型的脂肪肝均有良好疗效，泽泻可减少肝内脂肪含量进而改善肝脏功能。二药合用能抑制脂质合成，促进脂质排泄，从而达到降血脂治疗脂肪肝的目的。

卢教授喜用山楂与泽泻配伍治疗脂肪肝，常用的代茶饮基础方：山楂20g，泽泻20g，大黄10g，黄芪20g。强调大黄、山楂、泽泻、黄芪的用药比例为1:2:2:2，临床收效良好，尤其适用于脂肪肝伴有实证便秘者。其中黄芪益气健脾行水，脾气旺则湿易除，其性温，寓有"病痰饮者，当以温药和之"之意；大黄通腑泄热，利胆降浊；山楂消食行滞，活血化瘀；泽泻利水渗湿，泻肾浊。由于代谢相关性脂肪性肝病疗程久，大多数患者很难坚持口服汤药，而代茶饮可随症加减治疗各种证型的脂肪肝，方便又经济，受到患者的欢迎。

若患者肝火旺盛伴有便秘，可将上方中大黄改为决明子20g；若患者湿邪偏重，可予山楂20g，泽泻20g，荷叶15g，代茶饮。荷叶清暑利湿，具有降脂、减肥、利小便的作用，尤其适用于体型肥胖的脂肪肝患者；而对于素体虚弱的脂肪肝患者，可配伍山楂20g，泽泻20g，红曲1袋，代茶饮，红曲健脾消食、活血化瘀，具有明确治疗脂肪肝的作用，其能显著降低血清胆固醇，并有降低甘油三酯及低密度脂蛋白，以及升高高密度脂蛋白的作用。

千杯不醉——枳椇子

枳椇子，就是我们常说的拐枣，又名鸡距子。性平，味苦，入心、脾经，有通利二便之功，具有解酒毒之功效。主治醉酒。

李时珍的《本草纲目》中曾记载"其枝、叶，止呕逆，解酒毒，辟虫毒"。药王孙思邈曾用"园中生枳椇，家中无醉人"一句高度评价其解酒毒之力强。《新修本草》枳椇子项记载："以木为屋，屋中酒则味薄。"《食疗本草》亦有"枳椇子使酒化为水味"之记载。传说南方有人用枳椇子盖房子，不小心将一片木头掉入酒瓮中，数日后，一坛美酒已化成了水。在《苏东坡集》中记载了这样一则故事：东坡的一个同乡揭颖臣得了一种饮食倍增、小便频数的病。许多人说是"消渴"，即我们今天常说的糖尿病。揭颖臣听从了一些医生的意见，服了很多治消渴的药，病非但不见好转，反而日渐加重。后来苏东坡向他推荐了一个名叫张肱的医生。张肱接诊后认为此病不是消渴，而是慢性酒中毒。酒性辛热，因此患者喜饮水，饮水多故小便亦多，症状极似消渴却不是消渴。于是张肱用醒酒药为他治疗，多年顽疾就此痊愈。张肱所用的一味主药就是枳椇子。苏东坡不仅记录了这个小医案，也常以枳椇子作为醒酒佳品向友人推荐。古往今来，枳椇子的解酒功效早已为人们所熟知，民间相传"千杯不醉枳椇子"的说法就是最好的证明。

卢教授多次应用枳椇子治疗饮酒宿醉，每获良效。吾师在治疗酒精性肝病时又多配伍楮实子、丹参、泽兰、泽泻、佩兰等药，从而协助枳椇子解酒醒脾之功，达到缓解病情、提高疗效的目的。在药量使用方面，卢教授强调该药用量宜大，故枳椇子临床常用量为30g。

1. 枳椇子粥

材料：枳椇子15g，粳米50g，白糖适量。

做法：先将枳椇子捣碎，装入纱布袋内煎汤；再将粳米淘洗后放入汤中煮粥，粥熟后加白糖。顿服。

功效：除烦渴，解酒毒。用于热病烦渴、醉酒、酒精中毒等。

2. 枳椇子代茶饮

材料：枳椇子120g，葛花150g，山楂160g，陈皮60g，适当加点普洱茶汤。

　　做法：枳椇子切碎，陈皮切成丝。全部原料分成10份，分别装入10个茶包袋。每次1袋，沸水冲泡，焖3分钟后饮用。

　　功效：此茶饮喝酒前饮用能预防醉酒，喝酒后饮用可以解酒毒。对于长期大量饮酒的人，平时也可以喝这款茶，减轻酒精蓄积引起的脑损伤，预防饮酒过度导致的脂肪肝。

逍遥散乐逍遥

逍遥散出自《太平惠民和剂局方》，可"消散其气郁，摇动其血郁，皆无伤乎正气也"，此方组成有柴胡、当归、白芍、茯苓、白术、炙甘草、煨姜、薄荷8味中药。《素问·脏气法时论》："肝苦急，急食甘以缓之。""脾欲缓，急食甘以缓之。""肝欲散，急食辛以散之。"逍遥散的组方便是符合此原则。本方功效为疏肝健脾兼以养血，可使肝郁得散，脾弱得复，血虚得养，全方肝脾同调，气血兼顾，立法周全，组方严谨，是调和肝脾的代表方，以两胁作痛、神疲食少、月经不调、脉弦而虚为证治要点。

随着现代生活节奏的加快，人们工作、生活压力增加，许多与情绪变化有很大关系的疾病与日俱增，很多人变得越来越"不逍遥"了。肝性喜条达恶抑郁，为藏血之脏，肝体阴而用阳。若情志不畅，肝木就不能条达，则肝体失于柔和，以致肝郁血虚。"见肝之病，知肝传脾。"肝失疏泄，脾胃纳运功能就会下降，气血津液运行则失调。

卢教授在临床中灵活运用逍遥散，广泛用于内、外、妇、儿各科疾病的防治，专治各种"不逍遥"。在内科领域，消化系统疾病，如功能性消化不良、肠易激综合征等；神经系统疾病，如抑郁性精神症、焦虑症、心脏神经官能症等，以及皮肤科疾病，如黄褐斑、痤疮等。在外科领域，如乳腺增生、乳腺癌、甲状腺癌等。在妇科领域，如月经不调、痛经、不孕症等。在儿科领域，常用来治疗儿童多动症等。

与此同时，在逍遥散基础上加牡丹皮、栀子的丹栀逍遥散，又名加味逍遥散，出自薛己的《内科摘要》，亦是卢教授临床中时常应用的方剂。因肝郁血虚时久，则生热化火，此时逍遥散已不足以平其火热，故加牡丹皮以清血中之伏火，炒栀子善于清肝热，并导热下行。

卢教授强调，对于适用逍遥散的此类病患，必须药物调理与精神调理双管齐下，治疗过程中要重视与患者的心理沟通，加强人文关怀，尽量在心理层面上给予最大的治疗和帮助，否则难以真正达到解除病痛的目的。总之，逍遥散加减治疗各类疾病，尤其是表现出与情志变化有关、脉象显著的病证，逍遥散效果颇显，可谓是"有了逍遥散，从此乐逍遥"。

水湿内盛——五苓散

五苓散出自汉代名医张仲景《伤寒论》，其辨治主要为太阳蓄水，其病因病机为太阳病汗不得法，表邪循经入腑，影响膀胱的气化功能所致。主要症状为小便不利，小腹硬满或胀满，渴欲饮水但欲吐，或兼发热恶寒。吴谦于《医宗金鉴》中曰："是方也，乃太阳邪热入腑，水气不化，膀胱表里药也。一治水逆，水入则吐；一治消渴，水入则消。而证皆小便不利，故均得而主之。佐二苓之淡渗通调水道，下输膀胱，并泻水热也。用白术之燥湿，健运脾土，为之提防以治水。用桂之辛温，宣通阳气，蒸化三焦以行水也。泽泻得二苓下降，利水之功倍，小便利而水不蓄矣。白术借桂上升，通阳之效捷，气腾津化渴自止也。"卢教授善于应用五苓散加减治疗水湿内盛型内科杂症，屡起沉疴。

曾治一男性患者，以为周身乏力为主诉来诊，症见面色不华，心悸易惊，腰膝酸软，项背强痛，饮食可，睡眠不佳，夜梦多，大小便正常。舌淡嫩，苔薄白，有齿痕，脉弦尺弱。诊断为脾肾阳虚，水湿内停，经络不通。方用白术 20g，泽泻 20g，茯苓 20g，猪苓 20g，桂枝 20g，羌活 20g，川芎 20g，红花 20g，黄芪 30g，竹茹 20g，柏子仁 20g，酸枣仁 20g，合欢花 20g。40 余剂水煎服病愈。患者除了腰膝酸软、肢痛、项强诸症长时间不得缓解之外，尚有头昏重、四肢酸痛、倦怠乏力等湿性重着的表现，加之舌润脉滑，而知病所主，定为湿邪作祟，健脾祛湿当为治疗首务。用五苓散加减，分清浊，利水湿，通阳化气当为最佳。方中二苓并用，导水下行，通利小便，使湿浊从下而走。泽泻得二苓下降，利水之功倍。白术性温，运脾化湿，使水湿从内而化。苍术发汗除湿，使湿从表而解。桂枝妙在通阳化气，而又兼以解表。柯琴在《伤寒来苏集》中阐述桂枝的作用为"宣通卫阳，停水散，表里和……而津液得全"，可谓精辟入里。加以活血化瘀、益气温阳之品，药到病除矣。

小联合，大作用

药对、药组是卢师遣药组方特色所在，多取一些常用方剂的主药，以两药或三药相伍使其能简练概括其方意及功能主治，从而适用于临床中较为复杂的病机，使处方用药更加精炼及更具针对性。现将卢师在肝病中常用药对及药组加以总结，以飨同道。

1. 三七、阿胶

三七、阿胶是卢教授常用的养肝药对，尤其多用于肝硬化的患者。三七，味甘、微苦、性温，入肝经血分，能止血不留瘀，化瘀不伤正；阿胶，味甘平，质润，为血肉有情之品，既能止血，又能养血。卢教授常说肝病尤其是肝硬化患者，在有肝瘀的同时，常伴有血虚、出血，而三七、阿胶二药合用能活血、止血、养血，正好符合肝病这一特点。常用剂量：三七 2～3g，阿胶 10～15g，并嘱患者将二药蒸成膏状，服汤药时取一小块冲服。

2. 苍术、厚朴

苍术、厚朴配伍源于《太平惠民和剂局方》之平胃散。苍术辛香苦温，是燥湿运脾要药；厚朴辛温而散，长于行气除满，且其味苦性燥而能燥湿。二药共用，既能燥湿运脾，又能行气和胃。卢教授常将此药对用于肝病之脾虚湿盛证，伴有肢体酸沉，食少，大便溏薄，舌大有齿痕，脉沉濡等。常用剂量：苍术 15～20g，厚朴 15～20g。

3. 陈皮、大腹皮

陈皮、大腹皮药对源于《华氏中藏经》之五皮散。陈皮理气健脾，燥湿化痰，舒畅气机，使水湿流通，胀满消除；大腹皮行气宽中，利水消肿。陈皮"同补药则补，同泻药则泻"，合大腹皮行气通滞，气行则水行。二药共用，既能利水消肿，又能理气健脾。卢教授常将此药对用于肝病之脾虚水停证，伴有下肢水肿，腹大坚实，小便短少，舌苔滑腻，脉沉滑。常用剂量：陈皮 10～15g，腹皮 15～20g。

4. 茯苓、桂枝

茯苓、桂枝乃《伤寒论》中常用药对，在《伤寒论》中含有茯苓、桂枝二药的方剂有 40 多首，其中有五苓散、桂枝茯苓丸、苓桂术甘汤、肾气丸等名方。《中药口诀》载："茯苓味淡，渗湿利窍；桂枝辛温，发汗解表，温经通阳。"卢教授曾说桂枝、茯苓方义和功效不单单取自五苓散，二药配伍猪苓、白术则取其温阳行水之功效，若配伍丹参、莪术则取其活血消癥之意，卢教授在治疗慢性肝病的方剂中常常二者兼顾。常用剂量：茯苓15～20g，桂枝10～15g。

5. 柴胡、郁金、丹参

此药对出自卢教授之经验用药，并将三药誉为"肝病三剑客"。柴胡辛行苦泄，性善条达肝气，故能疏肝解郁；郁金味辛能行能散，既能活血，又能行气，性寒入肝胆经，能清利肝胆湿热；丹参功善活血祛瘀，《别录》载其能"养血，去心腹痼疾结气"。三药共同可奏疏肝理气、活血养血、解毒退黄之功效。卢教授常将此药对用于肝病之气滞血瘀证，伴有胁下胀痛或刺痛，面色暗黄，食少腹胀，舌暗滞，脉沉弦。常用剂量：柴胡10～15g，郁金15～20g，丹参15～20g。

6. 泽泻、生山楂、决明子

此乃卢教授治疗脂肪肝的经验药组。卢教授认为脂肪肝多因肝郁，复又嗜食肥甘厚味，损伤脾胃，致湿浊内生，或聚而成痰，或郁而化热，气血运行失常。泽泻气平，味甘而淡，淡能渗泄，气味俱薄，所以利水而泄下。《本草正义》载："其兼能滑痰化饮者，痰饮亦积水停湿为病，惟其滑利，故可消痰。"山楂酸甘微温，《本草纲目》载其能"化饮食，消肉积，癥瘕，痰饮痞满吞酸，滞血痛胀"。决明子甘苦味咸，能清肝明目，又能润肠通便。三者合用既能利水消痰，又能消肉积、行气血，兼以清肝通便，正合脂肪肝之证候。据现代药理研究，三者均有降血脂功效，与卢教授之意不谋而合。常用剂量：泽泻15～20g，生山楂15～20g，决明子15～20g。

综上所述，卢教授在临床治疗肝病时，善于抓住病因，依据病情，辨证治之。他认为在临床上肝病多为几个证型夹杂，使用药对、组药时，或以此为君药，重用之可达速效；或以此为臣，助君药之功；或以此佐之，以消病之从证。卢教授还常常告诫学生，《伤寒论》《金匮要略》中的经方配伍严谨周密，要熟读甚至背诵经典，以达小方起大疴之功。

百变小半夏汤

在临床诊疗中恶心呕吐的患者屡见不鲜，卢教授善于运用小半夏汤祛痰止呕，养胃安中。小半夏汤为《金匮要略》中的方剂，药味虽简，但功效显著，被现代医家广为应用，半夏燥湿化痰，和胃降逆；生姜温中化饮，散寒止呕。二味相合，温散水饮，降逆止呕，可用于一切胃虚寒饮之呕吐。

古书中半夏、生姜的药量为半夏一升，生姜半斤，按现今折算方法，根据上海中医药大学柯雪帆教授的考证：半夏半升约重 42g，而东汉时的一斤应折合现今为 250g，一两折合为 15.625g，故推导半夏半升为二两半约为 39.625g，一升则约为 79.25g，生姜为 126.8g，古代与现代由于时代背景不同，生活环境不同，药物的生长、炮制方法不同，用量可能也会差别巨大。按如今的《药典》指导，如果按原书的剂量照搬很可能出现大量的临床不良事件，然而如何能即遵从仲景原方的本意临床治疗又不失偏颇呢？大多医家采用的是遵从原书的用药比例再结合临床实际加以调整。

勤求古训，卢老师在临床运用中会结合患者的不同证候表现以小半夏汤为基础方，加减变化出不同方剂进行治疗，半夏与生姜的比例在 1∶1 ～ 2∶5 之间。半夏在燥湿化痰方面独具功效，无论是有形之痰，肺中寒痰，或胃中痰饮，或是无形之痰，痰蒙清窍，痰凌心肺，均可见半夏在其中发挥决定性的作用；而生姜辛温而散，不仅可解表散寒，还可温中止呕，有助于温化痰饮、布散津液、解痰气瘀阻，救络脉干涸，使津液重新分布，脉络通畅。

小半夏汤在临床应用中一向是十分灵活的。如患者呕吐伤津者，卢教授会加用麦冬、石斛、人参，益气生津固护胃阴；如呕吐少尿，周身浮肿者，可加用茯苓、白术、太子参，健脾益气利水化湿；对于呕吐而腹胀满、大便不利者，卢教授喜用厚朴下气除满，枳实行气导滞，大黄通腑泄浊、下瘀导滞；兼有外寒表证的又可变身为小青龙汤解表蠲饮；对于胸闷痰阻，夜不能寐的患者，此时又可化身为小陷胸汤开胸化痰；对于气滞痰凝，"咽中如有炙脔"之梅核气证，此时又可变身为半夏厚朴汤，开郁散结，化痰降逆；而对于临床中似哕非哕，似呕非呕，胃脘痞闷之证，加减变化为半夏泻心汤、生姜泻心汤及甘草泻心汤，这些变化运用卢教授更是信手拈来。

生姜辛，微温，归肺、脾经，有发汗解表、温中止呕、温肺止咳、解毒的功效，姜辣素是其有效成分。生姜主要可以防治运动呕吐和化疗呕吐，并推测机制可能是生姜能阻碍中枢兴奋性递质乙酰胆碱（Ach），使前庭刺激冲动向大脑皮质的传导减少，从而缓解眩晕和恶心症状。

仲景方中有小半夏汤、生姜半夏汤、半夏干姜汤，三方药味相近，均可治呕，但临床运用却有不同的深意。卢教授专研仲景之方，临床运用也甚得其妙。小半夏汤重用半夏，辅以生姜燥痰湿，治虚中之实，降逆止呕；生姜半夏汤重用生姜，辅以半夏，取生姜发越之性，发散寒邪以和中；而半夏干姜汤则用于胃虚有寒之呕恶者，脾胃虚寒更甚。生姜半夏汤取其走而不守之性，以散实邪；而干姜半夏汤，取其守而不走之性，散寒温中，扶正化痰。

所以小半夏汤不止用于呕吐，凡具有胃虚寒饮水停者皆可用之。半夏温燥痰湿、散结降气，佐生姜散寒化饮，并可佐制半夏的毒性，正应了"病痰饮者，当以温药和之"之深意。《金匮要略方论本义》且曰："言和之则不专事温补，即有行消之品。"半夏方类专治痰饮为患，故以此为宗，或行或消，或散或导，皆取半夏降逆止呕、化痰散结之效。病痰饮者皆可以此为法加减运用，临床皆效。

赤芍、白芍姐妹花

肝乃多气多血之脏，肝病亦多从气郁始，血瘀终。气病始得，胁肋胀满，胃脘不适，气郁血滞，耗血伤阴，血瘀乃成。肝脏脂肪变逐渐演变为脂肪性肝炎、肝纤维化、肝硬化，最终的结果都是瘀血阻络，血窦闭塞，继而出现肝脏缩小，门脉压力增高，严重者出现呕血、神昏等危及生命的严重并发症。故在慢性肝炎及肝硬化的整体治疗过程中，活血化瘀通络在卢教授的方剂运用中贯穿始终。

赤芍、白芍是卢教授非常喜欢应用的药对。赤芍性寒，具有清热凉血、散瘀止痛之功效；白芍味酸苦，具有养血调经、柔肝止痛、敛阴止汗之能。《神农本草经》："赤芍，气味苦平无毒，主治邪气腹痛，除血痹，破坚积寒热，疝瘕止痛，利小便，益气。"《本草纲目》云："白芍益脾，能于土中泻木。赤芍散邪，能行血中之滞。"《景岳全书》："芍药，味微苦微甘略酸，性颇寒。气薄于味，敛降多而升散少，阴也。有小毒。白者味甘，补性多。赤者味苦，泻性多。生者更凉，酒炒微平。其性沉阴，故入血分，补血热之虚，泻肝之火实，固腠理，止热泻，消痈肿，利小便，除眼疼，退虚热，缓三消。诸证因于热而致者为宜，若脾气寒而痞满难化者忌用。止血虚之腹痛，敛血虚之发热。白者安胎热不宁，赤者能通经破血。此物乃补药中之稍寒者，非若极苦大寒之比。"《日华子》言："赤补气，白治血，久审矣……止下痢腹痛后重。同白术补脾。同川芎泻肝。同人参补气。同当归补血。以酒炒补阴。同甘草止腹痛。同黄连止泻痢。同防风发痘疹。同姜枣温经散湿。昔人言洛阳牡丹、扬州芍药甲天下。根之赤白，随花之色也。今人多生用，惟避中寒者以酒炒，入女人血药以醋炒。"

赤芍用于肝郁有热，热结血瘀之证；郁热日久必耗伤阴血，肝血虚则生燥，阴不敛阳，必致肝阳上亢，动则生风，迫血妄行。故而赤芍通瘀凉血，避免燥热；白芍养血调经，益阴血，恢复肝之柔性，使肝脏发挥将军之能，主疏泄，调摄肝血，肝血调配有度，四肢为用，脾气方能健旺。

在临床应用中，治疗胆囊炎、胆结石，卢老师喜用赤芍、白芍配金钱草、丹参、大黄利胆通腑、泻浊逐瘀；治疗慢性肝炎伴有胆汁淤积，用赤芍、白芍配伍栀子、茵陈、泽泻、姜黄化湿逐瘀、利胆退黄；在治疗脂肪肝、酒精肝，以赤芍、白芍加红曲、枳椇子、薏苡仁、山楂、苍术通瘀降脂、化湿泻浊；在治疗肝硬化腹水，更是以赤芍通瘀，白芍敛营，活血而不伤血，利水而不伤阴，更配以泽兰、益母草活血利水，性柔质韧之品逐邪而不伤正。故治藏血之脏当用治血之药，赤芍、白芍同属毛茛科药材，均为入肝经之药，一通瘀活血凉血，一敛阴养肝柔肝，刚柔并进不失其妙。

茵陈、大黄退黄有奥妙

在治疗黄疸类疾病中，卢教授擅用茵陈与大黄相配伍。中医认为，黄疸是感受湿热疫毒，肝胆气机受阻，疏泄失常，胆汁外溢所致，其发生往往内外相因为患。病邪主要是湿邪，故《金匮要略·黄疸病脉证并治》云："黄家所得，从湿得之。"水湿内停，又可变生痰浊，致使胆汁疏泄异常；从脏腑来看，病位不外乎脾胃、肝胆，因脾主水谷精微之运化，为生痰之源，因此黄疸之证应为脾胃及肝胆。可见黄疸基本病机是脾失运化，痰湿内生，瘀阻肝胆，胆液不循常道外溢而发黄。

茵陈、大黄作为利湿退黄的经典药对，最早出自茵陈蒿汤。二药合用，利湿与泄热同行，二便通利，湿热得行，瘀热得下，黄疸自退，体现出茵陈、大黄之药对在治疗黄疸类疾病方中的核心地位。茵陈作为传统利湿退黄药，味苦，性微寒，具有清热利湿、化浊利小便的功效，为治湿热黄疸第一要药，临床上常用于湿热与寒湿黄疸的治疗；大黄味苦，性寒，具有利湿退黄的功效，常与茵陈、栀子配伍，用于湿热黄疸。现代研究结果表明，茵陈与大黄均具有明显的保肝作用，临床常用于淤胆型肝炎、非酒精性脂肪肝及肝硬化的治疗。

早在《神农本草经》中便有茵陈"主风湿寒热邪气，热结黄疸"的记载；《名医别录》云茵陈可用于"通身发黄，小便不利"；《本草再新》言茵陈"泻火平肝，化痰止咳，发汗，利湿消肿"；后世将茵陈誉为"治黄疸要药"。《神农本草经》中载大黄"下瘀血，血闭，寒热，破癥瘕积聚"；《本草纲目》载大黄"下痢赤白，里急腹痛……黄疸"。尽管最早茵陈与大黄的配伍主要用于湿热黄疸，以祛血中之湿邪瘀热而退黄，但是在临床中运用二药配伍在治疗肝病方面的应用也取得了很好的疗效。

卢教授擅用茵陈与大黄配伍治疗胆汁淤积，在组方中常以药对形式出现。茵陈应用的剂量多集中于 15～50g，大黄则多集中于 5～20g，充分体现出该药对的主导作用。剂量比例方面，茵陈与大黄的剂量配比均集中于 1.5∶1～3∶1，充分体现出配伍之精妙：茵陈利湿退黄，表有湿者，可以微发其汗，里有湿者，能够利尿祛湿，因此，茵陈针对阳黄、阴黄、表湿及里湿皆可用，故为利湿之主导；大黄味苦、性寒，泄热逐瘀、通腑泻浊，不仅可以利大便也可通小便，为治疗腑病瘀滞之要药；二药相合，利湿与泻热功效相辅相成，使二便通利，前后分消，给予湿热邪气以出路，湿热得行，瘀热得下，黄疸则自行消退。

论及长期高胆红素不降时，不得不提及痰与瘀的关系。因为黄疸持续不退，病程相当长久，日久必见血瘀，即所谓"久病入络"，"久病必瘀"，然而瘀血停留，阻滞脉道，气血运行失和，又致津液输布运行障碍，水湿内停，阻碍津液入脉化血之路，聚为痰浊。无论是湿邪或是痰邪，最终都是导致肝胆经气不和，脉络瘀阻的元凶，最后造成痰瘀互结、痰阻血瘀的复杂局面。

肝病名家关幼波结合多年临证经验，提出"治黄必治血，血行黄易却；治黄需解毒，毒解黄易除；治黄要治痰，痰化黄易散"的黄疸病治疗法则。顽痰难去，在临床中往往呈现出疑难病及怪病的特征。而大黄正是荡涤积滞、祛除顽痰的圣药，同时又兼具活血解毒的功效；而茵陈化陈疴之痰湿，可散氤氲之瘴气，解毒利湿均为上品。二药合用，相得益彰。在临床应用中，黄疸瘀热在肝胆者，卢教授常以茵陈大黄配赤芍、丹参、金钱草、栀子清热解毒，活血化瘀；若见黄疸湿邪重浊热势不显者，便以茵陈、大黄配藿香、薏苡仁、白术、苍术、茯苓，温化寒湿配以桂枝、黑顺片；若见有表虚证者，卢教授则以茵陈大黄配桂枝加黄芪、生姜发汗解肌，祛除在表之湿；属于肝胆之气郁伴胃气上逆者，则以茵陈、大黄配小柴胡汤加焦三仙疏肝清热、和胃降逆。治疗上卢教授谨遵黄疸湿热、痰瘀互结之病机，弘扬"利湿退黄，活血散瘀，解毒泻浊"之大法，用之得心应手，每用必效。

邪火内盛——泻心汤

泻心汤为经典方剂，出自《金匮要略·惊悸吐血下血胸满瘀血病脉证治第十六》，原文为：心气不足，吐血、衄血，泻心汤主之。大黄二两，黄连、黄芩各一两，右三味，以水三升，煮取一升，顿服之。功效泻火解毒，燥湿泄热。主治邪火内炽，迫血妄行，吐血、衄血，便秘溲赤；三焦炽热，眼目赤肿；口舌生疮，外症疮疡，心胸烦闷，大便秘结；湿热黄疸，胸中烦热痞满，舌苔黄腻，脉数实者。

该方剂中仅有三味中药，均有清热燥湿、解毒之功效。黄连苦、寒，归脾、胃、胆、大肠经，功能清热燥湿、泻火解毒。黄芩苦、寒，归肺、胆、脾、胃、大肠、小肠经，功能清热燥湿、泻火解毒、止血、安胎，尤长于清中上焦湿热。大黄苦、寒，归脾、胃、大肠、肝、心包经，功效泻下攻积、清热泻火、凉血解毒、逐瘀通经，其苦降，能使上炎之火下泄，又具有清热泻火、凉血、止血之功效。黄连配黄芩清泻心火；黄连与大黄清泻胃火；黄芩合大黄，苦寒通降以止血。本方药味少而作用专一，三药合用具有苦寒直折脏腑邪热，降上、中、下三焦之邪火，以达降火止血之功。这个药方受到历代医家的推崇，以其加减化裁应用。

现代研究认为泻心汤具有抗炎、抑菌、抗幽门螺杆菌、保护胃黏膜、抑制肿瘤生长、抗缺氧抗疲劳、抗脑缺血再灌注作用等药理学作用。

泻心汤的临床应用非常广泛：临床上除了常用于治疗胃溃疡、慢性胃炎，胃癌等脾胃疾病外，还用于治疗肺痈、儿童急性出血性坏死性肠炎、风湿免疫病等。

卢教授在临床中也经常用到泻心汤，如常见的"热痞""衄血""黄疸"等脏腑实热证。卢教授擅长应用五行制化理论解决临床实际问题，常道"虚则补其母，实则泻其子"，肝属木，心属火，其为母子关系，肝木实热，应泻心火，临床证见肝胆郁热，肝郁化火时，除使用疏肝气、清肝热的药物外，还使用泻心汤以泻其子，加强泻肝火之力度，并且防止传变；另外，泻心汤还清三焦邪火，三焦实热病证均可加减化裁使用。

▶▶ **参考文献**

［1］姚佳琪，肖永庆，刘颖，等.三黄泻心汤水、醇提取物抗炎作用比较及有效提取物的成分分析［J］.中国实验方剂学杂志，2015，21（13）：31–35.

［2］李颜，郭澄.三黄泻心汤的现代药理研究进展［J］.中国药房，2010，21（11）：1048–1050.

［3］耿聪.三黄泻心汤组成药味联合抗生素对幽门螺杆菌的体外抑菌实验研究［D］.沈阳：中国医科大学，2021.

［4］蒋爱品.三黄泻心汤的药理研究概况［J］.北京中医，2001，20（5）：45–46.

［5］刘清君，田旭东，武正权，等.三黄泻心汤对胃癌细胞增殖的影响［J］.现代生物医学进展，2017，17（31）：6028–6032，6115.

［6］李松凤，龚传美，管喜文.大黄黄连泻心汤浸渍剂与煎剂对小白鼠耐缺氧和抗疲劳的作用观察［J］.国医论坛，1992，（4）：16–17.

［7］张祎，陈文，孟宪丽.三黄泻心汤对全脑缺血再灌注大鼠氧化应激及炎性损伤的保护作用［J］.中药药理与临床，2014，30（4）：1–5.

［8］梁小飞，张巧丽，焦阳.泻白散合泻心汤加减治疗痰热壅肺证重症肺炎临床研究［J］.新中医，2019，51（5）：90–92.

［9］杨兴祥，陈有明.泻心汤治愈儿童急性出血性坏死性肠炎2例报告［J］.实用中医内科杂志，2015，29（8）：169–170.

［10］张娜，胡涌泉，赵剑锋.泻心汤类方治疗风湿免疫病5则［J］.国医论坛：2022，37（6）：15–17.

降脂能手——红曲

红曲是红曲霉菌寄生在粳米上发酵生成的。红曲在我国至少已有两千年以上药食两用的历史。其味甘，性温，归肝、脾、大肠经，具有健脾消食、活血化瘀的功效。主治食积饱胀、产后恶露不净、瘀滞腹痛、赤白痢下、跌仆损伤。《饮膳正要》记载："红曲功能健脾、益气、温中。"《本草纲目》记载："凡妇人血气痛及产后恶露不尽，擂酒饮之良。"《神农本草经疏》记载："红曲消食，健脾胃，与神曲相同，而活血和伤，惟红曲为能，故治血痢尤为要药。"

现代研究表明红曲主要化学成分包括他汀类、红曲色素、红曲多糖、γ-氨基丁酸、豆甾醇、麦角甾醇等，具有降血脂、抗肥胖、抗动脉粥样硬化、保护肝损伤、降血糖、抗肿瘤、抗氧化、抗炎等作用。其中两种天然成分——洛伐他丁及豆甾醇，可以竞争性抑制人体对胆固醇的吸收，有效降低血清胆固醇水平。

高脂血症是现代医学的术语，中医学中并无高脂血症。目前，整个中医学界尚未对高脂血症的病理机制和临床辨证分型形成统一的认识。绝大多数医家按照临床观察将之归入"眩晕""胸痹""中风""血癖""痰湿"等病证的范畴中。关于高脂血症的中医病机，卢教授认为与肝、脾、肾三脏关系最为密切，三脏虚损，导致痰浊、血瘀停滞于脉络。痰浊、血瘀既为病理产物，又是致病因素，故治以活血化瘀、祛湿化痰，也要配合辨证酌情加减。红曲既能消食健脾又擅长活血化瘀，符合治疗高脂血症的中医治疗原则。卢教授经常搭配红曲、黄芪、山楂、泽泻等药物治疗脂肪肝、肥胖、高脂血症。

第一个以红曲米制成产品做临床研究的是中国的王俊显，他以红曲单方入药，并命名"血脂康胶囊"。团队进行了临床实验，并取得较好的临床效果。

▶▶ **参考文献**

[1] 王俊显，苏梅者，陆宗良，等.血脂康胶囊治疗高脂血症临床观察 [J].中国实验方剂学杂志，1995，1（1）：37-41.

利尿通淋——车前子

　　车前子定义为车前（Plantago asiatica L.），又称大粒车前或平车前的干燥成熟种子，前者分布全国各地，后者分布北方各省。夏秋二季种子成熟时采收果穗。晒干，搓出种子，除去杂质。生用或盐水炙用。具有药食两用的功效。

　　药性甘、微寒，归肝、肾、肺、小肠经，具有利尿通淋、渗湿止泻、明目、祛痰的功效。

　　《神农本草经》中记载车前子"主气癃，止痛、利水道小便，除湿痹"，《本草思辨录》云："车前子为疏泄膀胱湿热之药。"常与木通、滑石、瞿麦等共用，具有清热利湿作用，如《太平惠民和剂局方》的八正散，此方剂为治疗热淋的代表方剂。《圣济总录》的车前子散，车前子配伍槟榔用于治疗砂石淋；《太平惠民和剂局方》的清心莲子饮，车前子配伍茯苓，淡渗利湿，使心热从小便而解，多用于治疗虚火淋浊证。

　　车前子的现代药理研究表明其含有多种化学成分，包括多糖类、苯乙醇苷类、环烯醚萜类、三萜类、黄酮类、甾醇及生物碱类等，具有利尿、消炎、降血糖、降血压、调血脂、抗氧化和调节免疫等作用。

当归补血用黄芪，益气养血方第一

当归补血汤首见于金元时期李东垣《内外伤辨惑论卷中·暑伤胃气论》。此书成于金正大八年（1231），刊于宋淳佑七年（1247），是李东垣生前定稿并作自序的唯一一部著作。当归补血汤治肌热、燥热，困渴引饮，目赤面红，昼夜不息，其脉洪大而虚，重按全无。《黄帝内经》曰：脉虚血瘀。又云：血虚发热，证象白虎，惟脉不长实为辨耳，误服白虎汤必死。此病得之于饥困劳役。组成剂量为黄芪（一两）、当归（酒洗，二钱），制法服法为上件㕮咀，都作一服，水二盏，煎至一盏，去渣，温服，空心食前。

卢教授曾接诊一名女性患者，面色苍白，爪甲无色，疲倦乏力，脉细，舌淡。通过了解病史发现患者月经量大，长期处于贫血状态，卢教授辨证处方黄芪 30g，当归 6g，七剂，水煎服。七日后患者气血明显改善，之后根据体质寒热辨证调理后续月经问题。这个处方就是当归补血汤。有形之血不能速生，无形之气急当先固。对于患者来说贫血严重，应先用黄芪急生无形之气，再用当归慢调有形之血。

在《名医别录》中记载："黄芪主治妇人子藏风邪气，逐五脏间恶血，补丈夫虚损，五劳羸瘦，止渴，腹痛泄利，益气，利阴气。当归味辛，无毒，主温中止痛，除客血内塞，中风痉，汗不出，湿痹，中恶，客气虚冷，补五脏，生肌肉。"所以黄芪、当归配伍可以治疗很多疾病。

当归补血汤临床非常广泛，主治病证有肌热，燥热，烦渴引饮，目赤面红，昼夜不息等。与小建中汤合用就是黄芪当归建中汤，用于治疗虚劳诸不足；若妇人月经量大，崩漏不止，可加生地黄、地骨皮、阿胶；若因消化道溃疡出血引起的虚劳，可加海螵蛸、浙贝、白及；若因肝硬化、脾功能亢进引起的虚劳，可加柴胡、鳖甲、丹参、郁金。

补中益气汤中也有当归、黄芪这一药对。补中益气汤虽以补气为主，但加上生血养血之当归，使补气而气不滞。还有归脾汤、当归六黄汤等方剂都包含有这个药对，都体现了气血双补的组方思想。实际运用中可以根据临床辨证论治需要，调整不同药物剂量，着重补气、补血、气血双补。

黄连温胆治失眠，清热化痰安心神

卢教授曾接诊一女性患者，以失眠1周为主诉来诊。晚间完全要靠地西泮才能入睡，心烦不安。舌红苔白腻，脉弦滑。辨证为痰火郁积，化火扰神。处方给予黄连温胆汤加减。黄连9g，竹茹15g，枳实15g，陈皮15g，清半夏30g，法半夏20g，茯神20g，生甘草10g，生薏苡仁20g，玄参15g，龙骨、生牡蛎各30g，3剂，水煎服，每日2次。晚饭前服1/3量，睡前1小时服2/3量，睡前用热水洗脚，不得喝咖啡、饮茶及看情节曲折激烈之电视节目。并对患者再三叮咛上述事项，嘱其切莫轻视。遵嘱服药后，当晚即不需服用地西泮而入睡6小时。患者甚喜，说睡醒精神很好，不像服地西泮醒来时头晕脑涨，要求继续服药。原方加减共服用30余剂后失眠、胸闷、心悸消失，诸症痊愈。

唐·王焘《外台秘要》记载："集验温胆汤。疗大病后虚烦不得眠。此胆寒故也。"此处"集验温胆汤"的描述为温胆汤出处的记录，后世由此认为温胆汤应源自《集验方》。同时期孙思邈《备急千金要方》亦载录温胆汤，其与《外台秘要》温胆汤相同，均用以治疗胆寒不寐。

陆廷珍的《六因条辨》载录了黄连温胆汤的病机与治法："伤暑汗出，身不大热，而舌黄腻，烦闷欲呕，此邪踞肺胃，留恋不解。宜用黄连温胆汤，苦降辛通，为流动之品，仍冀汗解也。此条汗出而不大热，是卫分之邪既解，但舌黄欲呕，又为邪阻肺胃，气分未清。"清末何廉臣的《重订广温热论》则明确记录黄连温胆汤的药物组成："黄连温胆汤，小川连（八分），小枳实（钱半），姜半夏（钱半），赤苓（三钱），新会皮（钱半），生甘草（五分），鲜刮淡竹茹五钱煎汤代水。"相较于《六因条辨》之黄连温胆汤，何氏则删减了生姜，法以苦降辛通而开泄横疏，清热化痰，燥湿和中，以治疗痰热郁遏之病证，尤以中焦湿热为宜。由此观之，黄连温胆汤药物组成的加减直接反映了温胆汤清热化痰方向的衍化。

而在疾病的治疗上，无论是暑湿或是失眠、精神异常等病，凡证为痰热互结、苔黄腻或脉滑者，均可考虑黄连温胆汤清热化痰。综观之黄连温胆汤证的临床症状变化多端，虽疾病不同然其核心病理因素不外乎"火热"与"痰浊"，故临床应秉承拘其法而不泥其方的原则，辨证论治，随症加减。

　　失眠的原因有很多，总的病机为阴阳不相交融。阴阳不交，又分3种情况，一为阳气亢盛，不能下交于阴；一为阴虚火旺，不能容纳阳气；一为阴阳通路受阻。其中通路受阻，主要是痰饮、瘀血等病理产物阻于通路。黄连温胆汤主要是治疗痰饮阻于阴阳通路的失眠，其余证型的失眠几乎无效。黄连温胆汤中治疗痰饮失眠的主要药物是半夏，最早的可以追溯到《黄帝内经》的半夏秫米汤。半夏毕竟属于辛温燥热之品，易伤阴，在用药的过程中如出现伤阴的情况，可以不必减量易药，加入具有滋阴安神的药，如百合、五味子之类即可。黄连温胆汤治疗失眠除了从痰饮方面考虑，还认为胆木被痰饮壅滞，易生心火，出现之前说过的阳气亢盛，加黄连兼清心火，可标本同治。

开窍安神交心肾，远志菖蒲安心神

石菖蒲、远志是常用于治疗失眠、健忘、心血虚弱、精神恍惚、心神不安等神志疾病的药对。《神农本草经》记载石菖蒲"主风寒湿痹，咳逆上气，开心孔，补五脏，通九窍，明耳目，出音声"，《名医别录》："主耳聋，痈疮，温肠胃，止小便利，四肢湿痹，不得屈伸，小儿温疟，身积热不解，可作浴汤。聪耳目，益心智。"《神农本草经》记载远志"主咳逆伤中，补不足，除邪气，利九窍，益智慧，耳目聪明，不忘，强志倍力"，《名医别录》："定心气，止惊悸，益精，祛心下膈气，皮肤中热，面目黄。"

石菖蒲辛散温通，化痰通窍，辟浊化湿，理气；远志芳香清冽，辛温行散，通心安神，祛痰通窍。石菖蒲开窍，从心交肾；远志强志，从肾交心。二药伍用，既能交通心肾，又能化痰通窍，使益肾健脑、开窍安神之力增强。两味药都有开窍安神的功效，也常常配伍使用，如《备急千金要方》开心散治好忘方："菖蒲（一两），远志、人参（各十分），茯苓（二两）。上四味治，下筛，饮服方寸匕，日三。"《太平和剂局方》定志丸："治心气不定，五脏不足，恍惚振悸，忧愁悲伤，差错谬忘，梦寐惊魇，恐怖不无时，朝瘥暮剧，暮瘥朝剧，或发狂眩，并宜服之。方用远志（去苗及心）、菖蒲（各二两），人参、白茯苓（去皮，各三两）。上为细末，炼蜜丸，如梧桐子大，朱砂为衣。每服七丸，加至二十丸，温米饮下，食后，临卧，日三服。常服益心强志，令人不忘。"《备急千金要方》枕中方："常服令人大聪。龟甲、龙骨、菖蒲、远志。上四味等分治，下筛，酒服方寸匕，日三。治多忘，令人不忘方菖蒲（二分），远志（七分），茯苓、茯神、人参（各五分）。上五味治，下筛，酒服方寸匕，日二夜一，五日后智神良。"

卢教授常讲凡属神经衰弱、眠差、记忆力减退者，本药对确有实效。可以根据枕中方用石菖蒲、远志、龙骨、龟甲，打粗粉，制成香囊放于枕边，有助于记忆力提升，还有助于睡眠；对于失眠，常在辨证的基础上加上酸枣仁、首乌藤、远志、石菖蒲等安神药物，多收良效；神经衰弱，则可加上人参、茯苓，组成定志丸，有宁心安神作用。

降逆止呕——旋覆代赭汤

　　旋覆代赭汤为经方中降逆和胃代表方。历代医籍多有记载并有所发挥，主要用于消化兼以呼吸、神经系统等疾病的治疗。临床实践证明，旋覆代赭汤在促胃、食管动力，改善胃、食管黏膜炎症和临床症状方面有着显著效力。今举其要，以阐其义。

　　《伤寒论》第 161 条："伤寒发汗，若吐若下，解后心下痞硬，噫气不除者，旋覆代赭汤主之。旋覆花三两，人参二两，生姜五两，代赭一两，甘草三两（炙），半夏半升（洗），大枣十二枚（擘）。"本方以人参、甘草、大枣扶胃气、益中州；旋覆花、赭石降逆化痰以除噫，因赭石质重沉坠有损于胃，故以人参辅之，益虚不碍满，降逆不伤中，升降相合，互得益彰。佐半夏、生姜和胃化痰以除痞。观其全方功效为降逆祛痰，益气和胃。今对方中旋覆花、代赭石的功效、炮制及其用量分述之。

　　旋覆花，《神农本草经》述其"主结气、胁下满、惊悸，除水"等。医家素有"诸花皆升，旋覆独降"之说，这里所说的"独降"亦不尽然。味咸则降，性温则升，既升又降，何云"独降"？历代医家认为，旋覆花乃手太阴肺经与手阳明大肠经药也，在上入肺经，可以开结气、降痰气；在下入大肠经，可以除水气、润大肠。正如清代陈修园《神农本草经读》云旋覆花"借咸降之力，上者下之，水气行，痰气消，而中焦自然受补矣"。可见它的"独降"是在肃降肺气的前提下，通过大肠传导而发挥作用的。另外，凡用旋覆花，必以代赭石配之。如清代陈士铎《本草新编》云："或问旋覆花不可独用见奇功，有之乎？旋覆花固不可独用也，得代赭石，则能收旋转之功。凡逆气而不能旋转者，必须用之，下喉而气即转矣。二者不止能转气，而且能安气，亦必须人参尤奇。"在应用时，由于旋覆花质轻，加之外层附有毛状物，不宜煎煮，故以包煎为宜。如清代吴鞠通所拟香附旋覆花汤之旋覆花即用绢包入煎。

　　代赭石，原方为生用，后世有用煅赭石者，其生用与煅用疗效有别。明代李时珍《本草纲目》记载"惟煅赤，以醋淬"为用；清代徐灵胎则认为醋煅赭石"伤肺，令人声哑"。考旋覆代赭汤中之代赭石，其作用为降逆下气，故以生用为宜。近代医家张锡纯最善用代赭石，他在《医学衷中参西录》中将其功效归纳为，"其重坠之力能引胃气下行，一也；既能引胃气下行，更能引胃气直达肠中以通大便，二也；因其饶有重坠之力，兼能镇安冲气使不上冲，三也；……能制肝木之横恣，使其气不上干，四也；……更能引浮越之相火下行，而胸膈烦热、头目眩晕自除，五也；其力能降胃通便，引火下行，而性非寒凉开破，分毫不伤气分，因其为铁养化合转能有益于血分，六也。是以愚治胃气逆而不降之证，恒但重用赭石，即能随手奏效也"。其所拟的镇摄汤、参赭镇气汤、镇逆汤等治疗虚气上冲所致的胸膈满闷、喘逆、呕吐、膈食、吐血等，每获显效。至于用量，原方代赭石仅为生姜的1/5，取其降逆下气的功效，不用其重坠通便之力。而张锡纯运用旋覆代赭汤，其代赭石用量"轻用则六钱，重用则一两，盖如此多用，不但取其能助旋覆、半夏以平肝、降胃、镇冲也，且能助人参以辅助正气"。

卢教授曾治女性患者，来诊症见面色萎黄，素体失健，恶心呕吐月余，屡有发作，每因郁怒而触，胁肋胀满，嗳气吞酸，口苦纳呆，饮食不节，胀满痞硬，大便干，苔腻微黄，脉弦滑稍数。辨证为气郁化火，痰浊中阻，胃失和降。治以降逆化浊、和胃除痞、辛开苦降法。处方：旋覆花12g（包煎），赭石15g（先煎），党参12g，半夏12g，黄连3g，苏叶3g，川楝子15g，生姜15g，甘草3g，陈皮10g。8剂，患者痊愈。此乃肝气犯胃，久郁化热，疏泄失职，致胃气升降失司，痰浊上泛所致。卢教授仿仲景法，以旋覆代赭汤和胃降逆，佐以疏肝理气。3剂呕吐止，胁胀痞满均有好转，续服原方加麦芽15g，5剂愈。